V. HERZEN

GUIDE ET FORMULAIRE

DE

THÉRAPEUTIQUE

J.B. BAILLIÈRE & FILS

HERZEN.   2ᵉ Cahier.

GUIDE ET FORMULAIRE

DE

THÉRAPEUTIQUE

GÉNÉRALE ET SPÉCIALE

GUIDE ET FORMULAIRE

DE

THÉRAPEUTIQUE

GÉNÉRALE ET SPÉCIALE

PAR

Le Dr V. HERZEN

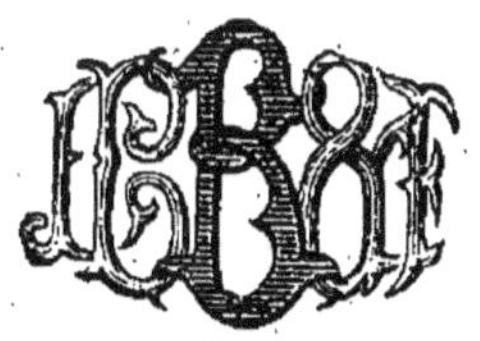

PARIS

LIBRAIRIE J.-B. BAILLIÈRE ET FILS

19, rue Hautefeuille, près le boulevard Saint-Germain

—

1898

AVANT-PROPOS

Concision, clarté, utilité pratique : telles sont les qualités que je me suis efforcé de donner à ce *Formulaire*.

Le jeune médecin doit y trouver facilement, rapidement le schéma, pour ainsi dire, de chaque cas particulier qu'il est appelé à traiter, sans perdre de temps à relire des descriptions pathologiques qu'il doit connaître, et sans se trouver embarrassé pour le choix des moyens thérapeutiques à employer.

J'ai donc adopté le style télégraphique.

Les noms des différentes **MALADIES** constituent autant de titres rangés par ordre alphabétique.

Les principales **FORMES** de chaque maladie sont indiquées par des sous-titres, et rangées tantôt par ordre alphabétique, tantôt par ordre de fréquence ou gravité.

Enfin, les principaux **symptômes** ou **complications** de chacune de ces formes se détachent en petits caractères gras.

C'est alors seulement que viennent les *indications* thérapeutiques, médicales ou chirurgicales (car je n'ai pas cru devoir négliger ces dernières — au contraire), les mieux adaptées à chaque cas particulier, sans insister sur les traitements qui sont du ressort à peu près exclusif des médecins spécialistes.

Je me suis tenu de préférence aux moyens recommandés par les professeurs de la Faculté et par les médecins des hôpitaux de Paris, sans exclure, toutefois, ceux que préconisent les cliniciens étrangers les plus renommés.

Grâce à cette subdivision, mon *Formulaire*, tout en étant à certains égards plus complet que d'autres, sera en même temps court, clair et pratique.

C'est, naturellement, surtout aux praticiens débutants et aux étudiants avancés qu'il est destiné. J'espère qu'ils lui feront bon accueil.

Dr V. HERZEN.

Janvier 1898.

GUIDE ET FORMULAIRE
DE THÉRAPEUTIQUE
GÉNÉRALE ET SPÉCIALE

ABCÈS.

A. CHAUD.

Incision au point le plus déclive, suffisante pour recevoir un
drain de grandeur moyenne; en
cas de décollements ou de diverticules, contre-ouvertures.

Lavage immédiat et répété avec
solution phéniquée 2 à 3 p. 100,
liqueur de Van Swieten dédoublée.
Pansements antiseptiques et ab-
sorbants.

A. FROID.

Méthode rapide : ouvrir le foyer
au thermocautère, poursuivre
tous les décollements, évacuer le
pus et les flocons albumineux, puis
racler à la curette tranchante, jusqu'à extirpation des derniers tissus
tuberculeux. Grand lavage antiseptique (faible). Tamponnement à
la gaze iodoformée.

Méthode lente : Lui donner la
préférence. Injections d'*éther iodoformé* de Verneuil; pour les formes peu volumineuses, solution à
10 p. 100; pour abcès spacieux,
solution à 5 p. 100. Répéter les
injections selon le cas.

Si la collection est ouverte :
Cautérisation au chlorure de zinc,
raclage. Crayons d'iodoforme mal-
léables et à demi mous, enfoncés
dans les diverticules et trajets fis-
tuleux. Tamponnement à la gaze
iodoformée. Pansement à la ouate
hydrophile. — Le tout renouvelé
tous les trois ou quatre jours. —
Badigeonnages des parois de l'abcès à la glycérine iodoformée ou à
l'eucalyptol. Ne pas négliger le
traitement général.

**A. DE LA GLANDE DE BAR-
THOLIN (BARTHOLINITE).**
Repos. — Grands bains. — Com-
presses de tarlatane, imbibées de :

Salol....................	10 gr.
Eau....................	150 —
Glycérine..............	50 —

Résorcine..............	5 gr.
Eau....................	200 —

S'il y a suppuration : Incision
large à la limite de la peau et de
la muqueuse. Débrider largement.
Extirper la glande. Lavage du fond

de la plaie avec solution phéniquée 3 p. 100, tamponnement à la gaze salolée ou iodoformée.

A. MASTOÏDIEN.

Si l'abcès proémine derrière l'oreille : Incision, drainage, lavage, pansements à la gaze iodoformée.

S'il n'y a que douleur, rougeur, gonflement : Intervention chirurgicale ; trépanation de l'apophyse mastoïde.

A. MULTIPLES, chez les nourrissons.

Incision au bistouri, évacuation, pansement à la gaze salolée. Lavage avec solution phéniquée faible 1 p. 100 ou mieux d'acide salicylique, 0,2 p. 100 et borique 4 p. 100. — Pour *prévenir les abcès* : propreté absolue de la peau, bains antiseptiques (1 gramme de sublimé et de chlorure de sodium par bain dans baignoire métallique).

A. PELVIENS, chez la femme.

Repos, ventouses scarifiées. — Grands bains. — Laxatifs. — Lavements glycérinés. — Onctions sur l'abdomen avec la pommade :

Extrait d'opium.........	2 gr.
— de belladone.....	1 —
Vaseline ....,	20 —
Onguent napolitain......	10 —

S'il y a douleurs vives : Sac de glace sur l'abdomen, en interposant une flanelle double. Injections vaginales et rectales chaudes 45°-50°). Injection de morphine. *Suppositoire* :

Extrait thébaïque......	5 centigr.
— de belladone....	1 —
Beurre de cacao.......	4 gr.

M. pour 1 supp. n° 6.

Après la période aiguë : Massage, bains, hydrothérapie.

Prendre, avant chaque repas, 1 cuillerée à soupe de la potion :

Iodure de potassium.....	10 gr.
Sirop d'écorces d'oranges amères...............	50 —
Eau...................	250 —
	(Auvard.)

(1 cuillerée à bouche contient 50 centigr. d'iodure de potassium).

Eaux salines : Salins, Salies-de-Béarn.

En cas de suppuration : Ouvrir l'abcès par le vagin, à l'aide d'une incision ou d'un trocart un peu gros, et introduire un drain en croix ; éventuellement, laparotomie.

A. DE LA PROSTATE.

Repos au lit. Combattre la douleur, la congestion, la rétention d'urine par des lavements chauds à 50°, 2 à 3 par jour, pris lentement, avec un irrigateur, et gardés le plus longtemps possible. Sangsues au périnée. Injections de morphine. Vider la vessie, en cas de *rétention absolue*, avec une sonde Nélaton, ou petite sonde béquille à un seul œil (n°s 14, 15, 16).

S'il y a suppuration : Incision par le périnée. Dans les cas où une collection limitée et superficielle de la face postérieure de la glande pointe franchement sous la muqueuse rectale, incision par le rectum.

A. RÉTRO-PHARYNGIEN, chez les enfants.

Ouvrir l'abcès au plus tôt. Abaisser la langue de l'enfant placé en face d'un bon éclairage, plonger hardiment un bistouri, à la base préalablement entourée de diachylon, au milieu de la tumeur ; incliner vivement la tête en avant, pour que le pus ne pénètre pas dans les voies aériennes. Irrigation boriquée de la gorge. Préférer la voie cutanée, qui assure l'antisepsie, l'hémostase, et met à l'abri de tout danger. Si l'abcès est saillant à l'extérieur, l'ouverture par la peau s'impose.

A. DU SEIN.

Prophylaxie : Lotions savonneuses antiseptiques.

Traitement : Compresses de tarlatane imbibées de :

Bichlorure de mercure. 25 centigr.
Acide tartrique........ 50 —
Eau................... 1 litre.

ou

Résorcine............. 5 gr.
Eau................... 1 litre.

Envelopper tout le sein de compresses, le recouvrir d'un large morceau de taffetas gommé ; maintenir le tout par un bandage de corps.

Interdire l'allaitement avec le sein malade, ne l'autoriser qu'avec la mamelle saine, si la fièvre n'est pas élevée.

En cas de douleur vive : Extérieurement, onctions avec la pommade :

Extrait d'opium....... } āā 1 gr.
 — de belladone... }
Vaseline .... 20 —
Onguent napolitain.... 5 —

Intérieurement : Alcool en potion, sulfate de quinine 0,25 centigr. 3 fois par jour, ou antipyrine 1 gr., exalgine 0,25 centigr., phénacétine 0,25 centigr.

En cas de suppuration : Incision au point le plus éloigné du mamelon, afin d'éviter autant que possible les galactophores. Drainage. Compression méthodique. — Dans les abcès limités, superficiels, une simple ponction au trocart peut suffire.

ACARE.

(Voy. *Gale.*)

ACCOUCHEMENT.

Avant l'accouchement : Pendant les dix derniers jours de grossesse, faire chaque matin le savonnage de la vulve et une injection tiède contenant par litre d'eau un paquet de :

Sublimé .... 25 centigr.
Acide tartrique........ 50 —

Au moment de l'accouchement : Toilette vulvaire avec solution phéniquée 2 p. 100, créoline 2 p. 100, ou sublimé 1 p. 1000.

Après l'accouchement :

Repos, tranquillité absolue, dans le décubitus dorsal pendant 10 à 20 jours.

Régime : *Les trois premiers jours :* bouillon, soupes, lait.

Potion tonique :

Extrait mou de quinquina............... 2 gr.
Sirop d'éc. d'or. amères. 30 —
Teinture de cannelle.... X gouttes.
Eau.................... 100 gr.

3 cuillerées à soupe par jour.

Le quatrième jour : Œufs, viandes grillées, pruneaux.

Boissons : lait coupé d'eau de Vichy, bière légère.

Pendant douze jours : Alimentation légère.

Lever vers le quinzième jour, si les suites des couches ont été normales.

Après accouchement pénible : Une cuillerée à soupe toutes les deux heures de la potion :

Sirop thébaïque.......... 30 gr.
— d'éther............. 20 —
— de fleurs d'oranger. 20 —
Eau .... 80 —
(Vaucaire.)

ou une pilule, matin et soir, contenant :

Extrait thébaïque........ 3 centigr.
— de belladone..... 5 milligr.
Excipient.............. Q. S.

Pour une pilule n° 4.

En cas de rétention d'urine : Cathétérisme.

En cas de tranchées : Potion à l'extrait thébaïque (Voy. ci-dessus); ou X à XXX gouttes d'élixir parégorique dans un peu d'eau, trois fois dans les 24 heures.

En cas de constipation : Huile de ricin, 20 gr.; 1 verre à bordeaux d'eau de Carabaña ; lavements d'eau bouillie additionnée d'une cuillerée à soupe de glycérine neutre.

En cas de subinvolution utérine : Injections vaginales chaudes, 45°-50°, prises deux fois par jour pendant plusieurs semaines. Si la femme n'allaite pas, faire des injections quotidiennes d'ergotine, 0,25 centigr. pendant 10 à 15 jours consécutifs.

En cas de douleurs vulvaires : Compresses vulvaires très chaudes, souvent renouvelées et légèrement antiseptiques : *sublimées* 1/5000, phéniquées ou résorcinées 1 p. 100, boriquées 4 p. 100.

ACNÉ.

A. VULGAIRE (de la face).

Traitement hygiénique général de la diathèse arthritique ou de la scrofule.

Prescrire l'huile de foie de morue, les alcalins, l'arsenic.

Administrer les pilules suivantes :

Iodure de fer......
— de soufre... } āā 5 centigr.
— d'arsenic....
— de mercure . } āā 2 milligr.

Pour 1 pilule; 2 à 3 pilules par jour ; au commencement des repas.

Biiodure de mercure.... 3 milligr.
Iodure de soufre....... 10 centigr.
Gomme arabique pulvér. } Q. S.
Miel..................

Pour 1 pilule; 2 par jour, au commencement des deux principaux repas.

Granules d'arséniate de soude à 1 milligr. : 4 à 6 par jour.

Eaux thermales de la Bourboule, Uriage, Challes, Saint-Honoré, Vichy ou Royat.

Régime sévère : Proscrire l'alcool, le vin, le thé, le café, la charcuterie, les graisses, les mets épicés, les viandes faisandées, le poisson de mer, les coquillages, les choux, les choux-fleurs et la salade.

Antisepsie intestinale. Laxatifs. Purgatifs salins (sel de Carlsbad).

Traitement local :

Soufre précipité.......... 10 gr.
Savon noir.............. 5 —
Camphre.............
Vaseline .... } āā 10 —
Naphtol-β ....
(Brocq.)

Appliquer le soir et laisser en place 3 à 15 minutes. Chez les femmes, dépasser rarement 5 minutes. Enlever la pommade, lotionner les parties et mettre :

Résorcine..........} āā 0,50 à 1 gr.
Acide salicylique....}
Oxyde de zinc.......... 2 —
Vaseline............... 18 —
(Brocq.)

Cette pommade est enlevée le matin avec de l'eau savonneuse et remplacée par du cold-cream et de la poudre. Continuer le traitement pendant 3 à 8 jours de suite ; puis calmer l'irritation très vive avec des *cataplasmes de fécule.*

Ou encore :

Acide salicylique.......... 2 gr.
Axonge.............} āā 50 —
Savon noir..........}
(Besnier.)

Pour frictions le soir. Calmer l'inflammation par des cataplasmes de fécule.

Si l'on échoue : Mettre le soir, pendant 1 h. à 1 h. 1/2, la pommade suivante :

Résorcine...........}
Acide salicylique.....} āā 5 gr.
Naphtol camphré.....}
Amidon.............}
Savon..............} āā 25 —
Soufre.............}
Vaseline...........}
(Besnier.)

Dans les cas rebelles :

Craie blanche pulvérisée.. 1 gr.
Naphtol camphré......... 4 —
Soufre précipité.......... 5 —
Savon vert............. 3 —
Vaseline.............. 4 —
(Besnier.)

Appliquer pendant 1/4 d'heure seulement. Laver ensuite et poudrer avec de l'amidon.

Le remède le plus simple est le *savon noir :* faire une onction le soir pendant 5 jours consécutifs, laver le matin à l'eau chaude. Traiter la dermatite par les émollients.

Ichtyol .... 3 gr.
Vaseline .... 20 —
Lanoline .... 10 —
Vanilline............. 10 centigr.

Pour onctions tous les soirs.
S'il y a des comédons :

Acide salicylique......... 2 gr.
Soufre précipité......} āā 50 —
Savon de potasse....}

Au bout de huit jours, faire des applications émollientes.

Vider les follicules et faire ensuite des *lotions astringentes* avec des solutions d'*alun* ou de *sulfate de zinc.*

A. ROSACEA (couperose).
Régime : Comme pour *A. vulgaire.*

Éviter la constipation en prescrivant les capsules d'huile de ricin, les pilules de podophylle, les pilules composées de rhubarbe et aloès.

Tous les matins, frictionner tout le corps et en particulier les membres inférieurs, vigoureusement avec de la flanelle et de l'eau de Cologne.

Faire prendre au début du repas, 2 fois par jour, et pendant 20 jours par mois, 2 des pilules suivantes :

Arséniate de soude...... 1 milligr.
Ergotine .... 5 centigr.
Extrait de belladone..... 2 milligr.
Chlorhydrate de quinine. 4 centigr.
Extr. de gentiane et glycérine .... Q. S.
(Brocq.)

Pour 1 pilule. — 80 semblables.

Éviter tout contact irritant (vent, froid) à la figure.

Se laver la figure avec de l'eau aussi chaude que possible.

Tous les soirs, au coucher, faire un savonnage, alternativement avec les savons suivants : *Savon mou de potasse* et *savon au soufre.*

Mettre ensuite pour la nuit sur les parties malades la pommade suivante :

Acide salicylique....... 25 centigr.
Oxyde de zinc .... 2 gr.
Benjoin .... Q. S.
Vaseline.............. 18 gr.
(Brocq.)

Si ce traitement n'irrite pas assez, mettre, pendant la nuit, une des deux préparations suivantes :

Soufre précipité..... ⎫ āā 30 gr.
Alcool camphré..... ⎬
Eau distillée.......... 250 —
Bien agiter.   (Brocq.)

Soufre précipité........ 3 à 5 gr.
Oxyde de zinc......... 2 —
Essence de violette...... Q. S.
Lanoline .... ⎫ āā 5 gr.
Huile d'amand. douc. ⎬

Dans les cas rebelles à ces moyens : *scarifications* fines et superficielles ; *électrolyse* ; injections à la seringue Pravaz *d'alcool à 95°* (XX-XXX gouttes) 3 fois par semaine, pendant 1 à 3 mois.

A. VARIOLIFORME (*Molluscum contagiosum*).

Au début, toucher les petites tumeurs avec de la *teinture d'iode;* pratiquer des cautérisations répétées au *nitrate d'argent* ou à l'*acide chromique,* plus tard *excision* aux ciseaux suivie de cautérisation au nitrate d'argent.

ACROMÉGALIE.

Modifier la nutrition générale par l'*arsenic* (liqueur de Fowler, en commençant par V gouttes, 3 fois par jour, et augmentant jusqu'à 2 gr. dans les 24 heures). Ou bien :

Médication ferrugineuse à haute dose et *hydrothérapie chaude;* emploi prolongé du *seigle ergoté.*

Organothérapie : Sucs glandulaires (thyroïde, thymus, corps pituitaire).

Contre les douleurs : Antipyrine, antifébrine, exalgine.

Contre l'insomnie : Sulfonal, chloral.

ACROPARESTHÉSIE.

Quatre fois par semaine, *douche sulfureuse* dirigée sur les membres endoloris et engourdis, frictions quotidiennes avec un morceau de flanelle enduit d'une pommade à base de *tannin.*

Contre les paroxysmes nocturnes : Quinine, phénacétine.

Contre l'excitation nerveuse : Bromures. Électrothérapie.
(Gilbert Ballet.)

ACTINOMYCOSE.

Traitement médical : Iodure de potassium, 2 à 4 gr. par jour; toniques. Préférer :

Traitement chirurgical : Précoce et énergique tout en soutenant le malade par l'arsenic, le toniques, et en combattant la fièvre. Antisepsie intestinale dans la forme abdominale. Iubalations antiseptiques, particulièrement de vapeurs d'iode, dans la forme thoracique. Recourir aux méthodes employées contre les abcès froids.

ADÉNITES.

A. AIGUË.

Au début : Repos. Purgatif. Pansement soigné et antiseptique de la plaie originelle.

Localement : onctions d'onguent napolitain belladoné 1/30, teinture d'iode, sangsues. Bains tièdes locaux et généraux. Pansement humide au sublimé, à l'acide borique. Cataplasmes.

Injections intra-ganglionnaires avec solution phéniquée à 3 p. 100, dès le début.   (Hueter.)

A la période de suppuration : Incision précoce au bistouri ou au thermocautère ; lavage antiseptique ; pansement humide ou iodoformé. Drainage, si la cavité est large.

Si la cicatrisation tarde : Injections irritantes à la teinture d'iode, à l'éther iodoformé, à l'essence de térébenthine.

A. CHRONIQUE SIMPLE.

Traitement approprié du foyer d'absorption et de la cause de l'adénite (plaie, ulcère, dent cariée, séquestres).

Localement : révulsifs, onguent napolitain, pommade iodo-iodurée :

Iode pur..............	10 centigr.
Iodure de potassium....	1 gr.
Vaséline..............	20 —

Pour onctions, 2 fois par jour.

A. SCROFULO - TUBERCU- LEUSE EXTERNE.

Administrer pendant longtemps l'*huile de foie de morue* ; commencer par de petites doses ; aller jusqu'à 10 à 12 cuillerées pour un enfant de 8 à 10 ans. (Grancher.)

Iodure de potassium : A la dose de 5 centigr. chez les enfants de quelques mois ; de 10, 15 et 20 centigr. chez les enfants plus âgés. A la période de la puberté, dose quotidienne de 50 centigr. à 1 gr.

Teinture d'iode : Pendant des mois, II à XX gouttes selon l'âge du malade :   (Grancher.)

Iode................	20 centigr.
Iodure de potassium...	4 gr.
Sirop d'éc. d'oranges amères............	60 —
Eau distillée.........	300 —

2 cuillerées à bouche par jour.

Iode pur : Dose quotidienne, 0.01 centigr. à 0,05 centigr. selon l'âge.

Prescrire le *sirop iodo-tannique, antiscorbutique,* les *préparations arsenicales,* les *toniques.*

Traitement local :

En cas d'adénopathie légère, non suppurée : Badigeonnages iodés, emplâtre de Vigo ou emplâtre rouge en permanence.

Pommades :

Axonge benzoïnée.........	30 gr.
Iodure de potassium......	2 —
Extrait de ciguë........	2 —
	(Comby.)

M.s.a. onctions matin et soir.

Iodure de baryum......	20 centigr.
— de potassium....	2 gr.
Axonge benzoïnée......	20 —

M.s.a. 1 onction par jour.

ADÉNITES.

Iodure de potassium......   1 gr.
Extrait de belladone......   1 —
Axonge benzoïnée........   15 —

M.s.a. 1 onction par jour ou tous les 2 jours.

Appliquer des compresses trempées dans :

Eau distillée............   150 gr.
Chlorure de sodium.....   40 —
Sulfate de magnésie.....   15 —
Teinture d'iode........   1 —

(Descroizilles.)

En cas de douleurs : Onctions avec :

Extrait de belladone.. }
  — de ciguë.....   } āā 4 gr.
  — jusquiame....   }
Axonge................   30 —

(J. Simon.)

En cas de grand développement ou de suppuration : *Extirpation* des ganglions volumineux. Dans les ganglions suppurés, injections d'*éther iodoformé*; ouverture des collections purulentes;

raclage de la poche et cautérisations au *chlorure de zinc*. Injections, tous les huit jours, de 7 à 8 gouttes de *naphtol camphré*.

Lannelongue instille dans les ganglions ou leur voisinage quelques gouttes d'une solution de zinc 1/10 à 1/20 (Méthode sclérogène).

Envoyer les malades à la campagne, à la mer, dans les stations minérales chlorurées sodiques de Salies-de-Béarn, Salins, Bourbonne, Bourbon-l'Archambault, à la Bourboule, à Sail-les-Bains, à Saint-Nectaire, à Barèges ; ou bien faire prendre des bains quotidiens salés ou d'eaux-mères de Salies, et leur prescrire le mélange suivant :

Iodure de potassium.   1 gr. 50 c.
Bromure de sodium..   3 gr.
Chlorure de sodium..   10 —
Eau distillée........   100 —

(Potain.)

A prendre une cuillerée à café tous les matins, dans une tasse de lait (usage prolongé).

ADÉNOPATHIE TRACHÉO-BRONCHIQUE.

Relever la nutrition générale par une bonne hygiène, par une bonne nourriture, par la vie au grand air, la gymnastique suédoise, les frictions cutanées, les bains tièdes.

Badigeonnages d'*iode*, ou *coton iodé*, recouverts de taffetas gommé, entre les épaules, de façon à entretenir sur la peau une irritation continue.

Frictions avec :

Iodure de potassium.....   2 gr.
Extrait de ciguë.........   1 —
Axonge benzoïnée........   30 —

A l'intérieur : Iodure de potassium ou de sodium, lait iodé, sirop d'iodure de fer, huile de foie de morue :

Iodure de potassium.....   10 gr.
Sirop de quinquina.....   200 —

1 cuillerée à café matin et soir.

Donner la *teinture d'iode* à la dose de V à XV gouttes par jour dans du café, du malaga, ou de l'eau de riz sucrée. (Grancher.)

Administrer le *lait iodé*, 10 centigr. par litre, aux enfants à la mamelle. Faire prendre du *lait phosphaté*.

Contre les accès spasmodiques ; Teinture de belladone (V à

XX gouttes); teinture d'aconit (X à XV gouttes); bromure de potassium ou de sodium (20 centigr. à 1 gr. par jour).

Envoyer les malades, *en hiver*, sur les *bords de la Méditerranée* (Cannes, Menton, etc.); leur prescrire de l'eau de la Bourboule, dix jours par mois, 1/4 à 1/2 verre selon l'âge.

En été, cure aux eaux de la *Bourboule*, ou s'il y a, en même temps que l'adénopathie, un ca-tarrhe bronchique très accusé, au *Mont-Dore*.

En cas de lymphatisme à forme torpide, envoyer les malades aux eaux de *Challes* ou aux *Eaux-Bonnes*.

Faire prendre des *bains d'eaux-mères de Salies*, ou les bains suivants :

Sel marin	1000 gr.
Carbonate de soude	125 —
Iodure de sodium	20 —
Pour un bain.	

ADÉNO-PHLEGMON PUERPÉRAL,

(Voy. *Abcès pelviens.*)

ADHÉRENCES.

A. PÉRIGÉNITALES CHEZ LA FEMME.

Injections chaudes, vaginales et rectales, matin et soir à 45°-55°, contenant, pour 2 litres d'eau, 1 paquet de :

Borate de potasse	200 gr.

Divisez en 20 paquets égaux.

Bicarbonate de soude...	
Borate de soude.......	ãã 100 gr.

Divisez en 20 paquets égaux.

Combattre la constipation. Bains sulfureux.

Localement : *Massage gynéco-logique.*

A. PLEURALES.

Au début : révulsion, iodure de potassium.

Exercices musculaires divers, gymnastique générale, thoracique, et respiratoire. Séjour à la montagne.

ADIPOSE CARDIAQUE.

(Voy. *Dégénérescence graisseuse du myocarde.*)

ALBUMINURIE.

A. ALIMENTAIRE (sans néphrite).

Traitement variable avec chaque malade; si celui-ci rend moins d'albumine avec le régime animal qu'avec le régime végétal, prescrire le premier; inversement, si son albumine est moins élevée lorsqu'il est soumis au régime végétal, prescrire ce dernier.

Lorsque le chiffre de l'albumine est le même que le malade soit soumis au régime carné ou au régime végétal, prescrire le régime mixte.

1.

A. DES ENFANTS DÉBILITÉS, en voie de croissance rapide.

Régime mixte (le régime lacté nuisible) ; œufs, poisson, bouillie, viandes sur le gril, volaille rôtie, purées, compotes. Proscrire les boissons alcooliques et les vins pharmaceutiques. Ne pas insister sur les préparations ferrugineuses ou arsenicales.

Administrer les *phosphates*, la *strychnine*. Agir sur la nutrition générale par les frictions sèches, les bains sulfureux ou salés, les promenades quotidiennes sans fatigue et le séjour à la montagne (altitude moyenne, 800 mètres).

Phosphate de chaux....	30 centigr.
Chlorure de sodium.....	15 —

Pour 1 cachet, n° 30, à prendre 1 à 2 cachets après les repas.

Glycéro-phos-phates	de chaux....	20 centigr.
	de soude....	
	de potasse...	ãã 5 —
	de magnésie.	
	de fer.......	
	(A. Robin.)	

Pour un cachet, n° 20, à prendre 2 à 3 cachets par jour.

Glycérophosphate de soude.	4 gr.
Eau distillée et bouillie...	20 —
(Alb. Robin.)	

Injecter tous les 2 jours 3 à 4 grammes de cette solution.

Sulfate de strychnine.	10-30 milligr.
Phosphate de soude...	5-10 gr.
Eau distillée........	100 gr.
(Legendre.)	

1 à 3 cuillerées à *café*, progressivement et selon l'âge du malade.

A. CYCLIQUE INTERMITTENTE, DE PAVY :

Au commencement de l'accès, *antipyrine*, 2 à 3 grammes.

A. DES DYSPEPTIQUES, DES DILATÉS.

Soigner la dyspepsie et la dilatation stomacale, antisepsie intestinale.

A. DES DIABÉTIQUES, DES GOUTTEUX, DES OBÈSES.

Traitement hygiénique de la diathèse et traitement médicamenteux de sa manifestation.

A. DES CHLORO-ANÉMIQUES.

Traitement approprié de la chlorose. Diète fortifiante. Cure aux eaux de Saint-Nectaire en Auvergne, ou de Ragatz en Suisse.

A. PRÉGOUTTEUSE, chez les enfants ou les adolescents.

Traitement hygiénique de l'arthritisme. Sobriété ; repas à heures fixes, sans excès ; alimentation mixte ; se méfier des excès de viande et d'alcool, comme fortifiants. Recommander le grand air, les exercices du corps. Éviter le surmenage intellectuel et la vie sédentaire.

Cure aux eaux de Royat, Vichy, Vals.

A. PRÉTUBERCULEUSE, chez les adolescents.

Bonne alimentation mixte. Séjour à la montagne.

Ne pas prescrire de créosote. Donner les phosphates, préparations *iodo-tanniques*, le sirop d'*iodure de fer*. Si les urines sont peu abondantes, faire prendre des tisanes ou des médicaments diurétiques :

Fleurs de genêt........	30 gr.
Baies de genièvre......	10 —
Faites infuser dans eau.	1000 —
Ajoutez sirop de cinq racines................	50 —
(Cullen.)	

Prendre, tous les jours, 3 ou 4 tasses de cette tisane.

Ou bien :

Sulfate de spartéine....	10 centigr.
Eau distillée..........	50 gr.
Sirop de tolu.........	30 —
	(Comby.)

3 cuillerées à café par jour.

A. GRAVIDIQUE (Voy. aussi *Éclampsie*).

Diurétiques, diaphorétiques, purgatifs salins.

Eaux minérales salines, un verre tous les jours, ou au moins tous les 2 jours.

Régime lacté : 4 litres de lait par jour, coupé avec de l'eau de Vichy (Célestins) ou de l'eau de Vals.

Ventouses scarifiées à la région lombaire.

Saignée de 250 à 500 gr., si la femme est pléthorique.

Lactate de strontium....	20 gr.
Eau distillée..........	150 —
Sirop d'éc. d'or. amères..	50 —
	(Tarnier.)

3 fois par jour, 1 cuillerée à bouche dans un 1/2 verre de lait.

ALCOOLISME.

A. AIGU.

Faire prendre XX gouttes d'*ammoniaque*, dans une tasse de café noir.

Injection sous-cutanée d'*huile* ou d'*éther camphré*.

Prescrire :

Acétate d'ammoniaque....	10 gr.
Chlorure de sodium......	4 —
Infusion de café concentrée.	50 —
Sirop simple...........	20 —

En deux fois à 1/4 d'heure d'intervalle.

A. CHRONIQUE.

Diminution graduelle des boissons. Hypnotiques.

Faire prendre la potion suivante :

Teinture de colombo....	
— de quassia.....	
— de gentiane....	āā 50 gr.
— de quinquina..	
Chlorhydrate de morphine.	1 —

3 cuillerées à café par jour.

Contre le delirium tremens : Injections sous-cutanées de 2, 3 et même 4 milligr. de *sulfate de strychnine*, 1 à 3 fois par jour.

ALLAITEMENT.

A. NATUREL.

Sauf contre-indication, la mère doit nourrir son enfant (syphilis récente, tuberculose, cancer, atrophie des seins, mamelons mal formés). Durée de l'allaitement : 10 à 12 mois.

Mettre l'enfant au sein, 10 à 12 heures après l'accouchement.

Ne pas lui donner du lait de vache ni d'eau sucrée.

Nombre des tétées : 6 de jour, 1 à 2 de nuit.

Durée d'une tétée : 10 à 20 minutes.

Si l'enfant est nourri par une nourrice mercenaire, s'il y a des vomissements ou de la diarrhée, réduire le nombre et la durée des tétées et faire prendre, après chaque tétée, quelques gouttes d'eau de Vichy ou de Vals.

Quantité de lait qu'un enfant doit prendre :

	Par tétée.	En 24 heures.
1er jour.........	3 gr.	30 gr.
2e —	15 —	150 —
3e —	40 —	400 —
4e et 5e jours....	55 —	550 —
Jusqu'à un mois..	60 —	600 —
2e et 3e mois....	70 —	700 —
4e et 5e —	100 —	750 —
6e mois.........	120 —	800 —
7e et au delà.....	150 —	900 —

(Tarnier.)

Si le nourrisson ne prospère pas : Modifier la qualité du lait par un régime approprié : ragoûts, soupes, lentilles, haricots, légumes farineux. Défendre les boissons trop alcoolisées ; permettre l'eau rougie, la bière légère, le cidre. Écarter les aliments ou les condiments épicés, les oignons, les ails, les asperges, choux, salades ; qui pourraient modifier la saveur du lait. Promenades au grand air. Au besoin, changer de nourrice.

Si la menstruation réapparaît : Changer de nourrice si l'enfant a moins de 6 mois et si la quantité de lait est insuffisante pendant les règles et la période intercalaire. Inutile dans le cas contraire.

Si la nourrice devient enceinte : Ne pas avoir peur du *mauvais lait* ; préparer lentement le sevrage.

Si la sécrétion lactée devient insuffisante : Faire prendre de la bière aux repas.

Prescrire le *galega*, l'*ortie*, le *cumin*, l'*anis* et le *fenouil*.

Extrait de galéga......　50 gr.
Sirop simple..........　1000 —
(Caron de la Carrière.)

4 à 5 cuillerées à bouche par jour (1 à 4 gr. par jour).

Extrait de galéga.......⎫
Lactophosphate de chaux.⎬ āā 10 gr.
Teinture de fenouil......⎭
Sirop de sucre..........　400 —
(Caron de la Carrière.)

4 à 8 cuillerées à bouche par jour.

Extrait d'ortie.........　200 gr.
Sirop simple..........　1000 —

4 à 5 cuillerées par jour.

Depuis le neuvième mois, faire prendre à l'enfant une nourriture légère (lait stérilisé, œufs au lait, crème de riz, panades, farine lactée).

Commencer le *sevrage* au onzième mois. Éloigner la nourrice ou mettre de la quinine sur le bout du sein.

A. ARTIFICIEL.

Le pis de l'*ânesse* convient aux enfants âgés de moins de 5 mois.

La *chèvre* doit être nourrie avec des feuilles et des brindilles de végétaux verts ; les fourrages secs rendent son lait trop caséeux.

Donner le *lait de vache* coupé à un tiers, un quart d'eau bouillie sucrée jusqu'à 6 mois ; lait pur stérilisé aux enfants plus âgés.

Laver à l'eau bouillie et boriquée le biberon, la cuiller ou le verre qui servent à donner le lait.

Pour les quantités, Voy. *Allaitement naturel*.

A. MIXTE.

Avoir soin de donner au nourrisson une alimentation qui se rapproche du lait de femme ; lait bouilli ou stérilisé, coupé pendant les premiers mois au tiers ou au quart d'eau bouillie et sucrée. Conseiller le *lait d'ânesse* pendant les premiers mois. Beaucoup d'enfants ne supportent le meilleur lait de vache que si on le mélange avec 1/2 ou 1/3 de bouillon (préparé sans sel et dégraissé).

Ne donner à l'enfant que du lait, jusqu'à 9 à 10 mois.

ALOPÉCIE.

A. CONSÉCUTIVE AUX GRANDES PYREXIES OU AUX CACHEXIES.

Toniques généraux. Démêler et peigner les cheveux avec précaution. *Si le cuir chevelu est encrassé*, léger savonnage avec décoction de panama, ou trois jaunes d'œuf battus dans 400 gr. d'eau de chaux ou avec de l'eau et du savon. Tous les jours, une friction avec :

Chlorhydrate de pilocarpine	50 centigr.
Alcool camphré	
Rhum	ãã 5 gr.
Teinture de cantharides.	
Glycérine	
Essence de santal	
— de wintergreen.	ãã V goutt.
— de roses	
Alcool à 80°	80 gr.
	(Brocq.)

Ou bien :

Eau de Cologne	200 gr.
Glycérine	25 —
Teinture de cantharides.	10 —
Nitrate de pilocarpine..	50 centigr.

Frictions, matin et soir.

Ou bien :

Alcool à 80°	100 gr.
Naphtol β	50 centigr.

Si les cheveux sont secs : Mettre un peu d'huile d'amandes douces ou :

Teinture d'ambre	50 centigr.
Essence de bergamote..	25 —
Huile de Ben	500 gr.

A. SÉBORRHÉIQUE.

Nettoyer le cuir chevelu. Puis, tous les jours, le frictionner légèrement avec une brosse imbibée de :

Polysulfure de potassium liquide	20 gr.

X à L gouttes dans un 1/4 de verre d'eau chaude.

Ou de :

Polysulfure de potassium.	4 gr.
Teinture de benjoin	6 —
Eau distillée	250 —

Ou de :

Sulfure de potasse	2 à 4 gr.
Carbonate de potasse	1 —
Eau de laurier-cerise	10 —
Lait d'amandes	240 —
	(Brocq.)

En cas de séborrhée humide rebelle : mettre tous les soirs :

Soufre précipité	ãã 15 à 30 gr.
Alcool camphré	
Eau distillée	250 —
	(Brocq.)

Si les cheveux sont secs :

Soufre précipité	5 gr.
Vaseline	50 —

Prescrire encore :

Soufre précipité	6 gr.
Beurre de cacao	10 —
Baume de Pérou	1 —
Huile de ricin	50 —

Soufre précipité	6 gr.
Teint. de cantharides	3 —
Beurre de cacao	12 —
Baume de Pérou	2 —
Huile de ricin	50 —

A. SYPHILITIQUE.

Traitement général de la syphilis.

Chez les hommes, *couper les cheveux ras.* Savonner tous les matins le cuir chevelu et faire ensuite des onctions avec :

Acide salicylique	2 gr.
Soufre précipité	10 —
Lanoline	} āā 50 —
Vaseline	
(Besnier.)	

Le soir, avec une brosse douce, faire quelques frictions avec :

| Teinture de cantharides | 10 gr. |
| Alcoolat de romarin | 100 — |

Protoiodure de mercure	1 gr.
Axonge	20 —
Teinture de cantharides	3 à 5 —

Faire 2 onctions par jour.

Prescrire la pommade suivante à appliquer matin et soir sur le cuir chevelu :

Sulfate de quinine.	} āā 50 centigr.
Turbith minéral	
Moelle de bœuf	30 gr.
(Mauriac.)	

et alterner ces applications, tous les 2 jours, avec des lotions de :

Carbonate de soude	} āā 1 gr.
Borax	
Eau distillée	300 —

AMBLYOPIE.

A. CONGÉNITALE : incurable.

A. TOXIQUE (alcoolique, nicotinique, saturnine) : Suppression brusque et complète de la cause nocive. Traitement général reconstituant adapté au cas. Hydrothérapie. Intérieurement : *noix vomique :*

En cas d'alcoolisme ou de tabagisme : usage local des *courants* *continus,* 4 à 5 éléments, pendant cinq minutes de chaque côté tous les jours.

A. D'ORIGINE CÉRÉBRALE. Chez un jeune syphilitique, traitement spécifique.

A. HYSTÉRIQUE : Métallothérapie, aimants, électricité statique, hydrothérapie.

(Trousseau.)

AMÉNORRHÉE.

S'il y a chloro-anémie : Préparations ferrugineuses (Voy. *chlorose*). Bains de mer, séjour à la montagne. *Électrisation statique.* — *Électrisation générale,* un pôle à la nuque, l'autre dans un bain de pieds salé, surtout chez les jeunes filles nerveuses et chlorotiques ; commencer le traitement quelques jours avant l'époque présumée des règles et faire une séance quotidienne jusqu'à ce moment. *Purgatifs.* Pédiluves sinapisés. Injections vaginales chaudes 40° à 50°.

Colombo pulvérisé	} āā 10 centigr.
Safran pulvérisé	
Fer réduit par l'hydrogène	} āā 5 —
Aloès pulvérisé	

Pour 1 prise ; à prendre une ou

deux prises après le souper, dans une cuillerée de confiture.

Séjour à Luxeuil. Bains.

En cas d'aménorrhée douloureuse post-opératoire (castration); au moment des bouffées de chaleur, des vertiges, des douleurs, administrer des *purgatifs salins*, et pratiquer des *scarifications du col*.

Séjour à Montmirail.

En cas d'émotion violente, de refroidissement : Capsules d'*apiol* à 0,25 centigr., 2 par jour.

Safran : une pincée de pistils infusés dans une tasse à thé d'eau bouillante, ou 1 gr. de pistils dans 1 litre d'eau, à boire dans la journée.

Aloès	
Rue	ãã 5 centigr.
Sabine	
Safran	

Pour 1 cachet n° 10, 2 par jour.
(De Sinéty.)

Permanganate de potasse	ãã 15 centigr.
Kaolin	
Vaseline	Q. S.

(Hart et Barbour.)

Pour 1 pilule. 3 pilules par jour.

S'il y a des causes génitales (rétrécissement, atrésie du col) :

Scarifications du col : Dans les cas graves, application de *sangsues* sur le col.

Dilatation du col avec dilatateur métallique ou avec tige de laminaire bien aseptique.

Après chaque scarification ou dilatation, une injection chaude de sublimé 1/2 à 1/4 p. 1000.

Drainage de la cavité utérine, avec le drain ou crin de Florence.

Électrothérapie : courants galvaniques : pôle + dans la cavité utérine ou cervicale, pôle — à l'hypogastre. Chez les vierges : pôle + au niveau de l'utérus (extérieurement), pôle — à la région lombaire.   (Bigelow.)

Chez les obèses : Régime approprié.

Séjour à Brides, Vichy, Châtel-Guyon, Carlsbad, Marienbad.

Curettage suivi d'injections iodées, à l'époque présumée des règles.   (Pozzi.)

AMYGDALITE.

A. AIGUË.

Antisepsie locale à l'aide de collutoires et gargarismes.

Intérieurement, *purgatif, quinine* 1 gr. par jour; antifébrine, phénacétine.

Repos ; régime *lacté ou liquide* ; prendre les aliments *chauds*.

Chlorate de potasse	10 gr.
Sirop de mûres	40 —
Eau distillée	200 —

Pour gargarismes.

Gargarismes chauds (45°-55°) contre les douleurs et la congestion.

Collutoires : pour toucher trois fois par jour au pinceau :

Hydrate de chloral	4 gr.
Glycérine	40 —

Teinture d'iode	10 gr.
Glycérine	30 —

Iode métallique	25 centigr.
Iodure de potassium	3 gr.
Glycérine	30 —

Salol	2 gr.
Alcool	Q. S. pour dissoudre.
Glycérine	40 gr.

Contre les douleurs vives

Intérieurement, *antipyrine*, 1 gr. ; antifébrine, 25 centigr. ; exalgine, 25 centigr. Purgatif si besoin. Irrigations et gargarismes chauds. Badigeonner 2 fois par jour les amygdales avec une solution de *cocaïne* à 10 p. 100. Cataplasmes chauds autour du cou.

Bromhydrate de quinine.	25 centigr.
Aconitine cristallisée...	1/4 milligr.
	(Huchard.)

Pour 1 cachet. 3 par jour à 3 heures d'intervalle.

Chez les enfants : *Salol* à la dose suivante :

A 1 an	50 centigr.
A 2 ans	1 gr.
A 3 —	1 gr. 50 centigr.
A 4 —	2 gr.
A 8 —	3 —

Prendre chacune de ces doses en 3 à 5 prises, dans la journée.

Salol	2 gr.

Faire dissoudre à une douce chaleur dans :

Huile d'amandes douces...
Ajoutez :   ãã 4 gr.
Gomme arabique en poudre.

Mélangez au mortier et ajoutez :

Sirop simple	30 gr.
Eau distillée	80 —
Eau de menthe	20 —

A prendre dans la journée : 1 cuillerée à dessert toutes les 2 heures. (Maintenir la potion tiède ; le salol précipite à froid.)

En cas d'adynamie, ou d'anurie :

Teinture de strophantus au 20°	
Liqueur ammoniacale anisée	ãã X goutt.
Eau distillée	60 gr.
Sirop d'éther ou de punch.	10 —

A prendre 1 cuillerée à café toutes les 2 heures (enfants de 10 à 12 ans).

Contre la dysphagie et la congestion du visage : *Bains de pieds sinapisés. Sinapismes* aux jambes. Chez les enfants. *bottes de ouate* aux jambes. *Cataplasmes chauds* autour du cou.

En cas de suppuration : Ouvrir l'abcès au bistouri, sans blesser les piliers du voile du palais. Irrigations antiseptiques boriquées.

A. CHRONIQUE.

Voy. *Hypertrophie des amygdales.*

AMYOTROPHIE.

(Voy. *Atrophie musculaire.*)

ANAPHRODISIE (Impuissance sexuelle).

Régime tonique, fortifiant. Douches froides rachidiennes, suivies de frictions lombaires.

Faradisation : Pôle + sur l'épigastre, pôle — au niveau des organes génitaux externes, séance quotidienne de 6 à 10 minutes. Continence prolongée.

Glycérophosphate de chaux	25 centigr.
Phosphature de zinc...	2 milligr.

Pour 1 cachet n° 30. A prendre 3 cachets par jour.
Ou bien :

Phosphure de zinc	8 milligr.

Poudre de réglisse..... }
Sirop de gomme....... } Q. S.

Pour 1 pilule : 1 à 3 pilules par jour. (Hammond.)

Phosphure de zinc..... 80 centigr.
Extrait de noix vomique. 1 gr.

M. F. s. a. 100 pilules. 3 à 6 pilules par jour.

Protosulfate de fer....... 5 gr.
Teinture de cantharides. 1 —
Sucre en poudre........ 200 —

F. s. a. des tablettes de 1 gr., à prendre 1 par jour.

Granules de *strychnine* à 1 milligr., 3 à 6 par jour. (Voy. *Neurasthénie.*)

ANASARQUE.

Extérieurement : Frictions sèches ou alcooliques, massage, onctions avec une pommade résolutive :

Vératrine............... 1 gr.
Iodure de potassium...... 2 —
Axonge................. 30 —
(Pécholier.)

Bains de vapeur (pas dans les maladies du cœur). Incisions et drainage capillaire. Ponction aspiratrice.

Régime lacté. Eau de Contrexéville, Vichy.

Intérieurement : Toniques du cœur (surtout chez les cardiaques). Diurétiques. Purgatifs. Sudorifiques.

Queues de cerises....... }
Chiendent.......... } ãã 5 gr.
Racine de Caïnça.......... 2 —

Pour 1 paquet. Faire bouillir un paquet dans 1 litre d'eau pendant 1/4 d'heure et jeter sur :

Uva ursi............. }
Pariétaire........... } ãã 4 gr.
Arenaria rubra .... }

Laissez infuser jusqu'à refroidissement.

Passez et ajoutez :

Nitrate de potasse... }
Benzoate de soude... } ãã 50 centigr.
Carbonate de potasse. }

Tisane à prendre par tasses dans la journée. (Huchard.)

Baies de genièvre.......... 10 gr.

F. infuser dans :

Eau bouillante......... 200 gr.

Ajoutez :

Nitrate de potasse... }
Acétate de potasse... } ãã 2 gr.
Oxymel scillitique........ 30 —
Sirop de cinq racines..... 35 —

A prendre dans la journée.
(Millard.)

Chez les cardiaques :

Feuilles de digitale..... 2 gr.
F. infuser dans :
Eau .... 180 —

Ajoutez :
Citrate de caféine....... 2 gr.
Teinture de strophantus.. 3 —
Acétate de potasse....... 10 —
Extrait de réglisse...... 5 —

A prendre par cuillerées dans les 48 heures.

Feuilles de digitale. 1 gr. 50 centigr.
Eau chaude.......... 200 gr.

F. infuser et ajoutez :

Nitrate de potasse..... 5 gr.
Sirop de framboises.... 50 —

1 cuillerée à bouche toutes les 2 heures.

Lactose............... 100 gr.

Dissoudre dans 1 litre d'eau ou de lait, à prendre dans la journée.
(G. Séc.)

Nitrate de potasse..... 2 gr.
Poudre de digitale..... 1 —

Extrait de scille...... 50 centigr.
— de genièvre.... Q. S.

Pour 20 pilules, à prendre dans la journée.

Poudre de feuilles de digitale.......... } ãã 2 gr.
Poudre de bulbes de scille............
Extrait de gentiane.. 1 gr. 20 centigr.
Huile de genièvre....... 40 —
M. F. avec glycérine .... Q. S.

Pour 30 pilules, à prendre 1 pilule toutes les 2 à 4 heures.

Poudre de feuilles de digitale........ 1 gr. 20 centigr.
Nitrate de potasse..... 12 gr.

M. F. 10 cachets égaux. A prendre 2 cachets toutes les 2 à 4 heures.

Calomel.......... } ãã 5-10 centigr.
Poudre de digitale. }
(Eichorst.)

Pour 1 cachet. F. 6 cachets semblables. 2 par jour.

Salicylate de soude et de théobromine............ 3 gr.
Sirop d'écorces d'oranges amères................ 30 —
Eau distillée............ 50 —
(Gram.)

1 cuillerée à bouche toutes les 3 heures.

Diurétine.......... 5 gr.
Eau distillée............ 120 —
Cognac .... 10 —
Sucre en poudre....... 5 —
(Demme.)

Par cuillerées à bouche dans la journée.
Ou bien :

Théobromine........... 3-5 gr.
Eau distillée........... 100 —
Sirop de menthe....... 20 —

A prendre dans la journée.

Théobromine.

1er jour...... 9 gr. en 6 cachets.
2e — ...... 4 — 6 —
3e — ...... 5 — 6 —
(Huchard.)

Continuer 3 à 4 jours à cette dose, puis donner pendant 1 jour 1 milligr. de *digitaline*.

Dans l'anasarque asthénique (congestions rénale, médullaire, altération des capillaires) : Favoriser l'effet des diurétiques habituels par des injections hypodermiques de *sulfate de strychnine* 1 à 2 milligr., répétées 2 à 3 fois dans les 24 heures.

Chez les enfants :

Uva ursi .... 10 gr.
Eau bouillante........ 1000 —

Ajoutez :

Sirop d'extrait de stigmates de maïs........ 100 gr.

2 ou 3 tasses par jour de cette tisane.

Benzoate de soude........ 1 gr.
Eau de fleurs d'oranger... 10 —
Sirop de 5 racines....... 40 —

A prendre en une fois dans un peu de lait. (8 ans.)

Diurétine................ 2 gr.
Eau distillée............ 60 —
Sirop de menthe........ 40 —

Par cuillerées à soupe de 2 en 2 heures. (10 ans.)

Théobromine............ 2 gr.
Eau de chaux.......... 50 —
Jaune d'œuf......... n° 1.

Pour un lavement.

Extrait de scille.... } ãã 2 à 10 cent.
Poudre de scille.... }
Gomme en poudre....... Q. S.

Pour 20 pilules. 1 à 2 à chaque repas.

ANÉMIE.

A. AIGUË TRAUMATIQUE.

Traitement local : Irrigations d'eau très chaude 50° à 60°. Perchlorure de fer. Cautérisation au fer rouge. Compression directe de la plaie par un pansement antiseptique. Suture, réunion immédiate. Compression indirecte avec le tourniquet, ou la bande d'Esmarch.

Méthode de choix : Ligature des deux bouts du vaisseau ouvert.

En cas de syncopes : Déclivité de la tête, flagellation, injections sous-cutanées d'éther, respiration artificielle. Réchauffer le malade par les frictions, les potions chaudes alcoolisées. Transfusion de sang ou mieux injections intraveineuses de sérum artificiel :

Chlorure de sodium.......	5 gr.
Sulfate de soude........	10 —
Eau stérilisée...........	1 litre.
	(Hayem.)

Chlorure de sodium.......	7 gr.
Eau stérilisée...........	1 litre.
	(Sahli.)

Injecter 1/2 litre à 2 litres, à la température de 38° à 40°.

A. CHRONIQUE.

Chez des arthritiques : Traitement hygiénique de l'arthritisme, promenades, exercices en plein air; séjour à Royat-Saint-Mart, Saint-Nectaire, Luxeuil, à la montagne.

Intérieurement : Sirop d'iodure de fer.

Chez des cardiaques : Repos relatif. Toniques. Digitale, très modérément. Préparations ferrugineuses ou arsenicales. Bromure.

Pyrophosphate de fer citro-ammoniacal....	3 gr.
Liqueur de Fowler.	1 gr. 50 centigr.
Sirop de fleurs d'oranger..............	60 gr.
Sirop simple.........	260 —
	(Constantin Paul.)

1 à 2 cuillerées à bouche par jour.

A. CÉRÉBRALE.

Sirop d'iodure de fer, 1 cuillerée à bouche dans un peu d'eau de Seltz, au moment des repas.

Le soir en se couchant, 1 cuillerée à bouche de :

Bromure de potassium.		
— de sodium...	āā	10 gr.
— d'ammonium.		
Eau distillée.............		350 —
	(Dujardin-Beaumetz.)	

Faire prendre 2 bains sulfureux par semaine.

Pendant l'été, douches froides (contre-indiquées chez les artérioscléreux).

Chez les malades atteints **d'affections aortiques** : opium, injection de morphine, 1/2 centigr., ou, mieux, d'atropo-morphine.

Au moment des *syncopes* : nitrite d'amyle, V gouttes en inhalations.

Chez des lymphatiques : Envoyer les malades mous et peu excitables à la mer, les nerveux et les irrités dans les stations chlorurées sodiques de Salins, Salies-de-Béarn, Salins-Moutiers, Salies-du-Salat, ou dans les stations chlorurées et arsenicales, Bourboule, Royat.

Chez des paludéens : Séjour prolongé à la montagne, 1200 à

2000 mètres d'altitude. Quinquina, iode, arsenic, strychnine. Hydrothérapie froide.

Protoiodure de fer........	5 gr.
Sulfate de quinine........	1 —
Miel....................	1 —
Poudre de réglisse.......	Q. S.

Pour 50 pilules. 6 à 18 pilules par jour.

Pratiquer des *injections phospho-arsenicales* :

Arséniate de soude......	2 centigr.
Phosphate de soude....	1 gr.
Sulfate de soude.......	2 —
Eau distillée..........	20 —

1 seringue Pravaz par jour, augmenter progressivement jusqu'à 3 et 4 seringues.

Chez des rhumatisants : Prescrire l'iodure ou l'arséniate de fer. Cure aux eaux de Luxeuil et de Bourbon-Lancy.

En hiver, séjour dans les stations des bords de la Méditerranée.

Chez des convalescents : Régime fortifiant; séjour à la mer ou à la montagne.

Citrate de fer..........	5 gr.
Vin de Malaga.........	200 —

3 cuillerées à bouche par jour.

Ferrocitrate de quinine...............	5 gr.
Vin de Malaga.......	500-1000 —

3 cuillerées à bouche par jour.

Teinture de quassia.......	30 gr.
Pyrophosphate de fer et de soude................	5 —
Vin de Malaga..........	1 litre.

3 cuillerées à bouche par jour.

Sirop de quinquina au Malaga..............	200 gr.
Soluté d'iodure de fer au 1/10.............	10 —
Acide citrique..........	1 —

2 à 3 cuillerées à bouche par jour.

Chez des syphilitiques : Toniques généraux. Traitement spécifique.

A. PERNICIEUSE PROGRESSIVE (Maladie de Biermer).

Régime : Lait, œufs crus ou peu cuits, viandes rôties ou grillées, poissons, légumes en purée, fromage, fruits cuits ou confits. Pain en petite quantité. Boisson de préférence : lait ou bière légère. Képhir.

Séjour à la montagne.

Au début, prescrire le *fer*, comme dans la chlorose, ou bien :

Liqueur de Fowler	} ãã 10 gr.
Tartrate ferrico-potassique.	}

X à XV gouttes avant chaque repas.

Transfusion de sang défibriné dans le péritoine (au début). Ne pas insister sur l'administration du *phosphore*, de la *strychnine*, du *sulfate de quinine*. Préférer l'*arsenic*, liqueur de Fowler, de X à XX gouttes par jour ; si elle est mal supportée par le tube digestif, injections hypodermiques de 1/2 à 1 cent. cube de liqueur de Fowler par jour :

Liqueur de Fowler.......	5 gr.
Eau de laurier-cerise.....	10 —

1 à 2 seringues Pravaz par jour.

Donner l'eau de la *Bourboule*, par quarts de verre et progressivement.

En cas de vomissements incoercibles : Potion de Rivière, champagne glacé, eau chloroformée, menthol, cocaïne.

Frictions sèches ou stimulantes (alcoolat de lavande, baume Fioravanti).

Inhalations d'*oxygène*.

Au début, la *transfusion de sang* peut donner des résultats favorables ; à la période ultime, elle est inutile.

A. PSEUDO - LEUCÉMIQUE.

Voy. *Leucocythémie, Leucémie.*

A. SPLÉNIQUE.

En cas de malaria : Quinine, iodure de potassium, iodure de fer, arsenic.

En cas de syphilis : Mercure, iodure de potassium.

En cas de rachitisme : Huile de foie de morue, phosphates. bains salés, arsenic, fer, séjour aux bords de la mer.

Teinture de Mars tartarisé. 10 gr.
Liqueur de Fowler .... 5 —

V gouttes matin et soir dans un peu d'eau ou de lait. (Enfants.)

ANÉVRYSME DE L'AORTE.

Méthode médicale : Iodure de potassium, d'abord 50 centigr. par jour, puis augmenter progressivement jusqu'à 3 et 5 gr.

Iodure de potassium..... 15 gr.
Eau .... 250 —
(Dujardin-Beaumetz.)

1 à 4 cuillerées à bouche par jour, dans du lait.

(Interrompre de temps en temps la médication.)

Donner les *bromures*, les *opiacés*, la *digitale*, l'*ergot de seigle*, pour combattre certains symptômes particuliers comme l'éréthisme ou la défaillance cardiaque.

Éviter tout ce qui pourrait augmenter la tension vasculaire. Régime extrêmement sobre ; repos aussi complet que possible.

Méthode chirurgicale : Électrolyse ; batterie donnant 25 millimètres cubes de gaz en 5 minutes, en décomposant l'eau acidulée avec un trentième de son poids d'acide sulfurique du commerce ; aiguilles fines en fer doux, enveloppées à leur partie supérieure d'un enduit protecteur. Plonger les aiguilles dans la poche, et leur faire subir des mouvements correspondant à ceux produits dans l'anévrysme. Au début de la cure, n'employer que 2 à 3 aiguilles, puis, aux séances suivantes, en augmenter le nombre.

Faire passer le courant pendant 10 minutes dans chaque aiguille ; mettre ensuite la vessie de glace sur la tumeur.

Appliquer ce traitement aux anévrysmes ampullaires qui forment une poche distincte appendue à l'aorte, et chez des malades dont le cœur est en bon état.

Se servir exclusivement du courant positif ; le pôle négatif est appliqué sur le thorax.

(W. Œttinger.)

Méthode de Moore-Baccelli : Désinfection de la peau, introduction dans l'anévrysme, soit au moyen d'un trocart, soit directement, d'un ressort de montre soigneusement stérilisé, et à l'extrémité bien aiguisée. Employer un ressort de 20 à 40 centim. de longueur, et de quelques millimètres de largeur. Faire pénétrer l'extrémité externe du ressort bien profondément, pour éviter tout processus d'ulcération.

ANGINES.

A. AIGUË.

*Généralités thérapeutiques :
Antisepsie locale :* Gargarismes, lavages de la gorge, applications topiques. Les gargarismes sont insuffisants ; préférer les lavages de la gorge pratiqués avec des *solutions chaudes,* 40° à 50°, et préparés avec de l'eau filtrée ou bouillie. Se servir de *solutions alcalines* (chlorate de soude ou borate de soude 3 p. 100), pour débarrasser la gorge des mucosités et des enduits pultacés, et faire ensuite un second lavage pratiqué avec une *solution antiseptique* (acide phénique 1/2 à 1 p. 100, sublimé 1/20000).

Employer des solutions antiseptiques faibles, répéter souvent les lavages (6 à 10 fois par jour), et les faire abondants (1/2 à 2 litres).

Réserver les préparations antiseptiques énergiques pour les *applications topiques directes et localisées,* pratiquées à l'aide de petits tampons de coton hydrophile, fixés à l'extrémité d'une pince à forcipressure de forme et de longueur convenables. Avant d'appliquer le topique, enlever le mucus ou les produits pultacés que le lavage n'a pu entraîner. Éviter avec le plus grand soin de faire saigner la muqueuse. Ne pas employer de topiques caustiques ou douloureux. Faire usage de la liqueur de Van Swieten, de glycérine légèrement phéniquée, ou d'une *solution d'acide phénique dans le sulforicinate de soude,* jusqu'à 40 p. 100.

Antisepsie intestinale : Purgatif au début de la maladie. Administrer les antiseptiques insolubles dans l'estomac : *naphtol β,* 2 à 3 gr. par jour ; *salol* 4 gr. par jour ; *benzoate de naphtol* 2 à 3 gr. par jour.

Régime lacté, œufs à la coque peu cuits et, comme boissons, décoctions tièdes agréables au goût, stérilisées par l'ébullition, ou limonades acidulées.

Soins consécutifs : Ne pas cesser tout traitement avec la guérison, mais faire continuer, matin et soir, la pratique des irrigations antiseptiques de la gorge, pour éviter les récidives. Soins de la bouche, matin et soir ; extraction des chicots, obturation des dents cariées. (Ruault.)

A. CATARRHALE AIGUË. Voy.
Amygdalite aiguë.

A. DIPHTÉROÏDE.

Débuter par un vomitif ou un purgatif.

Badigeonnages, 3 fois par jour, avec :

Salol	10 gr.
Camphre...............	20 —
Glycérine	30 —

Irrigations également 3 fois par jour, avec :

Acide salicylique.......	1 gr.
Alcool à 90°..........	10 —
Eau distillée..........	1000 —

Pour une irrigation.

En cas de douleur vive : Antipyrine, exalgine, quinine.

Chlorhydrate de cocaïne..	1 à 2 gr.
Eau distillée...........	10 —

Pour badigeonnages. 1 à 3 fois dans les 24 heures.

Pour détacher les *pseudo-mem-branes*, faire gargariser avec une solution d'*acide lactique* à 3 p. 100.

A.. ÉRYTHÉMATEUSE.

Gargarismes chauds analgésiques et antiseptiques:

Borate de soude......	40 gr.
Feuilles de coca.......	10 —

Faites infuser dans :

Eau bouillante........	1000 —
	(Ruault.)

Pour gargarismes, toutes les heures.

A l'intérieur, potion suivante :

Benzoate de soude......	3 gr.
Teinture de coca........	5 —
Sirop de tolu..........	40 —
Eau de laitue..........	100 —

1 cuillerée à bouche toutes les 2 heures.

Benzoate de soude...	2-3 gr.
Alcoolature de racines d'aconit...........	XXV gouttes.
Eau de laurier-cerise.	10 gr.
Sirop de tolu......| — de codéine..| āā	30 —
Eau................	120 —
	(Ruault.)

Par cuillerées à bouche.

A. GANGRENEUSE.

Toniques, alcool, café, *garga-rismes* :

Acide chlorhydrique.....	1 gr.
Miel rosat.............	30 —
Eau	200 —

Acide lactique.........	5 gr.
Miel rosat............	30 —
Eau	200 —

Acide phénique, 1/2 p. 100.

Permanganate de potasse.	1 gr.
Eau..................	200 —
	(Peter.)

Hypochlorite de soude...	2 gr.
Eau distillée..........	120 —
	(Peter.)

Chlorure de chaux sec....	12 gr.
Eau distillée..........	50 —

Filtrez, ajoutez :

Alcoolat de cochléaria...	50 gr.
Huile essentielle menthe.	X goutt.

1/2 cuillerée à café dans 1 verre d'eau chaude.

Chlorure de chaux sec...	8 gr.
Eau distillée...........	500 —

Triturez, filtrez, ajoutez :

Miel clarifié............	50 gr.

Pour gargarismes, plusieurs fois par jour.

Irrigations chaudes :

Acide phénique 1/150.
Permanganate de potasse 1/200.
Acide salicylique 2/1000.
Sublimé 1/10 000 à 1/15 000.

Pulvérisations :

Créosote..............	5 gr.
Alcool à 90º..........	50 —
Eau.................	500 —

Placer le malade, la bouche ouverte, en face du jet de vapeur.

Collutoires :

Toucher le foyer, 3 fois par jour, après les irrigations avec :

Acide phénique......	1 gr.
Tannin..............	5 —
Glycérine............	20 —

Iode métallique.......	1 gr.
Acide phénique.......	2 —
Glycérine............	20 —

Acide lactique........	5 à 10 gr.
Glycérine............	20 —

Sublimé..............	40 centigr.
Eau.................	20 gr.

Badigeonnages à la *teinture d'iode* 2 fois par jour.

A. HERPÉTIQUE.

Remédier au dérangement intes-tinal par les laxatifs.

En cas de céphalée intense :
Vomitif; si l'on craint son action déprimante, prescrire un purgatif.

Gargarismes émollients :

Décoction de racines de
   guimauve............ 200 gr.
Sirop de miel.......... 50 —

Irrigations avec : Acide phénique à 0,5 p. 100.

Contre la douleur et la congestion :

Bromhydrate de quinine........./.. 0 gr. 25 centigr.
Aconitine cristallisée.. 1/4 milligr.

Pour 1 cachet. 3 par jour à trois heures d'intervalle.

Cocaïne............... 5 gr.
Acide phénique........ 3 —
Glycérine............. 100 —

Pour badigeonnages 4 fois par jour.

Feuilles de coca....... 10 gr.
Faites infuser dans :

Eau bouillante........ 1000 —
Ajoutez :
Borate de soude....... 40 —
                (Ruault.)

Pour gargarismes analgésiques et antiseptiques.

A. MÉNORRAGIQUE (herpétique cataméniale).

Combattre les troubles menstruels; prescrire des pilules d'aloès, des bains de pieds sinapisés à l'époque des règles.

Traitement local de l'angine herpétique.

A. PHLEGMONEUSE.

Même traitement que pour l'angine aiguë simple, mais avec indications thérapeutiques spéciales pour combattre l'intensité de l'a-

dénite concomitante et la formation d'un abcès.

Appliquer continuellement, sur la région latérale du cou, des cataplasmes de farine de lin, larges, épais et *aussi chauds que le patient peut les supporter.*

Pour la nuit, remplacer les cataplasmes par l'onction suivante :

Onguent napolitain....... 30 gr.
Extrait de belladone..... 2 —

Appliquer un pansement à la ouate non hydrophile.

En cas de céphalalgie intense : Vomitif.

Antisepsie intestinale rigoureuse : Naphtol β, salol, benzonaphtol.

En cas de suppuration : Inciser largement la collection, irrigations antiseptiques fréquentes.

Intérieurement : Quinine, alcool, toniques.

Prévenir les récidives, par des gargarismes faits deux fois par jour, après la toilette de la bouche, avec :

Acide salicylique........ 1 gr.
Alcool à 90°............. 20 —
Eau distillée............ 300 —

Pour gargarismes.

A. SYPHILITIQUE.
Traitement spécifique :

Sublimé................. 10 centigr.
Décoction légère de lin. 200 gr.
Sirop diacode........... 50 —

Liqueur de Van Swieten 30 à 50 gr.
Miel rosat............. 40 —
Décoction de guimauve. 300 —

Pour gargarismes.

Attouchements avec :

Nitrate d'argent....... 1 gr.
Eau distillée......... 10 à 20 —

A. CHRONIQUE.

Chez les *lymphatiques* et les *herpétiques* déprimés : eaux sulfurées : Cauterets (la Raillière), Saint-Honoré, Eaux-Bonnes, Ax, Amélie-les-Bains, Luchon ; eaux sulfurées calcaires : Enghien, Pierrefonds.

Chez les malades *excités* : Mont-Dore ou la Bourboule, intus et extra.

Chez les *arthritiques*, les *rhumatisants*, les *goutteux* : Royat.

Angine granuleuse : Pulvérisations d'eaux sulfureuses. Proscrire le tabac et l'alcool.

A l'intérieur : *liqueur de Fowler*, VI à XV gouttes par jour.

Toucher les amygdales avec :

Chlorure de zinc	1 à 4 gr.
Eau distillée	100 —

Nitrate d'argent	1 gr.
Eau distillée	5 à 10 —

Iode	1 gr.
Iodure de potassium	10 —
Eau distillée	200 —

Toucher les granulations au crayon de *nitrate d'argent* ou de *sulfate de cuivre.*

Insufflations avec :

Nitrate d'argent	1 gr.
Sucre	50-70 —

Gargarismes émollients.

Amygdalite lacunaire caséeuse :

Discission des amygdales : introduire dans les orifices des cryptes malades un crochet mousse, que l'on fait ressortir par l'orifice d'une crypte voisine en communication avec la première ; rompre par traction le pont qui les sépare.

Frotter ensuite les parties cruentées avec un topique iodé.

Répéter la manœuvre jusqu'à ouverture de toutes les cavités.

(Ruault.)

ANGINE DE POITRINE.

Prescrire *2 à 3 litres de lait* par jour, en partie aux repas, en partie entre les repas. Éviter toute fatigue, tout effort, supprimer les exercices musculaires ; marcher lentement, faire des repas peu copieux, ne pas manger de gibier, de poisson de mer, de crustacés, de mets épicés et de fromages faits. Éviter les boissons excitantes et alcooliques ; ne boire aux repas que de l'eau rougie ; des *eaux alcalines* (Vichy, Vals).

Proscrire l'usage du tabac et même le séjour dans une chambre dont l'atmosphère est imprégnée de fumée de tabac.

Combattre la diathèse arthritique par les *alcalins* et la *lithine* s'il y a tendance à la goutte, et surtout par l'*iodure de sodium* à la dose de 50 centigr. à 2 gr. par jour, pris pendant des mois et des années, par périodes de 3 semaines tous les mois.

On pourra aussi prescrire l'*arsenic*, associé à l'*iodure de potassium.*

Iodure de sodium	10 à 20 gr.
— d'arsenic	30 milligr.
Eau distillée	300 gr.

2 cuillerées à bouche par jour, aux repas, dans de la bière.

Combattre l'aortite par les *vésicatoires*, les *pointes de feu répétées*, le *coton iodé* à la région précordiale.

Si l'alcoolisme ou le *saturnisme* sont en cause, s'efforcer d'en supprimer l'action nocive. Combattre le tabagisme.

En cas d'impaludisme : *Quinine; arsenic.*

En cas de syphilis : *Traitement spécifique.*

En cas d'hystérie ou neurasthénie : *Traitement hydrothérapique* approprié, pas de bains froids, prescrire le *bromure* pour éloigner les accès et le *valérianate d'ammoniaque* :

Valérianate d'ammoniaque.	1 gr.
Extrait de valériane......	1 —
— de jusquiame	40 cent.
Poudre de valériane.....	Q. S.

Pour 40 pilules toluisées : 12 par jour; 3 à la fois.

Contre les accès : Dès le début de l'attaque, inhalation de *nitrite d'amyle*, V à X gouttes, versées sur un mouchoir; ou *d'éther.*

Pendant toute la durée de la crise : *Nitroglycérine et régime lacté exclusif.*

Solution alcoolique de	
trinitrine à 1/100..	XXX gouttes.
Eau distillée........	300 gr.
	(Huchard.)

3 à 6 cuillerées à dessert dans les 24 heures.

ou :

Nitrite de sodium........	14 gr.
Eau distillée...........	350 —
	(Mathew Hay.).

2 cuillerées à café par jour :

Contre la douleur : *Injection de morphine, chloral.*

ANGIOMES.

Chez un enfant non vacciné : Inoculation par scarifications rapprochées sur la tumeur.

Chez un enfant déjà vacciné : Badigeonnages quotidiens avec :

Collodion..............	20 gr.
Sublimé corrosif........	2 —
	(Comby.)

Collodion riciné........	10 gr.
Chrysarobine...........	1 —
	(Monin.)

Injecter tous les huit jours, dans la tumeur, avec une seringue de Pravaz stérilisée, 1 ou II gouttes de *liqueur de Piazza* :

Eau distillée............	60 gr.
Perchlorure de fer.......	25 —
Chlorure de sodium......	15 —

Essayer la *méthode sclérogène* de Lannelongue :

Eau distillée............	20 gr.
Chlorure de zinc........	1 —

Injecter tous les 8 jours, II ou III gouttes de cette solution.

Préférer l'*électrolyse*; ou l'extirpation.

ANKYLOSTOME DUODÉNAL.

(Voy. *Tænia.*)

ANOREXIE.

Exercices musculaires. Douches froides. Air vif des montagnes. Cuisine épicée (si l'anorexie n'est pas symptôme d'une maladie de l'estomac).

Chez les enfants :

Eau de fenouil............. 80 gr.
Sirop d'écorces d'oranges. 25 —
Teinture de rhubarbe..... 10 —
Sulfate de magnésie...... 15 —
(Archambault.)

1 cuillerée à café par jour.

Teinture de cascarille.
— cannelle..
— gentiane.. } ãã 5 gr.
— colombo..
— rhubarbe.
— noix vomique. 1 à 2 —
(J. Simon.)

X gouttes avant chaque repas.
Chez les jeunes filles chlorotiques :

Teinture de digitale......
— de noix vomique. } ãã 5 gr.
Acide chlorhydrique.....

XX à XXX gouttes, dans de l'eau, après les repas.

Arséniate de soude:..... 25 milligr.
Eau..... .... 300 gr..

Une cuillerée à soupe aux deux principaux repas.
Chez les adultes :

Teinture de quinquina..
— de colombo... } ãã 5 gr.
— de gentiane...

Teinture de rhubarbe...... 3 gr.
— de noix vomique.. 2 —
(Huchard.)

XV à XX gouttes, dans un peu d'eau, avant les repas.

Teinture de gentiane.
— d'éc. d'or. } ãã 5 gr.
amères...
— de badiane...., 8. —
— de cardamone
composée... 1 gr,50 c.
— amère de Baumé .... 1 —
Eau distillée de menthe. 125 —
(Huchard.)

Une cuillerée à café avant le repas.

Extrait de quinquina .. 20 gr.
Teinture de noix vomique .... XXXX gouttes.
Vin de Bordeaux...... 250 gr.
Sirop d'éc. d'or. amères. 50 —

F. s. a. 1 petit verre à liqueur avant les repas.

Gingembre pulvérisé ...... 10 gr.
Cannelle pulvérisée.,...... 20 —
Anis pulvérisé.......... 40 —
Cascarille pulvérisée...... 10 —

M. et divisez en paquets de 60 centigr. 1 à 2 par jour.

Granules de *strychnine* à 1 milligr., 3 à 5 granules par jour.

ANTÉFLEXION DE L'UTÉRUS.

Indication causale (métrite, paramétrite, corps fibreux).

En cas de métrite : Curettage, suivi d'applications de tiges de laminaire ; injections vaginales chaudes.

En cas de périmétrite : Mobiliser l'utérus par le massage, 2 à 3 séances par semaine ; injections et lavements chauds 45° à 50°.

En cas d'antéflexion congénitale : Redressement et dilatation ; introduire des tiges de laminaire minces, pour élargir, dilater et redresser l'axe utérin. Passer ensuite des bougies de Hegar, deux ou trois fois par semaine, en fixant le col avec des pinces et en refoulant le corps avec les doigts à travers le cul-de-sac antérieur. S'arrêter après les bougies n° 10 ou 12.
(Pozzi.)

En cas de douleurs dysménorrhéiques : Suppositoires de :

Extrait thébaïque...... 5 centigr.
— de belladone... 1 —
Beurre de cacao........ 4 gr.
(Auvard.)

Pour 1 suppositoire. 1 à 3 par jour dans le rectum.

A. CERVICALE : Amputation biconique du col.

(Pozzi.)

ANTÉVERSION DE L'UTÉRUS.

Hydrothérapie raisonnée, bains de siège. Éviter les longues promenades en voiture, la bicyclette, l'équitation, la danse.

Frictions sur la région lombaire, pratiquées tous les soirs au coucher, avec le mélange suivant :

Chloroforme.............	10 gr.
Éther....................	20 —
Alcool camphré.........	90 —

En cas de douleurs vives : Repos absolu. Suppositoires calmants. Lavement évacuateur suivi d'un lavement fortement laudanisé.

En cas de règles douloureuses :

Teinture d'hydrastis canadensis..............	
Teinture de viburnum prunifolium..........	ăă 10 gr.

(Huchard.)

X gouttes, toutes les 2 heures dans de l'eau sucrée.

Camphre...............	4 gr.
Extrait de belladone....	20 centigr.
Sulfate de quinine.....	2 gr.
Excipient.............	Q. S.

(Green.)

Pour 40 pilules, prendre 2 à 4 pilules.

Exalgine.........	2 gr. 40 centigr.
Alcool à 80°........	20 gr.
Eau distillée.........	60 —
Sirop d'éc. d'or. amères.	108 —
— de coquelicot.....	16 —

Une cuillerée à soupe = 20 cen-

tigr. d'exalgine. (Solution de Blancard.)

Teinture d'opium....	X à XX gouttes.
Camphre pulvérisé...	20 centigr.
Jaune d'œuf........	N° 1.
Eau..............	200 gr.

(Vaucaire.)

Pour 1 lavement donné lentement à 45°.

S'il existe de la métrite ; Injections très chaudes (45° à 50°) matin et soir.

Appliquer tous les deux jours un tampon de ouate hydrophile imbibé d'une des solutions suivantes :

Salol.................	10 gr.
Glycérine neutre.......	200 —
Ichtyol................	40 gr.
Glycérine neutre.......	200 —

Après la période aiguë : Curettage suivi d'injection de perchlorure de fer ou de teinture d'iode dans la cavité utérine.

Ceinture hypogastrique à pelote mobile à double mouvement (modèle Collin), et pessaire de Dumontpallier.   (Pozzi.)

Eaux de Néris, Luxeuil, Salies-de-Béarn, Salins, Uriage.

A. DE L'UTÉRUS GRAVIDE.

Faire porter une ceinture. Pendant l'accouchement faire rester la femme dans la position horizontale et faire garder la ceinture appliquée pour que les contractions utérines s'exercent dans l'axe du détroit supérieur.   (Tarnier.)

ANTHRAX.

Alimentation abondante. Médication tonique. Alcool, café.

Au début : *Cataplasmes* larges, épais, aussi chauds que possible, imbibés d'une solution phéniquée 3 p. 100. *Compresses* imbibées de solution phéniquée recouvertes d'une toile imperméable. *Pulvérisations* avec pulvérisateur à vapeur, d'eau phéniquée à 3 p. 100.
(Broca-Verneuil.)

Si les douleurs sont vives et surtout si la *tumeur est envahissante*, endormir le malade et pratiquer au *thermocautère*, à 2 cent. l'une de l'autre, des incisions assez profondes pour atteindre les couches sous-jacentes, assez étendues pour dépasser la base de la tumeur et les régions indurées ; en outre, ponctionner çà et là entre les incisions. Grand lavage antiseptique et pansement absorbant.
(Reclus.)

Contre les symptômes d'une **intoxication grave** : injections souscutanées de *sérum artificiel* ; intérieurement, XV à XX gouttes de *teinture d'iode*, prises en 3 ou 4 fois dans la journée, pendant trois jours consécutifs.

ANTISEPSIE.

Antisepsie externe : Brossage et savonnage énergiques.

Acide phénique de 1 à 5 p. 100. Sublimé corrosif de 1 p. 5000 à 1 p. 500.

Pommade antiseptique : pour les plaies :

Iodoforme.............	20 gr.
Acide salicylique.........	5 —
Sous-nitrate de bismuth...	10 —
Camphre pulvérisé........	3 —

Iodoforme.............	1 gr.
Antipyrine	5 —
Acide borique.........	5 —
Vaseline................	50 —

(Reclus.)

Antisepsie génitale des accouchées :

Toilette vulvaire avec solution d'acide phénique 1 à 2 p. 100 ou solution de sublimé 1/4000.

Dans l'intervalle des toilettes, appliquer sur la vulve un tampon de ouate antiseptique sèche, maintenu en place par le rapprochement des jambes.

Injections vaginales une à trois fois par vingt-quatre heures avec solutions phéniquées ou sublimées faibles. (Inutiles si les précautions antiseptiques ont été bien prises avant et pendant l'accouchement.) Ne jamais élever l'irrigateur à plus de 50 cent. au-dessus du plan du lit.

Antisepsie gynécologique : Injections-lavages, vulvaires et vaginaux :

Acide phénique 1 à 2 p. 100. Sublimé 1 p. 5000 à 1 p. 1000. Biiodure de mercure 1/2 à 2 p. 1000. (Ajouter de l'iodure de potassium pour obtenir sa solution). Créoline 5 à 15 p. 1000. Permanganate de potasse 1/2 à 3 p. 1000. Acide salicylique 1 p. 1000. Acide thymique 2 à 4 p. 1000.

Crayons à introduire dans l'utérus :

Bichlorure de mercure.   50 centigr.
Poudre de talc........   25 gr.
Gomme adragante. 1 gr. 50 centigr.
Eau bouillie ....) ãã Q. S.
Glycérine neutre...... |

Pour 50 crayons.

Antisepsie intestinale : Purgation. Régime lacté et végétarien. Lavage d'estomac. Irrigations rectales.

Calomel à la dose de 0 gr. 5 à 0 gr. 1 dans les 24 heures.

Potions de résorcine, benzoate de soude, créosote, thymol, salicylate de soude, acide salicylique, acide lactique.

Cachets de salol (30 centigr. à 1 gr.) 4 à 6 par jour (contre-indiqué en cas de néphrite).

Naphtol β finement pulvérisé............   15 gr.
Salicylate de bismuth..   7 gr. 50
                    (Bouchard.)

En 30 cachets : 3 à 10 par jour.

Naphtol β..............   6 gr.
Salicylate de bismuth...:.   4 —
Charbon...............   50 —
                    (Hanot.)

En 20 paquets : 3 à 10 par jour.

Salicylate de bismuth.)
Résorcine .... } ãã 50 centigr.
Benzonaphtol........)
                    (Ewald.)

Pour 1 cachet. 1 toutes les 2 heures.

Salicylate de bismuth....)
  —   de magnésie... } ãã 5 gr.
Benzoate de soude.......)

Pour 20 cachets. 1 à 10 par jour.

Antisepsie oculaire : Sublimé 1/6000 à 1/10000. Permanganate de potasse 1/4000 à 1/3000. Biiodure de mercure 1/20000.

ANURIE.

Contre la congestion rénale vive : Grands bains chauds, bains de vapeur. Boissons chaudes. Tisanes. Régime lacté. Alcalins : eaux de Vichy et de Vals. Purgatifs drastiques. Diurétiques qui n'irritent pas le rein.

Lactose .... 500 gr.

En 10 doses : une pour un litre d'eau.

Prendre 2 litres de ce mélange dans les 24 heures.   (G. Séc.)

Théobromine .... 3 à 4 gr.
Sirop de menthe....... 50 —
Eau distillée.......... 100 —

A prendre dans la journée.

Théobromine :

1er jour............... 3 gr.
2e — .... 4 —
3e — .... 5 —

En six cachets.

Continuer à la dose de 5 gr., pendant le temps nécessaire.
                    (Huchard.)

Caféine.............. 2 gr. 50 c.
Benzoate de soude..... 3 gr.
Eau distillée.. Q. S. p. f. 10 cent. cub.

Pour injections : 2 à 4 seringues de Pravaz par jour.

Révulsifs à la région lombaire : ventouses sèches ou scarifiées. Friction avec :

Chloroforme............ 10 gr.
Ether.................. 15 —
Alcool camphré......... 20 —

En cas d'asthénie : injections sous-cutanées de sulfate de strychnine, 3 à 4 milligr. par jour.

En cas de calculs dans les uretères : Boissons diurétiques. Courants continus. Néphrotomie.

AORTITE.

A. AIGUË.

Au début : révulsifs sous forme de ventouses scarifiées, de sangsues, de pointes de feu, de vésicatoires, d'émissions sanguines locales.

Contre la douleur : Antipyrine, exalgine, chloral, injections de morphine.

Contre la faiblesse cardiaque : Digitale, avec précaution.

Contre l'éréthisme cardiaque : bromure ; au moment des crises angineuses, inhalation de V à X gouttes de nitrite d'amyle, injection de morphine.

Régime lacté presque exclusif ; antisepsie intestinale.

En cas d'accidents graves : Saignée.

Une fois la crise aiguë calmée, usage prolongé d'iodure de potassium à la dose de 50 centigr. à 2 gr. par jour.

A. CHRONIQUE.

Régime : Éviter les aliments trop azotés, les mets épicés, manger peu de viande, s'abstenir de vin, d'alcool, d'excitants ; cesser de fumer. Prescrire le lait, les légumes secs et frais, les fruits, les viandes blanches et bien cuites, les boissons légères.

Éviter tout travail musculaire, les marches rapides et prolongées. Vie au grand air, absence d'émotions et de préoccupations.

Médication : Iodure de potassium ou de sodium, seul ou associé à l'arséniate de soude, pendant des mois et des années, à la dose de 50 centigr. à 2 gr. par jour.

Iodure d'arsenic......	40 milligr.
— de sodium.....	20 gr.
Sirop d'éc. d'or. amères.	400 —

Deux cuillerées à bouche par jour aux repas pendant les trois premières semaines de chaque mois.

APHRODISIE.

Exercices musculaires. Gymnastique. Travail intellectuel. Hydrothérapie. Continence.

A l'intérieur : bromure, camphre, lupuline, ergot de seigle.

Bromure de potassium.		
— de sodium...	ãã 10 gr.	
— d'ammonium.		
Eau distillée..........	250 —	

1 cuillerée à bouche, matin et soir.

Sulfate de cuivre ammoniacal..................	3 gr.
Camphre pulvérisé........	5 —
Seigle ergoté...........	4 —

Pour 50 pilules, à prendre une matin et soir.

APHTES.

Prescrire le lait bouilli, et une propreté rigoureuse des objets qui servent à l'alimentation des enfants.

Intérieurement :

Chlorate de potasse.......	2 gr.
Eau de menthe..........	5 —
Sirop de cachou..........	10 —
— simple.............	30 —
Eau de tilleul...........	40 —
	(Descroizilles.)

1 cuillerée à café toutes les 2 heures (4 à 8 par jour).

Extérieurement :

Collutoires pour attouchements ou badigeonnages des ulcérations, 4 ou 5 fois par jour ;

Salicylate de soude......	20 gr.
Eau distillée...........	100 —
	(Hirtz.)

| Chlorate de potasse...... | 3 gr. |
| Eau distillée........... | 60 — |

Acide salicylique........	2 gr.
Alcool à 60°...........	10 —
Glycérine............	20 —

Borate de soude........	4 gr.
Teinture de myrrhe......	8 —
Sirop de mûres........	60 —

Toucher légèrement chaque ulcération avec un crayon de *nitrate d'argent mitigé* ou de *sulfate de cuivre.*

Ou bien prescrire :

| Euphorine............. | 5 gr. |
| Alcool .... | 30 — |

Toucher les lésions au pinceau 2 ou 3 fois par jour.

APOPLEXIE.

(Voy. *Hémorragie cérébrale.*)

Apoplexie par anémie : traitement hygiénique. Dans le cas de syphilis (endartérite syphilitique) traitement spécifique intense.

APPENDICITE.

(Voy. *Périlyphlite.*)

ARTÉRIO-SCLÉROSE.

Traitement hygiénique : Éviter toutes les causes de fatigue, aussi bien le surmenage physique que le surmenage intellectuel. Conseiller un exercice modéré, recommander les promenades quotidiennes, les lotions froides, le massage et les frictions excitantes.

Interdire l'usage du tabac et des boissons alcooliques.

Régime : Réduire les viandes au minimum, interdire la charcuterie, les viandes faisandées, les poissons de mer, les coquillages, les crustacés, les conserves alimentaires et les fromages vieux.

Prescrire un régime mixte composé surtout de laitage et de légumes, de quelques œufs, de viandes très cuites et très fraîches prises avec modération.

Modérer la quantité des boissons prises à chaque repas, insister sur l'usage du lait comme boisson, le couper avec une eau alcaline (Vichy, Alet, Evian).

Défendre le séjour à des altitudes dépassant 600 mètres et le séjour au bord de la mer ; choisir un climat à température égale.

Traitement général :

Au début, lorsque l'hypertension artérielle prédomine, prescrire la nitro-glycérine ou *trinitrine.*

Solution alcoolique de trinitrine au 100°.......	XXX goutt.
Eau distillée..........	300 gr.
	(Huchard.)

Prendre 2 à 6 cuillerées à bouche par jour, suivant la susceptibilité du malade, ou bien :

Solution alcoolique de tri-
    nitrine au 100e........ XL goutt.
Eau distillée............ 10 gr.
                    (Huchard.)

Injecter 1/4 de seringue ou 1/2 seringue, 2 à 4 fois par jour.

Donner l'*iodure de potassium* ou de *sodium*, à la dose de 50 centigr. à 1 et 2 gr. par jour ; pour assurer la tolérance de l'iodure de potassium, l'associer à l'extrait thébaïque :

Iodure de potassium... 10 gr.
Extrait thébaïque...... 10 centigr.
Eau.................... 300 gr.

1 cuillerée à soupe après chaque repas, dans un peu de lait.

Ne pas oublier que l'iodure de potassium est plus actif que l'iodure de sodium et que lorsque l'on prescrit ce dernier, il faut généralement en donner une dose plus élevée.

En cas d'intolérance des voies digestives pour l'iodure de potassium, donner l'*iodure de calcium* ou de *stronium*.

En cas de céphalée rebelle, d'accès d'angoisse, d'accidents dyspnéiques graves, prescrire le *régime lacté*, et la préparation suivante :

Teinture de grindelia ro-
    busta......... 30 gr.
  —   de convallaria
         maïalis........ 10 —
  —   de scille........ 5 —
                    (Huchard.)

XV gouttes, 3 fois par jour.

Faire prendre l'iodure de potassium et la trinitrine alternativement ; soit : le premier de ces médicaments pendant une période de 20 jours chaque mois, et le second pendant 10 jours.

Si le cœur faiblit, administrer le *sulfate de spartéine* ou le *strophantus* :

Sulfate de spartéine,... 5 centigr.
Iodure de sodium..... 5 gr.
Eau distillée.......... 100 —

1 cuillerée à café au commencement de chaque repas.

Extrait de strophantus. 1 centigr.
Iodure de sodium..... 5 gr.
Eau distillée.......... 100 —

1 cuillerée à café au commencement de chaque repas.

Contre les palpitations :

Teinture alcoolique de
        digitale ....
  —   de scille.....   ãã 5 gr.
  —   de racines d'a-
        conit.......

A prendre X gouttes, 3 ou 4 fois par jour, pendant 8 ou 10 jours.

L'emploi de la digitale et de l'ergot de seigle est *dangereux* chez les artério-scléreux à la première période, tous deux augmentent la vaso-constriction qu'il s'agit de combattre. La *digitale* est indiquée à la seconde période, lorsque le myocarde faiblit et se dilate et lorsque les œdèmes apparaissent.

Prescrire aussi à cette période la *caféine* et la *théobromine*.

ARTÉRITE.

A. AIGUË.
Repos et immobilité du membre.

Éviter les frictions et les massages. Pommade mercurielle en onctions.

Cataplasmes. Toniques à l'intérieur. S'abstenir des préparations de seigle ergoté.   (Rendu.)

A. CHRONIQUE.

Traitement général de la diathèse, de l'intoxication ou de la cachexie. En cas de *paludisme* : arsenic, sirop de iodure de fer. Chez un *syphilitique*, traitement spécifique; iodure de potassium, 1 à 3 gr. par jour. Chez un *saturnin* : bains sulfureux et bains de vapeurs, iodure de potassium.

ARTHRITES.

A. BLENNORRAGIQUE.

Contre la douleur (arthralgie), repos, révulsifs, pointes de feu, embrocations calmantes. Antipyrine, phénacétine, exalgine. Immobiliser le membre malade dans un appareil approprié (gouttière métallique, plâtrée, appareil silicaté). Faire des pointes de feu, puis recouvrir d'emplâtre Vigo, ou de :

Onguent mercuriel.. } ãã 200 gr.
Cérat savon camphré. }
        (Périer.)

Enduire un morceau de lin, appliquer sur l'articulation malade, et par-dessus un bandage compressif ou silicaté. Laisser le tout en place 3 à 4 semaines.

En cas d'hydarthrose énorme: ponction aspiratrice, lavage de la synoviale avec une solution phéniquée à 5 p. 100, bandage compressif.   (Schede.)

En cas de suppuration : le même traitement peut suffire ; l'arthrotomie n'est indiquée que dans les cas graves. Après la période aiguë, imprimer à l'articulation des mouvements gradués et modérés ; *aussitôt que possible,* massage énergique.

Pratiquer aussi l'*arthrotomie précoce* suivie de lavage et toilette de l'articulation dans tous les recoins de la synoviale, avec une solution phéniquée à 5 p. 100. La préférer à la ponction suivie de lavage, surtout pour les articulations du poignet, du coude et du cou-de-pied. Suture immédiate, drainage pendant 24 à 48 heures.
    (Tillaux.)

A. GOUTTEUSE :

Traitement hygiénique et médicamenteux de la goutte. Régime approprié. Repos pendant la période aiguë. Badigeonnages de teinture d'iode. Tisanes diurétiques en abondance. Salicylate de soude, si les reins ne sont pas trop atteints; carbonate de lithine.

A. INFECTIEUSE :

Révulsifs. Immobilisation. Compression. Ponction aspiratrice suivie de lavage articulaire en cas d'hydarthrose, d'arthrotomie, en cas de pyarthrose. Arthrodièse.

A. SÈCHE DÉFORMANTE :

Relever les forces du malade : toniques ferrugineux, quinquina, huile de foie de morue. Hydrothérapie froide.

Médication alcaline, iodurée, arsenicale.

Mouvements combinés. Gymnastique suédoise, massage.

Eaux de Néris, Cauterets, Barèges, Bagnères-de-Luchon et Aix. (Voy. *Rhumatisme chronique progressif.*)   (Quénu.)

A. SYPHILITIQUE :

A la période secondaire : traitement mixte.

A la période tertiaire : traitement ioduré intensif.

A. TRAUMATIQUE :

Immobilisation complète pendant les premiers jours ; dès que les douleurs se sont amendées : *massage*. Compression ouatée avec une bande de flanelle. Si la synoviale est trop distendue, ponction aspiratrice suivie ou non d'injection modificatrice (injection de teinture d'iode 5 à 10 gr.) ou de lavage articulaire avec solution phéniquée à 5 p. 100.

A. TUBERCULEUSE :

Traitement général de la tuberculose. Localement : repos, révulsifs, compression.

En cas de position vicieuse : redressement du membre. Appareil plâtré. Extension continue, rectiligne pour le membre inférieur, à angle droit pour l'articulation du coude.

Ignipuncture : pénétrer profondément dans l'articulation avec la pointe effilée du cautère.

Arthrotomie ignée : ouvrir l'articulation au thermocautère par une ou plusieurs incisions, percer et tunnelliser avec le cautère les os envahis. Chauffer la cavité articulaire tout entière avec un gros cautère. Pansement iodoformé.

Méthode des injections intra-articulaires : VIII à XX gouttes sulfate de zinc 1/10, acide phénique 3 à 5 p. 100, 1 à 2 gr., glycérine iodoformée 10 p. 100.

Méthode sclérogène : se servir de la seringue de Pravaz munie de son aiguille ou d'une aiguille plus longue si on a à faire avec une articulation profonde, et d'une solution de *chlorure de zinc* à 1/10. Pratiquer les piqûres tout autour de l'articulation à 2 ou 3 cent. en injectant à chaque piqûre IV à V gouttes de liquide. Enfoncer l'aiguille perpendiculairement et pénétrer jusqu'à l'os, très obliquement dans les points où celui-ci est sous-jacent à la peau (rotule, côtes). Pratiquer 10 à 12 piqûres par séance chez l'adulte, 5 à 8 chez les enfants, puis immobiliser pendant 3 à 4 semaines dans un appareil plâtré et compressif. Si, au bout de ce temps, les fongosités n'ont pas disparu, une nouvelle série d'injections sera nécessaire. Si les fongosités ont pris une dureté caractéristique, de nouvelles injections seront inutiles ; l'immobilisation sera prolongée encore quelque temps jusqu'à la cessation des phénomènes douloureux ; dès lors, on sera autorisé à faire faire des mouvements à l'articulation et bientôt à laisser marcher le malade. (Walther.)

Arthrotomie, athroxésis, raclage, arthrectomie, amputation ; préférer la *résection* de l'articulation malade, pratiquée pendant les premiers mois de la maladie.

Pratiquer des *injections intra-musculaires profondes* avec :

Iode pur................	5 gr.
Iodure de potassium.....	10 —
Eau distillée...........	100 —
	(Durante.)

Gaïacol	20 gr.
Iode pur................	5 —
Iodure de potassium.....	10 —
Glycérine..............	100 —

Injecter de 1/3 à 2 seringues Pravaz par jour, en augmentant progressivement, suivant l'âge du malade et sa tolérance.

ARTHRITISME.

Trois indications primordiales : 1° Régulariser le mouvement nutritif, 2° faciliter l'élimination des déchets de la vie organique, 3° restaurer l'énergie nerveuse.

Diététique chez les enfants ou jeunes arthritiques :

Stimuler les fonctions de la peau par l'hydrothérapie tiède ou chaude, par les frictions au gant de crin, par les frictions alcooliques; gymnastique.

Recommander au jeune arthritique d'être sobre, de manger modérément et à heures fixes, de suivre un régime mixte: viandes, œufs, légumes, fruits, lait. Défendre les excès de viande, se méfier des viandes rôties saignantes données aux arthritiques pour les fortifier; proscrire les toniques alcooliques en général (vins de quinquina, élixirs, etc.). Abstinence presque complète des boissons fermentées. Permettre la bière légère, le cidre, le vin coupé d'eau. Vie au grand air, exercices du corps, jeux, escrime, équitation, bicyclette. Éviter autant que possible le surmenage intellectuel et la sédentarité scolaire. Chez presque tous les jeunes arthritiques, insister sur *l'hydrothérapie méthodique* appliquée pendant des mois et des années ; commencer par les douches tièdes, passer progressivement à la douche froide. — En été, *station thermale*, dont le choix sera dicté par la prédominance de telle ou telle manifestation morbide.

Envoyer :

Les jeunes arthritiques gras et gros, ayant des raideurs articulaires, des douleurs, une *tendance* à la *goutte*, à l'*obésité*, au *rhumatisme vague*, à Aix-les-Bains, les faire doucher et masser. (Comby.)

Les arthritiques nerveux et irritables, à Néris, à Bagnères-de-Bigorre.

Les sujets anémiques, mous et lymphatiques, à la Bourboule, à Royat, à Saint-Nectaire.

Les arthritiques dyspeptiques, avec des alternatives de diarrhée et de constipation, du ballonnement du ventre, de la gastro-entéralgie, à Plombières, Bourbon-Lancy.

Si le foie est gros, le facies jaune, à Vichy, à Pougues.

Si les urines déposent du sable rouge, à Contrexéville ou à Évian.

En cas de constipation chronique, à Châtel-Guyon ou à Miers.

Chez les arthritiques catarrheux, conseiller de porter de la flanelle, séjour dans un climat également sec et chaud. Prescrire la *kola*, la *coca*, l'*arsenic*, la *strychnine*, les *glycérophosphates*, pendant longtemps ; dans quelques cas, préférer les *iodures alcalins*.

Arséniate de soude... 2 à 3 centigr.
Sirop de quinquina... 300 gr.
(Comby.)

2 cuillerées à dessert par jour, aux repas du matin et du soir (enfants).

Arséniate de soude..... 10 centigr.
Teinture de kola... ⎫
  — de coca.. ⎬ ãã 100 gr.
            ⎭

1 cuillerée à café, 2 fois par jour aux repas.

Strychnine .... 50 milligr.
Extrait de quinquina.... 20 gr.

Pour 100 pilules contenant

1/2 milligr. de strychnine au début 2, puis 4, 6, 8 par jour selon l'âge, en 2 ou 3 fois immédiatement avant les repas.

Granules de strychnine à 1 milligr.

3 à 5 par jour en 3 fois.

Granules d'arséniate de strychnine à 1 milligr.

1 avant chacun des repas, jusqu'à 2 à la fois; 5 par jour, progressivement.

ARTHROPATHIES.

A. HYSTÉRIQUE :

Hydrothérapie. Suggestion à l'état de veille, à l'état de sommeil hypnotique. Massage. Applications d'aimant. Bannir la révulsion. Anesthésie, incision cutanée au niveau de l'articulation malade, suture, pansement.

En cas de **rétractions fibro-tendineuses**, redressement forcé, ténotomies, appareil inamovible.

(S. Duplay.)

A. TABÉTIQUE.

Recommander l'enroulement d'une bande de flanelle, le port d'une genouillère pour parer aux traumatismes.

En cas de **laxité** articulaire : appareils compliqués à tuteurs métalliques.

En cas de **déviations**, de déformations, moyens orthopédiques et, exceptionnellement, thérapeutique sanglante.

ASCARIDES.

Semen-contra.......... 2 gr.
Mousse de Corse....... 2 —
Calomel............... 30 centigr.

Pour 2 paquets; 1 le matin, pendant 2 jours de suite (8 à 10 ans).

Semen-contra.......... 20 centigr.
Calomel à la vapeur... 5 à 10 —
Miel blanc............ Q. S.

Pour 1 bol. 4 à 10, selon l'âge.

Semen-contra.......... 4 gr.
Mousse de Corse....... 8 —

Faites infuser dans :

Lait.................. 125 gr.

Ajoutez :

Sirop de mauve........ 30 gr.

(Veillard.)

A prendre le matin à jeun (8 à 10 ans).

Semen-contra.......... 20 gr.
Mousse de Corse....... 10 —

Faites infuser dans :

Lait.................. 125 gr.

Ajoutez :

Sirop d'armoise composée. 60 gr.

(Jaccoud.)

A prendre le matin à jeun (adulte).

Santonine............. 18 centigr.
Calomel à la vapeur... 18 —
Sucre de lait......... 4 gr. 50 —

(Demme.)

Pour 9 paquets. 3 paquets le matin, à 1 heure d'intervalle, pendant 3 jours.

Santonine............. 10 centigr.
Calomel à la vapeur... 15 —
Sucre de lait......... 1 gr.

(Bouchut.)

A prendre en 1 fois (10 ans).

Après l'administration de la santonine ou de la mousse de Corse, *balayer l'intestin* avec un purgatif énergique.

ASCITE.

Traitement différent suivant chaque variété étiologique :

Régime lacté, iodure de potassium, diurétiques.

La *ponction* se borne à pallier aux accidents que provoque la trop grande accumulation de liquide. (Voy. *Cirrhose du foie.*)

Urée à la dose de 10 gr. pendant 3 à 5 jours, puis 15 gr. et 20 gr., durée de l'administration 20 à 25 jours :

Urée chimiquement pure.. 10 à 20 gr.
Eau distillée.............. 200 —

(Klemperer.)

F. s. a. 1 cuillerée à bouche toutes les 2 heures.

Purgatifs : Séné, sulfates neutres.

Diurétiques : Théobromine, digitale ; calomel associé ou non, selon le cas, à la digitale.

ASPERGILLOSE BRONCHO-PULMONAIRE.

Iodure de potassium à forte dose. Arsenic. Régime reconstituant.
(Dieulafoy.)

ASPHYXIE.

Se hâter de donner des secours et les continuer malgré le peu de chances de succès.

A. PAR SUBMERSION. — NOYÉS.

Débarrasser rapidement le noyé de ses vêtements en les coupant. Le coucher sur le dos, un peu tourné sur le côté droit, et légèrement penché pour faire écouler les liquides muqueux contenus dans la trachée ; débarrasser la bouche des mucosités qui s'y trouvent. Ne jamais suspendre le noyé par les pieds. Le réchauffer le plus promptement possible, en promenant sur toutes les parties de son corps des briques ou des fers à repasser convenablement chauffés ; le frictionner avec de la flanelle chaude que l'on enduit quelquefois d'un liniment ammoniacal. Placer sous le nez un flacon rempli de vinaigre radical ou d'ammoniaque étendue ; appliquer le *marteau de Mayor* au creux de l'estomac. Exercer des compressions alternativement sur la poitrine et sur le bas-ventre, pour établir et maintenir la ventilation pulmonaire ; continuer cette *respiration artificielle* pendant une et deux heures sans s'arrêter un seul instant. Recourir exceptionnellement à l'*insufflation* d'air dans les poumons, pratiquée de bouche à bouche. Préférer l'introduction d'air au moyen d'un tube de gomme élastique de 16 à 18 cent. de longueur, qu'on introduit dans la bouche, puis sur les côtés de l'épiglotte, et auquel on adapte un soufflet, ou à son défaut, la bouche. Pratiquer l'insufflation avec lenteur pour qu'elle ne devienne pas dangereuse. Les instruments pour insuffler de l'air dans les poumons sont : le tube laryngien de Chaussier, la canule de Pia, la sonde laryngienne, le tube de Ribemont. Placer dans le larynx la petite extrémité du tube laryngien, en ayant la précaution de bien poser sur l'ouverture du larynx la tranche de la peau de buffle ou d'agaric. Prendre dans la bouche l'autre extrémité du tube et aspirer les mucosités contenues dans les bronches. Adapter à l'extrémité du tube un soufflet ; pousser de l'air peu à peu et avec rythme, de manière à imiter la respiration ; procéder avec douceur.

On a vanté l'*électricité*.

L'*acupuncture* du cœur est préférable.

Pratiquer des *tractions rythmées* de la langue, 15 à 16 par minute. (Laborde.)

Quelquefois il est nécessaire de faire vomir ou de saigner le noyé.

Continuer tous les efforts au moins pendant *une ou deux heures*, même si l'asphyxié a séjourné une demi-heure ou une heure dans l'eau.

A. PAR STRANGULATION.

Couper le nœud, faire une *saignée*, pratiquer la *respiration artificielle*.

A. DES NOUVEAU-NÉS.

Plonger l'enfant dans un bain *chaud sinapisé*, le flageller avec un linge mouillé, le frictionner avec de l'alcool.

Faciliter le rétablissement de la respiration en élevant et abaissant alternativement les bras et en exerçant des *pressions répétées* sur la cage thoracique.

Laborde a proposé d'exercer des *tractions rythmées* de la langue, à l'aide d'une pince large.

Si l'enfant ne revient pas, procéder à l'*insufflation*.

L'insufflation peut se faire de bouche à bouche : coller ses lèvres contre celles de l'enfant et introduire avec force de l'air dans sa bouche. De préférence se servir d'un insufflateur, sorte de canule coudée, dont l'extrémité peut se fixer dans le larynx et dont le pavillon sert à insuffler l'air par la bouche ou par une poire en caoutchouc. Coucher l'enfant sur un oreiller, la tête renversée un peu en arrière ; introduire l'index gauche dans la bouche jusque sur les cartilages aryténoïdes, porter alors l'insufflateur tenu de la main droite dans la cavité du larynx, et insuffler de l'air. Parfois, quoique l'insufflateur soit bien placé, la dilatation thoracique ne se produit pas ; il faut alors aspirer les mucosités qui obstruent la trachée, retirer l'instrument et le réintroduire. Continuer l'insufflation jusqu'à ce que l'enfant fasse des inspirations naturelles.   (Comby.)

A. PAR ACIDE CARBONIQUE ET OXYDE DE CARBONE.

Soustraire le malade aux causes d'asphyxie ; le placer sur un lit, la tête et la poitrine élevées, dans une pièce très bien aérée, dont toutes les fenêtres sont ouvertes. Asperger le visage du malade d'eau froide vinaigrée ; pratiquer sur le corps des *frictions* avec de la flanelle sèche ou imbibée d'eau-de-vie, d'eau de Cologne ; approcher de son nez de l'ammoniaque étendue, du vinaigre radical, ou une allumette soufrée en combustion ; irriter les narines avec les barbes d'une plume ; administrer un lavement vinaigré, dans lequel on met une poignée de sel ; appliquer le *marteau de Mayor*. Faire une saignée au bras ou à la jugulaire, insuffler de l'air; continuer les secours avec énergie et persévérance, pendant plusieurs heures. Quand le malade est revenu à lui, administrer quelques cuillerées d'une potion cordiale ou de vin généreux.

Dans les cas d'intoxication grave par l'oxyde de carbone, il n'y a guère qu'un moyen : *forte saignée suivie de transfusion du sang d'homme à homme.*

A. PAR LE GAZ DES FOSSES D'AISANCE ET DES ÉGOUTS.

Agir promptement, exposer le malade *au grand air*; lui mettre avec précaution sous les narines la *compresse chlorée*, ou lotionner légèrement les narines avec une dissolution étendue de chlore, de chlorure de soude ou de chaux. Asperger la figure d'eau vinaigrée froide; couvrir les extrémités de sinapismes.

ASTHÉNOPIE ACCOMMODATIVE.

Porter des verres prismatiques, s'abstenir de lire et d'écrire à la lumière. Combattre la faiblesse nerveuse; prescrire les toniques (huile de foie de morue, quinquina, bains sulfureux) et des frictions quotidiennes autour des yeux avec :

Baume de Fioravanti. } ãã 30 gr.
Alcoolat de lavande... }
Éther sulfurique......... 4 —
Camphre................ 1 —
(Gallois.)

Électriser les tempes avec la pile à courants continus, 5 minutes par jour (4 à 5 éléments). (Trousseau.)

ASTHME.

Avant tout, *traitement symptomatique ou diathésique*; examiner le nez des malades pour se mettre en garde contre l'asthme d'origine nasale.

Au commencement de l'accès : Faire un badigeonnage intra-nasal, remontant aussi haut que possible, avec :

Chlorhydrate de cocaïne. 1 à 2 gr.
Eau distillée.......... 20 —
(Dieulafoy.)

Badigeonner en même temps la gorge.

Administrer intérieurement du *citrate de caféine* :

Citrate de caféine..... 30 centigr.
Sucre pulvérisé...... 50 —

Pour 1 paquet. 4 paquets sem-blables, à prendre un toutes les heures dans une tasse de café.

En cas d'échec, faire respirer fortement VI à XV gouttes de *pyridine* versées sur un mouchoir, ou mettre près du lit du malade une soucoupe contenant 3 à 4 gr. de pyridine.

Si l'accès se déclare : Faire fumer des feuilles pulvérisées de *datura* ou de *papier nitré*, en très petits morceaux, recommander d'aspirer profondément la fumée et d'avaler la salive.

Prescrire les *cigarettes d'Espic* :

Feuilles de jusquiame. } ãã 18 centigr.
— de stramoine. }
— de belladone.... 36 —
— de phellandre... 6 —
Extrait d'opium.......... 8 milligr.

Faire brûler dans une coupe en porcelaine 1 cuillerée à café de :

Feuilles de stramoine pulvérisées........ \
Poudre de nitrate de potasse.......... } āā 30 gr.

(Ziemsen.)

En aspirer la fumée.

Projeter sur une pelle rougie près du malade :

Poudre de feuilles de stra- moine........ \
— de feuilles de bel- ladone........ } āā 10 gr.
— de nitrate de potasse. 2 gr.
— d'opium.......... 50 centigr.

(A employer chez un enfant de 8 à 15 ans.)

Au culmen de l'accès : Remède héroïque, *la morphine*, en injections sous-cutanées :

Chlorhydrate de morphine. 10 centigr.
Sulfate d'atropine........ 5 milligr.
Eau de laurier-cerise...... 10 gr.

(Dujardin-Beaumetz.)

1 à 4 seringues de Pravaz dans les 24 heures (pour adultes).

Ou bien :

Chlorhydrate de morphine. 1 centigr.
Sulfate d'atropine........ 1 milligr.
Eau de laurier-cerise...... 10 gr.

(Comby.)

1 à 4 seringues dans les 24 heures (enfant de 5 à 10 ans).

Ne pas trop insister sur le *nitrite d'amyle*.

Pendant la période des crises : Tâcher de *prévenir les accès à répétition* du matin, en administrant le soir au coucher, 1 cachet de :

Citrate de caféine..... 60 centigr.

Pour 1 cachet, n° VI.

ou :

Antipyrine.............. 1 gr.

(G. Séc.)

Pour 1 cachet, 3 à 4 par jour. Prescrire en même temps la *belladone* :

Poudre de feuilles de belladone........ \
Extrait de belladone. } āā 20 centigr.

Pour 20 pilules, débuter par 1 pilule, donner ensuite 2.

Chez les enfants :

Poudre de feuilles de belladone........ \
Extrait de belladone. } āā 1 centigr.
Excipient et glycérine.. Q. S.

Pour 1 pilule à prendre chaque jour.

Essayer encore pendant la période de crise, l'*iodure de potassium* 50 centigr. à 1 gr., le *bromure de potassium* 1 gr. le matin et le soir, la teinture de *lobelia inflata* L à C gouttes et même au delà, l'extrait fluide de *grindelia robusta* X à XX gouttes à la fois.

Iodure de potassium.. \
Teinture de lobelia... } āā 15 gr.
Eau distillée.............. 250 —

(Dujardin-Beaumetz.)

2 cuillerées à café ou 1 cuillerée à bouche dans un verre de bière au repas (les enfants 2 à 3 cuillerées à café par jour).

Supprimer en cas de nausées.

Iodure de potassium.. \
Teinture de lobelia... } āā 15 gr.
— de datura...... 5 à 8 —
Eau distillée............ 250 —

(Dujardin-Beaumetz.)

2 cuillerées à café ou 1 cuillerée à bouche au repas.

Iodure de potassium. \
Teinture de lobelia. } āā 10 gr.
— de polygala. /

Extrait d'opium....... 10 centigr.
Eau.............. 300 gr.
(Huchard.)

1 cuillerée à bouche, matin et soir.

Chloroforme. .. .. 1 gr.
Alcool .... 8 —
Sirop de morphine...... 50 —
Eau .... 100 —

Toutes les 1/2 heures, 1 cuillerée à bouche.

Traitement intercalaire de la diathèse : *Iodure de potassium* à la dose moyenne de 1 à 2 gr.; l'associer à l'*arsenic.*

Chez les enfants :

Arséniate de soude... 2 centigr.
Bromure de potassium. 2 gr. 50
Sirop de fleurs d'oranger........... 30 gr.
Eau distillée........ 70 —

3 cuillerées à café par jour.

Dans l'asthme nerveux, cure aux eaux minérales arsenicales du *Mont-Dore,* de *La Bourboule*; contre la forme bronchitique catarrhale, aux eaux sulfureuses d'*Eaux-Bonnes.*

En cas d'emphysème, cure *d'air comprimé.*

Hydrothérapie modérément et avec discernement; préférer la douche écossaise. Les malades devront habiter de préférence la ville, les localités abritées du vent, fuir les hautes altitudes, éviter les transitions brusques de température.

A. CARDIAQUE.

Chaque matin, en dehors des attaques, 1 cuillerée de :

Iodure de sodium........ 25 gr.
Infusion d'aunée........ 300 —
(Ferrand.)

Chaque soir, avant le dîner, 1 à 2 cuillerées à soupe de :

Bromure de sodium..... 25 gr.
Sirop d'aconit.......... 50 —
Infusion de houblon..... 250 —
(Ferrand.)

Pendant la crise : Mettre les mains dans un vase d'eau chaude.

Faire respirer un peu d'*ammoniaque.*

Donner par gouttes (5 à la fois) toutes les 5 à 10 minutes :

Laudanum .... 4 gr.
Eau de laurier-cerise..... 6 —
(Ferrand.)

Iodure de potassium.... 2 gr.
Hydrate de chloral..... 2 à 4 —
Eau .... 120 —
(G. Sée.)

Par cuillerées à bouche, toutes les 1/2 heures.

Ou bien :

Teinture d'extrait d'opium.. 6 gr.
— éthérée de digitale. 2 —

Toutes les 2 heures, XV gouttes.

Tous les 2 à 4 jours, prendre :

Sirop de nerprun....... 30 gr.
Crème de tartre........ 20 —

Ou bien :

Infusion de feuilles de *séné* 10 gr. pour 100 gr. d'eau.

Prescrire le *régime lacté,* instituer l'*antisepsie intestinale* ; combattre la constipation.

Voy. *Artério-sclérose, Hypertrophie du cœur.*

A. DES FOINS.

Intérieurement : Alcalins et iodures, donnés isolément ou associés. Eau de Vichy (Célestins ou Haute-Rive).

Iodure de potassium, 50 centigr. à 1 gr. par jour, pendant 20 jours par mois.

Prévenir ou supprimer le réflexe nasal par des badigeonnages avec une solution de *cocaïne* au 1/10, ou introduire dans chaque narine une bougie à la cocaïne.

Beurre de cacao......... 1 gr.
Chlorhydrate de cocaïne.. 5 centigr.

Pour 1 bougie, n° VI. 1 à 2 bougies par jour et par narine.
Ou bien :
Insuffler dans les fosses nasales plusieurs fois par jour :

Sulfate de quinine ..... 3 gr.
Poudre de benjoin..... 6 —
(Huchard.)

Acide borique,........ 1 gr.
Acide salicylique....... 20 centigr.
Sulfate de quinine...... 20 —
Poudre de benjoin..... 5 gr.

Sous-nitrate de bismuth. 2 gr.
Chlorhydrate de quinine. 1 —

Irrigations avec :

Eau tiède............. 500 gr.
Phosphate de soude biso-
dique., ... 1 —
(P. Tessier.)

Pulvérisations d'huile de vaseline, ou introduction de vaseline blanche dans les fosses nasales.
(Ruault.)

Au début de l'accès, prescrire l'*antipyrine* ou la *quinine*.

A. D'ORIGINE GASTRO-INTESTINALE. Voy. *Dyspnée par intoxication alimentaire chronique.*

ASYSTOLIE.

Voy. *Cardiopathies valvulaires, traitement de la période troublée.*

Pendant l'accouchement, terminer la délivrance le plus vite possible. (Auvard.)

Contre l'asystolie d'origine valvulaire ou myocarditique, prescrire le *repos absolu* et le *régime lacté.*

Employer la *digitale* ou mieux encore la *caféine* en injections sous-cutanées :

Caféine....... 2 gr. 50 centigr.
Benzoate de soude. 3 gr.
Eau distillée...... Q. S. p. 10 cc.

Injecter 3 à 6 seringues par jour.

Calmer la dyspnée, par l'application de *ventouses sèches* en très grand nombre, par les *injections de morphine,* à 1/2 centigr. à la fois.
Prescrire :

Carbonate d'ammoniaque. 2 gr.
Eau-de-vie ,............ 30 —

Sirop de fleurs d'oranger.. 40 gr.
— de tolu.......)
— de morphine.. } ãã 20 —
— d'éther........)

Par cuillerées toutes les demi-heures.

Chez les malades jeunes, vigoureux et exempts d'artério-sclérose, en imminence d'asphyxie, recourir à la *saignée* (200 gr.).

Donner aussi les pilules suivantes :

Poudre de scille.....)
Poudre de scammonée } ãã 1 gr.
Poudre de feuilles de }
digitale..........)
(Lancereaux.)

Pour 20 pilules : prendre 4 pilules dans la journée, durant 3 ou 4 jours, en augmentant la dose jusqu'à 6 ou 8, puis cesser durant plusieurs jours, pour reprendre si la diurèse et la régularité des battements cardiaques ne sont pas suffisantes.

Pratiquer des *injections d'éther*, d'*huile camphrée*, de *strychnine* :

Sulfate neutre de stry-
chnine .... 1 centigr.

Eau distillée........... 10 gr.

Injecter 3 à 4 seringues par jour.
Inhalations d'oxygène.

ATAXIE LOCOMOTRICE.

Médication interne :
Nitrate d'argent, chlorure d'or, seigle ergoté.

Nitrate d'argent............ 1 centigr.
Mie de pain............... Q. S.
(Charcot.)

Pour 1 pilule. 1 à 2 avant les repas (surveiller l'état des gencives).

Contre les troubles génito-urinaires :

Poudre fraîche d'ergot
de seigle........... 25 centigr.
(Charcot.)

Pour 1 paquet. 1 paquet avant chaque repas, pendant les 4 premiers jours de chaque semaine.

Contre les douleurs fulgurantes et les crises viscérales :
Antipyrine 1 à 2 gr. Phénacétine 0,60. Antifébrine 0,35. Exalgine 0,30.

Au début de la maladie :
Frictions mercurielles, iodures modérément,

Médication externe :
Contre les douleurs fulgurantes en ceinture et les troubles génito-urinaires : Pointes de feu superficielles, nombreuses et répétées environ tous les 8 jours.

Contre l'incoordination, les *douleurs*, les *troubles génitaux* : Suspension méthodiquement et prudemment exécutée.

Essayer : la *faradisation* cutanée, la *galvanisation* du rachis, la *gymnastique* raisonnée. — L'*hydrothérapie* froide est en général mal supportée, quelques malades en retirent une amélioration. — *Bains tièdes et chauds* pour diminuer les phénomènes douloureux. — *Cure thermale* aux eaux de Lamalou, Balaruc, Néris, Uriage, Plombières, Aix-la-Chapelle, surtout après la période de progression de la maladie.   (P. Marie.)

ATHREPSIE.

Donner à l'enfant une *bonne nourrice*, et *régler l'allaitement*. Si l'allaitement naturel ne peut être pratiqué, instituer l'allaitement mixte ou artificiel. Voy. *Allaitement*.

Combattre l'affaiblissement par l'emploi de la couveuse, des bains chauds ou sinapisés (50 gr de farine de moutarde pour 30 litres d'eau), par des frictions stimulantes.

Huile de camomille
camphrée..........
Essence de lavande..
— de romarin.. } āā 1 gr.

(Comby.)

En cas de dépression notable, faire prendre avant chaque tetée 1 ou 2 cuillerées à café de bouillon de bœuf frais, fait sans légumes, sans sel et dégraissé; après chaque tetée, X à XX gouttes de vieux cognac (10 à 15 gr. par jour dans un julep gommeux).

Combattre la diarrhée (Voy. ce mot). *Si les déjections sont acides*, recourir aux alcalins, 1 ou 2 cuillerées à café d'eau de Vichy ou de solution alcaline ou d'eau de chaux à chaque tétée. Prescrire les astringents, les antiseptiques.

(Auvard.)

Si les selles sont neutres : Traiter par les acides, préférer l'acide lactique. Compléter le traitement par des lavements au sous-nitrate de bismuth ou à l'amidon, et les irrigations intestinales avec de l'eau tiède additionnée de tannin à 1 p. 100.

Acide lactique..........	2 gr.
Eau distillée............	100 —
Sirop de framboises. ...	30 —

(Hayem.)

Par cuillerées à café toutes les heures; dans les cas graves tous les 1/4 d'heure.

ATRÉSIE DU COL (Sténose du col).

Dilatation du col au moyen de tiges de laminaire (Voy. *Curettage*), suivie de la *dilatation progressive* avec les bougies de Hégar.

Avant et après chaque dilatation, *injection* chaude antiseptique.

Badigeonner le canal cervical à l'aide du porte-topique de Playfair, entouré de ouate hydrophile imbibée de :

Résorcine..............	5 gr.
Eau bouillie	100 —

Appliquer ensuite des tampons de ouate hydrophile imbibés de :

Salol.................	10 gr.
Glycérine neutre........	200 —

Contre la dysménorrhée : *Lavements* laudanisés (XX gouttes). *Cataplasmes* laudanisés ou lavements pris tièdes :

Teinture d'opium....	X à XX gouttes.
Camphre pulvérisé..	20 centigr.
Jaune d'œuf........	n° I.
Eau tiède..........	250 gr.

(Vaucaire.)

Ou :

Hydrate de chloral.	1 à 3 gr.
Jaune d'œuf.......	n° I.
Lait...............	200 gr.

Bains tièdes. Injections vaginales chaudes. Prescrire des *suppositoires* calmants :

Extrait d'opium........	3 centigr
— de belladone.....	1 —
Beurre de cacao........	4 gr.

Pour 1 suppositoire, 1 à 3 par jour.

En cas de douleurs intenses, crises nerveuses : *Injection* sous-cutanée de morphine, ou une des potions suivantes :

Bromure de potassium.	3 gr.
Teinture de lobélie....	XX gouttes.
Sirop thébaïque..⎰ aa	20 gr.
— d'éther....⎱	
Eau	120 —

Par cuillerées à soupe toutes les heures.

Acétate d'ammoniaque...	4 gr.
Hydrolat de fleurs d'oranger.............	10 —
Sirop de safran........	30 —
Eau	100 —

A prendre en 3 fois.

Onctions sur le ventre avec un peu de la pommade suivante :

Extrait d'opium...... ⎰ aa	2 gr.
— de belladone.. ⎱	
Onguent napolitain... ⎰ aa	15 —
Vaseline .... ⎱	

3.

Si la sténose est très accusée : *Amputation* du col. *Excision biconique.*   (Pozzi.)

Si la muqueuse est malade : *excision de la muqueuse.*   (Pozzi.)

ATROPHIE MUSCULAIRE.

Massage. Électrisation. Frictions stimulantes. Bains sulfureux. Hydrothérapie : douche froide en jet localisée.

A. MUSCULAIRE PROGRESSIVE.

Douches froides, bains sulfureux. Eaux chlorurées sodiques. Révulsifs sur la colonne vertébrale et les nerfs principaux.

Massage. Gymnastique, ne pas exagérer et laisser les muscles se reposer.

Recommander Aix-les-Bains.

Intérieurement : Strychnine, 2 à 4 milligr. pendant dix jours par mois. Ergotine.

AVORTEMENT.

A. PROVOQUÉ.

1re Méthode : Cathétérisme utérin ; employer une bougie en celluloïde (n° 15 à 17, 5 à 6 millim. de diamètre), bien aseptique et enduite de vaseline boriquée. L'introduire, au moyen du spéculum, à l'aide d'une longue pince, dans l'orifice externe du col, la pousser doucement entre la paroi extérieure et les membranes. Replier l'extrémité extérieure de la sonde dans le vagin, afin qu'elle soit bien maintenue en place.   (Krause.)

2e Méthode : Douche utérine ascendante, consistant en injections vaginales chaudes à 40° et 45°.

3e Méthode : Perforation des membranes, au moyen du perforateur spécial ou de l'hystéromètre rendu aseptique.

4e Méthode : Introduire dans la cavité utérine un ballon dilatateur en caoutchouc, après avoir dilaté le col au moyen d'une tige de laminaire bien aseptique (éther iodoformé).

En cas d'hémorragies : Injections vaginales très chaudes, introduction du sac de Barnes, tamponnement vaginal à la gaze ou à la ouate salolée.

A. SPONTANÉ.

Menace d'avortement : Faire tout pour l'empêcher : repos absolu, au lit.

Lavements laudanisés :

Laudanum de Sydenham....... XX à XXV gouttes.
Eau .... 100 gr.

Pour 1 lavement. 2 à 3 dans la journée (vider préalablement le rectum par un lavement évacuateur). Prescrire aussi le *laudanum par la bouche*, à la dose de XX gouttes, répétée 3 à 5 fois dans les 24 heures.

Faire prendre toutes les 2 heures 1 cuillerée à soupe de la potion suivante :

Teinture de viburnum prunifolium........ 2 à 3 gr.
Elixir Garus.......... 30 —
Eau distillée....... 120 —

Ou :

Teinture de viburnum pruni-

folium à 1/3, XX à L gouttes dans les 24 heures en lavement.

Si l'avortement est inévitable : Repos au lit, savonnage vulvaire, injections chaudes antiseptiques.

Après l'expulsion : Injections vaginales chaudes à 45° avec solution de biiodure de mercure ou sublimé au 1/4000. Appliquer un pansement vulvo-vaginal.

(Pinard.)

En cas de rétention placentaire : Patienter pendant 24 heures, en faisant 3 injections antiseptiques par jour. Après 24 heures, pratiquer l'extraction : Introduire toute la main dans le vagin, puis un ou deux doigts dans l'utérus ; avec la main restée libre, appuyer, à travers la paroi abdominale, sur le fond de l'utérus pour l'empêcher de remonter. Décoller et ramener au dehors la masse placentaire, en recourbant le ou les doigts en crochet.

Puis faire une injection intra-utérine chaude à 45°, pour enlever les débris et les caillots. (Auvard.)

Si le col n'est pas perméable : Dilatation avec tige de laminaire, ballon en caoutchouc, ballon excitateur de Tarnier.

En cas d'hémorragie légère : Injections vaginales très chaudes 45° à 50°, et même intra-utérines, au moyen de la sonde à double courant (acide phénique, 1/200 ; sublimé, 1/4000). Curettage. Ergotine.

En cas d'hémorragie grave : Curettage ; Injection intra-utérine chaude. Dilater le col avec les bougies de Hégar, ou avec le dilatateur métallique de Sims ou celui de Chéron.

Pansement utéro-vaginal lâche avec la gaze iodoformée (Voy. *Curettage*). Potion d'ergotine.

En cas de collapsus : Injections hypodermiques d'éther et de caféine.

Alcool, grogs, café, lait, bouillon.

En cas de lochies fétides : Curettage, suivi d'un tamponnement de l'utérus à la gaze iodoformée. Ergotine.

AZOTURIE SANS POLYURIE.

Régime : Surtout *azoté* ; ne pas supprimer complètement les féculents.

Repos absolu au lit.

Médicaments *anti-déperditeurs* : Valérianate de quinine, à la dose de 20 à 50 centigrammes ; extrait de valériane, à la dose de 8 à 20 et 30 gr. par jour.

Arsenic ; opium ; codéine associée à la strychnine.

(Bouchard.)

Extrait de valériane.. } āā 5 gr.
Poudre de valériane . }

— de feuilles d'oranger. Q. S.

F. s. a. à prendre en 4 à 10 fois dans la journée.

Codéine......... } āā 20 centigr.
Thridace........ }

F. s. a. 10 pilules, à prendre 1 à 2 et 3 pilules par jour.

Granules de strychnine à 1 milligramme, prendre 2 granules avant les repas, trois fois par jour.

BAINS.

Bain *anti-thermique*, 15° à 25°.
Bain *tonique*, 25° à 33°.

Bain *calmant*, déprimant, 35° à 38°.

Durée moyenne d'un bain, 20 à 30 minutes.

Bain *prolongé*, 40 à 60 minutes.

Quantité d'eau, 200 à 300 litres.

B. MÉDICAMENTEUX.

Bain alcalin : Sous-carbonate de soude, 200 à 500 grammes.

Bain d'amidon: Amidon, 500 gr., délayer dans 2 litres d'eau et mélanger lentement au bain en agitant.

Bain aromatique : Espèces aromatiques, 500 grammes, infuser 1 heure dans 5 litres d'eau bouillante, passer, et ajouter au bain.

Bain arsenical : Arséniate de soude, 2 à 10 grammes pour un bain.

Bain de Barèges artificiel :

Monosulfure de sodium.	ãã	60 gr.
Chlorure de sodium...		
Carbonate de soude desséché.		30 gr.

Dans baignoire émaillée ou peinte au blanc de zinc.

Bain iodé :

Iode	10 gr.
Iodure de potassium	20 —
Eau	250 —

Dissoudre et verser dans le bain.

Bain ioduré : Iodure de potassium, 50 grammes pour un bain.

Bain mercuriel :

Sublimé corrosif....	ãã	10 à 15 gr.
Chlorhydrate d'ammoniaque........		
Eau distillée		500 gr.

Baignoire en bois ou émaillée.

Bain de Pennès :

Bromure de potassium	1 gr.
Carbonate de chaux	1 —
— de soude	300 —
Phosphate de soude	8 —
Sulfate de soude	5 —
— d'alumine	1 —
— de fer	3 —

Huile essentielle de lavande		
Huile essentielle de thym	ãã	1 gr.
Huile essentielle de romarin		
Teinture de staphisaigre...		50 —

Bain de Plombières :

Carbonate de soude	100 gr.
Sulfate de soude	60 —
Gélatine	100 —
Sel marin	20 —

Bain de sel : Sel gris, 5 kilos.

Bain sinapisé :

Pédiluve : Farine de moutarde, 150 grammes à délayer dans 10 litres d'eau chaude.

Bain entier : Farine de moutarde, 1 kilo dans un sac très fin, dans l'eau du bain.

Bain de son : 1 kilo de son; faire bouillir 10 minutes dans 5 litres d'eau, passer et mélanger à l'eau du bain.

Bain sulfureux : Trisulfure de potassium, 100 grammes, concasser, laisser fondre dans le bain.

B. DE MER.

Indications et contre-indications des bains de mer chez les enfants :

Comme règle générale, ne pas envoyer à la mer les enfants au-dessous de trois ans, excepté les rachitiques. Conseiller la cure marine aux enfants lymphatiques, anémiques, faibles de constitution, aux convalescents, à ceux qui ont grandi trop vite et qui sont maigres, pâles, inertes et défaillants. Éloigner des bords de la mer les enfants nerveux, très excitables, et à plus forte raison les hystériques, épileptiques, choréiques. Les enfants atteints de blépharoconjonctivite, de kératite, d'otites, de bronchites, de tuberculose pulmonaire, de rhumatisme, de maladies du cœur, d'eczéma, de coqueluche, d'affections prurigineuses, doivent fuir la mer. Ces contre-indications sont formelles pour les plages du Nord et de l'Océan, elles le sont moins pour celles de la Méditerranée.   (Comby.)

BALANITE.

Rechercher le sucre dans les urines.

Bains généraux prolongés: Repos. *Bains locaux* émollients, suivis d'*irrigation* tiède et abondante à l'eau boriquée ou d'un *nettoyage* avec une solution de permanganate de potasse, 1/2 p. 100, fait avec une seringue urétrale, introduite entre le prépuce et le gland.

Immédiatement après, faire une injection avec :

Nitrate d'argent...	1 gr.
Eau distillée......	200 à 100 gr.

(Fournier.)

Ou bien :

Mettre entre le prépuce et le gland un linge imbibé d'*eau blanche.*

BEC-DE-LIÈVRE.

Ne pas opérer avant l'âge de 18 mois à 2 ans.   (Le Dentu.)

BLENNORRHAGIE.

B. CHEZ L'HOMME.

Au début : Porter un suspensoir, alimentation non irritante, pas d'alcool, ne pas se fatiguer, éviter les excitations sexuelles.

Injection abortive avec :

Nitrate d'argent...	1 à 5 gr.
Eau distillée........	100 —

(Ricord.)

Pour injection de 5 à 6 centimètres cubes dans l'urètre antérieur (garder le liquide 1 à 2 minutes).

En cas d'échec, ne pas renouveler la tentative.

Une fois l'écoulement établi : Boissons alcalines, eau de Vichy naturelle ou artificielle, prises en grande quantité. Pas de boissons alcooliques, pas de mets épicés, etc.

Conseiller les grands bains généraux tous les deux jours, les bains locaux de la verge.

Intérieurement :

Salol............	1 gr.

Pour 1 cachet, n° XX. A prendre 4 à 6 par jour.

En même temps, *injections chaudes* avec :

Sublimé corrosif......	5 à 12 cent
Eau distillée.........	1000 gr.

(1/20000 à 1/8000.)

Résorcine...........	20 à 30 gr.
Eau distillée........	1000 —

(2 à 3 p. 100.)

Permanganate de potasse............	30 à 125 cent.
Eau distillée........	1000 gr.

(1/3000 à 1/800.)

Pour les différentes concentrations, consulter la période d'écoulement et la tolérance urétrale.

Les injections doivent être prises tièdes et la quantité de liquide à injecter est de 4 à 6 centimètres cubes.

Méthode P. Janet : *Lavages uré-tro-vésicaux quotidiens* avec des solutions de permanganate de potasse variant progressivement de concentration du 1/3000 au 1/800, faits avec un irrigateur d'Esmarch placé à 1 mètre à 1 mètre et demi de hauteur, au-dessus du plan du lit sur lequel est couché le malade.

En cas d'érections doulou-reuses : Injection de *cocaïne à 2 p. 100* dans l'urètre, au coucher.

Bromure de potassium, **3 gr.** par jour, dont 2 à prendre le soir.

Camphre............	50 centigr.
Extrait d'opium.......	3 —
Jaune d'œuf.........	n° I.
Eau...............	200 gr.

Pour 1 lavement.

Bromure de camphre..	4 gr.
Extrait de valériane...	4 gr.
Poudre de valériane...	Q. S.

Pour 20 pilules : 6 par jour.

Une fois les phénomènes in-flammatoires amendés :

Prescrire les balsamiques (co-pahu, cubèbe, santal).

Potion de Chopart :

3 à 6 cuillerées par jour (1 cuille-rée contient 3 gr. de copahu).

Baume de copahu.......	25 gr.
Poivre de cubèbe pulvérisé.	50 —
Essence de menthe......	1 —
	(Dujardin-Beaumetz.)

Pour 40 bols, à prendre 10 par jour.

Baume de copahu........	10 gr.
Poivre de cubèbe pulvérisé.	20 —
Magnésie calcinée.......	Q. S.
	(Velpeau.)

Pour 30 bols, à prendre 4 à 6 par jour.

En cas d'anémie :

Baume de copahu.......	10 gr.
Poivre de cubèbe pulvérisé.	20 —
Tartrate ferrico-potassique.	2 —
Sirop de ratanhia.......	Q. S.
	(Dujardin-Beaumetz.)

F. s. a. 5 à 20 gr. par jour.
Injections astringentes, modi-ficatrices.

Sulfate de zinc....	15 à 50 centigr.
Eau distillée......	100 gr.

Sulfate de zinc......	25 centigr.
Tannin........	1 gr. 50 à 2 gr.
Eau distillée de roses.	200 —

Sulfate de zinc......	2 gr.
Acétate de plomb cris-tallisé............	2 —
Eau distillée de roses.	400 —

Sulfate de zinc......		1 gr.
Acétate de plomb cristallisé.....	āā	50 centigr.
Sulfate d'alumine et de potasse..		
Camphre pulvérisé...		10 —
Gomme pulvérisée...		2 gr.
Eau distillée de roses.		125-150 —

F. dissoudre la gomme dans l'eau distillée, ajouter le camphre et les sels. Agiter.

En cas d'urétrite postérieure et de cystite du col : Instillations argentiques au 100°, au 50°.

En cas de rétention d'urine : Évacuer la vessie après avoir ex-ploré la prostate; se servir d'une sonde de gomme n° 10 ou 12, à bec un peu coudé. Recourir à la médi-cation calmante et antiphlogis-tique : bain tiède prolongé (1 ou 2 heures), lavement laudanisé (XX gouttes), grands cataplasmes chauds et très humides sur le pé-rinée; sangsues au périnée. Pra-tiquer le cathétérisme pendant trois à quatre jours. (Mauriac.)

B. CHRONIQUE.

Traitement général toujours nécessaire. Dans la presque totalité des blennorrhagies chroniques, recourir aux *instillations argentiques*. Commencer, pour tâter la tolérabilité urétrale, par les solutions au 50°, mais compter surtout sur les titres plus forts, au 30°, au 20°. Instiller, dans l'urètre postérieur, X à XX gouttes; dans l'urètre antérieur, V à X gouttes.

Répéter les instillations tous les 2 jours, en moyenne, et instiller surtout au niveau des points douloureux. (Guyon.)

Quand il existe des points plus serrés, douloureux, ébauches de rétrécissements : Combiner aux instillations la *dilatation au Béniqué*, en observant le programme suivant : une séance de Béniqué, le lendemain instillation, le surlendemain, repos. (E. Forgue.)

Commencer la dilatation par le n° 36, bougie de 6 millimètres de diamètre, passer successivement les numéros suivants, jusqu'au n° 42, dans la même séance. Monter de 3 à 4 numéros par séance ; ne pas dépasser le n° 52 ou 54.
(Tillaux.)

B. CHEZ LA FEMME.

Période aiguë : Vulvo-vaginite : Grands bains de son, bains de siège émollients, matin et soir. Repos. Trois fois par jour, lotions sur la vulve avec une solution tiède de :

Bichlorure de mercure.. 50 centigr.
Acide tartrique......... 1 gr.

Pour 1 paquet, n° XII. Mettre un paquet dans un litre d'eau tiède pour lotions. Appliquer sur la vulve des compresses de tarlatane salolée, imbibées d'eau boriquée tiède.

Les douleurs une fois calmées : Lavages et injections antiseptiques, répétés 3 fois par jour.

Sublimé.............. 50 centigr.
Acide tartrique........ 1 gr.

Pour 1 paquet, n° XX. 1 paquet pour 2 litres d'eau (1/4000).

Permanganate de potasse. 0,50 à 1 gr.
(Doléris.)

Pour 1 paquet, n° XX. 1 paquet pour 2 litres d'eau tiède.

Lysol................. 100 gr.
(Vaucaire.)

1 cuillerée à café pour 1 litre d'eau.

Sulfate de cuivre.......... 5 gr.
(Chéron.)

Pour 1 paquet, n° XX. 1 paquet pour 1 litre d'eau.

Après la période aiguë : Appliquer des tampons vaginaux imbibés de :

Tannin................ 10 gr.
Glycérine neutre........ 300 —

Alun.................. 4 gr.
Chlorhydrate de cocaïne. 1 —
Glycérine au 30°........ 300 —
(A. Comte.)

Baume de Gurjun..... 1 partie.
Eau de chaux........ 2 parties.
(Lutaud.)

Ichtyol........ ..... 10 gr.
Glycérine neutre...... 125 —
(Colombini.)

Insufflations dans le vagin avec le mélange :

Salol................ } āā 10 gr.
Tannin... .... }
(Mauriac.)

Badigeonnages, tous les 3 jours,

avec un tampon de ouate hydrophile trempé dans :

Nitrate d'argent.......... 1 gr.
Eau distillée............. 50 —

(Mauriac.)

En cas d'urétrite :

Eaux minérales alcalines en grande quantité (Vals, Contrexéville, Vichy).

Ou, mieux :

Salicylate de soude...... 1 gr.
Bicarbonate de soude.... 3 à 5 —
Sucre en poudre........ 40 —
Essence de citron........ II goutt.

Pour 1 paquet, n° XV. 1 paquet pour 1 litre d'eau à prendre dans les 24 heures.

Purgatifs salins : Eau de Carabaña, 1 verre à bordeaux le matin ; sulfate de soude, citrate de magnésie, 25 à 40 grammes.

Interdire : Café, bière, liqueurs, vin pur, champagne, aliments épicés.

Intérieurement prescrire :

Salol..................... 1 gr.

Pour 1 cachet, n° XX. 3 à 4 cachets par jour.

Injections urétrales, pratiquées tous les jours ou tous les deux jours avec :

Sublimé, 1/20000, augmenter peu à peu jusqu'à 1/5000. Résorcine, 4 p. 100. Permanganate de potasse, 1/3000 à 1/1000.

Salicylate de mercure. 1 gr.
Chlorure de sodium. 1 gr. 50 centigr.
Eau bouillie........ 280 gr.

Teinture d'iode....... 2 gr.
Glycérine neutre au 30°. 20 —
Eau bouillie......... 100 —
Acide phénique....... I goutte.

En cas de vives douleurs :
Suppositoires vaginaux :

Extrait de belladone..... 1 centigr.
— thébaïque....... 5 —
Tannin................ 1 gr.
Beurre de cacao........ 4 —

Pour 1 suppositoire, n° 6, 2 à 3 par jour.

Période chronique. — Vaginite chronique : Injections antiseptiques. Appliquer un tampon de gaze salolée ou iodoformée. Cautérisations avec :

Chlorure de zinc........ 5 gr.
Eau distillée........... 500 —

Pour cautérisations, tous les 4 à 5 jours.

Insuffler le mélange suivant :

Salol .... ⎫
Tannin .... ⎬ āā 10 gr.
Bicarbonate de soude.. ⎭

Si les follicules sont hypertrophiés et s'il existe des cavités fistuleuses : *Excision* des follicules aux ciseaux. Désinfection avec solution de sublimé, 1 p. 1000, à l'aide de la seringue d'Anel. Irriguer séparément chaque follicule.

Urétrite persistante : *Écouvillonnage* du canal avec un petit tampon de ouate hydrophile porté sur une pince et promené sur toute la surface interne de l'urètre, imbibé de :

Nitrate d'argent.......... 1 gr.
Eau................... 30 —

Chlorure de zinc........ 1 gr.
Eau distillée........... 20 —

Si l'urètre est petit, peu dilatable : *Dilatation* de l'urètre, après instillation de quelques gouttes d'une solution de cocaïne à 1/10. Badigeonnages avec la solution de chlorure de zinc au 1/20.

Contre l'urétrite prolifé-

rante : Anesthésie générale. *Curettage, raclage* de l'urètre. Le lendemain et les jours suivants, injections avec la solution de sublimé à 1 p. 1000.

Introduire ensuite dans le canal un crayon iodoformé ou un suppositoire long de 2 à 3 cent.

Iodoforme	5 à 15 centigr.
Extrait de jusquiame	3 centigr.
Beurre de cacao	2 à 3 gr.

Pour 1 suppositoire, n° 6.

BLÉPHARITE CHRONIQUE.

Bioxyde de mercure	10 centigr.
Extrait de Saturne	X gouttes.
Vaseline	20 gr.

(Panas.)

Précipité rouge	80 centigr.
Teinture de benjoin	VIII goutt.
Vaseline	8 gr.

(Vidal.)

Badigeonnage matin et soir sur le bord ciliaire.

En cas de prurit :

Acétate neutre de plomb	10 centigr.
Chlorhydrate de cocaïne	15 —
Vaseline	3 gr.

(Landolt.)

Onctions répétées sur le bord libre des paupières.

Chez les chlorotiques et les scrofuleux : Traitement général.

Séjour à la campagne, aux bords de la mer, bonne nourriture. Préparations ferrugineuses ; huile de foie de morue.

Chez les lymphatiques : prescrire la *liqueur de Donovan*.

Iodure d'arsenic	20 centigr.
Biiodure de mercure	40 —
Iodure de potassium	4 gr.
Eau	125 —

Donner aux enfants : De 6 à 12 mois, I à VI gouttes, 2 fois par jour dans de l'eau sucrée avant les tetées. De 1 à 5 ans, X à XV gouttes progressivement, 2 fois par jour aux repas.

Faire prendre de la liqueur de Fowler, de Pearson, du sirop d'iodure de fer.

BOTHRIOCÉPHALE.

(Voy. *Tænia*.)

BOULIMIE.

Prescrire le bromure, la cocaïne, l'opium, le menthol, l'eau chloroformée.

Chlorhydrate de cocaïne	25 centigr.
Eau distillée	160 gr.
Sirop de framboises	40 —

(Dujardin-Beaumetz.)

1 cuillerée à bouche toutes les 2 heures.

Chlorhydrate de morphine	10 centigr.

Eau distillée de laurier-cerise	5 gr.

II à V gouttes sur un morceau de sucre, plusieurs fois par jour (gouttes blanches de Gallard).

Chlorhydrate de morphine	10 centigr.
Extrait de jusquiame	25 —
— de belladone	25 —
Baume de tolu	3 gr.

F. s. a. 50 pilules. 1 toutes les 3 heures.

Menthol dissous dans l'alcool............. 50 centigr.	Sirop simple ou de codéine............... 50 gr.
Chlorhydrate de cocaïne.............. 10 —	
Eau chloroformée...... 250 gr.	2 à 3 cuillerées à bouche par jour.

BOURDONNEMENTS D'OREILLE.

En cas de congestion simple : Purgatifs répétés. Éviter les travaux dans une position la tête penchée en avant.

En cas de névropathie : Bromures, aconit, valériane, hydrothérapie.

En cas de cardiopathie : Digitale, aconit.

En cas d'anémie : Fortifiants, préparations martiales ou arsenicales.

En cas d'artério-sclérose : Traitement ioduré, injection d'atropomorphine, digitale, trinitrine.

En cas de maladies de l'estomac, de l'utérus : Traitement causal.

En cas d'hyperhémie catarrhale : Cathétérisme de la trompe, Insufflations d'air ; intérieurement donner quinine, salicylate, pilocarpine.

BRACHYCARDIE (Maladie de Stokes-Adams).

Traitement général de l'artério-sclérose.

Combattre l'ischémie bulbaire par la *caféine* :

Caféine .... }		
Benzoate de soude.. }	āā 20 centigr.	
	(Huchard.)	

Pour 1 cachet, 4 à 5 par jour. Recourir aux *injections sous-cutanées* de ce même médicament. Ne jamais prescrire la digitale (elle ralentit le pouls et est dangereuse, si le cœur est graisseux). Employer les vaso-dilatateurs :

nitrite d'amyle en inhalations, ou *trinitrine*, à la dose de VI à X gouttes par jour de la solution alcoolique au 100ᵉ.

Solution alcoolique de trinitrine au 100ᵉ.......	LX gouttes.
Eau distillée......... ..	10 gr.

Injecter 2 à 3 demi-seringues par jour.

Donner les *opiacés* et pratiquer des injections de *morphine*, selon le besoin. Insister sur le *repos* et le *régime lacté*, instituer l'*antisepsie intestinale.*

BROMIDROSE.

Lotions avec :

Teinture de belladone...	10 gr.
Eau de Cologne........	200 —
	(Brocq.)

Puis *saupoudrer* avec le mélange :

Acide salicylique........	2 gr.
Alun..................	45 —

Laver les pieds matin et soir, avec le savon gras à l'*ichtyol.*

Régime tonique fortifiant, protoxalate de fer 20 centigr., kola, coca. Hydrothérapie. Bains d'amidon.

BRONCHECTASIE.

(Voy. *Dilatation bronchique.*)

BRONCHITE.

B. AIGUE DES ADULTES.

Indications thérapeutiques :
1º Modifier et diminuer les sécrétions bronchiques; 2º diminuer la toux; 3º faciliter l'expectoration.

Remplir la première indication en prescrivant les *balsamiques* (térébenthine, terpine, terpinol, copahu, benjoin, acide benzoïque, goudron, créosote, baume de Tolu, baume du Pérou), les *plantes à huiles essentielles* (boldo, buchu, bourgeons de sapin, eucalyptus), *les gommes-résines* (asa fœtida, galbanum, gomme ammoniaque), *les sulfureux.*   (A.-B. Marfan.)

L'*insuffisance urinaire* et l'*intolérance de l'estomac* sont des contre-indications à l'administration de ces agents. En cas d'intolérance stomacale, administrer les balsamiques par *inhalation* : verser une cuillerée à dessert d'essence de térébenthine dans de l'eau chaude et faire inhaler au malade les vapeurs qui s'élèvent au-dessus du mélange. Employer aussi des inhalations pratiquées à l'aide d'un flacon dans lequel pénétrent deux tubes, et rempli à moitié du mélange balsamique suivant :

Créosote de hêtre......	10 gr.
Baume du Pérou........	25 —
Térébenthine suisse.....	30 —
Teinture d'eucalyptus.) āā	15 —
— de benjoin...)	
Essence de térébenthine..	100 —

(A.-B. Marfan.)

Calmer la toux par les narcotiques, les antispasmodiques, particulièrement l'opium, le laurier-cerise et la racine d'aconit.

Favoriser la sudation, apaiser la toux, calmer la sécheresse et la chaleur de la gorge par les *tisanes* préparées avec les *espèces béchiques* du Codex (plantes suivantes mélangées à parties égales : feuilles de capillaires du Canada, de lierre terrestre, de scolopendre, de véronique, sommités d'hysope, capsules de pavot blanc privées de semence); 10 gr. en infusion dans 1 litre d'eau.

Médication expectorante : ipéca, préparations antimoniales et apomorphine. En cas d'adynamie, se garder d'administrer ces remèdes; dans ce cas, prescrire l'alcool, l'acétate d'ammoniaque, le chlorhydrate d'ammoniaque.

Dans les cas où l'on craint une **bronchite capillaire**, *donner les vomitifs*, particulièrement chez les enfants.

Combattre l'élément **douleur** par la *révulsion.*

Au début :

Pendant la période fébrile, repos au lit, dans une chambre à 18º; tisanes chaudes.

10 gr. d'espèces béchiques du Codex.

Faire infuser dans un litre d'eau bouillante, filtrer, boire chaud dans la journée.   (Marfan.)

Ou bien :

Feuilles de guimauve....) āā 30 gr.	
Racine de guimauve ....)	
— de polygala .....) āā 10 —	
— de réglisse....)	

Fleurs de bouillon blanc.
— de pavots rouges. } ãã 5 gr.

Divisez en quatre paquets. Faire infuser dans :

Eau bouillante.......... 1 litre.

Édulcorer avec :

Sirop capillaire......... 30 gr.
(Dujardin-Beaumetz.)

Ou bien :

Racine d'aunée............ 5 gr.
— de réglisse......
Lierre terrestre........ } ãã 10 —
Fleurs de tussilage......

Faire bouillir cinq minutes dans :

Eau.................... 1 litre.

Faire refroidir, passer en exprimant, ajouter :

Sirop de tolu........... 35 gr.
(Dujardin-Beaumetz.)

Contre la fièvre : Sulfate de *quinine* 30 centigr. pour 1 cachet, 3 par jour, pendant 3 ou 4 jours consécutifs.

Antipyrine (2 grammes par jour), *antifébrine* (1 gr. par jour), *salol* (4 gr. par jour).

Contre la toux et l'insomnie :

Sirop diacode.......... 100 gr.
Eau de laurier-cerise.... 20 —
Alcoolature de racines d'aconit............... 2 —
(Marfan.)

1 cuillerée à bouche toutes les 2 à 3 heures (le soir 2 cuillerées pour dormir). Cesser cette potion à la période de maturité.

En cas d'expectoration difficile et pénible, prescrire :

Chlorhydrate d'ammoniaque.......... 50 centigr.
(Marfan.)

Pour 1 cachet, n° VIII, 3 à 4 par jour.

Benzoate d'ammoniaque. 25 centigr.

Pour 1 cachet : 1 toutes les heures.

Ipéca............... 30 centigr.

Faites infuser dans :

Eau.............. 150 gr.

Ajoutez :

Liqueur ammoniacale anisée............ 2 gr.
Chlorhydrate de pilocarpine........... 3 centigr.
Sirop de polygala...... 30 gr.

1 cuillerée à bouche toutes les heures.

(Faire prendre au malade des grogs, ou tisanes chaudes.)

Ipéca................. 30 centigr.
Fleurs de sureau...... 2 gr.

Faites infuser dans :

Eau.............. 150 gr.

Ajoutez :

Acétate d'ammoniaque. 10 gr.
Sirop de guimauve.... 30 —

1 cuillerée à bouche d'heure en heure.

A la période de défervescence :

Terpine............. } ãã 4 gr.
Baume de tolu.......
(Marfan.)

Pour 40 pilules, 4 à 8 par jour.

Contre l'élément fluxionnaire : pratiquer les *enveloppements humides permanents* du thorax (Voy. *Bronchite aiguë des enfants*).

Une fois la fièvre tombée : Ne pas défendre les sorties, au contraire : un changement d'air est le meilleur moyen pour obtenir la disparition complète de l'affection.
(Marfan.)

Formules diverses :

Sirop de tolu............ 300 gr.
Eau de laurier-cerise.... 100 gr.
Teinture d'aconit........ C gouttes.
(Grasset.)

4 à 5 cuillerées à dessert.

Alcoolat d'anis.......... 5 gr.
Eau de laurier-cerise..... 10 —
— de fleurs d'oranger... 50 —

3 à 4 fois par jour, 1 cuillerée à café dans une tasse de tisane.

Opium pulvérisé.... } āā 1 centigr.
Racine d'ipéca pulv.. }

Pour 1 pilule. F. 50 pilules pareilles ; 1 à 2 toutes les 2 à 3 heures (contre forte toux).

Chlorhydrate d'apomorphine.... 1 cent. à 25 milligr.
Eau distillée........ 120 gr.
Acide chlorhydrique. V gouttes.
Sirop de guimauve.. 30 gr.

1 cuillerée à bouche toutes les 2 heures.

Élixir parégorique........ 20 gr.
Eau de laurier-cerise..... 10 —
Sirop de guimauve ... } āā 25 —
— de polygala..... }
(Marfan.)

1 cuillerée à café toutes les 2 heures.

Sirop de tolu........ } āā 60 gr.
— de codéine..... }
Benzoate de soude....... 6 —

4 cuillerées à soupe par jour.

Racine d'ipéca......... 30 centigr.
Faites infuser dans :
Eau bouillante... 120 à 150 gr. —
Chlorhydrate de morphine. 5 centigr.
Eau de laurier-cerise. 10 à 15 gr.

1 cuillerée à bouche toutes les 2 heures.

Racine d'ipéca......... 30 centigr.
Faites infuser dans :

Eau bouillante....... 120 gr.
Jus de réglisse........ 5 —
Chlorhydrate de morphine............. 5 centigr.

1 cuillerée à bouche toutes les 2 heures.

Goudron de Norvège.... 1 gr.
Poudre de Dower...... 1 à 2 —
— de benjoin..... Q. S.

Pour 20 pilules, non argentées, prendre 4 pilules par jour à jeun.

Huile de térébenthine rectifiée........... 100 gr.
Acide acétique......... 15 —
Jaune d'œuf.......... No 1
Huile de lin........... 4 gr.
Eau de roses.. .... 80 —

Liniment térébenthiné, pour frictions.

B. AIGUE DES ENFANTS.

Au début : Boissons chaudes, lait chaud sucré et additionné d'une cuillerée à dessert de cognac ou de rhum. Favoriser la sudation. Bottes de ouate aux jambes.

Tisanes de fleurs pectorales, de violettes, de capillaire, prescrire :

Hysope.............. }
Lierre terrestre....... } āā 5 gr.
Polygala............. }

Faire infuser dans 1 litre d'eau.
Ajoutez :
Sirop de guimauve...... 30 gr.
Racine de guimauve..... 50 gr.

Macérer pendant une demi-heure dans :
Eau distillée........ 200 gr.
Ajoutez :
Eau d'amandes amères... 10 gr.
Sirop de polygala........ 30 —

1 cuillerée à bouche d'heure en heure.

En même temps, pour *favoriser l'expectoration et calmer la toux :*

Oxyde blanc d'anti-
moine........ 50 centigr. à 1 gr.
Infusion d'hysope........... 60 —
Sirop de tolu............... 20 —
— de codéine........... 10 —
(Comby.)

1 cuillerée à café toutes les 1 à 2 heures (enfants de 2 à 6 ans).

Looch blanc........... 60 gr.
Kermès bien trituré..... 10 centigr.
(Comby.)

Par cuillerées à café toutes les 2 heures (enfants de 3 à 4 ans).

Chez les enfants d'un an, abaisser la dose de kermès à 5 centigr.; chez les enfants de six mois, 2 centigr.

Contre toux violente, insomnie :

Infusion de lierre ter-
restre.............. 60 gr.
Sirop de violettes....... 20 —
Teinture de belladone... V gouttes.
Élixir parégorique..... X —

Par cuillerées à café d'heure en heure (enfants de 2 à 3 ans).

Sirop de coquelicot..... 30 gr.
Infusion capillaire...... 50 —
Eau de laurier-cerise .. 5 —
Élixir parégorique...... X gouttes.

Par cuillerées à café toutes les 2 heures (enfants de 3 ans).

Contre l'élément fluxionnaire : Lorsque la fièvre s'allume et qu'il existe une toux sèche et incessante avec gêne respiratoire en même temps que de l'agitation et de l'insomnie, pratiquer les *enveloppements humides permanents du thorax :* prendre une pièce de gaze pliée en huit doubles d'une hauteur suffisante pour aller de l'ombilic jusqu'au sommet du thorax, assez longue pour entourer celui-ci au moins une fois ; tailler un morceau de taffetas gommé des mêmes dimensions. Tremper la compresse de gaze dans l'eau froide à la température de la chambre, (se servir d'eau à une température inférieure en y ajoutant plus ou moins de glace lorsque l'on veut provoquer une réaction plus énergique), l'exprimer assez pour qu'elle reste simplement humide et l'appliquer autour du thorax, de manière que le bord supérieur effleure le creux axillaire, tandis que le bord inférieur passe en arrière au niveau de la région lombaire et en avant au niveau de l'ombilic, appliquer assez exactement pour qu'il ne se forme pas de plis et enrouler par-dessus la toile imperméable. Recoucher ensuite le malade et le couvrir comme d'habitude. (P. Le Gendre.)

Si la bronchite est diffuse et tend à la capillarisation : *Balnéation chaude systématique.*

Faire prendre à l'enfant, toutes les 3 heures ou mieux toutes les fois que la température atteint ou dépasse 39°, un bain chaud à 30° ou 35°, de cinq à quinze minutes de durée. Entourer le front et la tête avec une serviette doublée et si l'enfant semble se congestionner faire sur la tête des affusions froides (à la température de la chambre).

Si l'enfant est âgé de 2 à 3 ans, on lui donnera à la moitié du bain un peu de champagne, de cognac ou de vin d'Espagne.

A la période de coction :

Terpine.............. 25 centigr.
Benzoate de soude...... 1 gr.
Sirop de tolu......... 40 —
Eau distillée.......... 60 —

Agitez ; 1 cuillerée toutes les 2 heures.

Benzoate de soude........ 5 gr.
Eau .... 10 —
Sirop d'écorces d'oranges.. 40 —
(Ruault.)

Par cuillerées, dans la tisane de bourgeons de sapin.

Sirop de térébenthine..... 20 gr.
— de tolu........... 40 —

1 cuillerée à soupe matin et soir dans une tasse de lait chaud.

En cas de dépression : Alcool, grogs chauds, vin de Malaga, de Marsala.

Révulsion : Ventouses sèches, badigeonnages de teinture d'iode, cataplasmes sinapisés.

B. AIGUE DES VIEILLARDS.

Administrer les toniques du cœur : alcool, digitale, caféine, éther. Surveiller l'état des reins. Se méfier des congestions et de la bronchite capillaire. (Voy. *Bronchites cardiaques* et *albuminuriques.*)

B. CAPILLAIRE.

(Voy. *Broncho-pneumonie.*)

Chez l'adulte : Pour dégager les **bronches encombrées :**

Vomitif ou bien :

Chlorhydrate de morphine................. 3 centigr.
Chlorhydrate d'apomorphine.............. 3 —
Acide chlorhydrique dilué................. X gouttes.
Eau distillée........... 150 gr.

1 cuillerée à soupe toutes les 2 ou 3 heures. (Contre-indiqué dans les cas d'adynamie.)

Pour combattre les **quintes de toux :**

Sirop de morphine....
— de chloral...... } ãã 40 gr.
Eau de tilleul........ }
Eau de fleurs d'oranger... 10 —
(Dieulafoy.)

Par cuillerées à bouche toutes les 3 heures.

En cas de suffocation : Vésicatoire, ventouses scarifiées, *saignée.* Faire garder au malade la position assise.

Acide benzoïque.... } ãã 10 centigr.
Camphre pulvérisé.: }
Sucre............... 50 —

Pour 1 cachet, n° X. A prendre un toutes les 1 à 2 heures.

Chez l'enfant : Envelopper les jambes avec de la ouate et du taffetas gommé, ne pas changer ces *bottes* plus de deux fois par jour.

Larges *sinapismes* et au besoin *ventouses sèches* en avant et en arrière de la poitrine.

(J. Simon.)

Vomitif au début, pas de tartre stibié ; prescrire l'ipéca seul, 30 centigr. de 6 mois à 1 an ; 50 centigr. de 1 à 2 ans ; 1 gr. après 2 ans ; ne pas renouveler le vomitif pour éviter la dépression.

Administrer la *potion calmante* et *stimulante* suivante :

Acétate d'ammoniaque. 0,50 à 1 gr.
Sirop de codéine ..... 10 à 30 —
Alcoolature de racines d'aconit........... X à XV gouttes.
Potion gommeuse..... 100 gr.
(J. Simon.)

1 cuillerée à café, toutes les heures.

Ou bien :

Vin de Malaga........... 80 gr.
Sirop d'écorces d'oranges. 20 —
Eau de menthe .... 10 —
Acétate d'ammoniaque.... 2 —
(Comby.)

Par cuillerées à dessert d'heure en heure.

Au point maximum des lésions : Révulsifs : *vésicatoire* de la largeur d'une pièce de 5 francs ;

ne pas le laisser en place plus de trois heures ; le remplacer par un cataplasme de fécule de pomme de terre ; panser avec la vaseline boriquée et beaucoup de ouate. Renouveler le vésicatoire après deux jours, surtout en cas d'anxiété respiratoire.   (J. Simon.)

En cas de congestion pulmonaire intense et de dyspnée : Plonger l'enfant pendant 4 à 5 minutes dans un *bain sinapisé tiède* à 32°.   (J. Simon.)

Contre l'hyperthermie : Administrer quotidiennement de *petites doses de sulfate de quinine* : pilules de 1 centigr. données dans de la confiture, ou :

Sulfate de quinine.....	15 centigr.
Eau de Rabel.........	Q. S.
Glycérine....... }	āā 15 gr.
Sirop tartrique.. .. }	
	(J. Simon.)

1 cuillerée à dessert.

Rendre l'air de la chambre humide par des *vaporisations*. Tenir l'enfant fréquemment assis ou sur les bras. Surveiller les voies digestives. Frictions stimulantes.

Prescrire les paquets suivants :

Phénacétine...........	10 centigr.
Caféine	1 —
Benzoate de soude....	1 —

Pour 1 paquet. 1 toutes les 3 à 4 heures. (Enfants de 2 ans.)

Contre l'asthénie et la dépression : Café, alcool, prescrire l'*eau-de-vie* à la dose de 10 à 20 gr. avant 1 an ; à la dose de 20 à 40 gr. par jour, à 2 ans ; de 30 à 50 gr., chez les enfants plus âgés.

En cas d'agitation nerveuse : Pas d'opium.

Bromure de potassium..	50 centigr.
Eau de fleurs d'oranger.	50 gr.
Sirop simple...........	20 —

Par cuillerées à café dans la journée (enfants de 2 ans).

Hydrate de chloral....	50 centigr.
Eau...............	60 gr.
Teinture de musc......	XX gouttes.
— de valériane ..	XV —
	(J. Simon.)

Pour lavements (1 à 2 ans).

En cas d'anurie : Macération de feuilles de *digitale* :

A 3 ans.............	15 centigr.
A 6 ans.............	25 —
	(J. Simon.)

Prendre le tout en trois fois dans la journée.

(Voy. *Broncho-Pneumonie*.)

Chez le vieillard : Proscrire toute médication déprimante. N'user que de la *révulsion* et des *stimulants* (acétate d'ammoniaque. éther, alcool, café). Injections de *strychnine* : 1/2 à 1 milligr., 3 à 4 fois dans les 24 heures.

B. CHRONIQUE.

Hygiène du catarrheux : Se prémunir contre l'action du froid porter constamment de la flanelle sur le corps. S'aguerrir par l'hydrothérapie, les frictions sèches, ou alcooliques. Éviter de sortir par les temps humides, fuir les changements brusques de température. Passer l'hiver dans un climat tempéré, dans une station hivernale : Pau, Dax, Madère conviennent dans les formes éréthiques ; Cannes, Menton, Hyères, Nice, Amélie, dans les formes atoniques.   (Marfan.)

Pendant l'été, fuir les villes. Bains généraux chauds, pris tous les 2 jours.

Défendre de fumer.

Médications : 1° médications qui modifient les sécrétions bron-

chiques ; 2° médication expectorante ; 3° médication astringente ;
4° médication stupéfiante ; 5° médication révulsive ; 6° aérothérapie ; 7° traitement thermal.

Chez l'adulte. *Dans les formes
humides :* prescrire les balsamiques, les expectorants, les astringents, l'opium, la belladone, l'a-
conit.

Faire prendre des capsules de
copahu, de *térébenthine*, de *goudron*.

Créosote de hêtre........	3 gr.
Alcool................	100 —
Vin de Bagnols........	300 —
Sirop simple..........	100 —

(Dujardin-Beaumetz.)

2 à 4 cuillerées à bouché par
jour.

Créosote de hêtre........	5 gr.
Teinture de gentiane......	10 —
Alcoolat de menthe.......	5 —

Progressivement III à L gouttes,
3 fois par jour.

Vanilline............	2 centigr.
Terpine............	5 gr.
Glycérine........	
Alcool à 95° C......	ãã 70 —
Sirop de miel......	

(P. Vigier.)

Élixir : 1 à 2 cuillerées à bouche par jour (la cuiller à bouche
contient 0,50 centigr.).

Alcoolature d'eucalyptus..	6 gr.
Julep diacodé....	360 —

(Bucquoy.)

4 cuillerées à bouché par jour.

Goudron purifié..........	2 gr.
Benjoin de Siam pulvérisé.	2 —
Poudre de Dower........	1 —

(Gueneau de Mussy.)

Pour 40 pilules, roulées dans la
magnésie, 4 à 8 par jour.

Henzen. — Form. de thérap

Goudron purifié.........	5 gr.
Baume de tolu..........	5 —
Benzoate de soude........	4 —

(Huchard.)

Pour 40 pilules, 4 par jour.

Goudron purifié.....	
Poudre de Dower...	ãã 2 gr.
— de benjoin...	
Extrait de racines d'aconit.	20 centigr.

(Huchard.)

Pour 50 pilules, 4 à 6 par jour.

Poudre de Dower.....	
— de scille........	ãã 3 gr.
— d'eucalyptus...	

Pour 30 cachets, 3 à 4 par jour.

Acétate de plomb.......	50 centigr.
Tannin............	3 gr.
Conserves de roses.....	Q. S.

(Traube.)

Pour 50 pilules, 5 par jour.

Dans la forme sèche : Révulsion, *iodure de potassium* à la
dose de 1 à 2 gr. par jour. *Inhalations* de vapeurs d'eau chaude à
60°, additionnée de 2 p. 100 de sel
marin.

**Contre la sensibilité bron-
chique et la toux spasmodique
suffocante :** Ne pas donner d'o-
pium ni de belladone. Prescrire le
bromure de potassium et le
chloral.

Iodure de potassium....	2 gr.
Chloral...............	2 à 4 —
Eau..................	120 —

(G. Sée.)

Par cuillerées à bouche, toutes
les demi-heures (en cas d'asthme).

Alcoolature de racines	
d'aconit............	L goutt.
Bromure de potassium...	5 gr.
Eau	150 —

3 à 4 cuillerées par jour.
Conseiller les *inhalations* faites
avec de *l'eau boriquée* addition-

Insister sur l'usage de l'*huile de foie de morue* (2 à 4 cuillerées à bouche par jour).

Remplacer l'huile de foie de morue par le *sirop iodotannique, antiscorbutique* ou *de raifort iodé.* Faire prendre des *bains sulfureux,* et administrer la *liqueur de Donovan :*

Iodure d'arsenic........	2 centigr.
Biiodure de mercure....	4 —
Iodure de potassium....	40 —
Eau	14 gr.

Avant 1 an, de I à VI gouttes, 2 fois par jour avant de teter, dans de l'eau sucrée. De 1 à 5 ans, de VIII à XV gouttes, progressivement, 2 fois par jour.

B. ASTHMATIQUE.

Même médication que dans la bronchite chronique à forme sèche.

Associer à l'*iodure de potassium* la teinture de *lobélie enflée* (1 à 4 gr. par jour).

Iodure de potassium..... }	āā 20 gr.
Teinture de lobélie enflée. }	
Eau distillée............	250 —
(Dujardin-Beaumetz.)	

2 cuillerées à dessert par jour.

Lorsque la bronchite est devenue muco-purulente : Prescrire les balsamiques, les expectorants.

Pendant les crises d'asthme :

Iodure de potassium....	1 à 2 gr.
Chloral	2 à 4 —
Eau	120 —
(G. Sée.)	

Par cuillerées à soupe toutes les 1/2 heures.

Bromoforme.........	5 centigr.

Pour 1 capsule gélatineuse, n° 50, à prendre 3 à 6 par jour.

Mieux vaut prescrire le bromoforme en solution qu'en capsules, pour éviter l'irritation stomacale :

Bromoforme......	1 gr.	75 centigr.
Teinture de racines d'aconit........	1 gr.	
— de noix vomique........	75 centigr.	
— de grindelia robusta......	75	—
— de bryone....	50	—
Sirop d'extrait d'opium.	50 gr.	
— d'écorces d'oranges amères....	105	—
Alcool à 90°.........	25	—

Dissolvez le bromoforme dans l'alcool et le mélange des teintures ; versez cette solution sur le mélange et agitez.

(Chaque cuillerée à bouche de ce sirop contient : VI gouttes de bromoforme, V gouttes de teinture d'aconit, IV gouttes de teinture de noix vomique et de grindelia, et III gouttes de teinture de bryone, plus 1 centigr. d'extrait d'opium.)

Doses : enfants 1 cuillerée à café ; adultes 1 cuillerée à bouche. Étendre chaque dose dans 2 fois son volume d'eau.

Ou encore :

Bromoforme.........	XXX goutt.
Alcool	10 gr.
Eau de laurier-cerise...	20 —
Sirop d'ipéca.........	30 —
— thébaïque........	150 —

3 à 5 cuillerées à bouche par jour.

B. DES CARDIAQUES.

Chez les aortiques : Révulsion, iodures et bromures, caféine.

Chez les mitraux : Régulateurs du cœur, digitale associée ou non à l'ergot de seigle.

Feuilles de digitale.	1 gr. 50 centigr.

Faites infuser dans :

Eau chaude............ 200 gr.

Ajoutez :

Ergotine .... 1 à 2 gr.
Sirop simple.......... 20 —

A prendre 1 cuillerée à bouche toutes les 2 heures.

(Tonique du cœur et des vaisseaux.)

En cas de dyspnée et de cyanose : Pas de stupéfiants.

Feuilles de digitale..... 2 gr.
Ipéca................. 1 —

Faites infuser dans :

Eau................... 120 gr.

Ajoutez :

Sirop de guimauve..... 25 gr.
Liqueur ammoniacale
anisée .... 2 à 3 —

Par cuillerées à soupe, toutes les 2 heures.

B. DES ALBUMINURIQUES.

Régime lacté, repos au lit. Révulsion sous forme de ventouses sèches en nombre illimité. Dérivation intestinale. Combiner le traitement des bronchites cardiaques à celui des bronchites albuminuriques. (A. Marfan.)

Prescrire :

Poudre de scille.......
— de scammonée. } āā 1 gr.
— de feuilles de digitale.........
(Lancereaux.)

Pour 20 pilules, à prendre 3 à 4 par jour ; augmenter, au besoin, jusqu'à 6 pilules. Voy. *Néphrite chronique.*

B. FÉTIDE.

Inhalations phéniquées de térébenthine. Masque ou muselière renfermant des solutions d'acide phénique ou de térébenthine.

Administrer *l'hyposulfite de soude* à la dose de 6 à 15 gr. par jour ; contre-indiqué dans les cas où il y a tendance à l'hémoptysie.

Hyposulfite de soude..... 6 gr.
Julep gommeux........ 250 —
(Lancereaux.)

Par cuillerées dans les 24 heures.

Terpinol.......... } āā 10 centigr.
Benzoate de soude.. }
(Bouchardat.)

Pour 10 cachets, prendre 1 cachet toutes les 1 à 2 heures.

Terpine .... 5 gr.
Alcool.................
Eau distillée .... } āā 50 —
Sirop de cachou......

Prendre 3 cuillerées à bouche par jour (une cuillerée contient 50 centigr.).

Créosote.............
Iodoforme........... } āā 5 gr.
Terpine ....
Acide benzoïque....... } āā 2 —
Térébenthine de mélèze. }
Poudre de guimauve... } āā 6 —
Magnésie légère....... }
(Legroux.)

Pour 100 pilules, 4 à 10 par jour.

Faire, en même temps, de la *révulsion* par les pointes de feu.

B. MALARIENNE.

Usage prolongé du *sulfate de quinine*, à la dose de 75 centigr. par jour, en 2 fois. — En cas d'anémie ou cachexie : *arsenic.*

B. PSEUDO - MEMBRANEUSE CHRONIQUE.

Iodure de potassium, à la dose de 2 à 3 gr. par jour. Balsamiques. (Huchard.)

Cure *d'eaux sulfureuses* : Challes, Cauterets, Luchon, Saint-Honoré, Allevard.

BRONCHO-PNEUMONIE DES ENFANTS.

Voy. *Bronchite aiguë* et *Bronchite capillaire*.

Traitement général tonique et reconstituant.

Régime : Lait, crèmes, gelées de viandes, bouillons ; donner du vin de Malaga, de Marsala étendu d'eau ou bien prescrire une potion au cognac :

Cognac.............	15 à 20 gr.
Infusion de mélisse...	60 —
Sirop de quinquina...	
— de fleurs d'oran-ger.........	} ãã 15 —
	(Roger.)

1 cuillerée à café toutes les heures.

Contre la fièvre : Prescrire l'antipyrine, la quinine suivant la période de la maladie. A la période initiale, période des poussées successives du processus pneumonique, donner l'*antipyrine* en potion, additionnée de quelques gouttes de cognac, aux doses suivantes, *répétées deux ou trois fois de suite à une heure d'intervalle :*

De 2 à 4 ans......	20 à 35 centigr.
De 5 à 10 ans......	40 à 75 —
De 11 à 15 ans......	75 à 100 —
	(Demme.)

Contre la fièvre hectique, avec rémissions matutinales et exacerbations vespérales considérables, administrer la *quinine*, à la dose de 10 centigr. à un an, en augmentant de 5 centigr. par année d'âge. (Demme.)

Infusion de café...,	20 gr.
Sucre en poudre....	5 —
Sulfate de quinine..	10 à 20 centigr.

Pour un enfant de 1 à 2 ans.

Chlorhydrate de quinine...	1 gr.
Eau distillée.............	4 —

1/2 à 2 seringues de Pravaz par jour.

Beurre de cacao....	2 gr.
Bromhydrate de quinine.............	10 à 20 centigr.
	(Comby.)

Pour 1 suppositoire : enfant de 1 à 2 ans.

Voy. les indications données pour la pratique des *bains* au paragraphe de la *Bronchite aiguë des enfants*.

Contre l'encombrement bronchique et la congestion :

Kermès minéral........	10 centigr.
Benzoate de soude.	1 gr.
Eau de laurier-cerise...	1 —
Sirop de gomme.......	80 —

Par cuillerées à café de 2 en 2 heures.

Oxyde blanc d'antimoine.............	50 centigr.
Infusion de polygala....	50 gr.
Oxymel scillitique......	15 —

Par cuillerées à café d'heure en heure.

Ne pas trop insister sur les antimoniaux, le polygala et l'ipéca, qui sont des médicaments hyposthénisants.

Pratiquer les *enveloppements humides permanents* du thorax (Voy. *Bronchite aiguë des enfants*). (Le Gendre.)

Contre la toux quinteuse avec agitation : Ne pas prescrire d'opium ; mieux vaut s'abstenir de belladone. (Comby.)

Faire prendre la potion suivante :

Antipyrine.........	30 à 50 centigr.
Sirop de quinquina.	30 gr.
— de tolu	30 —
Eau de menthe	30 —
	(Comby.)

Par cuillerées à café d'heure en heure.

Contre la dyspnée intense par encombrement bronchique : Administrer un vomitif.

Poudre d'ipéca :

Nouveau-né..........	20 centigr.
Jusqu'à 1 an...........	30 —
A partir de 1 an......	50 —
A 2 ans...............	1 gr.

(J. Simon.)

Sirop d'ipéca : Par cuillerées à café, de 10 en 10 minutes jusqu'à effet.

Ou bien :

Sulfate de cuivre...	5 à 10 centigr.
Sucre en poudre.....	50 —
Poudre d'amidon.......	50 —

(Trousseau.)

Pour 1 paquet, n° IV, à prendre toutes les 10 minutes.

Contre la dyspnée, la cyanose par congestion : *Bains chauds* 32°, *sinapisés*, de 10 à 15 minutes. *Cataplasmes sinapisés, ventouses sèches.* Frictions avec flanelle chaude imbibée d'eau de Cologne, d'alcool camphré.

Prescrire :

Acétate d'ammoniaque....	1 gr.
Rhum.................	10 —
Sirop d'éther..........	20 —
Infusion de mélisse.......	80 —

Par cuillerées à café, toutes les heures.

En cas d'affaiblissement du cœur et d'anurie : Donner la digitale, la caféine, l'éther en injections sous-cutanées, le strophantus, et la strychnine.

Poudre de digitale.....	5 centigr.

Infuser dans :

Eau bouillante.........	60 gr.

Ajouter :

Sirop de café.........	30 —

Par cuillerées à dessert dans la journée (enfants de 3 à 6 ans).

Liqueur d'Hoffmann : III à VI gouttes dans de l'eau sucrée, répéter 2 à 4 fois.

Teinture de strophantus au 20°........	} āā X gouttes.
Liqueur ammoniacale anisée..........	
Eau distillée..........	60 gr.
Sirop d'éther ou de punch..............	10 —

Par cuillerées à café toutes les 2 heures (enfants de 10 à 12 ans).

Injections sous-cutanées de sulfate de *strychnine*, à la dose de 1 à 2 dixièmes de milligramme, répétée 2 à 4 fois dans les 24 heures.

Contre l'hyperthermie avec agitation et délire : Prescrire les *bains tièdes* de 30° à 35°, de 10 à 15 minutes, 3 à 6 fois par jour ; s'il existe des troubles nerveux assez accentués, faire pendant le bain des ablutions froides sur la tête.

Ou bien employer les *bains à température successivement moins chaude :* commencer par donner un bain de 2° inférieur à la température du petit malade (à 38° si la fièvre est à 40°), d'une durée de 5 minutes ; 1 heure après, second bain à 35° pendant 10 minutes ; 2 heures plus tard, troisième bain à 32° pendant 15 minutes ; continuer en donnant, toutes les 3 heures, un bain de 30 à 25°.

Dans l'intervalle des bains, continuer la réfrigération par les *compresses froides* (température de la chambre 16° à 18°) faites autour du thorax et changées tous les 1/4 ou 1/2 heure, voire même toutes les heures.

Si l'hyperthermie résiste à la balnéation tiède, employer les *bains froids.*

Bains froids : de 28° à 25°, toutes les 2 ou 3 heures, pendant 5 à 15 minutes; pour les enfants plus grands (10 à 12 ans), abaisser la température du bain à 20°. Après le bain, bien essuyer l'enfant avec des serviettes chaudes, et le coucher sans trop de couvertures: lui faire prendre du café ou un grog chaud. A défaut de bain, employer le *drap mouillé*, les *compresses glacées sur la poitrine*.

Contre l'insomnie : prescrire e *chloral* en potion ou lavement:

Au-dessous de 1 an... 20 centigr.
- A 1 an.............. 40 —

De 1 an 1/2 à 2 ans.. 60 centigr.
A partir de 2 ans.... 1 gr.
(J. Simon.)

Après guérison : Séjour à la campagne, huile de foie de morue, fer, quinquina, cure aux Eaux-Bonnes, au Mont-Dore.

Dans les formes chroniques : faire prendre l'*arsenic* :

Eau distillée.......... 200 gr.
Arséniate de soude.... 5 centigr.
(Cadet de Gassicourt.)

1 à 2 cuillerées à café par jour.
Cure aux eaux de la Bourboule.

BRULURES.

B. LÉGÈRES AU 1er DEGRÉ :
Topiques pulvérulents (poudre d'amidon, de lycopode, de fécule de pomme de terre, mélange de poudre de riz et d'oxyde de zinc).

Immersion dans l'eau froide; *bains prolongés* à une température un peu inférieure à celle du corps.
(Reclus.)

B. AU 2e DEGRÉ :
Ménager avec grand soin l'épiderme soulevé; évacuer le contenu des phlyctènes par une *ponction* aseptique au point le plus déclive; envelopper les parties brûlées dans une épaisse couche de ouate hydrophile.

Quand les brûlures sont plus profondes, quand la couche de Malpighi est à découvert, application de *vaseline phéniquée* à 1 p. 100, ou bien envelopper les parties avec des *compresses de tarlatane imbibées de sublimé* au 1/2000, par-dessus pansement absorbant. (Reclus.)

Prescrire des *toniques, désinfectants et calmants* :

Vaseline.............. 50 gr.
Acide borique......... 5 —
Antipyrine............ 5 —

Iodoforme.... .... 1 gr.
(Reclus.)

Vaseline.............. 30 gr.
Salol................. 4 —
Chlorhydrate de cocaïne. 25 centigr.

Enduire largement les parties malades avec ces pommades, et appliquer par-dessus de minces gâteaux de ouate hydrophile imbibés de sublimé au 1/2000, fortement exprimés. Superposer plusieurs de ces gâteaux, envelopper le tout de taffetas gommé. Changer le pansement tous les jours ou tous les 2 ou 3 jours, selon le cas.

Éviter les cicatrices difformes par la position, la syndactylie, en séparant les doigts avec de la ouate. Aux paupières, suturer celles-ci.   (Reclus.)

En cas de brûlure de tout un membre, avec escharres, peau hyperhémiée, vaisseaux thrombosés : *Balnéation continue* à 38° ou 40°, légèrement antiseptique, s'abstenir avec grand soin de refroidir *au début* le brûlé.

Combattre la douleur, le **choc nerveux**, la **chute de la pression** et l'**intoxication** générale par les calmants, les excitants diffusibles, les injections d'éther, de caféine et les injections de *sérum artificiel* (1/2 à 1 litre, voie hypodermique).

BUBON.

Médication abortive :
Injection intra-ganglionnaire de X, XX à XXX gouttes de solution phéniquée au 60e ; placer ensuite sur le bubon un sac de plomb ou de sable, du poids de 3 à 4 livres.
(Taylor-Armstrong.)
En cas de suppuration : Ouvrir de bonne heure le bubon, laver sa cavité à la solution phéniquée forte ou au sublimé 2 p. 1000 ; cautériser avec une solution de chlorure de zinc au 10e, pansement iodoformé. (Reclus.)
En cas de chancre ganglionnaire : cautérisations au chlorure de zinc au 10e pansement iodoformé.
En cas de phagédénisme : Grattage soigné de la plaie à la curette tranchante, abraser toute la surface chancreuse, puis application de caustiques. (Reclus.)

BURSITE PRÉPATELLAIRE.

Ponction évacuatrice, suivie d'injection de teinture d'iode, d'acide phénique pur (quelques gouttes), de sublimé 1 à 2 p. 1000, de chlorure de zinc 1/10.
Préférer l'*extirpation totale*, ou l'*incision* suivie de *grattage* à la curette.

CACHEXIES.

C. DES CHLORO-ANÉMIQUES.
Au début : eaux ferrugineuses faibles ; en cas d'éréthisme : Évian, Cambo, Bagnères-de-Bigorre.
Si la dépression domine : Royat, Saint-Nectaire (sources arsenicales), Sainte-Marguerite, Châteauneuf.
En cas de constipation opiniâtre : Châtel-Guyon, Aulus.
En cas de lymphatisme ou scrofule : La Bourboule.
Si l'estomac le permet : Forges-les-Eaux.

C. PALUDÉENNE.
S'il y a engorgement de la rate et du foie : Eaux bicarbonatées sodiques ; Vals et ses sources ferrugineuses.
En cas d'engorgement intestinal : Châtel-Guyon.
En cas d'entéralgie : Plombières, Aulus, Encausse.
En cas d'entéralgie compliquée d'anémie profonde : Encausse, Forges, Cransac, Luxeuil, La Bourboule, Saint-Nectaire, Châteauneuf.

C. SCROFULEUSE :
La Bourboule, Salins, Salies-de-Béarn, Saint-Nectaire, Vichy et ses sources ferrugineuses.

CANCER.

C. DU COL UTÉRIN.

Traitement général tonique et reconstituant.

Combattre l'**anorexie** et la **constipation.** Séjour à la campagne, au bord de la mer.

Eaux de Saint-Honoré, Saint-Sauveur, Luxeuil, Allevard, Uriage, Salies-de-Béarn.

Au début: *Traitement chirurgical :* Amputation sous-vaginale du col. Hystérectomie vaginale.

Traitement palliatif : Arrêter les **hémorragies** par les injections antiseptiques *chaudes* à 50°, ou *froides* à 10°. (Bouilly.)

Appliquer sur les végétations cancéreuses des tampons de gaze ou de coton imbibés de *perchlorure de fer* et desséchés.

Pratiquer le *grattage* à la curette tranchante jusqu'au tissu sain, le faire suivre d'une *cautérisation* énergique avec un gros cautère; terminer par un tamponnement à la gaze iodoformée, laissé en place pendant 48 à 72 heures.

Détruire les végétations cancéreuses à mesure qu'elles croissent, avec les *caustiques* suivants, appliqués avec un petit tampon de ouate :

Acide phénique.........	4 gr.
Iode métallique..........	1 —
Alcool.................	10 —
	(De Sinéty.)

Brome.................	2 gr.
Alcool pur.............	10 —
	(Braun.)

Laver à grande eau, après chaque cautérisation, et pratiquer un tamponnement vaginal à la gaze iodoformée.

Modifier les écoulements ichoreux avec des *injections* désinfectantes, répétées trois fois par jour.

Permanganate de potasse.	10 gr.
Eau distillée............	300 —

2 cuillerées à bouche par litre d'eau tiède.

Créoline..............	100 gr.
Eau..................	300 —

2 cuillerées à bouche par litre.

Acide phénique	} āā 240 gr.
Alcool...............	
Essence de thym..........	10 —
	(Auvard.)

2 cuillerées à bouche par litre.

Ou bien faire un *pansement quotidien :* Mettre le col à nu, sans le faire saigner. Donner une irrigation vaginale, puis, laver avec des tampons de ouate imbibés de :

Résorcine..............	130 gr.
Eau distillée...........	100 —

les culs de sacs vaginaux et les parties accessibles du col et du canal cervical. Placer ensuite un premier petit tampon, muni d'un fil de soie, imbibé de la même solution et exprimé, dans la cavité cervicale agrandie par l'ulcération cancéreuse. Obturer tout le canal cervical avec d'autres petits tampons. Recouvrir la surface extérieure du col avec un gros tampon; léger tamponnement vaginal avec 2 ou 3 tampons secs ordinaires de ouate hydrophile.

Contre les douleurs :

Sirop de morphine....	
— de chloral......	} āā 30 gr.
— de fleurs d'oranger........	
Eau de tilleul...........	80 —

1 cuillerée à soupe toutes les 1 à 2 heures.

Hydrate de chloral...	2 à 4 gr.
Teinture d'opium...	X à XV goutt.
Jaune d'œuf...	Nº I.
Eau tiède...	200 gr.

Pour 1 lavement.

Extrait de belladone...	1 centigr.
— d'opium...	5 —
Beurre de cacao...	4 gr.

Pour suppositoire, nº 6, 1 à 2 par jour.

Frictions lombo-sacrées avec :

Chloroforme...	} āā 15 gr.
Teinture thébaïque...	}
Alcoolat de Fioravanti...	150 —

C. DU CORPS DE L'UTÉRUS.

Mêmes indications que pour le cancer du col.

Au début, *traitement chirurgical.* Hystérectomie vaginale, toutes les fois qu'on espère tout enlever.

Si l'opération est contre-indiquée, *traitement palliatif :*

Curettage, suivi de *cautérisation ignée* et d'un tamponnement antiseptique intra-utérin.

Injections intra-utérines au *permanganate de potasse* 1/2 à 1 p. 1000, ou à la *liqueur de Labarraque* (hypochlorite de soude), 2 cuillerées à soupe dans un litre d'eau.

Employer le mélange suivant :

Teinture d'eucalyptus...	40 gr.
Acide salicylique...	1 —
Vinaigre blanc...	300 —
	(Vaucaire.)

1 à 3 cuillerées à soupe par litre d'eau tiède.

Pansements avec la poudre composée suivante :

Chlorate de soude...	} āā 10 gr.
Sous-nitrate de bismuth.	}
Iodoforme...	5 —

A appliquer avec un tampon.

Onctions du vagin et de la vulve avec la pommade suivante :

Poudre d'amidon...	2 gr.
Chlorhydrate de cocaïne.	20 centigr.
Vaseline...	30 gr.

Intérieurement : calmants, stupéfiants, hypnotiques.

C. DE L'ESTOMAC.

Indications du régime : 1º diminuer ou supprimer les albuminoïdes; 2º arrêter les fermentations vicieuses; 3º augmenter la ration des féculents.

Régime : poissons maigres (sole, barbue, turbot, merlan, poisson blanc), volailles tendres en purée, gélatineux et poudres de viandes, peptones.

Insister sur le régime végétal, les féculents azotés (purées de pois, de lentilles, de haricots, de fèves, pâtes alimentaires). Peu de légumes verts.

Conseiller les condiments.

Supprimer les aliments fermentescibles : pain, fromage, charcuterie.

Le lait et le képhir sont souvent mal supportés (fermentation, production d'acide lactique).

Comme boisson : bière, extraits de malt, champagne étendu d'eau gazeuse.

Ne faire que trois repas par jour.

(A. Robin.)

Au début : *traitement chirurgical curatif : pylorectomie.*

Traitement médical : S'efforcer d'obtenir des digestions artificielles dans l'estomac des malades.

Réveiller l'appétit par le *condurango.*

Écorce de condurango...	15 gr.
Eau distillée...	250 —
	(A. Robin.)

Faire bouillir jusqu'à réduction à 150 gr.

1 cuillerée à soupe, un quart d'heure avant le repas.

Donner les *strychniques*, le vin thériacal (1 à 6 cuillerées 10 minutes avant le repas) ou encore un des cachets suivants :

Chlorure d'ammonium.	15 centigr.
Bicarbonate de soude..	25 —
Poudre de Dower.....	10 —
	(A. Robin.)

En cas d'hypochlorhydrie :

Acide chlorhydrique.	1 gr. 50 centigr.
Eau...............	1000 gr.

A prendre un grand verre de cette solution, du milieu à la fin du repas, par petites gorgées.

Au milieu du repas, prendre un cachet de :

Pepsine.............	50 centigr.
Maltine.............	10 —
Pancréatine.........	10 —
	(A. Robin.)

Pour 1 cachet, n° XX. 2 cachets par jour.

En cas d'hyperchlorhydrie :

Bicarbonate de soude.	30 centigr.
Codéine.............	2 —

Pour 1 cachet, n° XII. 3 à 6 par jour.

Contre les fermentations, donner du *soufre lavé* ou *sublimé*, du *fluorure d'ammonium* :

Fluorure d'ammonium...	1 gr.
Eau distillée...........	300 —
	(A. Robin.)

1 cuillerée à bouche, au milieu du repas.

Ou bien encore administrer le *chlorate de soude*, à la dose de 8 à 15 gr. par jour. (Brissaud.)

Contre les vomissements : Employer la *cocaïne*, l'*eau chlo-* *roformée*, le *chlorate de potasse*, la *picrotoxine* :

Picrotoxine.............	5 centigr.
Chlorhydrate de morphine.............	5 —
Sulfate neutre d'atropine.............	1 —
Eau de laurier-cerise..	10 gr.
	(A. Robin.)

V à VIII gouttes à la fois.

Pratiquer le *lavage d'estomac* et laisser l'organe au repos pendant plusieurs heures, en permettant seulement de boire par petites gorgées du champagne frappé.

Prescrire dans le même but la formule suivante :

Teinture d'iode........	} āā 5 gr.
Chloroforme..........	}
	(Huchard.)

V gouttes, 2 à 4 fois par jour au début des repas.

En cas d'hémorragies : Piqûres et potion d'*ergotine*, *tannin*, *perchlorure de fer*; lavements alimentaires; injection sous-cutanée de *sérum artificiel*.

Contre les douleurs : *Révulsion* avec un cautère; tous les 8 jours, pointes de feu ou vésicatoire de 5 cent. carrés. Appliquer sur le creux épigastrique l'emplâtre suivant :

Emplâtre de diachylon.	} āā 5 parties.
— thériacal....	}
Extrait de belladone....	}
— de ciguë......	} āā 1 —
— de jusquiame..	}
Acétate d'ammoniaque....	2 —
	(A. Robin.)

Intérieurement :

Extrait de belladone...	5 milligr.
— d'opium.......	1 centigr.
— de jusquiame..	2 —

Pour une pilule, n° 50. 4 à 6 pilules par jour.

née de teinture de *benjoin* ou *d'eucalyptus* (1 cuillerée à café) ou bien encore avec le mélange suivant :

    Alcool à 70°............. 30 gr.
    Menthol................ 1 —

1 cuillerée à café pour chaque inhalation.

Ou bien prescrire :

    Menthol................ 2 gr.
    Teinture de benjoin ..... 6 —
    Chloroforme............ 2 —
    Alcool................. 10 —

Inhaler pendant quelques instants X gouttes de ce mélange.

Eaux thermales : Eaux sulfurées, Cauterets, Eaux-Bonnes, Luchon, Ax, Amélie; cette médication, qui est excitante, est contre-indiquée chez les sujets sanguins.

Si le catarrhe est récent, peu étendu, à grosses bulles : Enghien, Allevard, Saint-Honoré, Pierrefonds.

Pour les *catarrheux arthritiques :* Royat.

Pour les *catarrheux lymphatiques :* La Bourboule.

Pour les *catarrheux à poussées aiguës :* Mont-Dore.

En *Allemagne,* Ems; en *Suisse,* Weissenburg, Schinznach.

En cas de poussée aiguë : Révulsifs, vésicatoire; en cas de *mucosités très adhérentes :*

    Ipéca................ 50 centigr.

Faites infuser dans :

    Eau................. 150 gr.

Ajoutez :

    Acétate d'ammoniaque.... 10 gr.
    Sirop de guimauve....... 30 —

1 cuillerée à bouche toutes les heures.

    Ipéca................. 30 centigr.

Faites infuser dans :

    Eau................. 150 gr.

Ajoutez :

    Liqueur ammoniacale
      anisée.............. 2 gr.
    Chlorhydrate de pilocarpine................ 3 centigr.
    Sirop de polygala....... 30 gr.

1 cuillerée à bouche toutes les heures.

Chez les enfants : localement : *révulsifs* répétés, teinture d'iode, ouate iodée, liniment térébenthiné, cataplasmes sinapisés.

Intérieurement : Sirop de sève de pin, sirop de térébenthine, 1 à 2 cuillerées à bouche par jour. Capsules de térébenthine, de goudron, d'eucalyptol.

Eau de goudron avec vin ou cognac, aux repas.

Pendant 15 jours par mois, le matin à jeun, un verre à bordeaux d'eau du Mont-Dore; si l'enfant a 6 ou 7 ans, 1 verre à bordeaux d'eau d'Eaux-Bonnes; pendant les autres 15 jours du mois, bière d'extrait de malt, à laquelle on ajoute 10 centigr. d'iodure de potassium. Donner en même temps au milieu du repas III à IV gouttes de Liqueur de Fowler.   (J. Simon.)

    Sirop de malt.......... 300 gr.
    Iodure de potassium.... 1 —

1 à 2 cuillerées à bouche par jour.

Prescrire aussi le *soufre* associé au *quinquina :*

    Extrait de quinquina.... 10 gr.
    Fleur de soufre........ 5 —
    Sirop de gomme........ 250 —
                        (Comby.)

1 cuillerée à soupe matin et soir.

Chez les enfants scrofuleux :

Injections de morphine, en cas d'insomnie.

Contre l'inanition et l'état cachectique : Injections hypodermiques arsenicales ; injections de sérum artificiel, pour stimuler la nutrition générale.

Arséniate de soude......	2 centigr.
Phosphate de soude. ...	1 gr.
Sulfate de soude.......	2 —
Eau distillée et bouillie..	20 —

Injecter 1 seringue de Pravaz par jour, puis augmenter progressivement jusqu'à 3 et 4 seringues par jour.

Administrer les *glycérophosphates* :

Glycérophosphate de soude.	4 gr.
Eau distillée et stérilisée..	20 —
	(A. Robin.)

Injecter tous les jours 5 à 6 gr. de cette solution.

Lavements alimentaires :

Lait..................	250 gr.
Jaune d'œuf...........	Nº II.
Peptone solide.........	25 gr.
Laudanum	XV goutt.

Pour un lavement.

Lait..............	} āā 100 gr.
Bouillon...........	
Peptones...........	5 —
Rhum..............	30 —
Jaune d'œuf.........	Nº 1.
Laudanum...........	XV gouttes.
	(Chaput.)

Faire prendre un lavement évacuant, à la glycérine, avant le lavement alimentaire.

Traitement chirurgical palliatif :

Gastrostomie, dans les cas de cancer du cardia avec fort rétrécissement ; *gastro-entérostomie*, dans les cas d'imperméabilité pylorique.

C. DU SEIN.

Au début : *Amputation du sein* et *extirpation* des glandes lymphatiques du creux axillaire.

Traitement palliatif : Faire, tous les 2 jours, 2 à 3 *injections interstitielles* de 1 cent. cube chaque, de la solution suivante :

Sublimé.................	1 gr.
Eau	900 —
Alcool rectifié...........	100 —.

Faire les piqûres à 1 cent. l'une de l'autre.

Si le cancer est ulcéré, faire chaque jour 2 à 3 *pulvérisations antiseptiques* avec la solution :

Acide phénique neigeux..	10 gr.
Alcool................	Q. S.
Eau bouillie..........	1000 gr.

Pansement absorbant à la gaze salolée.

A l'intérieur : Prescrire les toniques, l'arsenic, l'arséniate de soude, l'iodure de potassium, 1 à 2 gr. par jour.

Arséniate de soude..	3 à 4 centigr.
Sirop de quinquina..	400 gr.

1 cuillerée à soupe avant chacun des 2 principaux repas.

Contre les douleurs : Injection de morphine.

C. VAGINAL ET VULVAIRE.

Au début : *extirpation* du néoplasme ; dans le cas de cancer vulvaire, enlever les ganglions inguinaux engorgés.

Si l'opération est contre-indiquée, conseiller les *grands bains de siège antiseptiques* (phéniqués 1/200).

Faire prendre des *injections vaginales* avec :

Permanganate de potasse.	10 gr.
Eau bouillie...........	900 —

2 cuillerées à soupe pour 1 litre d'eau bouillie.

Lotions vulvaires avec :

Acide salicylique.... 0,50 à 1 gr.
Eau bouillie....... 1000 —
(Pozzi.)

Badigeonnages renouvelés tous les 3 ou 4 jours avec : *Acide lactique* pur ; recouvrir de ouate non hydrophile stérilisée. Enlever le pansement au bout de 12 heures. Irrigations avec la solution :

Acide salicylique..... 50 centigr.
Eau .... 1000 gr.

Prévenir **l'érythème** avec la pommade suivante :

Acide salicylique...... 50 centigr.
Oxyde de zinc........ } āā 1 gr.
Poudre d'amidon..... }
Vaseline............. 40 —
(Vaucaire.)

Onctions sur les aines et les cuisses.

Calmer les **douleurs** avec : Lavement au chloral, injection de morphine.

Onctions avec la pommade :

Chlorhydrate de cocaïne. 1 gr.
Extrait de belladone.... 50 centigr.
Vaseline............. 30 gr.

C. DE LA VESSIE.

A l'intérieur : Alcalins, bicarbonate de soude, à la dose de 2 à 4 gr. par jour.

Salol............... 25 centigr.
Bicarbonate de soude... 50 —
(Bouilly.)

Pour 1 cachet, 4 par jour.
Injections intravésicales avec :

Perchlorure de fer. XX à XL gouttes.
Eau bouillie...... 125 gr.
(Thompson.)

Tannin............. 1 à 1 gr. 50
Eau bouillie......... 100 gr.

Nitrate d'argent.... 10 à 30 centigr.
Eau distillée....... 125 gr.
(Guyon.)

Permanganate de potasse............. 25 centigr.
Eau distillée........ 1000 gr.

Contre l'hématurie :

Ergotine............. 1 gr.
Eau distillée.......... 100 —
Sirop d'éc. d'or. amères. 50 —

1 cuillerée à soupe de 1/2 heure en 1/2 heure et injection vésicale de 50 à 60 gr. au plus de la solution :

Nitrate d'argent........ 1 gr.
Eau distillée.......... 500 —

Recourir aux lavements froids.
Contre la cystalgie et le ténesme vésical: Cystotomie hypogastrique; chez la femme, établir une fistule vésico-vaginale.

CATARRHE.

C. NASO-PHARYNGIEN CHRONIQUE.

Combattre la diathèse : lymphatisme, arthritisme. Enlever les mucosités par un nettoyage avec :

Bicarbonate de soude.)
Biborate de soude.... } āā 60 centigr.
Chlorate de soude....)

Pour 1 paquet à faire dissoudre dans un verre d'eau tiède, ou bien,

irrigations abondantes antérieures et postérieures, en alternant avec :

Naphtol β........... 5 centigr.

Pour 1 paquet, à dissoudre dans un litre d'eau tiède et bouillie.

Résorcine................ 1 gr.

Ou, mieux :

Acide salicylique........	5 gr.
Chlorure de sodium......	50 —
Bicarbonate de soude.. .	100 —

2 cuillerées à café par litre d'eau.

Si ces irrigations ne suffisent pas, *badigeonnages* de la gorge et du nez avec résorcine à 50 p. 100 ou avec la formule suivante :

Salol..............
Résorcine.......... } āā 3 centigr.
Salicylate de bismuth.
Huile de vaseline....... 15 gr.

Passer tous les 2 ou 3 jours, dans le pharynx nasal, un pinceau de coton imbibé de :

Tannin............... } āā 6 gr.	
Iodoforme........... }	
Alcool camphré.........	60 —

Introduire tous les soirs, au coucher, de la *vaseline boriquée* dans les narines.

S'il y a des végétations adénoïdes : *Grattage* de la voûte, suivi d'un badigeonnage iodo-ioduré au 1/60.

C. UTÉRIN.

Voy. *Leucorrhée*, *Métrite*, *Endométrite*, *Endocervicite*.

CELLULITE PELVIENNE (chez la femme).

Repos au lit, dans le décubitus dorsal et horizontal. Alimentation liquide : lait, bouillon. Purgatifs légers, tels que *magnésie calcinée*, à la dose de 4 à 6 gr. par jour.

Au début : Appliquer sur la paroi abdominale quelques ventouses scarifiées, mettre le *sac de glace en permanence* sur le ventre (avoir soin d'interposer une flanelle) et pratiquer des *onctions* 2 fois par jour, sur la paroi abdominale, avec la pommade résolutive :

Sulfo-ichtyolate d'ammoniaque...............	4 gr.
Axonge.................	30 —
	(Chéron.)

Employer cette pommade dans les cas peu septiques, sans suppuration.

Faire des *injections vaginales* très chaudes (45° à 50°) répétées 3 à 4 fois par jour, et des *lavements chauds*, à 45°, 2 fois par jour, une fois la période aiguë un peu calmée. (Reclus).

Conseiller les *bains chauds généraux*, dès que l'état de la malade le permet.

Cure aux eaux de Luxeuil, Salies-de-Béarn, Uriage, la Bourboule.

En cas de suppuration : Évacuer le pus par le rectum ou par le vagin au moyen d'un trocart ; drainage, lavage de la poche.

En cas de résolution ou de guérison : *Massage* gynécologique, injections vaginales chaudes. Application de tampons vaginaux imbibés de glycérine à l'ichtyol, 3 fois par semaine.

Ichtyol...............	40 à 60 gr.
Glycérine neutre.....	200 —

En cas de cystite : Lavages de la vessie boriqués ou au permanganate de potasse 1/2000 à 1/1000.

CÉPHALALGIE.

Soigner l'accès et la diathèse.

En cas d'anémie : Fer, quinquina, arsenic ; huile de foie de morue, chez les enfants.

En cas d'arthritisme : Alcalins, bicarbonate de soude 1 à 3 gr. par jour, régime adapté, exercice en plein air ; eau de Vals. Cure à la Bourboule, Royat, Néris, Luxeuil. Hydrothérapie.

En cas d'herpétisme : Arsenicaux. Cure aux eaux de la Bourboule.

Combattre la **constipation.** Proscrire la vie sédentaire et le surmenage intellectuel.

Contre l'accès : Antipyrine, phénacétine, exalgine, quinine.

Bromure de potassium : 3 à 4 gr. au début, en une fois.

Salicylate de soude : 6 gr. ; 2 gr. à 8 heures du matin, 2 gr. à 11 heures et 2 gr. à 4 heures.

Caféine : 50 centigr. en 2 fois. Migrainine : 1 gr. 2 fois par jour.

Hypnol (monochloral et antipyrine) : 1 gr. en potion, sirop jusqu'à 2 gr.

Chlorodyne : 25 centigr. à 1 gr. par jour.

Bromhydrate de quinine. 20 centigr.
Antipyrine .... 75 —

Pour 1 cachet. N° IV ; un toutes les 2 heures.

Antipyrine............ 1 gr.
Nitrate d'aconitine cristallisé.............. 1/4 de millig.

Pour 1 cachet. N° 3 ; un toutes les 4 heures.

Chlorhydrate de morphine.............. 1 centigr.
Infusion de café....... 100 gr.

A prendre en une fois.

Teinture alcoolique de piscidia erythrina.. }
Teinture de viburnum prunifolium .... } āā 10 gr.

(Dujardin-Beaumetz.)

XL à L gouttes dans les 24 heures.

Bromure de potassium. 10 gr.
Hydrate de chloral.... 10 —
Extrait de chanvre indien....... }
— de jusquiame. } āā 10 centigr.
Sirop d'écorce d'oranges amères......... 100 gr.

1 cuillerée à café, le soir.

Contre la céphalalgie continuelle des neurasthéniques (Voy. *Neurasthénie, Hystérie*).

Teinture de kola... }
— de coca... } āā 50 gr.
Arséniate de soude..... 5 centigr.

(Grasset.)

1 cuillerée à café après les repas (pendant longtemps).

Préférer les *injections hypodermiques arsenicales :*

Arséniate de soude..... 3 centigr.
Eau distillée.......... 30 gr.

Injecter 1/2 seringue de Pravaz, puis augmenter progressivement jusqu'à 2 et 3 seringues par jour.

Ou *injections phospho-arsenicales :*

Arséniate de soude..... 20 centigr.
Phosphate de soude.... 1 gr.
Sulfate de soude....... 2 —
Eau stérilisée......... 20 —

Injecter X gouttes, augmenter lentement jusqu'à XXX gouttes par jour.

Contre la céphalalgie persistante et rebelle aux médications ordinaires :

Calomel............ 10 centigr.
(Galliard.)

Pour 1 cachet. Nº VI; prendre 1 cachet le matin à jeun pendant 6 jours.

Si la cure échoue, en faire une seconde 3 semaines après.

Extérieurement : Crayon à migraine, eau sédative. Massage. Faradisation. Aimants.

CÉPHALÉMATOME.

Ne pas inciser, attendre la résorption spontanée. Appliquer un bandage légèrement compressif.
En cas de tension excessive :

Ponction aspiratrice.
En cas de suppuration :
Incision, pansement à la gaze *salolée.*

CHALAZION.

Extirper la petite tumeur; pratiquer une incision à la peau ou à la conjonctive, choisir la voie qui mènera plus vite sur le chalazion préalablement pris dans la pince de Desmarres. Disséquer avec soin au bistouri, ne pas se servir de la curette. Faire un seul point de suture; pansement antiseptique.
(Trousseau.)

CHANCRE.

C. INDURÉ.

Iodoforme............ 2 à 4 gr.
Baume de Pérou...... 3 —
Vaseline............ 10 —
(Dujardin-Beaumetz.)

Pour pansements.

Calomel............ } ää 2 gr.
Oxyde de zinc........ }
Lanoline............ } ää 15 —
Vaseline............ }
(Mauriac.)

Pour pansements.

Calomel............ 1 gr. 50
Camphre............ 50 centigr.
Cérat opiacé.......... 20 gr.

Pour pansements.

Calomel.............. 2 gr.
Cold-cream........... 20 —
(Mauriac.)
Pour pansements..
Lavages antiseptiques et astringents 2 à 4 fois par jour.

Si le chancre tarde à se cicatriser : Cautérisation au nitrate.
Si le chancre devient dévorant ou phagédénique : Iodure de potassium à l'intérieur, à la dose de 2 gr. par jour. Cautérisation au thermocautère. Application de la pommade suivante :

Acide pyrogallique... 5 à 10 gr.
Vaseline............ 50 —
(Vidal.)

Ou bien panser avec :

Acide pyrogallique ...... 10 gr.
Amidon en poudre........ 40 —
(Terrillon.)
Ou encore :

Tartrate ferrico-potassique. 3 gr.
Eau distillée............ 10 —

Faire précéder ces applications douloureuses par celles d'alcool absolu.

Quand la plaie devient bourgeonnante, laver avec :

Chloral................	1 gr.
Eau	100 —
	(Vidal.)

Iodoforme,..........	} ãã P. E.
Café torréfié pulvérisé.	
	(Fournier.)

Employer aussi, dans les cas de chancre phagédénique, des badigeonnages avec la *solution de perchlorure de fer*.

C. MOU.

Au début : Cautérisation à l'acide phénique pur liquéfié; pansement avec pommade iodoformée à 2 p. 100.　　　　(Lesser.)

L'*iodoforme* est le meilleur topique.

Saupoudrer avec le mélange suivant :

Acide pyrogallique........	10 gr.
Amidon en poudre........	40 —
	(Terrillon.)

Ou bien, pansement à la solution de *nitrate d'argent* 3 p. 100 le jour, et à l'*iodoforme* la nuit.

Lavages répétés 4 fois par jour avec sublimé au 1/2000ᵉ.

CHARBON.

Traitement général : Soutenir les forces du malade; quinquina, vin, alcool, café.

Intérieurement : X, XX à XXX gouttes de teinture d'iode par jour, dans de l'eau sucrée.

Traitement de la pustule maligne : Excision large, suivie de cautérisation de la surface mise à nu.

Extirpation de la pustule au thermocautère, débridement profond de tous les tissus œdématiés; opérer largement, ne pas craindre les incisions longues et profondes.

Injections antiseptiques : Le *sublimé* est peu maniable, préférer l'*acide phénique* au 1 1/2 p. 100 et la *teinture d'iode* au 2 à 5 p. 100; employer aussi des solutions à parties égales d'iode et d'eau iodurée.

Manuel opératoire : Au delà de la zone vésiculaire, à 2 centim. autour de l'induration, injecter la solution choisie, en des points assez rapprochés pour que les noyaux formés se touchent et se confondent. Injecter dans le tissu cellulaire sous-cutané; faire 6 à 10 injections, matin et soir ; chaque fois plus excentriques.

Traitement mixte de Verneuil : Enlever la plaque et cautériser la surface énucléée; puis larder l'aréole de pointes de feu distantes de la plaie de 1 centim. et séparées entre elles de 1 à 10 centim. ; profondes, jusque dans le tissu cellulaire. Injections multiples dans la zone œdématiée de la solution iodée à 2 p. 100, continuées pendant trois jours, surtout si le gonflement augmente.

Pansement à la tarlatane imbibée de liqueur de Van Swieten, pulvérisations phéniquées.

Pratiquer aussi des *injections iodées* autour des ganglions engorgés.

CHÉLOÏDE.

Scarifications très petites et très nombreuses souvent répétées.

Chez les scrofuleux : Administrer l'arséniate de soude, l'huile de foie de morue.

Panser à l'emplâtre de Vigo.

Onctions et pansements faits avec la pommade suivante :

Anthrarobine .... ⎫
Vaseline............ ⎬ $\overline{\overline{aa}}$ 20 gr.
Lanoline .... ⎭

CHLOASMA UTÉRIN.

Voilettes épaisses bleues ou vertes, chapeaux à larges bords. Gants.

Frictionner la peau avec le *savon mou de potasse*, jusqu'à ce qu'elle présente un certain degré d'irritation. Mettre ensuite, le soir au coucher, la pommade suivante :

Onguent de Vigo..... ⎫ $\overline{\overline{aa}}$ 10 gr.
Vaseline........... ⎭
(Besnier.)

l'étendre sur de la mousseline et recouvrir de taffetas gommé.

Le matin, nettoyer la figure avec du cold-cream, et ensuite avec de l'eau chaude, additionnée de la solution de sublimé à 1 p. 1000 dans la proportion d'un quart.

Pendant la journée, pour dissimuler l'effet de la médication, mettre :

Carbonate de bismuth. ⎫ $\overline{\overline{aa}}$ 10 gr.
Kaolin............. ⎬
Vaseline...... .... 40 —
(Besnier.)

Ou bien toucher les taches, matin et soir, avec un pinceau imbibé de :

Glycérine............... 50 gr.
Acide chlorhydrique officinal................. 5 —
Lait virginal........... 50 —
Chlorhydrate d'ammoniaque............ .... 4 —
(Brocq.)

Sublimé............. 50 centigr.
Sulfate de zinc...... ⎫ $\overline{\overline{aa}}$ 2 gr.
Acétate de plomb.... ⎭
Alcool............... Q. S.
Eau distillée......... 125 gr..

Ou faire des lotions avec de l'*eau oxygénée*, ou avec de la *liqueur de Gowland*, coupée d'eau par moitié :

Sublimé............ 40 centigr.
Sel ammoniac........ 40 —
Émulsion d'amandes amères........... 200 gr.

Enfin lotions avec un tampon imbibé de la solution :

Bichlorure de mercure. ⎫
Chlorhydrate d'ammoniaque .... ⎬ $\overline{\overline{aa}}$ 20 centigr.
Émulsion d'amandes... 150 gr.
Teinture de benjoin.... 5 —
(Vaucaire.)

Laisser sécher sur place.

CHLOROSE.

Dans les cas d'anémie très prononcée et de neurasthénie : *Repos au lit* pendant 2 semaines au moins, puis *repos* en rapport avec l'état de la maladie. (Hayem.)

Régime alimentaire : Lait, 1 verre

toutes les heures. Viande crue hachée ou râpée, 120 gr. deux fois par jour. Lentilles, haricots, orge, avoine, épinards.

Au bout de huit jours, quand le malade aura repris des forces, commencer l'usage du fer :

    Protoxalate de fer .   10 à 20 centigr.
    Phosphate de soude.   25   —

Pour un cachet. N° XXX. 1 cachet avant chaque repas.

Quand il y aura eu amélioration sensible : Donner des viandes grillées, des volailles, des œufs, du jambon, des légumes verts, des purées de lentilles, du beurre, du racahout, des fruits cuits.

Ne pas insister sur l'administration des vins fortifiants, ils déterminent souvent de la dyspepsie. Pas de café, de thé, de liqueur, de bière.

En cas d'hypopepsie sans hyperchlorhydrie :

    Acide chlorhydrique pur..   2 gr. 50
    Eau distillée .... 250 gr.

Prendre 1 cuillerée à soupe, une demi-heure après les deux principaux repas, dans un demi-verre d'eau sucrée.

Combattre la **constipation**; instituer l'antisepsie intestinale.

Envoyer le malade, dès que son état le permettra, à la montagne, à la campagne.

Frictions alcooliques sur tout le corps, suivies de frictions sèches.

Hydrothérapie méthodique : douches froides, douches écossaises, bains salins, drap mouillé.

Organothérapie : 50 à 100 gr. par jour de moelle osseuse rouge d'un jeune veau, prise crue dans la soupe.

Dans les cas de chlorose or-dinaire : Éviter les fatigues. Promenade quotidienne. Alimentation tonique et reconstituante. Préférer le lait au vin et aux liqueurs. Séjour à la campagne.

Prescrire le fer :

    Protoxalate de fer..   10 à 20 centigr.
                           (Hayem.)

Pour 1 cachet. N° C. ; 1 cachet au commencement de chaque repas.

En même temps administrer les cachets suivants :

    Phosphate de chaux. ⎱ ãã 50 centigr.
    Chlorure de sodium. ⎰

Pour 1 cachet. N° C; 1 à 2 cachets après les repas.

Autres formules :

    Protoxalate de fer....   10 centigr.
    Poudre de colombo...   10   —
    Excipient et glycérine.   Q. S.

Pour une pilule, de une à quatre par jour.

    Lactate de fer......... ⎫
    Poudre de rhubarbe...   ⎬ ãã 5 gr,
    Sucre en poudre....... ⎭
                           (Comby.)

Une bonne pincée avant chaque repas.

Dans la chlorose de surmenage (travaux fatigants des fabriques, des champs, soirées, bals, veilles) : Beaucoup de repos; peu de fer.

Dans la chlorose dyspeptique (hyper ou hypochlorhydrie, dilatation d'estomac, ulcère gastrique, fermentation gastro-intestinale) : Pas de fer, pas de digitale; soigner la dyspepsie d'abord, la chlorose ensuite.

Contre l'**atonie intestinale :** Granules de *strychnine* à 1 milligr., prendre 3 à 5 granules par jour avant les repas.

En cas d'anorexie et de tendance à la constipation :

Tartrate ferrico-potassique. 10 gr.
Extrait de quinquina...
— de rhubarbe ... } āā 5 —
— de noix vomique. 25 à 50 centigr.
Glycérine............
Huile essentielle d'anis. } Q. S.

(Huchard.)

Pour 100 pilules ; 2 avant chaque repas.

Lactate de fer............. 2 gr.
Extrait d'aloès.........
Poudre de rhubarbe... } āā 4 —

Pour 100 pilules ; 3 pilules le matin et le soir.

En cas d'albuminurie :

Poudre de digitale.....
— de scille....... } āā 1 gr.
Fer porphyrisé........... 2 —
Extrait de quina .... Q. S.

Pour 20 pilules ; 2 à 6 par jour.

En cas d'affections cutanées :

Sulfure de fer........... 10 gr.
Aloès .... 2 gr. 50
Rhubarbe ....
Quinquina............ } āā 8 gr.
Sirop de miel........... Q. S.

(Duchesne-Duparc.)

Pour 100 bols, 2 à 4 par jour.

Sulfure de fer........
Poudre de gentiane.... } āā 5 gr.
Extrait de gentiane....

Pour 50 pilules, 2 à 4 par jour.

En cas d'aménorrhée :

Apiol : capsules gélatineuses, à 20 centigr., 2 par jour.

Tartrate ferrico-potassique. 10 gr.
Extrait d'armoise.....
— d'absinthe..... } āā 4 —
Poudre d'aloès.......... 2 —
Huile essentielle d'anis..... Q. S.

(Huchard.)

Pour 100 pilules ; 2 à chaque repas.

Limaille de fer porphyrisée........
Poudre de cannelle. } āā 20 centigr.
Safran............. 5 —

(C. Paul.)

Pour 1 cachet. Prendre 1 à 3 cachets par jour avant les repas. Cesser au moment des règles.

En cas de dysménorrhée :

Teinture de viburnum prunifolium .... 10 gr.

XX à XXX gouttes par jour, pendant les 6 premiers jours qui précèdent l'apparition des règles.

En cas de dyspepsie par atonie intestinale :

Sirop d'iodure de fer..... 200 gr.
— de sulfate de strychnine.......... 20 —

(Comby.)

2 à 4 cuillerées à café par jour (enfants).

En cas de diarrhée :

Phosphate de chaux.. 50 centigr.

Pour 1 cachet. Un cachet avant chaque repas.
Ou bien :

Benzonaphtol........ 25 centigr.
Salicylate de bismuth. 30 —

1 cachet avant chaque repas.

En cas de gastralgie :

Tartrate ferrico-potassique .... 10 gr.
Extrait de gentiane..... 8 —
— de noix vomique. 25 centigr.
— thébaïque ...... 25 —
Glycérine...........
Huile essentielle d'anis. } āā Q. S.

(Huchard.)

Pour 100 pilules ; 2 à chaque repas.

En cas de ménorrhagie :

Tartrate ferrico-potas-
sique .... } āā 10 gr.
Ergotine .... }
Huile essentielle d'anis.... Q. S.

(Huchard.)

Pour 100 pilules ; 4 par jour.

En cas de nervosisme :

Asa fœtida .... } āā 5 gr.
Valériane en poudre... }
Iodure de fer .... 5 à 10 —
Excipient .... Q. S.

Pour 100 pilules ; 4 à 6 par jour.

Extrait de valériane ... } āā 5 gr.
Protosulfate de fer ..... }
Carbonate de potasse... }
Sulfate de quinine .... 2 —
Poudre de valériane .... Q. S.

Pour 50 pilules. 2 à 4 par jour.

Dans les cas de chlorose accompagnés de névralgies :

Prescrire l'*arsenic* seul ou associé au fer.

Arséniate de fer .... 50 centigr.
Poudre de gomme ara-
bique .... Q. S.

Pour 100 pilules. De 4 à 20 pilules progressivement, selon l'âge et la constitution.

Liqueur de Fowler... } āā 10 gr.
Tartrate ferrico-potas-
sique .... }

X à XV gouttes progressivement selon l'âge du malade, avant chaque repas.

Formules diverses :

Vin ferrugineux :

Lactate de fer .... 10 gr.
Vin de gentiane .... 600 —

4 à 6 cuillerées à bouche par jour.

Sirop ferrugineux :

Tartrate ferrico-potassique. 2 gr. 50
Rhum .... } āā 100 gr.
Sirop d'écorces d'o-
ranges amères .... }

(Jaccoud.)

2 cuillerées à bouche par jour.

Limaille de fer .... 5 centigr.
Craie lavée .... }
Poudre de café torréfié. } āā 20 —
— de rhubarbe.. }

(Peter.)

Pour 1 cachet, à prendre avant chaque repas. En cas de gastralgie ajouter 1 centigr. de poudre d'opium, et, s'il y a tendance au météorisme, 1 centigr. de noix vomique.

Sirop de Blancard :

Fer .... 2 gr. }
Iode .... 4 gr. 10 } 16 gr. 10
Eau .... 10 gr. }
Sirop de sucre à froid ... 985 gr.

20 gr. ou 1 cuillerée à soupe contiennent 10 centigr. d'iodure ferreux. Pour enfants, 2 à 4 cuillerées à café.

Teinture de malate de }
fer .... } āā 15 gr.
Teinture d'écorces d'o-
ranges amères ..... }

3 fois par jour XX gouttes.

Citrate de fer ammoniacal. 5 gr.
Elixir Garus .... 500 —

1 verre à liqueur après le repas.

Pratiquer des *injections intramusculaires* de *citrate de fer* au 3 à 4 p. 100, à la dose de 10 centigr. par jour (2 à 3 centim. cubes) ; cette méthode est contre-indiquée chez les cirrhotiques, chez les anémiques sujets aux épistaxis, ou atteints d'hémorroïdes et chez les femmes ayant des métrorragies.

(Lépine.)

Dans les cas rebelles au fer, dans la chloro-anémie des garçons et des tuberculeux, prescrire l'arsenic.

Liqueur de Fowler... } āā 10 gr.
Eau de laurier-cerise. }

De X à XL gouttes, progressivement.

5.

Arséniate de soude. 5 à 10 centigr.
Sirop de quinquina.. 300 gr.

1 cuillerée à dessert matin et soir (enfants).

Pyrophosphate de fer et
  de soude........... 1 gr. 25
Arséniate de soude.... 12 milligr.
Eau de fleurs d'oranger. 50 gr.
Alcool à 90°......... 50 —
Sirop simple......... 240 —
(Yvon.)

2 à 4 cuillerées à bouche par jour (1 cuillerée contient 0,10 centigr. de sel de fer et 0,001 milligr. d'arséniate).

Arséniate de soude..... 10 centigr.
Extrait de quinquina. { ãã 10 gr.
  — de gentiane..
Poudre de noix vomique. 1 —
Glycérine............. Q. S.
(Huchard.)

Pour 100 pilules. 2 pilules au commencement de chaque repas. **En cas de troubles digestifs** contre-indiquant l'administration de l'*arsenic par la bouche*, le donner par voie hypodermique ou en lavements :

Liqueur de Fowler..... 1 partie.
Eau distillée.......... 2 —

Injecter une demi-seringue de Pravaz par jour.

Liqueur de Fowler....... 4 gr.
Eau distillée............ 56 —

Injecter dans le rectum, matin et soir, 5 gr. de cette solution, puis au bout de 5 jours faire trois injections (matin, midi, soir), continuer pendant longtemps.

La médication arsenicale doit être suspendue tous les 15 jours.

Essayer le *manganèse* dans les cas rebelles au fer:

Lactate de manganèse... } ãã 5 gr.
Extrait de quinquina...

Pour 50 pilules. 2 au début de chaque repas.

Carbonate de manganèse.. 10 gr.
Extrait de gentiane...... Q. S.
(Potain.)

Pour 100 pilules ; 2 à 4 par jour.

Bioxyde de manganèse. } ãã 5 gr.
Charbon de peuplier...
Poudre de colombo.... } ãã 50 centigr.
  — de noix vomique.

Pour 20 paquets ; un après chaque repas.

Sulfate manganeux.... } ãã 4 gr.
  — ferreux........
Extrait de gentiane........ Q. S.

Pour 120 pilules. 2 à 4 par jour. *Achever la guérison* par une cure d'eaux minérales ferrugineuses ou arsenicales naturelles.

Pour les chlorotiques éréthiques : Forges-les-Eaux, Bauche en Savoie, Bussang dans les Vosges, Reinlaigue en Auvergne, Pyrmont, Schwalbach en Allemagne, Spa en Belgique.

Pour les chlorotiques névropathiques avec prédominance de névralgies utérines : Néris, Bagnères-de-Bigorre.

Prescrire l'*eau de la Bourboule* à domicile (28 milligr. d'arséniate de soude par litre), par quarts de verre ; un verre par jour, pour les enfants. La cure à la Bourboule réussit par l'arsenic qu'elle contient et par son altitude (850 mètres).

CHOLÉRA.

Au début :

Laudanum de Sydenham.... 10 gr.

X gouttes plusieurs fois par jour.

Associé au :

Salicylate de bismuth.... 1 gr.

Pour 1 cachet. N° X. Un toutes les heures.

Boissons aromatiques.

Ou bien :

Calomel............... 6 centigr.

Pour un paquet. N° XX. Un paquet toutes les 5 minutes, avec I à II gouttes de laudanum.

A la période d'état : Pas de purgatifs. Continuer l'emploi du laudanum, du salicylate de bismuth, donner les antiseptiques intestinaux :

Contre les vomissements :

Laudanum de Sydenham. XV gouttes.
Éther sulfurique....... 4 gr.
Eau de fleurs d'oranger.⎫ ãã 30 —
Sirop de limons........⎭
Eau de tilleul.......... 90 —
(C. Paul.)

Par cuillerée à bouche.

Liqueur d'Hoffman...⎫
Teinture éthérée de ⎬ ãã 5 gr.
   valériane ....⎭
Laudanum de Sydenham... 1 gr.
Essence de menthe....... V goutt.
(Laussedat.)

XXV gouttes chaque fois qu'il y a menace de diarrhée ou de vomissements.

Boissons froides, telles que l'eau de Vichy frappée, à petites doses.

Contre la diarrhée profuse :

Opium en poudre...... 25 milligr.
Tannin pulvérisé....... 10 centigr.
Sucre pulvérisé........ 50 —
(Oppolzer.)

Pour 1 cachet. N° X. Un toutes les 2 heures.

Eau albumineuse, thé alcoolisé, boissons excitantes, mélisse, menthe.

Entéroclysmes de Cantani :

Acide tannique....... 10 à 20 gr.
Teinture d'opium..... 2 —
Infusion de camomille. 2 litres.

pour une fois ; injecter à 38° à 40°.

A la période de collapsus algide et asphyxique :

Chloroforme............ 1 gr.
Alcool................. 8 —
Acétate d'ammoniaque.... 10 —
Eau distillée........... 110 —
Sirop de morphine...... 40 —
(Desprez.)

1 cuillerée à bouche, toutes les heures.

Éther sulfurique........ 4 gr.
Extrait de ratanhia....... 4 —
Sirop d'opium.......... 30 —
Hydrolat de mélisse...... 60 —
   — d'oranger....... 60 —

1 cuillerée à bouche, tous les 1/4 à 1/2 heures.

Lavement avec :

Éther............... 250 centigr.
Laudanum.......... 50 —
Eau................ 100 gr.
(C. Paul.)

Injections sous-cutanées avec :

Camphre.............. 2 gr.
Éther................ 10 —

Injecter 1 à 2 seringues à la fois.

Briques, bouillottes chaudes. Frictions aromatiques.

Ne pas tarder à faire des *injections intraveineuses* de

Chlorure de sodium...... 5 gr.
Sulfate de soude..... 10 —
Eau bouillie stérilisée..... 1 litre.
(Hayem.)

Chlorure de sodium.... 6 à 7 gr.
Eau stérilisée.......... 1 litre.
(Sahli.)

Injecter 1 à 2 litres à la fois, à la température de 38° à 40°; répéter l'injection, selon les besoins, 2 à 3 fois dans les 24 heures.

C. INFANTILE. Voy. *Diarrhée cholériforme.*

CHORÉE.

C. DE SYDENHAM.
Cas légers :

Imposer le repos et défendre tout travail intellectuel. Vie calme, isolée et régulière, au grand air, à la campagne. Alimentation légère; conseiller le lait, les œufs, les viandes grillées, les légumes verts, les graisses. Exercices du corps sans fatigue.

Hydrothérapie : Si l'enfant a plus de 7 ans, donner la douche froide sous forme de jet brisé appliqué sur tout le corps et d'une durée de 1/4 de minute, au plus. Ou bien : *douche froide en jet sur la colonne vertébrale,* en pluie sur les épaules, le tout d'une durée de 1/4 de minute.

Les pratiques hydrothérapiques sont contre-indiquées par le rhumatisme ou les complications cardiaques; prescrire alors les *bains sulfureux*, pris tous les 2 jours, de 1/2 à 1 heure de durée.

Chez les enfants âgés de moins de 7 ans, s'en tenir soit *aux lotions à l'éponge*, à l'eau salée, soit à *l'enveloppement dans le drap mouillé;* prendre pour cela de l'eau très froide (9° à 10°), y tremper un drap, l'exprimer, et envelopper le malade jusqu'au cou, en pratiquant par-dessus le drap des frictions énergiques. Quand le patient est bien réchauffé, l'enrouler dans plusieurs couvertures, le laisser ainsi 25 à 30 minutes; activer la réaction en mettant des boules d'eau chaude aux pieds. Répéter l'opération 2 fois par jour.

En même temps, recommander la *gymnastique suédoise, cadencée et rythmée.*

Ne pas insister sur l'application de *ventouses sèches* à la nuque, recourir aux *pulvérisations d'éther* et de *chlorure de méthyle* le long de la colonne vertébrale.

Employer l'*électricité* sous différentes formes : faradisation, galvanisation, franklinisation.

(P. Blocq.)

Si l'enfant est chlorotique, prescrire le *protoxalate de fer*.

Cas de moyenne intensité :

Administrer méthodiquement les différents médicaments suivants : *salicylate de soude, arsenic* et *antipyrine.*

Prescrire le *salicylate de soude* dans les cas d'origine rhumatismale; autrement, préférer l'arsenic et l'antipyrine.

Administrer la *liqueur de Fowler* en commençant par IV gouttes par jour, augmenter d'une goutte par jour jusqu'à X à XX gouttes.

Si à ce moment apparaissent des **troubles gastro-intestinaux**, suspendre pendant 2 à 3 jours, pour reprendre ensuite à la dose atteinte au moment de l'apparition des accidents, et augmenter d'une goutte par jour jusqu'aux doses de XVIII à XX gouttes par jour. Continuer à ces doses; cesser de temps en temps la médication, s'il survient des accidents.

Mode d'administration de l'antipyrine :

Julep gommeux....... 120 gr.
Antipyrine .... 3 à 4 —

1 cuillerée à soupe, de 2 en 2 heures.

Débuter, chez les enfants de 6 à 15 ans, par la dose quotidienne minima de 3 grammes, augmenter les doses jusqu'à 4, 5 et 6 grammes par jour, suivant les âges. Si la dose de 5 à 6 grammes prise pendant 3 semaines ne produit pas d'amélioration, ne pas compter dans le cas particulier sur ce médicament. (Legroux.)

Médications diverses :

Chloral à la dose de 1 gramme à 1 gr. 75 centigr., suivant l'âge et la force des sujets, à prendre dans la journée, à la fin des trois principaux repas dans du sirop.
(Joffroy.)

Paraldéhyde ou *sulfonal*, à la dose de 1 à 2 grammes par jour.

Paraldéhyde............. 1 gr.
Sirop de limons......... 30 —
Eau de tilleul.......... 70 —

A prendre en 2 fois, le soir avant de se coucher.

Sulfonal .... 30 centigr.
(Comby.)

Pour 1 cachet. No XII. 2 à 4 de ces cachets le soir et avaler une gorgée d'eau après chaque prise.

Exalgine, à la dose de 20 centigrammes, trois fois par jour.

Bromure de potassium, à la dose de 2 à 4 grammes par jour, suivant l'âge.

Valérianate de zinc..... ⎫
Extrait de jusquiame... ⎬ ãã 5 gr.
Sous-nitrate de bismuth. ⎭
(Descroizilles.)

Pour 30 pilules ; 3 à 6 par jour.

Asa fœtida............. 5 gr.
Extrait de valériane.... 5 —
Oxyde de zinc......... 1 —
Castoréum............. 3 —
Extrait de belladone... 40 centigr.
(Descroizilles.)

Pour 80 pilules ; une matin et soir.

Poudre de racines de belladone............. 12 centigr.
Poudre de castoréum .. 24 —
Armoise pulvérisée..... 3 gr.
Poudre de racines de valériane............ 3 —
Sucre en poudre........ 6 —
(Réveil.)

Pour 20 prises ; 4 par jour.

Dans les chorées graves :

Extrait thébaïque........ 1 centigr.
Excipient.............. Q. S.

Pour 1 pilule. No XX. Une toutes les 3 heures (chez les enfants de 10 à 15 ans).

Extrait d'opium .... ⎫ ãã 20 centigr.
— de belladone. ⎭
Thridace.............. 30 gr.
Poudre de guimauve.... Q. S.

Pour 20 pilules. Une toutes les 3 heures, jusqu'à 5 ! par jour.

Chloral à hautes doses :

Chez des enfants de 15 ans : 2 grammes de chloral, le matin ; réveil, repas à midi ; donner 2 autres grammes, réveil, repas à 6 heures ; encore 2 grammes pour la nuit ; ainsi de suite pendant 10 à 15 jours.

Au-dessus de 10 ans, donner 4 grammes de chloral, en 3 prises, administrées après les repas : 1 gramme vers 7 heures du matin,

1 gramme à midi, 2 grammes à 6 heures du soir.

Pour enfants de 6 ans, la dose est des deux tiers à moitié inférieure à la précédente, mais doit toujours être suffisante pour procurer sûrement le sommeil 15 minutes après l'ingestion de la dose.

Essayer les injections sous-cutanées de *chlorhydrate d'hyoscine* : 1/4 à 1 milligr. par seringue de Pravaz.

Pratiquer des *injections de morphine*, 2 à 5 milligrammes à la fois.

C. CHRONIQUE (des adultes, des vieillards).

Les médicaments usuels échouent habituellement.

Intérieurement : Bromure, antipyrine, arsenicaux, ferrugineux. Injections sous-cutanées d'hyoscine et de duboisine.

Extérieurement : Pointes de feu, ventouses sèches, teinture d'iode sur la nuque, stypage de la colonne vertébrale. Suspension d'après la méthode de Sayre.   (P. Blocq.)

C. DES FEMMES ENCEINTES.

Administrer le *chloral* de telle sorte que la malade soit plongée dans un sommeil continuel ; réveiller la malade au moment des repas.

Chloral	6 à 8 gr.
Sirop simple	30 —
Essence de menthe	II gouttes
Eau	90 gr.

(Pinard.)

A prendre dans les 24 heures. Prescrire le bromure, l'antipyrine, l'arsenic.

Antipyrine	āā 1 gr.
Bromure de potassium	

(G. Sée.)

Pour 1 cachet. 4 dans les 24 heures.

Dans les cas graves, avec insomnie persistante : Dilatation digitale du col. Accouchement provoqué.

C. MOLLE.

S'abstenir de mesures thérapeutiques excessives. Médication tonique et antispasmodique, usitée contre la chorée vulgaire.

Électrisation faradique.

(P. Blocq.)

C. FAUSSE ÉLECTRIQUE.

Électrisation galvanique : Un des électrodes sur le rachis, l'autre successivement promené sur les membres affectés.

La valériane, la belladone, les bromures sont peu efficaces.

Pratiquer des injections d'*hyoscine*, ou de *cocaïne*, méthodiquement employées à doses extrêmement faibles.

Recourir à l'*émétique* :

Tartre stibié	5 centigr.

à prendre en une fois, le matin à jeun dans un peu d'eau sucrée, pour un enfant de 8 à 10 ans ; faire suivre cette prise de quelques gorgées d'eau chaude.

CHUTE DU RECTUM (Prolapsus).

Réduction de la tumeur : Mettre le malade dans l'attitude génupectorale ou le coucher dans le décubitus latéral, enduire le bourrelet de vaseline, et avec un linge fin également vaseliné presser doucement en refoulant vers l'anus. Maintenir la réduction à l'aide d'un tampon de ouate fixé par un bandage en T.

Combattre la cause : diarrhée, constipation, oxyures, polypes, atonie intestinale.

En cas de constipation : Prescrire des *lavements froids* quotidiens.

Conseiller au malade d'aller à la selle assis sur un siège élevé, de façon que ses pieds ne touchent pas le sol. Ou bien prescrire le décubitus latéral ou dorsal au moment de la défécation.

Réveiller la contractilité du sphincter anal par des lotions froides, 10° à 15°, ou par des *lavements froids* pris tous les jours ; introduire un petit fragment de *glace* dans l'anus.

Appliquer le soir un *suppositoire astringent :*

Beurre de cacao..........	2 gr.
Tannin............... } ãã	1 —
Extrait de ratanhia... }	

pour un suppositoire.

Intérieurement : Sulfate de *strychnine*, comme excito-moteur.

Faire au voisinage de l'anus des *injections sous-cutanées* avec :

Ergotine	2 gr.
Hydrolat de laurier-cerise.	10 —
	(Vidal.)

1 seringue de Pravaz par jour chez l'adulte ; 1/2 seringue chez l'enfant.

Préférer les injections d'*alcool absolu* : enfoncer l'index profondément dans le rectum, pour guider à distance l'aiguille de Pravaz plongée à fond parallèlement au rectum et en dehors de ses tuniques.

Deux à trois injections par séance et répétition éventuelle avec ou sans anesthésie générale.

(Mayor et Roux.)

Essayer l'*électrisation.*

Prescrire en même temps des *fortifiants généraux* (huile de foie de morue, sirop iodo-tannique).

Chez l'adulte : Intervention chirurgicale.

CHUTE DE L'UTÉRUS.

(Voy. *Prolapsus utérin.*)

CIRRHOSES.

C. ALCOOLIQUE (VEINEUSE) DU FOIE.

Régime : Proscrire absolument l'alcool, le vin, la bière, le cidre ; ne permettre comme boissons que le lait écrémé, les eaux alcalines (Vichy, Vals) et amères.

Peu ou pas de viandes, pas de graisses ; régime lacté absolu (le lait doit être écrémé) ou régime mixte comprenant les aliments peu aptes à la production de toxi-nes intestinales comme les œufs, les purées de haricots, de lentilles, les soupes d'orge, d'avoine.

(Chauffard.)

Aider à la digestion du lait par l'emploi du *bicarbonate de soude*, à la dose de 4 gr. par litre de lait ou en prescrivant les cachets suivants :

Pepsine............ }	
Pancréatine .... } ãã	4 gr.
Bicarbonate de soude. }	(Huchard.)

pour 20 cachets. 3 ou 4 par jour dans une tasse de lait.

Contre la sclérose hépatique : *Révulsion* au moyen de sangsues, de ventouses scarifiées ou de vésicatoires.

Prescrire :

Iodure de potassium, 1 à 2 gr. par jour.

Ou : *Iodure de mercure*, 5 à 10 centigr. par jour.

Protoiodure de mercure...	1 gr.
Chlorate de potasse.......	10 —
Sucre vanillé...........	90 —
Mucilage...............	Q. S.

pour 100 pastilles. 5 à 10 par jour.

Préférer le *culomel*, à la dose de 1 à 2 centigr. en une prise, chaque jour ; ou à celle de 3 à 5 centigr., tous les deux jours, en y joignant l'usage du chlorate de potasse et l'antisepsie buccale.

Contre l'ascite : *Diurétiques* pris continuellement pendant des semaines.

Baies de genièvre.......	10 gr.

Faire infuser dans :

Eau bouillante.........	500 gr.

Ajouter :

Nitrate de potasse.....	} ãã	2 gr.
Acétate de potasse.....		
Oxymel scillitique.........		30 —
Sirop de cinq racines......		35 —
		(Millard.)

à prendre chaque jour en quatre fois.

Théobromine :

Premier jour...........	3 gr.
Deuxième jour..........	4 —
Troisième jour..........	5 —

en six cachets, à prendre dans la journée ; continuer à la dose de 5 gr. pendant plusieurs jours (4 jours), administrer consécutivement 1/2 à 1 milligr. de *digitaline* pendant 1 jour.   (Huchard.)

Théobromine..........	4 gr.
Sirop de menthe........	20 —
Eau.................	100 —

à prendre dans la journée.

Urée...............	10 à 20 gr.
Eau...............	200 —
	(Klemperer.)

1 cuillerée à bouche toutes les heures (donner 10 gr. pendant 4 à 5 jours, 15 gr. pendant cinq autres jours, enfin 20 gr. pendant cinq derniers jours).

Lactose...............	100 gr.
	(G. Sée.)

à prendre chaque jour dans 1 litre de tisane.

Administrer, tous les deux, quatre ou huit jours, un *purgatif drastique* ou une dose de *sulfates neutres*.

Eau-de-vie allemande.....	20 gr.

à prendre en une fois le matin.

Eau-de-vie allemande.....	10 gr.
Sirop de nerprun........	10 —

à prendre en une fois le matin.

Séné...............	}	
Sulfate de soude....	} ãã	10 gr.
Café torréfié.......	}	

Faire infuser dans :

Eau	200 gr.

Passez et ajoutez :

Sucre............	Q. S.

à prendre le matin à jeun.

Gomme-gutte....	30 à 50 centigr.

pour 1 cachet, à prendre le matin à jeun.

Ou bien :

Sulfate de soude....	} ãã	10 gr.
— magnésie....	}	

en une seule fois le matin.

Ponction évacuatrice de l'ascite : Ne pas attendre que l'ascite soit devenue excessive. Pratiquer la *ponction* chez les malades encore relativement vigoureux ; ne la renouveler que si le liquide se reforme après 3 à 4 semaines.

(Dujardin-Beaumetz.)

C. CHEZ L'ENFANT.

En cas de syphilis : Instituer le traitement spécifique :

Iodure de potassium, 1 à 2 gr. par jour en potion.

Onguent napolitain, 2 gr. par jour en frictions.

Même en l'absence de la syphilis, continuer longtemps l'usage de l'iodure.

Contre l'ascite : Régime lacté, en coupant le lait, s'il est mal toléré, avec de l'eau de Vichy, de Vals.

Proscrire le vin et toute boisson alcoolique, permettre le café.

Faire prendre à l'enfant en deux jours :

Infusion de baies de genièvre		200 gr.
Sirop de cinq racines. }	ãã	15 —
Oxymel scillitique. . . . }		
Nitrate de potasse. . . . }	ãã	2 —
Acétate de potasse. . . . }		

(Millard.)

Ou bien :

Conserve de cochléaria. . . .	60 gr.
Extrait de chiendent.	30 —
— de pissenlit.	20 —
Acétate de potasse.	26 —

(Kortum.)

Deux cuillerées à café par jour.

Ne pas abuser des *purgatifs* (drastiques et sulfates neutres).

Si l'ascite entrave la respiration : *Ponction évacuatrice.*

C. BILIAIRE.

Proscrire l'alcool, tout surme-nage physique ou vénérien, éviter toute action du froid humide. Instituer *l'antisepsie intestinale permanente* (salol, 4 gr.).

Régime lacté absolu ou *mitigé.* Faire prendre de préférence des œufs, des purées de lentilles, de haricots, de féculents.

Prescrire le *calomel* à doses minimes. (Voy. *Cirrhose alcoolique.*) (Chauffard.)

C. CALCULEUSE.

Désenclaver le calcul, rétablir la perméabilité biliaire, éviter la rétention biliaire ; soit en établissant une *fistule biliaire externe*, soit en abouchant directement le fond de la vésicule dans l'intestin par la *cholécystentérostomie.*

(Tuffier.)

C. PIGMENTAIRE PALUDÉENNE.

Administrer *l'iodure de potassium* à la dose de 1 à 2 gr. par jour, associé à la *quinine* à la dose de 50 à 75 cent. par jour, ou le *calomel* à petites doses, 1 à 2 cent. par jour, également associé à la quinine.

En cas d'ascite considérable : *Ponction évacuatrice.*

C. SYPHILITIQUE.

Chez le **nouveau-né :** Traitement intensif, mixte et prolongé, par l'iodure de potassium 1 à 2 gr. par jour et l'onguent napolitain 2 à 3 gr. en frictions.

Chez l'**adulte :** Frictions mercurielles avec ménagement, iodure de potassium à doses moyennes (2 gr. par jour) ; régime lacté.

(Chauffard.

COCCYGODYNIE.

Traitement des névralgies : *Phénacétine* 50 cent. ; *exalgine* 25 cent., deux à trois fois par jour.

Suppositoires calmants :

Extrait de belladone..... 1 centigr.
— d'opium........... 5 —
Beurre de cacao........ 4 gr.

Pour 1 suppositoire. N° X. 2 par jour.

Extrait de belladone.... 15 milligr.
— d'hyosciamine .. 4 —
Beurre de cacao......., 4 gr.

Pour suppositoire. N° X. 2 par jour.

Badigeonnages de *teinture d'iode*. Pointes de feu. Hydrothérapie.

Faradisation, un pôle sur le sacrum, l'autre sur le coccyx.

Myotomies, ténotomie, extirpation du coccyx.

COLIQUES.

C. HÉPATIQUES.

I. La crise est imminente : *Salicylate de soude*, à la dose de 3 gr. par jour, surtout dans le cas d'infection angiocholitique.

(Chauffard.)

Huile d'olives : 150 à 400 gr.

Huile d'olives........ 400 gr.
Cognac............. 25 —
Jaune d'œuf.......... n° 2.
Menthol............. 50 centigr.

(Chauffard-Dupré.)

à prendre en deux fois à une demi-heure de distance.

En même temps prescrire 6 à 12 capsules d'*éther amylvaléria-nique* par jour, pour émousser la sensibilité morbide des voies biliaires. (Chauffard.)

II. La crise éclate : Cataplasmes laudanisés, linges chauds, ou vessie de glace.

Onctions avec :

Baume Fioravanti.....
Alcoolat de menthe....
Glycérine ....
Chloroforme ....
ãã 25 gr.

(Huchard.)

Prescrire des *bains chauds et prolongés*.

Intérieurement : *Antipyrine*, à la dose de 1 gr. plusieurs fois répétée dans la journée ; essayer l'*huile d'olives* à la dose de 200 gr.

Lavements calmants :

Hydrate de chloral.... 2 à 3 gr.
Lait................ 200 —
Jaune d'œuf.......... n° 1.

(Dujardin-Beaumetz.)

Pour un lavement ; 2 à 3 par jour.

En cas de **douleurs très vives** : *Injections d'apomorphine*.

Chlorhydrate de morphine.............. 10 centigr.
Sulfate d'atropine...... 5 milligr.
Eau de laurier-cerise... 10 gr.

(Dujardin-Beaumetz.)

Pour injections hypodermiques, 1 à 4 seringues de Pravaz par jour.

Ne pas abuser de la morphine pour éviter de prolonger la crise.

Quand la douleur est **modérée**, prescrire des *suppositoires calmants* :

Extrait de belladone.
— d'opium.....
ãã 2 centigr.
Beurre de cacao........ 2 gr.

(Huchard.)

pour 1 suppositoire. N° VI. 3 à 4 par jour.

> Extrait de belladone..... 1 centigr.
> — d'opium......... 2 —
> Beurre de cacao....... 3 gr.
>> (Dujardin-Beaumetz.)

pour 1 suppositoire. N° VI. 3 à 4 par jour.

Ne jamais donner de purgatif.

Alimentation : Lait écrémé, bouillon dégraissé.

III. Après la crise douloureuse : Faciliter l'expulsion des calculs, en prescrivant *l'huile de ricin*, à la dose de 40 gr. en une fois.

Ou bien :

> Podophylline.......... 50 centigr.
> Chlorhydrate de morphine.............. 10 —
> Poudre de rhizome d'acore odorant........ 2 gr.
> Extrait de gentiane..... Q. S.

pour 20 pilules. 6 pilules par jour en trois fois.

Comme prophylactique, *remède de Durande* :

> Essence de térébenthine.. 8 gr.
> Éther sulfurique....... 12 —

à prendre 4 gr. par jour de ce mélange dans du bouillon, pendant 3 à 4 semaines.

Ou bien prescrire des *perles d'éther* et d'essence de *térébenthine*.

Voy. *Lithiase biliaire*.

C. INTESTINALES CHEZ LES JEUNES ENFANTS.

Régler les tétées, en réduire le nombre ; veiller à la propreté absolue des biberons ; écarter les aliments grossiers ; faire prendre à l'enfant du lait bouilli ou stérilisé.

Donner aux nourrissons, après chaque tétée, une demi-cuillerée à café d'*eau de Vichy* ou *de Vals* (Saint-Jean).

Si l'enfant est au biberon, ajouter à son lait ces eaux alcalines ou l'*eau de chaux* (5 à 10 gr. par biberon).

Recouvrir le ventre de ouate ou de flanelle chaude ; fomentations avec de l'*huile de camomille camphrée* ou du *baume tranquille*. (Comby.)

En cas de tympanisme :

Chez les enfants de 2 à 6 mois, prescrire :

> Liqueur ammoniacale anisée. 10 gr.

X gouttes par jour, en trois fois, dans un peu de lait.

Chez les enfants plus âgés :

> Liqueur ammoniacale anisée. 10 gr.
> Liqueur d'Hoffmann........ 2 —

V à X gouttes, dans une infusion de thé ou de tilleul.

> Essence d'anis........ V gouttes.
> Alcool à 60°........... 5 gr.
> Sirop de gomme....... 30 —
> Eau................ 60 —

Par cuillerée à café, d'heure en heure.

> Essence d'anis...... . XII gouttes
> Sucre blanc......... 4 gr.
> Teinture de gingembre. 8 —
> Eau distillée de menthe. 250 —
>> (Ainslie.)

2 cuillerées à dessert par jour.

Si les enfants se refusent à prendre les médecines à la cuillère, prescrire :

> Poudre de noix vomique. 1 centigr.
> Poudre d'anis.......... 2 —
>> (Comby.)

Pour 1 paquet. N° X. 2 paquets par jour dans du lait sucré.

En cas de constipation :

Sirop de roses pâles...		
— d'œillet rouge...	ãã	10 gr.
— fleurs de pêcher.		
Teinture de badiane...	ãã	2 —
Carbonate de magnésie.		

(Monin.)

par cuillerées à café, de 1/4 d'h. en 1/4 d'heure.

Cure aux eaux de *Bourbon-Lancy* ou *Plombières*.

C. NÉPHRÉTIQUES.

Cataplasmes très chauds sur la région lombaire. Bains chauds prolongés.

Antipyrine, injections de morphine, lavements de chloral, suppositoires avec extrait de belladone, 1 centigr., extrait d'opium, 2 centigr. Au besoin, inhalations de chloroforme.

Une fois la **période aiguë** passée : Diurétiques.

Si les récidives sont fréquentes, et s'il existe des *complications inflammatoires* : Intervention chirurgicale.

C. DE PLOMB.

Contre la douleur : Préparations opiacées, injections de morphine.

Contre la constipation : Purgatifs drastiques (eau-de-vie allemande, 20 à 30 gr.).

Pendant la colique :

Soufre sublimé et lavé.	ãã	100 gr.
Miel.....................		

(Dujardin-Beaumetz.)

1 à 2 cuillerées à bouche par jour.

Ou bien :

Podophylline..........	40 centigr.	
Extrait aqueux de noix vomique...............	30	—
Extrait de belladone....	30	—

Pour 10 pilules, 3 par jour.

Contre l'intoxication chronique : Prescrire l'*iodure de potassium*, 1 gr. par jour, dans du lait ; *bains sulfureux ; bains de vapeur.*

C. POST-PARTUM.

Comprimer le fond de l'utérus, afin de provoquer l'expulsion des caillots, ou faire une *injection intra-utérine* avec solution phéniquée tiède à 2/500.

Lavements laudanisés ou au *chloral :*

Laudanum de Sydenham..............	XX gouttes.	
Eau chaude...........	150 gr.	

Pour un lavement.

Hydrate de chloral......	2 à 4 gr.	
Jaune d'œuf.............	n° 1.	
Lait tiède..............	200 gr.	

Pour un lavement.
Intérieurement :

Sirop thébaïque...........	40 gr.	
— d'éther.........	ãã	20 —
— de fleurs d'oranger		
Eau..................	60 —	

1 cuillerée à soupe, toutes les 2 heures.

Teinture de viburnum prunifolium........		
Teinture d'hydrastis canadensis	ãã	15 gr.

X gouttes toutes les 2 heures, dans un peu d'eau sucrée.

Extrait thébaïque........	6 centigr.	
Miel réglissé...........	Q. S.	

Pour 6 pilules. Une toutes les heures.

C. SALPINGIENNES.

Cataplasmes chauds sur l'hypogastre. Bains chauds prolongés.

Injections vaginales à 45° ou 50°.
Lavements chauds à 45°, deux fois
par jour.

Onctions sur le ventre avec
pommade suivante :

Extrait d'opium....... } āā 1 gr.
  — de belladone... }
Vaseline .... 25 —
Onguent napolitain........ 5 —

Suppositoires ou lavements calmants.

Pointes de feu ; purgatif salin.

C. VENTEUSE.

Gouttes amères de Baumé.. 5 gr.

V à VIII gouttes, dans une tasse
de tisane.

COLITE MUCO-MEMBRANEUSE.

Prendre tous les matins à jeun
pendant longtemps un des paquets
suivants :

Fleur de soufre........ } āā 10 gr.
Magnésie décarbonatée. }
    (Potain.)

Pour 20 paquets, et immédiatement après 1 verre d'eau de
Châtel-Guyon.

Ou bien :

1 cuillerée à café d'*huile de ricin*, au réveil, pendant 1 à 8 mois.

Ou encore :

Soufre lavé...... } āā 10 gr.
Crème de tartre.. }
Follicules de séné...... 5 —
Cardamome pulvérisé.. 250 centigr.
Sirop de nerprun, Q. S. pour obtenir
  un électuaire de consistance suffi-
  samment épaisse.   (Ewald.)

Une cuillerée à café matin et
soir.

Avant chaque repas, prendre
dans un peu d'eau XX gouttes de :

Teinture de rhubarbe .... 6 gr.
  — de badiane..... } āā 2 —
  — noix vomique.. }
    (Potain.)

Électrisation sur le trajet du cô-
lon; le pôle positif sur la colonne vertébrale, le négatif sur l'abdomen.

Douches rectales ascendantes.
Lavements (1/2 à 2 litres) d'eau alcaline, pris dans le décubitus latéral gauche.

Régime de la dyspepsie nervo-
motrice. *Hydrothérapie* chaude ou
froide, selon le cas.

Contre l'état nerveux : *Bromure
de potassium.*

COLLAPSUS.

Révulsifs. Sinapismes. Frictions
énergiques. Marteau de Mayor.

Injections d'éther, de caféine,
d'huile camphrée.

Prescrire la potion suivante :

Acétate d'ammoniaque.. 3 à 8 gr.
Teinture de musc...... XV gouttes.
Teinture de cannelle.... X gouttes.
Sirop d'éther .... 30 gr.
Eau .... 100 gr.

par cuillerées à bouche, toutes
les 5 à 10 minutes.

Boissons chaudes diaphorétiques,
grogs, lait chaud additionné de
cognac, de rhum, de champagne.

Injection hypodermique ou intraveineuse de *sérum artificiel.*

COMA.

C. DIABÉTIQUE.

Éviter les émotions, les fatigues, la diète carnée et toute alimentation abondante.

Boire abondamment de l'eau alcaline. Prescrire les diurétiques et les drastiques.

Contre la **dyspnée** : *Inhalations d'oxygène.*

Traitement alcalin intensif : Bicarbonate de soude (40 à 80 gr. dans les 24 heures). *Injections intraveineuses* répétées de 1 litre d'eau stérilisée, contenant 7 gr. de chlorure de sodium et 10 gr. de bicarbonate de soude par litre (3 à 6 litres en 24 heures). Soutenir le **cœur** et faciliter la **diurèse** avec des injections hypodermiques de *citrate de caféine* (1 gr. à 1 gr. 50 centigr. par jour). (Lépine.)

C. URÉMIQUE.

Saignée de 400 à 600 gr. de sang, suivie d'*injection intraveineuse* de 1 litre d'eau stérilisée, *à la température de 38°*, additionnée de 6 à 7 p. 1000 de chlorure de sodium.

Si possible, administrer les *diurétiques* et les *drastiques* (eau-de-vie allemande, 20 à 30 gr.).

COMÉDONS.

Lotions, matin et soir, avec la solution :

Borate de soude.......... 10 gr.
Glycérine.............
Alcool à 90°.......... } $\overline{aa}$ 20 —
Eau de roses........)

(Hébra.)

Après la lotion, *frictions* avec :

Savon noir.............. 40 gr.
Alcoolat de lavande...... 10 —
Alcool à 90°............. 80 —
(Hébra.)

Ou bien :

Glycérine.............. 3 gr.
Kaolin .... 4 —
Acide acétique.......... 2 —
(Unna.)

Pour onctions, matin et soir. (Agiter avant de s'en servir.)

COMMOTION CÉRÉBRALE.

Forme légère : Soumettre le malade à un *isolement* et à un *repos physique et cérébral absolus*, jusqu'à ce que la lourdeur de tête soit passée.

Forme grave : *Excitants* sur la peau (sinapismes).

Intérieurement : *Dérivatifs* sur le tube intestinal, et *stimulants*.

Ne pas abuser de l'alcool.

Si la déglutition est impossible : *Lavements nutritifs et stimulants*.

Repos absolu et isolement prolongé pendant des semaines.

CONGESTIONS.

C. CÉRÉBRALE.

I. **Congestion active** : Régime végétarien, pas de vin, pas de café.

Chez la femme, en cas d'aménorrhée : Bains de pieds sinapisés, sinapismes sur les cuisses, *scarifications du col.* Purgation.

Chez la femme arrivée à l'âge de la ménopause : Teinture de digitale, à la dose de *XX* gouttes, au moment des périodes critiques.

Chez les enfants : Bottes de ouate et de taffetas gommé sur les membres inférieurs.

Chez des sujets pléthoriques : Émissions sanguines derrière les oreilles, à la nuque, aux tempes; *saignée* de 300 gr. de sang.

Faire garder aux malades la *position assise;* leur mettre un *sac de glace* en permanence sur la tête, et leur administrer du *bromure de potassium.*

Ne jamais prescrire l'opium, ni le chloral.

II. Congestion passive : Une à quatre injections hypodermiques par jour avec :

Ergotine	1 centigr.
Acide lactique	2 —
Eau de laurier-cerise	10 gr.

(Huchard.)

Chez les cardiaques : Toniques du cœur; associer la digitale (tonique de cœur) à l'ergotine (tonique des vaisseaux).

Feuilles de digitale. 1 gr. 50 centigr.

Faites infuser dans :

Eau chaude...... 180 gr.

Ajoutez :

Ergotine.......... 1-2 gr.

Une cuillerée à bouche toutes les 2 heures.

En cas d'insomnie : N'administrer ni opium ni chloral.

Prescrire le bromure, le sulfonal, le paraldéhyde.

Paraldéhyde	2 à 4 gr.
Eau de fleurs d'oranger. } āā	30 —
— de menthe }	
Sirop simple	25 —

(Audhoui.)

A prendre en 2 fois, à 1/4 d'heure d'intervalle.

Sulfonal....... 50 à 75 centigr.

Pour 1 cachet. N° III. Un cachet, de 1/2 heure en 1/2 heure.

Conseiller aux sujets prédisposés aux congestions cérébrales une cure aux eaux de Châtel-Guyon ou de Carlsbad.

C. DU FOIE.

Forme active aiguë : Émissions sanguines locales (ventouses scarifiées, une douzaine; sangsues). Révulsion : grand vésicatoire.

Décongestionner le foie avec :

Calomel } āā	5 centigr.
Aloès }	
Gomme-gutte	2 —

(Rendu.)

Pour 1 pilule. N° X. 1 pilule tous les matins.

Calomel	30 centigr.
Poudre de rhubarbe	50 —

Pour 10 pilules. 1 à 2 pilules par jour.

Régime lacté absolu, si possible (lait écrémé); sinon, permettre les purées de lentilles, de haricots, les légumes verts, les œufs, peu de viandes non épicées (de préférence pas de viande les premiers jours). Pas de graisse, pas d'alcool. Boissons amères.

Dans les cas prolongés, à répétition : Régime approprié; pas d'alcool. Combattre la constipation chronique par des purgatifs salins. Eau de Vichy aux repas.

Faire prendre du *sel de Carlsbad*, 1 cuillerée à café tous les matins, pendant 3 à 6 semaines.

Prescrire l'*iodure de potassium*, à la dose de 1 gr. par jour.

Cure aux stations thermales :
Au début de l'engorgement du foie : Vichy, Vals.

En cas de constipation : Aulus, Gubler, Châtel-Guyon.

Envoyer les sujets pléthoriques : à Bourbonne, Balaruc, Marienbad.

Les sujets anémiés, excités ou déprimés : à Luxeuil, Pougues, Cransac, Chaudesaigues, Sylvanes, Carlsbad.

Les sujets faibles et névropathes : à Saint-Alban, Plombières ; s'il y a constipation, à Aulus.

En cas de calculs biliaires, voy. *Lithiase biliaire.*

Hydrothérapie générale et douches locales sur la région hépatique.

Au cours des affections cardiaques :
Prescrire :

Digitale...............	
Scille.................	ãã 5 gr.
Scammonée	
Sirop de gomme	Q. S.

(Huchard.)

pour 100 pilules. 3 à 6 par jour, pendant 4 jours.

En cas de constipation :

Extrait aqueux d'ergot de seigle.................	4 gr.
Poudre de scille..........	3 —
Calomel.................	2 —
Poudre de digitale........	1 —

(Huchard.)

pour 40 pilules. 3 à 4 par jour, pendant 4 jours.

C. DE LA MOELLE.

Repos absolu. Révulsion le long de la colonne vertébrale. Purgation drastique.

C. PULMONAIRE.

I. **Hypérémies actives aiguës :** Révulsion sous toutes ses formes (sinapismes, ventouses sèches, teinture d'iode, vésicatoires). Purgation.

Prescrire l'*ipéca* comme expectorant, surtout dans les cas accompagnés d'hémoptysies.

(Peter, Pecholier.)

Racine d'ipéca.........	30 centigr.
Faites infuser dans :	
Eau bouillante..........	120 gr.
Eau de laurier-cerise....	10 —
Sirop de morphine......	20 —

1 cuillerée à bouche, d'heure en heure ou toutes les 2 heures.

Ipéca.................	50 centigr.
Fleurs de sureau......	2 gr.
Faites infuser dans :	
Eau..................	150 gr.
Ajoutez :	
Acétate d'ammoniaque...	10 gr.

Par cuillerées à bouche, toutes les 1 à 2 heures.

Chlorhydrate d'ammoniaque...........	15 centigr.
Soufre sublimé et lavé.	25 —

(Marotte.)

Pour 1 cachet. N° X. 1 toutes les 1 à 2 heures.

Poudre de Dower......	
— de scille.......	ãã 3 gr.

(Huchard.)

Pour 30 cachets. 3 à 4 par jour.
Employer les *enveloppements humides permanents du thorax* (Voy. *Bronchite aiguë*) et recourir à la *balnéation tiède* ou *froide.*

En cas d'œdème aigu :

Acide benzoïque.......	3 gr.
Camphre pulvérisé.	
Soufre doré d'anti-{ āā 30 centigr.	
moine.........	
Sucre..............	5 gr.
Essence de fenouil.....	Q. S.

(Berends.)

Pour 10 paquets. 1 toutes les 2 heures.

Indications de la saignée :

1° Accidents gravido-cardiaques.

2° Coup de sang pulmonaire des ivrognes refroidis, ou des surmenés soumis au chaud et froid.

3° Œdème aigu du poumon des cardiopathies artérielles ou du mal de Bright. (Marfan.)

Contre la dyspnée : Vésicatoires ; ventouses scarifiées ; enveloppements humides permanents du thorax ; saignée.

II. Hypérémie passive.

Chez les cardiaques, *adynamiques, cachectiques :* Ventouses sèches, changement fréquent de position ; intérieurement, digitale, toniques, alcool.

Prescrire les paquets suivants :

Tartre stibié...........	5 milligr.
Calomel.............	5 centigr.
Poudre de digitale. } āā 10 —	
— de scille... }	
Sucre..............	50 —

Pour 1 paquet. N° VI. 3 paquets par jour.

En cas d'hémoptysies chez les cardiaques : Repousser la saignée ; tout au plus, admettre des ventouses scarifiées ; prescrire l'ergot de seigle et l'ergotine.

Chez les enfants : Sinapismes, ventouses sèches ; prescrire les potions expectorantes suivantes :

Kermès minéral.......	5 centigr.
Eau distillée..........	40 gr.
Sirop de polygala......	30 —

(Comby.)

Par cuillerée à café, d'heure en heure (enfant de 1 à 2 ans).

Ou bien :

Oxymel scillitique........	10 gr.
Sirop de tolu...........	20 —
Eau de tilleul..........	40 —

(Comby.)

Par cuillerées à dessert, de 2 en 2 heures.

En cas de congestion violente : Ventouses scarifiées ; en général, ne pas employer de vésicatoires ; recourir à la balnéation tiède.

En cas de congestion à répétition :

Ergotine.............	20 centigr.
Eau de menthe.... } āā 40 gr.	
Sirop de guimauve. }	

(Comby.)

Par cuillerées dans la journée.

En cas de dyspnée intense : Prescrire l'ipéca, 50 centigr. à 2 gr., dans 50 gr. d'eau sucrée ; ou bien administrer un purgatif.

En cas de cyanose : Inhalations d'oxygène, faire garder la position demi-assise.

C. UTÉRO - OVARIENNE.

Défendre les promenades en voiture, l'équitation, la bicyclette, le coït, la danse, les travaux qui exigent des efforts musculaires.

Combattre la **constipation** par les *lavements frais additionnés de glycérine,* les *purgatifs salins.* (Sulfate de soude, de magnésie, sel de Carlsbad.)

Pédiluves sinapisés. *Sinapismes* sur les cuisses.

Hydrothérapie méthodique :

Douche en jet brisé sur le tronc et les membres, pas sur la tête, durée de 15 secondes, température 12 à 15°.

Révulsifs : Petits vésicatoires, pointes de feu, badigeonnages avec de la teinture d'iode.

Injections vaginales et *lavements* chauds à 45°.

Pansements vaginaux, répétés tous les 2 jours, avec un tampon de ouate hydrophile imbibé de :

Salol	10 gr.
Glycérine neutre	180 —

Si l'ovaire est gros et douloureux : Appliquer un sac de plomb en permanence, au niveau de l'ovaire malade. (Massage passif externe.)

Contre l'**engorgement aigu**, *scarifications du col.* Traiter la métrite.

En dehors des poussées aiguës : *Massage.*

Contre la **pléthore abdominale et la congestion pelvienne.**

Extrait de capsicum annum.	2 gr.
Sulfate de quinine	2 —
Excipient	Q. S.

Pour 20 pilules ; prendre 1 à 2 pilules, au milieu de chaque repas.

Extrait de capsicum annuum	20 centigr.

Pour une pilule. Prendre 4 à 5 de ces pilules par jour, moitié au repas du matin, moitié au repas du soir.

Ou bien :

Teinture d'hamamelis virginica	20 gr.
Glycérine anglaise	60 —

1 à 2 cuillerées à café par jour.

CONJONCTIVITES.

C. BLÉNNORRAGIQUE, Voy. *Conjonctivite purulente.*

Prophylaxie : Instiller, chez les nouveau-nés, II à III gouttes dans chaque œil, d'une solution de nitrate d'argent à 1/50.   (Crédé.)

C. CATARRHALE.

Compresses fraîches ou chaudes sur l'œil. Lavages oculaires répétés à l'eau boriquée à 4 p. 100 ; prescrire la solution suivante :

Acide salicylique	8 gr.
Borate de soude	5 —
Eau bouillie	1000 —

Pour lotions et compresses.

Instiller trois fois par jour quelques gouttes de :

Nitrate d'argent	10 centigr.
Eau distillée	30 gr.

(Tillaux.)

Ou bien badigeonnages des conjonctives avec :

Nitrate d'argent	2 gr.
Eau distillée	150 —

(Il n'est pas nécessaire de neutraliser l'excès de nitrate d'argent par des badigeonnages avec la solution de chlorure de sodium.)

C. CATARRHALE DES NOUVEAU-NÉS.

A la période d'état : pratiquer quotidiennement des irrigations oculaires, aussi chaudes que possible, avec une *solution opiacée* et stérilisée :

Extrait thébaïque	10 centigr.
Eau distillée et bouillie	1000 gr.

(Valude.)

Toucher, matin et soir, la sur-face de la conjonctive palpébrale, avec un pinceau gros, en fin blai-reau et imbibé d'une pommade au *terpinol* :

Terpinol .... } ãã 15 gr.
Vaseline liquide...... }
(Valude.)

Pour usage externe.

En cas d'ulcérations cor-néennes : Additionner la pom-made précédente d'*iodoforme* :

Iodoforme finement pul-
vérisé.............. 25 centigr.
Terpinol.......... } ãã 15 gr.
Vaseline liquide.... }
(Valude.)

Pour usage externe.

A la période de déclin : Ins-tiller, deux fois par jour entre les paupières , quelques gouttes de *formol* à un demi ou à 1 p. 100 ; applications du *crayon* d'*alun*. Ne pas appliquer de caustiques. Voy. *Ophtalmie des nouveau-nés*.

C. GRANULEUSE.

Cautérisations fréquentes avec *crayon de nitrate d'argent mi-tigé*, ou badigeonnages avec solu-tion de nitrate d'argent 1/30 à 1/10.

Dans les deux cas, neutraliser l'excès de nitrate d'argent avec la solution de chlorure de sodium.

Employer le mélange suivant :

Sulfate de cuivre........ 1 gr.
Glycérine neutre........ 10 —

Pour cautérisations.

Insufflations d'*iodoforme*, de *ca-lomel* finement pulvérisé.

Massage des paupières, après introduction entre ces organes de pommade au précipité rouge.

Réséquer les granulations végé-tantes et polypiformes avec les ci-seaux. *Scarifications* ou *curet-tage* de la conjonctive.

C. PURULENTE.

Lotions antiseptiques, répétées toutes les 2 heures, avec de la ouate imbibée d'une des solutions suivantes :

Acide phénique....... 5 à 10 gr.
Alcool.............. Q. S.
Eau bouillie........., 1000 gr.

Acide salicylique....... 8 gr.
Borate de soude........ 5 —
Eau bouillie.......... 1000 —

Sublimé............ 20 centigr.
Glycérine neutre..... 20 gr.
Eau distillée......... 1000 —

Naphtol α.......... 20 centigr.
Eau distillée........ 1000 gr.

Appliquer des *compresses* imbi-bées de l'une de ces solutions et y déposer un petit sachet de glace.

Grands lavages ou *douches oculaires*, 3 fois par jour, avec

Permanganate de potasse. 1 gr.
Eau distillée.......... 3000 —
(Kalt.)

Chauffer la solution à 25° et donner la douche, en tenant le ré-cipient à 40 ou 50 centimètres de hauteur.

Laver avec cette solution, même s'il existe des ulcérations cor-néennes. (Kalt.)

Cautérisations au nitrate d'ar-gent 1/30 à 1/10, en neutralisant l'excès de sel d'argent avec de l'eau salée ; une à deux fois dans les 24 heures.

Après chaque cautérisation, ins-tillations au *sulfate d'atropine*.

Sulfate d'atropine...... 2 centigr.
Eau distillée.......... 10 gr.
(Galezowski.)

En cas de complications cornéennes : Instillations avec collyre au *sulfate d'ésérine* :

Sulfate d'ésérine....... 5 centigr.
Eau distillée.......... 10 gr.

III à IV gouttes dans l'œil malade.

En cas de chémosis très prononcé : Pratiquer de larges *scarifications*.

Incision de la commissure palpébrale externe.

C. CHRONIQUE DES ENFANTS.

Insister sur le traitement général : huile de foie de morue, sirop d'iodure de fer.

Agir localement par les pommades mercurielles :

Vaseline........... } ãã 5 gr.
Lanoline .... }
Précipité jaune......... 20 centigr.

Eaux minérales chlorurées sodiques, arsenicales ou sulfureuses.

CONSTIPATION.

Chez un nouveau-né qui n'a pas rendu le méconium, introduire dans le rectum une sonde de Nélaton trempée dans la vaseline ou, mieux, la glycérine ou un petit suppositoire au beurre de cacao ou au savon.

Purgatifs pour les nouveaunés : Sirop de chicorée, sirop de fleurs de pêcher, huile d'amandes douces, prescrits par cuillerées à café (1 à 2), le matin à jeun.

Donner aux enfants âgés de quelques jours à quelques semaines, le *calomel*, à la dose de 1 à 5 centigr. dans un peu de lait.

Chez les enfants âgés de quelques mois : Avoir recours à des purgatifs plus énergiques ou à des doses plus fortes. Prescrire la *manne*, la *mannite*, l'*extrait de tamar indien*.

Enfants de 1 à 6 mois :

Manne................. 5 gr.
Eau de fenouil.......... 25 —

Une cuillerée à café, tous les 1/4 ou 1/2 heure.

Mannite cristallisée...... 5 gr.
Eau distillée.......... 100 —
(Monti.)

Une cuillerée à café, toutes les heures.

Extrait de tamar indien... 10 gr.
Sirop composé de manne.. 25 —
Eau distillée............ 25 —

Deux cuillerées à café avant de téter, 4 fois par jour.

Mannite cristallisée....... 5 gr.
Eau distillée............ 70 —
Sirop de rhubarbe........ 30 —

Une cuillerée à café, toutes les 1/2 heures (6 à 8 par jour).

Chez les enfants de plus de un an : Prescrire l'*huile de ricin*, la *scammonée*, la *rhubarbe* et le *séné*.

Huile de ricin........... 20 gr.

1/2 à 1 cuillerée à café, le matin à jeun.

Ou bien :

Huile de ricin......... 10 gr.
Glycérine .... 10 —
Essence de menthe..... II gouttes.

A prendre en une fois (enfants de 1 an).

Huile de ricin........ } ãã 10 gr.
Sirop de gomme...... }

A prendre en une fois (enfants de 1 an).

Résine de scammonée.. 50 centigr.
Sucre blanc.......... 20 gr.
Lait .... 100 —

A prendre en une fois (de 16 à 24 mois).

Scammonée........... 20 centigr.
Sucre............... 10 gr.
Lait .... 60 —

En une fois (enfants de 2 à 3 ans).

Calomel............. 10 centigr.
Scammonée........... 30 —
Sucre de lait pulvérisé.. 4 gr.

(H. Roger.)

Pour X prises. Une toutes les heures jusqu'à effet.

Rhubarbe .... 1 gr.
Sucre en poudre......... 1 —

En une fois dans une cuillerée de lait.

Magnésie calcinée..... }
Rhubarbe pulvérisée... } aā 5 gr.
Oléo-saccharure d'anis. }

(Wyeth.)

Une pincée trois fois par jour (1 à 2 ans).

Eau bouillante.......... 100 gr.
Manne en larmes........ 30 —
Follicules de séné....... 4 —
Poudre de café torréfié... 10 —

(Sevestre.)

A prendre en 2 ou 3 fois.

Podophyllin .... 5 centigr.
Alcool rectifié.......... 5 gr.
Sirop de rhubarbe...... 95 —

(Bouchut.)

1/2 à 2 cuillerées à café par jour, selon l'âge du petit malade.

Feuilles de séné......... 10 gr.
Fruits de fenouil........ 1 —

Contusez et ajoutez :

Eau bouillante.......... 50 gr.

Faites infuser jusqu'à refroidissement.

Ajoutez :

Manne................. 20 gr.

Faites dissoudre, passez, ajoutez :

Sucre................. 100 gr.

A prendre 3 à 4 cuillerés à bouche par jour.

Prescrire les sels purgatifs suivants : *Sulfate et tartrate de soude, citrate de magnésie.*

Sulfate de soude........ 10 gr.
Sirop de framboises...... 40 —
Eau .... 60 —

A prendre en une ou 2 fois, selon l'âge.

Tartrate de soude........ 10 gr.
Sirop de limon.......... 30 —
Eau................... 70 —

A prendre en 1 ou 2 fois, selon l'âge.

Citrate de magnésie... ... 10 gr.
Sirop de séné........... 30 —
Eau .... 70 —

A prendre en 1 fois, le matin à jeun.

Envoyer les enfants de parents arthritiques aux eaux de *Bourbon-Lancy* ; les autres, à *Châtel-Guyon*.

Chez les enfants de 1 à 6 ans : User des purgatifs avec beaucoup de ménagements ; préférer les *lavements* tempérés, de la contenance de 50 à 100 grammes, donnés avec une poire en caoutchouc, munie d'une petite canule en os ou en ivoire.

Employer l'eau tiède additionnée d'une cuillerée à café de glycérine ou de miel ; la décoction de guimauve, de graines de lin.

Ne pas abuser des lavements ; les remplacer par des *suppositoires à la glycérine* (suppositoires creux au beurre de cacao, contenant 1 gr. de glycérine) ou par les *ovules en glycérine solidifiée.* Modifier le régime, conseiller les

6.

légumes, les fruits bien mûrs et les compotes.

Chez l'adulte :

Pilules.

Extrait d'aloès............ 2 gr.
Savon médicinal.......... 6 —
Poudre de rhubarbe....... 6 —

Pour 100 pilules. 1 à 4 aux repas.

Podophyllin............ 1 gr. 25
Aloès.................. 5 gr.
Gomme-gutte .... 2 gr. 50

Pour 50 pilules. 1 à 2 par jour.

Poudre d'aloès.... .... } āā 2 gr.
Crème de tartre..... . }
Savon amygdalin...... 4 —
Poudre de gomme arabique.............. 2 —
Sirop................ V gouttes.
(Audhoui.)

Pour 100 pilules. 1 à 2 aux repas.

Aloès........... } āā 50 centigr.
Rhubarbe .... }
Savon amygdalin....... Q. S.
(Dujardin-Beaumetz.)

Pour 1 pilule. 1 par jour.

Evonymin............ 10 centigr.
Conserves de roses..... Q. S.
(Dujardin-Beaumetz.)

Pour 1 pilule. 1 à 3 au repas du soir.

Aloès................ 2 gr.
Calomel............. 20 centigr.
(Empis.)

Pour 20 pilules. 1 à 2 par jour.

Poudre de jalap.......... 2 gr.
— de scammonée..... 1 —
Savon amygdalin......... Q. S.

Pour 15 pilules. 2 à 6 par jour.

Extrait de coloquinte. }
Aloès............ } āā 3 gr.
Scammonée .... }
Tartre stibié.......... 20 centigr.

Pour 50 pilules. 1 à 2 par jour.

Aloès socotrin.......... 1 gr.
Résine de scammonée. }
— de jalap...... } āā 50 centigr.
Calomel........... }
Extrait de belladone. } āā 25 —
— de jusquiame. }
Savon amygdalin........ Q. S.
(Ball.)

Pour 50 pilules. 3 à 5 par jour.

Poudres.

Poudre de séné.......... 16 gr.
— de feuilles d'oranger............ 12 —
— d'anis........ }
Magnésie calcinée..... } āā 4 —
Sucre................ }
Essence de menthe....... Q. S.
(Audhoui.)

1 à 2 cuillerées à café dans un peu d'eau, le soir en se couchant.

Soufre sublimé....... } āā 15 gr.
Crème de tartre...... }
Poudre de jalap.......... 10 —
— d'anis........ }
— de fenouil.... } āā 5 —
— de réglisse... }
Sucre en poudre..... }

Matin et soir 1 cuillerée à café.

Soufre précipité.......... 10 gr.
Carbonate de magnésie. }
Poudre de rhubarbe... } āā 5 —
Oléo-saccharure de fenouil .... }

2 à 3 fois par jour, la pointe d'un couteau.

Soufre précipité...... }
Poudre de follicules de } āā 10 gr.
séné à l'alcool.... }
Sulfate de magnésie...... 20 —
Bicarbonate de soude..... 5 —

Matin et soir 1 cuillerée à café.

Cachets :

Magnésie anglaise........ 25 gr.
Crème de tartre...... 13 —
Bicarbonate de soude..... 2 —
Oléo-saccharure d'anis.... 1 —

Pour 40 cachets. 1 au début des repas.

Magnésie calcinée.... ⎱ āā 10 gr.
Fleurs de soufre...... ⎰

Pour 20 cachets. 1 par jour.

Poudre de jalap........... 12 gr.
Calomel à la vapeur...... 6 —
Gingembre pulvérisé...... 2 —

Pour 20 cachets. 1 à 3 à la fois.

Jalap............... ⎱ āā 10 gr.
Scammonée......... ⎰
Crème de tartre......... 20 —

Pour 20 cachets. 1 à la fois.
Potions.

Extrait fluide de cas-
   cara sagrada....... ⎱ āā 10 gr.
Eau distillée......... ⎰
Sirop de genièvre.... ⎰

2 à 3 cuillerées à café par jour.

Infusion de feuilles de séné
   à 10/100............... 100 gr.
Sel de Seignette...... ⎱ āā 25 —
Sirop de manne...... ⎰

Une cuillerée à bouche, le matin.

Podophyllin. .... 5 centigr.
Alcool..:.............. 5 gr.
Sirop de nerprun....... 95 —

Une cuillerée à bouche.

Séné. .... ⎱ āā 8 gr.
Pensées sauvages..... ⎰

Faire infuser une heure dans
1 litre d'eau bouillante, édulcorer
avec du miel.
   1 verre, le matin à jeun.

Infusion de séné à 10/100. 150 gr.
Sulfate de magnésie..... 50 —
Sirop de nerprun........ 25 —

1 cuillerée à bouche le matin à
jeun.

Eau-de-vie allemande. ⎱ āā 15 à 30 gr.
Sirop de nerprun.... ⎰

A prendre en 1 fois.

Émétique............... 5 centigr.
Sulfate de magnésie... 30 gr.

Eau .... 500 gr.
Sirop de nerprun...... 30 —

En 1 fois (purgatif énergique).

Huile de ricin............ 30 gr.
Poudre de gomme arabique. 8 —
Eau de menthe.......... 15 —
Eau distillée............ 60 —
Sirop de sucre.........

En 1 fois, le matin.
Conserve purgative :

Conserve de pruneaux... 900 gr.
Racine de jalap pulvérisée. 45 —
Crème de tartre......... 85 —

(Mêlez les 2 poudres et ajoutez
la conserve.) Manger de cette
conserve le matin au premier
déjeuner.

Prescrire un large *usage des
végétaux.* Cure de *raisin* ou de
petit-lait.

Hydrothérapie : Douches sur le
ventre, douches périnéales, anales
et rectales. Massage. Électricité.
Eaux minérales purgatives.
Carabaña, 1 verre à bordeaux.
Villa-Cabras (91/1000 de sulfate
de soude), 1 verre à bordeaux.
Rubinat (72/1000 de sulfate de
soude), 1 verre à bordeaux.
Hunyadi-Janos (sulfate de soude
et de magnésie), 2 grands verres.

Eau artificielle d'Hunyadi-Janos :
Sulfate de soude....... 22 gr. 50
  — de magnésie.... 22 gr. 50
Eau .... 1 litre.

Pullna (sulfate de soude et ma-
gnésie), 1 grand verre.
Birmenstorff (sulfate de magné-
sie), 1 à 2 grands verres.
Montmirail (magnésie), 1 à
3 grands verres.
Sedlitz (sulfate de magnésie), 1 à
2 grands verres.
Cure aux eaux de *Châtel-Guyon,
Aulus, Capvern.*

CONTUSION.

1er degré : Repos, application de compresses trempées dans un liquide astringent à basse température.

2e degré : Compresses imbibées d'eau froide ; position élevée si la région le permet ; compression méthodique avec la bande élastique modérément serrée. Après quelques jours massages prudents.

Dans les **hématomes** déjà organisés : si le liquide ne se résorbe pas spontanément, aspiration avec l'appareil de Potain ; si les caillots ne peuvent s'évacuer par la canule, incision antiseptique.

3e et 4e degrés : Repos absolu, lavages antiseptiques, grands bains locaux, pulvérisations phéniquées. Amputation.

CONVULSIONS CHEZ LES ENFANTS.

Au moment de l'attaque : Desserrer les vêtements ; placer l'enfant au grand air près de la fenêtre.

Donner immédiatement un *lavement d'eau de savon* ou d'*eau salée*, ou d'eau additionnée de glycérine (1 cuillerée à café).

Si l'accès est **intense**, faire respirer quelques gouttes d'*éther*, ou donner un *bain chaud sinapisé* (50 gr. de farine de moutarde). Flagellations.

Après l'attaque, en cas d'**indigestion** : Prescrire un *vomitif*.

Ipéca :

Nouveau-né	20 centigr.
Jusqu'à 1 an	30 —
A partir de 1 an	50 —
A partir de 2 ans	1 gr.

(J. Simon.)

Ou bien :

Sirop d'ipéca par cuillerées à café de 10 en 10 minutes, jusqu'à effet.

En cas de constipation : Administrer un *purgatif*, *huile de ricin*, 1/2 à 1 cuillerée à café selon l'âge, *calomel* 2 à 5 centigr., ou *scammonée* à la dose de 20 à 50 centigr.

Scammonée	10 à 20 centigr.
Sucre	10 gr.
Lait	50 —

Enfant de 1 à 2 ans.

Calomel	1 centigr.
Scammonée	3 —
Sucre de lait	4 gr.

Pour 1 prise. N° III. 1 toutes les 1/2 heures (enfants de 1 à 2 ans).

Insister sur le régime lacté ou l'allaitement, selon l'âge du malade ; établir un régime adapté au cas, combattre la dyspepsie, la dilatation d'estomac, le nervosisme.

Prescrire une *potion calmante :*

Bromure de potassium	1 gr.
Musc	20 centigr.
Hydrolat de tilleul..)	
— de fleurs } āā 50 gr.	
d'oranger.......)	
Sirop simple	20 —

(J. Simon.)

1 cuillerée à café, tous les quarts d'heure.

Bromure de potassium	2 gr.
Sirop de fleurs d'oranger	30 —
— de codéine	5 —
Hydrolat de tilleul	100 —

1 cuillerée à café, toutes les heures.

Si les convulsions persistent :
Donner un *lavement antispasmodique* :

Hydrate de chloral.... 50 centigr.
Camphre............. 1 gr.
Teinture de musc....... XX goutt.
Eau distillée.......... 100 gr.
Jaune d'œuf.......... N° 1.

Hydrate de chloral.... 30 centigr.
Musc................ 20 —
Camphre............ 1 gr.
Jaune d'œuf.......... N° 1.
Eau............ ...., 100 gr.
(J. Simon.)

Chloroforme........... 1 gr.
Jaune d'œuf........... N° 1.
Délayez et ajoutez :
Gomme.............. 6 gr.
Eau................. 100 —
(J. Simon.)

Mettre un *vésicatoire*, grand comme une pièce de 5 francs, à la nuque, pendant 3 heures ; le remplacer par un cataplasme.
(J. Simon.)

En cas d'ascarides ou ténias : Administrer les médicaments usités en pareil cas.

En cas de dentition difficile : Scarifications des gencives.

En cas d'albuminurie ou d'urémie : *Émissions sanguines* (chez les enfants de 3 à 5 ans, mettre 3 à 4 sangsues derrière les oreilles, ou appliquer des ventouses scarifiées sur les reins, de manière à retirer 50 à 60 gr. de sang). (Comby.)

En cas de syphilis cérébrale : Faire successivement sur le ventre, les aisselles, la poitrine et les cuisses, une friction quotidienne de 5 minutes, avec 6 gr. de la pommade suivante :

Axonge benzoïnée...... 20 gr.
Onguent napolitain..... 10 —
Iodure de potassium.... 4 —
Extrait de belladone. } āā 50 centigr.
— de jusquiame. }

Ou bien avec 1 à 2 gr. d'*onguent napolitain* (Voy. *Syphilis*).
Donner en même temps l'*iodure de potassium*, à la dose de 1 à 2 gr. par jour :

Iodure de potassium.... 50 centigr.
Eau de tilleul.......... 40 gr.
Sirop de fleurs d'oranger. 20 —

1 cuillerée à café, toutes les heures.

En cas d'impaludisme : Pratiquer des injections sous-cutanées avec :

Chlorhydrate de quinine... 1 gr.
Eau distillée.......... 5 —
(Comby.)

1 à 2 seringues de Pravaz par jour.

En cas de nervosisme : Donner pendant 4 jours, de temps en temps, 20 à 30 centigr. de *bromure de potassium*.
Surveiller le régime de la nourrice : veiller à ce qu'elle n'abuse pas de boissons alcooliques.

CONVULSIONS PENDANT L'ACCOUCHEMENT.

(Voy. *Éclampsie, Épilepsie, Hystérie, Hémorragie cérébrale,* etc). Terminer l'accouchement aussi promptement que possible. (Auvard.)

COQUELUCHE.

Cas légers : Le traitement hygiénique suffit ou à peu près. Empêcher l'enfant de sortir par les temps froids et humides ; lui faire porter des vêtements chauds ; lui faire prendre dans la journée, à deux ou trois reprises, des boissons chaudes, des *tisanes* de violette, de capillaire, de fleurs pectorales édulcorées avec du *sirop de tolu.*

Prescrire une des potions suivantes :

Infusé de mauve	60 gr.
Sirop d'althœa...........	30 —
— de thridace........	10 —
	(H. Roger.)

Soluté de gomme........	60 gr.
Sirop capillaire	30 —
Eau de laurier-cerise......	1 —
	(H. Roger.)

Par cuillerée à dessert, de 2 en 2 heures.

Cas de moyenne intensité : Prescrire la belladone, l'aconit, l'antipyrine, certains opiacés, les bromures, le bromoforme, l'antispasmine, la valériane, et l'ipécacuanha, contre l'encombrement bronchique et les congestions pulmonaires.

Chez les enfants de moins de 1 an :

Sirop de belladone......	50 gr.
— de tolu...........	150 —
	(Cadet de Gassicourt.)

1/2 cuillerée à café, matin et soir, puis augmenter d'une demi-cuillerée à midi.

Chez les enfants de 1 an :

Sirop de belladone.......	50 gr.
— de tolu...........	100 —

1 cuillerée à café matin et soir. Cesser d'administrer ce mélange, quand on voit les pommettes rougir, les yeux devenir brillants, les pupilles se dilater.

Chez les enfants de plus de 2 ans :

Sirop de belladone...	
— de tolu......	$\tilde{a}\tilde{a}$ 30 gr.
— de codéine.....	
	(J. Simon.)

1 cuillerée à café, matin et soir, chez des enfants de 2 ans 1/2 à 5 ans.

Extrait de belladone....	5 centigr.
Eau de laurier-cerise...	3 gr.
Eau distillée.......	
Sirop de guimauve..	$\tilde{a}\tilde{a}$ 30 —

A 1 an, 1 à 2 cuillerées à café.
De 2 à 4 ans, 2 à 3 cuillerées à café.
De 4 à 6 ans, 4 à 6 cuillerées à café.

Sirop de belladone....	
— de codéine	$\tilde{a}\tilde{a}$ 30 gr.
	(Guéneau de Mussy.)

De 3 à 6 cuillerées à café par jour (enfants de 6 à 8 ans).

Extrait de belladone...	5 centigr.
Sirop de tolu	100 gr.

1 à 2 cuillerées à café par jour, pour enfant âgé de 1 an ; au-dessus de 1 an, 2 cuillerées à café, dans les 24 heures, par année d'âge.

Sirop de belladone....	
— d'opium	
— d'éther	$\tilde{a}\tilde{a}$ 20 gr.
— de fleurs d'oranger..........	
	(Descroizilles.)

2 à 4 cuillerées à café par jour, selon l'âge de l'enfant,

Administrer la belladone en fractionnant les doses, mais en allant jusqu'aux limites de la tolérance. L'associer à l'*aconit :*

Teinture de belladone..	
Alcoolature de racines d'aconit...........	$\tilde{a}\tilde{a}$ 5 gr.
	(J. Simon.)

X gouttes matin et soir.

Teinture de belladone.. }
—   d'aconit...... } ãã 2 gr.
—   de droséra.... }
—   de myrrhe....... 10 —
(Monin.)

X gouttes, après chaque quinte, dans un peu de lait (5 à 10 fois par jour).

Prescrire les *bromures* :

Bromure de potassium. } ãã 2 gr.
—   d'ammonium. }
—   de sodium...... 4 —
Sirop de chloral......... 30 —
Eau distillée............. 25 —
(Dujardin-Beaumetz.)

De 1 cuillerée à dessert à 1 cuillerée à soupe, matin et soir, dans du lait additionné d'un jaune d'œuf (enfants de plus de 4 ans).

Bromure de potassium. } ãã 2 gr.
—   d'ammonium. }
—   de sodium....... 4 —
Sirop de chloral...... } ãã 60 —
Eau distillée...... .. }
(Dujardin-Beaumetz.)

De 1 cuillerée à café à 1 cuillerée à bouche, matin et soir (enfants de plus de 4 ans).

Ou bien encore.

Bromure de potassium.. 3 gr.
Musc................. 20 centigr.
Sirop de fleurs d'oranger. 45 gr.
—   de belladone.. } ãã 30 —
—   de codéine.... }
—   d'éther.......... 15 —
Eau de laurier-cerise.... 6 —
(N. Guéneau de Mussy.)

Chez les enfants de 8 à 10 ans : 3 cuillerées à dessert dans les 24 heures ; une le matin ; une le soir, la 3ᵉ la nuit (supprimer le musc, si le goût déplaît).

Donner l'*antipyrine*, à la dose de 20 centigr. à un enfant de 2 ans ; augmenter de 10 centigr. par année d'âge ; dans les cas intenses, doubler la dose.

Administrer l'antipyrine à doses fortes et non fractionnées.

Doses, trois fois par jour :

De 2 à 3 ans....... 25 centigr.
De 3 à 6 ans....... 50 —
De 6 à 10 ans....... 75 —
De 10 à 15 ans....... 1 gr.

Prescrire le *bromoforme*, très dilué dans une potion ou une infusion chaude, édulcorée avec du sirop de tolu.

Bromoforme.......... X gouttes.
Alcool .... 5 gr.
Sirop de tolu......... 20 —
Eau distillée.......... 80 —

Par cuillerées à café, d'heure en heure.

Doses :

De 2 à 6 mois (3 fois par jour)........... I goutte.
De 6 à 9 mois (4 fois par jour)........... I —
De 9 mois à 2 ans (3 fois par jour)........... II —

dans 1/2 cuillerée à café de vin de Hongrie.

Au-dessus de 2 ans, donner autant de gouttes que le malade compte d'années, chaque dose étant répétée autant de fois que l'enfant a d'années d'âge. (Exemple : enfant de 5 ans, prendre 5 fois par jour, V gouttes de bromoforme.)

Préférer l'*antispasmine*, surtout chez les enfants très jeunes.

Antispasmine.......... 2 gr.
Eau distillée........... 900 —
Elixir pectoral.......... 98 —
(Demme-Stoss.)

(10 gr. de cette mixture représentent 2 centigr. d'antispasmine).

Doses, pour enfants, 3 fois par jour :

A 1 an....... 1 à 2 cuill. à café.
De 2 à 3 ans. 2 à 3 —
De 5 à 6 ans. 1 à 1 1/2 cuill. à bouche.

Conseiller les *bains sulfureux* et au moment de la convalescence un *changement d'air*, vie à la campagne pendant 4 semaines, séjour à la montagne, altitudes moyennes.

Cas graves : Essayer la belladone, l'antipyrine à hautes doses; prescrire les narcotiques (chloral; sirop de codéine, de chloral, dans la seconde enfance, sirop de morphine).

Entretenir des *vapeurs médicamenteuses* dans la chambre de l'enfant; pratiquer des *pulvérisations médicamenteuses* directement dans la gorge du malade.

Employer une des solutions suivantes :

Acide phénique.........	1 gr.
Glycérine.............	50 —
Eau..................	200 —

Pour pulvérisations, 3 à 4 fois par jour.

Thymol...............	10 gr.
Alcool...............	250 —
Eau.................	750 —
	(Bouchut.)

Pour pulvérisations, 3 à 4 fois par jour.

Pratiquer des *badigeonnages à la cocaïne* du pharynx et de l'isthme du gosier, 2 à 4 fois par jour, avec une solution à 1/20, associés aux *insufflations nasales* de mélanges antiseptiques.

Benjoin pulvérisé......	āā 5 gr.
Salicylate de bismuth..	
Sulfate de quinine........	1 —
	(Moizard.)

Antipyrine pulvérisée...	āā 1 gr.
Chlorhydrate de quinine.	
Acide borique............	2 —
Sous-nitrate de bismuth....	5 —

2 insufflations tous les jours avec l'un de ces mélanges.

Contre les vomissements : Faire prendre les repas tout de suite après le vomissement, en donnant 1/2 à 1 goutte de *laudanum*, immédiatement avant le repas. (Trousseau.)

Prescrire une infusion de café à prendre par cuillerées à dessert.

Contre la fièvre : Donner la *quinine* en potion ou en suppositoire, à la dose de 25 à 60 centigr. par jour.

Chlorhydrate de quinine.	2 gr.
Eau..................	100 —

2 à 6 cuillerées à café par jour, dans un peu de sirop.

En cas d'insomnie : Hydrate de *chloral*, en potion ou en lavement.

Doses :

Au-dessous de 1 an...	30 centigr.
A 1 an..............	50 —
A 1 an 1/2..........	65 —
A partir de 2 ans. ...	1 gr.
	(J. Simon.)

Sirop de codéine, à la dose de 5 à 15 gr. selon l'âge.

En cas de fréquence du pouls : Donner la *digitale*, sous forme de sirop ou de teinture.

Doses : *Sirop* de digitale, 4 à 12 gr. par jour. *Teinture* de digitale, IV à XX gouttes dans les 24 heures.

En cas d'abattement : Prescrire le café, l'alcool.

Cognac, 5 à 25 gr. par jour, selon l'âge de l'enfant.

En cas d'encombrement bronchique, de dyspnée : Vomitif.

Poudre d'ipéca, 30 centigr. à 1 an; 1 gr. à 2 ans.

Répéter le vomitif une fois par semaine dans les formes intenses; s'il n'existe pas de dépression.

Ou bien donner à un enfant robuste, âgé de plus de 7 ans :

Tartre stibié......... 2 centigr.
Sucre en poudre...... 1 gr.

En une fois, dans 1 cuillerée d'eau ou de lait ; avaler ensuite quelques gorgées d'eau tiède ; répéter la dose 1/4 d'heure après, s'il n'y a pas eu d'évacuation.

En cas d'agitation : *Bains tièdes* (32° à 34°) *prolongés*, de 1/2 à 1 heure, 2 à 4 fois par jour. Enveloppement humide, maillot.

En cas de convulsions avec fièvre : Plonger l'enfant 5 à 10 minutes, dans un *bain à 25° ou 30°*, plusieurs fois par jour.

En cas de délire : Prescrire le *musc* en potion :

Teinture de musc....... X gouttes
Sirop de fleurs d'oranger. 20 gr.
Eau distillée........... 40 —
(Comby.)

Par cuillerées à café ou à dessert.

Dans les formes graves, si tous les médicaments échouent : Avoir recours au changement d'air, qui seul parfois permet d'espérer la guérison.

En cas d'ulcération sublinguale : La toucher avec le crayon de *nitrate d'argent mitigé*, ou avec un pinceau trempé dans le collutoire suivant :

Borax................. 2 gr.
Miel rosat............. 10 —
(Comby.)

En cas d'exagération de la bronchite : Insister sur l'emploi des balsamiques, des émollients, des expectorants.

En cas de broncho-pneumonie : Application de ventouses sèches, de cataplasmes sinapisés ; inhalations d'oxygène.

Insister sur les toniques, le quinquina, l'alcool.

Julep gommeux.......... 60 gr.
Extrait de quinquina...... 2 —
Eau-de-vie .... 20 —
(Comby.)

Par cuillerées à café, de 2 en 2 heures.

Bottes de ouate aux jambes, changées une fois par jour.

En cas de syncope, de crise spasmodique : Flagellations avec linge mouillé d'eau froide ; exciter la pituitaire avec les barbes d'une plume ; exercer des tractions rythmées de la langue, pratiquer la respiration artificielle.

En cas d'épistaxis répétés et abondants : Sinapismes aux jambes ou bains de pieds sinapisés. Faire des irrigations nasales avec de l'eau très chaude ; insuffler dans les narines des poudres astringentes au tannin, alun, ratanhia.

Contre la bronchite chronique, l'anémie, l'adénopathie bronchique, Voy. les traitements indiqués à ces différents paragraphes.

Pendant la convalescence, cure au *Mont-Dore* en cas de persistance de bronchite, à la *Bourboule* en cas d'asthénie et anémie.
(Comby.)

CORPS ÉTRANGERS.

DANS L'ESTOMAC.
Administrer un *vomitif*, si les corps étrangers peuvent être rejetés facilement.

Favoriser le passage dans l'intestin, toutes les fois que la nature, le volume et la forme des corps étrangers ne s'opposent pas à cette évolution naturelle. Dans ce but, chercher à enrober les corps étrangers dans les matières alimentaires; donner des purées de pommes de terre, du riz, des panades.

Si le corps étranger est volumineux, cause ou peut causer des accidents graves, pratiquer la *gastrotomie*.   (Peyrot.)

DANS LES FOSSES NASALES.

Essayer de chasser le corps étranger d'arrière en avant, en faisant une *irrigation forte* par le côté sain; tenir bouché l'orifice antérieur du côté malade, pour accroître la pression, puis le déboucher brusquement.

Provoquer les éternuements à l'aide du *tabac à priser* ou de la *poudre sternutatoire* suivante :

P. de feuilles d'asarum.....)
  —   de bétoine....| āā
  —   de marjolaine.(15 centigr.
P. de fleurs de muguet....)

Si ces moyens échouent, éclairer les fosses nasales avec le spéculum nasi et le miroir frontal, déplacer le corps étranger avec un stylet recourbé et le saisir avec une pince à griffes ou à mors recourbés.

Après extraction, aseptiser le foyer et arrêter l'hémorragie par un tamponnement à la gaze iodoformée ou salolée.

DANS L'OESOPHAGE.

Pratiquer l'*œsophagotomie externe*, lorsque les corps étrangers ne peuvent être extraits par la bouche, et lorsqu'ils occupent la région cervicale ou la partie tout à fait supérieure de la région thoracique. Si un corps étranger ne dépasse pas la première pièce du sternum, on peut encore avoir avantage à aller le saisir par la plaie œsophagienne, au moyen de longues pinces.

DANS L'OREILLE.

Extraire le corps étranger avec une *pince à griffes*, ou bien faire, s'il y a de la résistance, des *injections d'eau tiède savonneuse*, ou d'huile stérilisée. Si l'on échoue, et si la présence du corps étranger cause des accidents graves, décoller le pavillon en arrière, sectionner le conduit à son insertion osseuse et aller cueillir directement le corps du délit. Suture de la plaie, tamponnement du conduit à la gaze iodoformée, pansement aseptique.   (Lubet-Barbon.)

En cas de bouchons cérumineux : verser de l'*eau tiède savonneuse* ou de l'*huile* dans l'oreille, et boucher avec un bouchon de ouate; garder ce pansement une journée ou une nuit. Après cette imbibition du cérumen, pratiquer une *irrigation tiède* jusqu'à ce que tout le bouchon soit entraîné au dehors.

DANS L'URÈTRE.

Quand le corps étranger occupe la portion profonde de l'urètre, ne pas chercher à l'attirer en avant; le rejeter dans la vessie et pratiquer la lithotritie. Pour refouler le corps étranger, se servir d'une grosse bougie de cire.

Si l'on ne peut refouler le corps étranger, prendre une bougie fine et la faire cheminer jusqu'au delà du corps étranger. L'écoulement de l'urine se fait mieux et le corps étranger se dégage. Le malade doit rester couché et uriner dans cette position ; le calcul retombera de lui-même dans la vessie ou deviendra mobile dans le canal.

Si le corps étranger occupe la fosse naviculaire, ou la région pénienne, débrider le méat ou introduire une sonde cannelée entre le calcul et la paroi inférieure de l'urètre et faire un mouvement de bascule.

Si le corps étranger est arrêté dans la région pénienne postérieure, se garder de faire une boutonnière urétrale. Recourir à la curette articulée : saisir le corps étranger entre la cuiller de la curette, passée derrière lui, et une bougie en cire fortement appliquée sur sa face antérieure. Faire l'extraction en suivant la paroi supérieure de l'urètre. (Guyon.)

DANS LE VAGIN.

Si le corps étranger est petit, le retirer en glissant la pince le long du doigt porté jusque sur lui. S'il est gros et lisse, employer la pince à faux germe. Injection vaginale, tamponnement à la gaze salolée.

DANS LA VESSIE.

Chez l'homme : taille hypogastrique.

Chez la femme : dilatation de l'urètre, suivie d'extraction du corps étranger, s'il est petit et lisse ; taille vaginale, quand il est volumineux. (Bouilly.)

DANS LES VOIES AÉRIENNES.

Si le corps s'est arrêté dans le larynx, l'extraire en s'aidant du miroir et d'une pince.

Si l'on échoue, pratiquer la laryngotomie et la trachéotomie.

CORS ET DURILLONS.

Ramollir l'épiderme par un bain : enlever par grattage ou couche par couche avec le bistouri, des lamelles épidermiques, sans intéresser le derme ; ou bien mettre sur le cor pendant plusieurs jours de suite :

Acide salicylique.........	1 gr.
Collodion élastique.......	15 —

(Tillaux.)

Pour applications avec le pinceau.

CORPS FIBREUX.

(Voy. *Fibromes utérins.*)

CORYZA.

C. AIGU.

Au début : *benzoate de soude,* 6 à 10 grammes chez l'adulte, 3 à 5 grammes chez l'enfant, pris pendant 3 à 4 jours, associé à l'*aconit,* pour calmer les douleurs frontales.

Benzoate de soude....	6 à 10 gr.
Alcoolature de racines d'aconit.............	XX gouttes.
Eau de laurier-cerise....	3 gr.
Sirop de tolu.........	
— de codéine.....	ãã 30 gr.
Eau distillée............	60 —

(Ruault.)

A prendre en 4 fois dans les 24 heures, entre les repas.
Ou bien :

Aconitine cristallisée.... 1 milligr.
Bromhydrate de quinine. 50 centigr.
Extrait de réglisse...... Q. S.
(Huchard.)

Pour 10 pilules, une toutes les 1 heure 1/2 à 2 heures.

Inspirer plusieurs fois par jour quelques gouttes de la mixture suivante, versées sur un mouchoir, ou sur du papier buvard :

Acide phénique pur... } āā 5 gr.
Ammoniaque........ }
Alcool à 90°........ 10 —
Eau.............. 15 —
(Brand.)

Poudres à priser :

Bétol................ 2 gr. 50
Menthol.............. 25 centigr.
Cocaïne............. 10 —
Poudre de café torréfié.. 1 gr. 50

Salicylate de bismuth... 15 gr.
Camphre pulvérisé..... 5 —
Chlorhydrate de cocaïne. 10 centigr.

Menthol............. 20 centigr.
Chlorhydrate de cocaïne. 10 —
Acide borique pulvérisé. 10 gr.

En cas de céphalalgie : antipyrine, 2 grammes par jour, sulfate de quinine, 75 centigrammes en 3 fois.

Contre l'écoulement abondant : sulfate d'atropine, 1 milligramme 1/2 par jour, en trois doses.

En cas d'excoriations aux lèvres ou dans les narines :

Vaseline............ 10 gr.
Acide borique.......... 1 —

Pour onctions, 2 fois par jour.

C. CHRONIQUE (Voy. *Catar-rhe naso-pharyngien chronique*).

1° Chez les enfants.

En cas de scrofule : huile de foie de morue à hautes doses, sirop iodotannique, sirop d'iodure de fer. Liqueur de Fowler, de Pearson, de Donovan :

Iodure d'arsenic........ 20 centigr.
Biiodure de mercure... 40 —
Iodure de potassium.... 4 gr.
Eau distillée.......... 125 —

Avant 1 an, de I à VI gouttes, 2 fois par jour, dans de l'eau sucrée avant de teter. — De 1 à 5 ans, de VIII à XV gouttes aux deux principaux repas.

Séjour aux bords de la mer, ou à la campagne ; eaux chlorurées sodiques, eaux sulfureuses.

En cas de syphilis : frictions quotidiennes avec 2 grammes d'onguent napolitain combiné à l'iodure de potassium, 50 centigrammes à 1 gramme par jour.

Iodure de potassium..... 10 gr.
Sirop d'écorces d'oranges
amères............. 200 —

1 cuillerée à dessert, matin et soir.

Localement, faire des *irrigations antiseptiques* : sublimé corrosif 1/5000 ; permanganate de potasse 1/1000 ; eau salée 7/1000, ou acide borique 4/100.

Employer de préférence des liquides à la fois alcalins et antiseptiques :

Acide salicylique........ 5 gr.
Chlorure de sodium..... 50 —
Bicarbonate de soude.... 100 —

2 cuillerées à café par litre d'eau.

Agir sur la muqueuse par des

astringents et des caustiques, pratiquer des *badigeonnages* quotidiens avec :

Iode pur..........	20 à 30 centigr.
Iodure de potassium.	2 à 3 gr.
Glycérine..........	20 —
Menthol..........	Q. S. p. aromat.

Ou bien avec le *nitrate d'argent* en solutions variant de 1 à 3 p. 100, au dixième.

Insufflations nasales répétées 2 à 3 fois par jour, avec des poudres médicamenteuses :

Acide salicylique.......	25 centigr.
Borax..............	} āā 2 gr. 50
Tannin..............	
Acide borique......	} āā 10 gr.
Talc de Venise.....	
Sulfate de zinc........	2 —
Menthol..............	50 centigr.
	(Combe.)

En cas d'ozène : Voy. les indications données pour l'adulte.

2° Chez les adultes.

En cas de rhinite atrophiante fétide ou **ozène**, pratiquer des *irrigations nasales antiseptiques répétées* (2 à 4 injections par jour, de 1 litre chacune, prises avec un siphon de Weber ou une seringue anglaise).

Préférer la solution saturée d'acide borique, additionnée de 25 centigrammes de naphtol, par litre.

Acide borique........	40 gr.
Naphtol α............	25 centigr.
Eau tiède............	1 litre.
	(Ruault.)

Pour 1 irrigation nasale tiède.

Après les lavages, quand le nez est redevenu sec, faire dans les fosses nasales, des *pulvérisations d'huile de vaseline*, répétées plusieurs fois dans la journée :

Huile de vaseline......	30 gr.
Essence de géranium rosat..............	X gouttes.
	(Ruault.)

Pour pulvérisations avec le pulvérisateur de Richardson à boule de caoutchouc.

Aider les croûtes à se détacher par des injections de *sérum antidiphtérilique*. (Della Vedova.)

En plus, 1 fois par jour ou tous les 2 ou 3 jours, appliquer le topique suivant :

Naphtol sulforiciné à 10 p. 100.	20 gr.
	(Ruault.)

Pour badigeonnages, tous les 1 à 3 jours.

Ou bien, après les lavages, badigeonner plusieurs fois par jour avec :

Naphtol α ou β........	1 gr.
Camphre.............	2 —
Huile de vaseline......	1000 —
	(Ruault.)

(Prescrire ce topique à une dose plus ou moins forte, suivant la tolérance du malade.)

Modifier la pituitaire avec des badigeonnages à la *teinture d'iode* (8 à 10 fois à quelques jours d'intervalle), ou des attouchements à la *glycérine iodée* (glycérine 20 grammes, teinture d'iode 10 grammes) ; à la *solution de Van Swieten*. Cautérisations avec des solutions concentrées de *chlorure de zinc* ou de *nitrate d'argent*.

Prescrire des *insufflations astringentes* :

Salicylate de zinc.	} āā 4 gr.
Tannate de zinc...	
Borax.............	2 —
Salol.............	1 gr. 50
Talc.............	8 gr.
	(Cozzolino.)

A l'intérieur, toniques, huile de foie de morue, arsenic.

Conseiller les bains de mer.

Envoyer les malades aux eaux thermales *d'Uriage*, *Mont-Dore*, *Cauterets*, *Luchon*, *Salies-de-Béarn*.

COUP DE SOLEIL (Insolation).

Mettre le malade dans un lieu aussi frais que possible. Compresses glacées sur la tête, frictions énergiques avec de l'eau très froide. Faire prendre au malade une infusion de café froide.

En cas de coma persistant, vésicatoire à la nuque, injection d'éther camphré, de caféine. Respiration artificielle.

COUPEROSE.

(Voy. *Acné rosacée*.)

COXALGIE HYSTÉRIQUE.

Éviter les moyens violents, les révulsifs énergiques, l'extension continue, les appareils inamovibles. Préférer les *frictions*, le *massage*, les *douches locales*.

Quand il existe une **attitude vicieuse** persistante, appliquer un *appareil à extension continue*, avec un poids de 2 à 10 kilos, selon l'âge du malade et le degré de l'attitude vicieuse.

Dans les cas invétérés, *ténotomie*, *redressement forcé* en narcose.

Traitement hygiénique et psychothérapique de l'hystérie. Électricité sous ses différentes formes.

Dans les cas qui se prolongent, faire une *opération fictive* (anesthésie, incision cutanée, suture, pansement aseptique).

(S. Duplay.)

CRAMPES DE LA GROSSESSE.

Au moment des crampes, masser les muscles contracturés, étendre fortement la jambe, le pied, les orteils si la crampe siége dans les fléchisseurs ; la fléchir si elle siége dans les extenseurs.

Frictions avec :

Chloroforme...........	10 gr.
Baume de Fioravanti.....	50 —
Alcool camphré.........	90 —

Pour prévenir le retour des crampes, ceinture abdominale ; combattre la constipation, calmer l'irritabilité du ventre par les opiacés, prescrire le bromure de potassium :

Bromure de potassium....	6 gr.
Sirop d'éther.......	
— de fleurs d'oranger.....	āā 40 —
Teinture de musc.......	XX gouttes.
Eau distillée...........	60 gr.

3 cuillerées à soupe par jour.

(Tarnier.)

CRANIOTABES (Craniomalacie).

Traitement général: Allaitement naturel ; si l'allaitement artificiel est inévitable, le réglementer, et donner du *bon lait*, bouilli, stérilisé et phosphaté.

Combattre les **troubles digestifs** (diarrhée, vomissements).

Si les enfants sont venus avant terme, les mettre dans la *couveuse* de Tarnier, les gaver.

Prescrire les *bains salés* quotidiens, de 10 à 15 minutes de durée, suivant la tolérance des enfants (1 kilogr. de sel par bain).

Sorties fréquentes ; vie à la campagne.

Traitement local : Éviter les coups, les pressions sur le crâne ; faire usage d'oreillers mous ; dans les cas extrêmes, faire porter aux enfants des casques rigides moulés sur le crâne (en fil de fer, carton, cuir bouilli, celluloïd).

(Comby.)

CRÊTES DE COQ.

(Voy. *Végétations vénériennes ou spontanées.*)

CREVASSES DES MAINS.

Protéger les mains à l'aide de gants. Appliquer matin et soir la pommade suivante :

Menthol..................... 1 gr.
Salol...................... 2 —
Huile d'olive.............. 10 —
Lanoline................... 30 —

Ou bien, prendre un manuluve chaud et frictionner ensuite les mains 1 fois par jour avec :

Potasse caustique...... 50 centigr.
Glycérine.........} āā 20 gr.
Alcool ....}
Eau distillée.......... 60 —

(Baelz.)

Appliquer le soir le liniment suivant :

Beurre de cacao......... 7 gr.
Huile d'amandes douces. 5 —
Oxyde de zinc ...} āā 10 centigr.
Borate de soude...}
Essence de bergamote.. VIII gouttes.

CREVASSES DU SEIN.

Lavages après chaque tétée avec une solution de sublimé au 1/2000 ; ou bien mettre sur le sein malade des compresses imbibées de nitrate d'argent au 1/150.

Badigeonnages 3 fois par jour avec la solution suivante :

Glycérine................. 40 gr.
Teinture de baume du Pérou, 5 —

Teinture de baume de tolu.. 2 gr.
Salol pulvérisé............ 1 —

(Monin.)

Recouvrir ensuite de ouate.

Empêcher le traumatisme de la succion, en employant la téterelle bi-aspiratrice d'Auvard.

CROISSANCE.

Traitement hygiénique. Prescrire **aux enfants surmenés et incapables d'action** le repos et le sommeil prolongés. Les envoyer à la campagne, au grand air ; ne pas leur imposer de marches et de fatigues.

Régime : lait, lait de poule, œufs, poissons, viandes rôties (pas abuser des viandes chez les fils d'arthritiques) légumes verts, épinards, purées de lentilles, de haricots, décoctions de céréales. Peu de vin, pas de café.

Bains salés ou sulfureux ; douche froide si elle est supportée (chez les jeunes arthritiques, préférer l'hydrothérapie tiède) ; frictions sèches avec gant de crin.

(Comby.)

En cas de céphalalgie, retirer l'enfant du collège, et le mettre au repos le plus complet.

Prescrire les modificateurs de la nutrition, tels que les préparations *phosphatées*, et avoir recours aux agents qui stimulent le système nerveux, comme la *strychnine* :

Sulfate de strychnine	1 à 4 centigr.
Phosphate de soude.	5 à 10 gr.
Eau.................	100 —

(Legendre.)

2 à 3 cuillerées à café par jour.

Donner aussi l'*arsenic* et conseiller l'*hydrothérapie*.

En cas de palpitations, prescrire :

Iodure de potassium.....	5 gr.
Bromure de potassium...	10 —
Sirop d'écorces d'oranges.	300 —

(Comby.)

1 à 2 cuillerées par jour, selon l'âge.

Donner aux anémiques le sirop d'iodure de fer ou les eaux d'Orezza, Spa, Bussang, Renlaigue.

En cas de douleurs osseuses, d'arthralgie, prescrire le repos, les bains tièdes.

En cas de scoliose, conseiller la gymnastique suédoise.

Envoyer tous les enfants qui souffrent de la croissance, sauf ceux qui sont trop irritables et nerveux, au bord de la mer.

Les autres aux eaux de la Bourboule, Saint-Nectaire, Forges-les-Bains, Salies-de-Béarn, Salins-les-Bains, ou à la montagne (altitude 800 à 1000 mètres).

CROUP (Diphtérie du larynx).

Chez les enfants : Avant de procéder à la trachéotomie ou au tubage, prescrire :

Cubèbe................	30 gr.
Copahu	60 —
Sous-carbonate de fer..	4 —
Sous-nitrate de bismuth..........	Q.S. pour solidifier

(J. Simon.)

A prendre par bols.

Looch blanc.............	70 gr.
Sirop de polygala........	30 —
Extrait de cubèbe........	2 —
Carbonate d'ammoniaque.	60 centigr.

(D'Espine et Picot.)

Par cuillerées à café d'heure en heure.

Faire usage de la *pilocarpine* ou du *jaborandi*, chez les malades encore **vigoureux**; les proscrire chez les **déprimés** :

Pilocarpine............	2 à 4 centigr.
Carbonate d'ammoniaque.	1 gr. 50
Sirop de polygala.......	30 gr.
Cognac...............	30 —
Eau distillée..........	130 —
	(Gilbert.)

1 cuillerée toutes les heures, jusqu'à sudation (enfants de 8 à 12 ans).

Chez l'adulte : Appliquer des solutions fortes de *phénol sulforiciné*, en s'aidant du miroir laryngoscopique. (Ruault.)

Faire des *pulvérisations à bout portant* avec le grand pulvérisateur de Lucas-Championnière, pendant dix minutes toutes les heures avec de l'eau phéniquée à 1/200.

Faire des *vaporisations dans la chambre*, avec une casserole à demi pleine d'eau, chauffée par un fourneau à gaz, à pétrole, à alcool et dans laquelle on verse de 2 en 2 heures une cuillerée de la solution suivante :

Acide phénique.........	250 gr.
Acide salicylique.......	50 —
Alcool	1000 —
	(Renon.)

Chez les sujets assez vigoureux, pas trop infectés : Employer, à la période dyspnéique, la *médication vomitice*.

Contre l'asphyxie : Inhalations *d'oxygène ;* faire mettre sur la région laryngienne un *vésicatoire* assez grand pour aller d'un muscle sterno-cléido-mastoïdien à l'autre.

Ne jamais oublier de prescrire les *toniques :* perchlorure de fer, quinquina, alcool.

Solution de perchlorure de fer......	XX à XL gouttes.
Eau..............	200 gr.

1 cuillerée à dessert toutes les cinq minutes (enfants).

Pour faciliter l'**élimination des toxines** et combattre l'intoxication générale: *régime lacté, diurétiques ;* dans les cas graves, *injections sous-cutanées de sérum artificiel,* 1/2 à 1 litre.

Caféine........	50 centigr. à 1 gr.
Benzoate de soude	2 gr.
Sirop de cinq racines........	30 —
Eau distillée.....	60 —
	(Comby.)

Par cuillerées dans les 24 heures (enfants de 6 à 10 ans).

Oxymel scillitique........	15 gr.
Sirop de stigmates de maïs.	15 —
Eau distillée...........	60 —

Par cuillerées de 2 en 2 heures (enfants).

En cas de tirage sus et soussternal continu et progressif : Pratiquer le *tubage*, chez les enfants très jeunes, et la *trachéotomie* chez les malades âgés de plus de 2 ans. (Voy. *Diphtérie* et *Trachéotomie.*)

CYANOSE (maladie bleue).

Traitement purement palliatif. Insister sur le repos; éviter au malade toute fatigue ou émotion ; lui défendre les jeux en plein air.

Faire des massages, des frictions sèches et stimulantes.

Conseiller le séjour dans le Midi, surtout en hiver; faire porter de la flanelle.

Relever l'**énergie du cœur** par la *digitale*, prise pendant 4 jours consécutifs, toutes les 3 à 4 semaines.

Teinture de digitale.... }
— de scille....: } ãã 5 gr.

X gouttes par jour en 2 à 3 fois, pour un enfant de 5 à 6 ans.

Pendant les paroxysmes, faire *inhaler l'oxygène*, appliquer des *ventouses sèches*; essayer les *bains d'air comprimé*.

Prescrire les toniques, l'huile de foie de morue, le fer, le quinquina.

(Comby.)

CYSTITE.

C. AIGUE.

Dès le début: Repos au lit. *Régime* lacté pendant quelques jours; additionner le lait de 3 gr. de bicarbonate de soude par litre. Éviter les mets épicés, le café, les liqueurs, le vin pur; donner du thé très léger coupé de lait.

Prescrire les *alcalins* (bicarbonate de soude 3 à 8 gr. par jour, eaux de Vichy, de Vals) et les *balsamiques* (Capsules de *santal* à 25 centigr., 6 à 9 par jour. Perles de *térébenthine* à 20 centigr., 8 à 16 par jour).

Terpine......... .... 1 gr. 20
Sirop de tolu.... | ãã 30 gr.
Sirop diacode.... |
Eau distillée......... 180. gr.

3 à 4 cuillerées à soupe par jour.
En cas de fièvre: *Salol* en cachets de 50 centigr., de 4 à 6 gr. par jour.

Salol ....} ãã 50 centigr.
Bicarbonate de soude)
Magnésie anglaise...... 25 —

Pour un paquet, n° 20. 4 à 8 par jour.

Combattre la **constipation** par des *lavements émollients*.

Grands cataplasmes chauds à l'hypogastre. Injections rectales chaudes. Bains généraux chauds prolongés.

Contre la douleur: Chloraliser les malades par petites doses souvent répétées.

Lavements laudanisés: XX gouttes de laudanum de Sydenham pour 1 lavement.

Lavements au chloral: 2 à 3 gr. par lavement.

Suppositoires calmants:

Extrait thébaïque........ 5 centigr.
— de belladone..... 1 —
Beurre de cacao........ 4 gr.

Pour 1 suppositoire, n° 4.

Quand la douleur ne cède pas aux antiphlogistiques et aux calmants, faire une *injection de morphine*, ou bien recourir aux *instillations de nitrate d'argent*. Cette méthode est applicable aux cas les plus aigus et surtout à ceux qui s'accompagnent de petites hémorragies à la fin de la miction.

Faire uriner le malade avant l'opération. Éviter tout lavage boriqué ou autre avant et après l'instillation. Choisir un instillateur n° 13 ou 14, et instiller XXX gouttes de nitrate d'argent à 1/50. Au bout de quelques jours, employer les solutions au 1/40 et au 1/20.

Contre la rétention d'urine: Cathétérisme, 3 à 4 fois par jour; évacuer lentement et incomplètement la vessie.

Contre le ténesme:

Bromure de camphre,...., 20 gr.

En 20 pilules. 1 par heure, ne pas dépasser 4 pilules par jour. Ou bien;

Camphre............ .... 50 centig
Alcool rectifié........ .... 5 gr.
Élixir parégorique.... 10 —
Potion gommeuse..... 100 —

1 cuillerée à bouche d'heure en heure.

Après la période de congestion aiguë : Faire des *lavages vésicaux antiseptiques* (contre-indiqués dans la première période des cystites aiguës).

Dans les cas de pyurie abcndante : Lavages avec des solutions de : acide phénique 1/200, sublimé 1/3000 à 1/5000, acide borique 3/100, résorcine 1/100.

Dans les cas de cystite blennorrhagique : Lavages avec des solutions de sublimé corrosif 1/6000, permanganate de potasse 1/1500 à 1/800.

La pyurie terminée, faire encore quelques *lavages astringents* pour modifier la muqueuse vésicale, avec des solutions d'alun de 1/2 à 1/100, ou de nitrate d'argent à 1/500.

Méthode abortive de la cystite blennorrhagique aiguë : Instillation intra-vésicale de XXX gouttes d'une solution de nitrate d'argent à 1/50.

C. CANTHARIDIENNE.

Pour la prévenir, saupoudrer de camphre les vésicatoires cantharidiens, ou mieux employer la vésication ammoniacale ; une fois la cystite déclarée, prescrire les boissons alcalines abondantes et le camphre à l'intérieur.

C. CHRONIQUE.

En cas de calcul vésical : Lithotritie.

En cas de rétrécissement : Urétrotomie, dilatation avec les sondes Béniqué.

Prescrire les *balsamiques* : Copahu, santal, térébenthine.

Lavages vésicaux, répétés trois fois par semaine avec des solutions d'acide borique à 3/100, permanganate de potasse à 1/1000, nitrate d'argent à 1/500.

Les injections vésicales sont indiquées quand l'urine stagne et se décompose dans la vessie. Les faire doucement, à la température de 38°, injecter le liquide par petits coups. Dès que 50 à 80 gr. auront été introduits, les laisser ressortir. S'arrêter quand le liquide injecté ressort limpide.

Les lavages seront courts, si la muqueuse est sensible.

Instillations, de XX à XL gouttes de nitrate d'argent à 1/50 ou de sublimé corrosif à 1/5000 et à titre progressivement croissant jusqu'à 1/1000.

En cas d'urétro-cystite (dans la cystite blennorrhagique chronique), le traitement par excellence est l'instillation de XXV à XXX gouttes d'une solution de nitrate d'argent à 1/50, déposées au niveau du col vésical et dans la région prostatique de l'urètre.

En cas de rétention d'urine partielle : Sondages évacuateurs plusieurs fois par jour.

En cas de cystite hémorragique : Sac de glace sur l'hypogastre, lavements froids (20°). Ergotine à l'intérieur :

Ergotine ....'.... 1 gr.
Eau distillée........... 100 —
Sirop d'écorces d'oranges. 50 —

1 cuillerée à bouche toutes les 1/2 heures.

En cas de cystite douloureuse : Pas de lavages. Instillations de nitrate d'argent et mise au repos de la vessie par une *sonde à demeure*. Intérieurement: antispasmodiques, bromure de camphre 4 gr. par jour.

Si le drainage est insuffisant, pratiquer **chez l'homme** la taille hypogastrique ou une boutonnière périnéale; **chez la femme**, dilatation forcée de l'urètre, taille vésico-vaginale, taille hypogastrique.

A côté de ce traitement local, ne pas oublier l'état diathésique du sujet; agir sur l'élément strumeux par les médications sulfurées arsenicales, sur l'élément goutteux par les eaux minérales appropriées; combattre l'état névropathique du sujet; on aura ainsi raison de cystites jusqu'alors rebelles à toute médication locale.

En cas de cystite rebelle chez la femme: Ne pas trop insister sur les lavages et les instillations, rechercher et combattre les affections qui produisent un état congestif de la vessie (constipation, tumeurs pelviennes, prolapsus génital, cystocèle, hémorroïdes).

Puis pratiquer le *curettage* du col et du fond vésical et, si l'on échoue, avoir recours à la *taille hypogastrique* ou *vaginale*.

Une fois l'incision hypogastrique exécutée, pratiquer le grattage total de la muqueuse vésicale, suivi de cautérisation au thermo.

La sonde à demeure est de rigueur; on peut aussi employer le cathétérisme isolateur des uretères: après le curettage et la cautérisation, introduire une sonde dans chaque uretère; tamponner la cavité vésicale avec de la gaze. Prolonger le drainage pendant quelques semaines au moins (3 à 6 mois).

Faire d'emblée la *cystostomie vaginale*, dans les cas de lésions rénales ou d'état général mauvais; y joindre les opérations sur le rein, suivant les exigences du cas.

Fermer la fistule lorsque les parois vésicales seront guéries et les reins silencieux.

Si on veut gagner du temps, pratiquer la taille hypogastrique et après avoir traité la muqueuse vésicale, inciser la cloison vésico-vaginale et ajouter le drainage vaginal.

Eaux thermales dans les maladies de la vessie et de l'urètre :

1º *Affections anciennes de la vessie chez les anémiés :* Cransac (ferrugineuses).

2º *Algies vésicales et urétrales* d'origine spinale avec gravelle urique ou phosphatique: Évian.

3º *Angiomes villeux avec hématurie :* Cransac.

4º *Atonie de la vessie et des organes uropoïétiques :* Forges, Évian, Bussang, Orezza.

En cas de *constipation :* Évian, Cransac, Vittel, Contrexéville, Châtel-Guyon, source Gubler.

En cas de *goutte :* Martigny, la Preste, Vichy, Vals.

En cas de *dépression :* Cauterets.

5º *Blennorrhée ;* chez les constipés: Aulus, Pougues, Vichy, Vals, la Preste; chez les anémiés : Vals (la Dominique), Cransac, Orezza, Forges.

6º *Catarrhe vésical :* Martigny-les-Bains.

Catarrhe avec cystite du col et épreintes: Évian, Bagnères-de-Bigorre.

Catarrhe avec gravelle phosphatique: La Preste.

Catarrhe avec gravelle urique: Wildungen, Saint-Boès.

Catarrhe muqueux ou muquo-purulent : Contrexéville.

Catarrhe léger et récent : Pougues.

Catarrhe lié à l'arthritisme : Capvern.

Catarrhe chez les névropathes : Évian, Vals.

Catarrhe lié à l'herpétisme : La Porretta, Saint-Sauveur.

Catarrhe chez les rhumatisants, les goutteux, les sanguins, les congestionnés : Aulus.

7° *Cystite chronique du col:* Évian.

8° *Émission rare d'urine* chez les constipés, les congestionnés, les hypocondriaques : Châtel-Guyon, Aulus, Vittel.

9° *Hématurie:* Cransac, Forges-les-Eaux, Spa, Orezza, Aulus, Châtel-Guyon, Rubinat, Birmenstorf, Hunyadi-Janos, Pullna, Montmirail.

10° *Hypertrophie et induration des parois vésicales:* Saint-Amand.

11° *Névroses et névralgies rhumatismales du col de la vessie et de l'urètre :* Néris, Évian.

12° *Paralysie et parésie de la vessie :* Boues de Dax, de Saint-Amand, Forges, Évian, Capvern, Wildungen.

13° *Paralysie de la vessie avec atrophie musculaire :* Acqui et ses boues.

14° *Rétrécissements de l'urètre. rétrécissements inflammatoires :* Martigny ; en cas de cystite subaiguë ou chronique : Contrexéville, La Preste, Soultzmatt.

15° *Stagnation de l'urine :* Soultzmatt.

16° *Troubles des nerfs moteurs et sensitifs de la vessie:* Saint-Amand.

C. TUBERCULEUSE.

Traitement général de la tuberculose. Alimentation substantielle, huile de foie de morue, créosote, préparations arsenicales.

Lavages vésicaux avec sublimé corrosif à 1/1000, 3 fois par semaine.

Préférer les *instillations de sublimé* à titre variant de 1/1000 à 5/1000, à la dose de XX à XL gouttes.

Ces instillations calment les douleurs et diminuent la fréquence des mictions, tout en agissant comme bactéricides. Les employer dès le début.

Éviter les instillations au nitrate d'argent.

Si cette médication échoue, revenir à la médication symptomatique. (Guyon.)

DACRYOADÉNITE.

D. AIGUE.

Lotions antiseptiques tièdes, fréquemment renouvelées.

Pendant la nuit, cataplasmes de farine de lin, ou pansement avec une couche de coton hydrophile imprégné d'une solution boriquée à 4 p. 100 et recouvert d'un morceau de taffetas imperméable.

En cas de suppuration : Donner issue au pus à l'aide du bistouri. (Delens.)

D. CHRONIQUE.

Emploi des iodures alcalins et de l'arsenic. Les iodures congestionnent les yeux et sont par conséquent contre-indiqués quand il existe une inflammation oculaire.

En cas de syphilis : Traitement spécifique.

Massage de la glande.

(Panas.)

DACRYOCYSTITE.

D. AIGUE.

Au début : Émollients.

Incision au point où l'abcès proémine ; si les points lacrymaux peuvent être trouvés et si le patient est assez docile, introduire le couteau de Weber dans le point lacrymal, sectionner le canal, débrider le ligament palpébral interne ; injections antiseptiques.

(Delens.)

D. CHRONIQUE.

Cathétérisme du canal nasal, avec les sondes de Bowman, précédé de la dilatation du point lacrymal inférieur, pratiqué avec le stylet conique dilatateur.

Injections modificatrices de sulfate de zinc à 1/200, nitrate d'argent à 1/300.

Dans les cas légers, *injections modificatrices* de sublimé à 1/3000.

DARTRES.

(Voy. *Pityriasis, Eczémas, Séborrhée.*)

DÉCHIRURES.

D. DU COL.

En cas de déchirure peu étendue : Cautérisations au thermocautère suivies d'un pansement antiseptique à la gaze salolée imprégnée de :

Teinture d'iode....... XX gouttes.
Glycérine neutre....... 200 gr.

En cas de déchirure étendue : Trachélorraphie, opération de Schrœder, excision de la muqueuse.

D. DU PÉRINÉE.

Déchirure récente et simple : Faire une série de sutures à la soie ou au crin de Florence, le long du vagin et du périnée. Enlever les fils au bout de huit jours.

Si la déchirure est compliquée : faire trois ordres de sutures. Une suture continue au catgut réunissant les deux lèvres de la paroi recto-anale ; des sutures à points interrompus à la soie ou au crin de Florence, pour accoler les bords de la paroi vaginale, et des sutures analogues sur le périnée.

En cas de déchirure centrale : faire du côté du vagin et du côté du périnée une série de sutures à la soie, en ayant soin de prendre une épaisseur de tissu, suffisante pour éviter la formation d'un cloaque entre les sutures superficielles et les sutures profondes.

(Auvard.)

Déchirures anciennes : Pratiquer la *périnéorraphie.*

D. DE L'UTÉRUS ; Voy. *Rupture de l'utérus.*

DÉGÉNÉRESCENCE.

D. GRAISSEUSE DE L'AORTE.

Prendre pendant des mois la potion suivante :

Iodure de potassium.....   15 gr.
Eau distillée. ....::..   300 —
(Dujardin-Beaumetz.)

1 cuillerée à dessert à 1 cuillerée à bouche, 2 fois par jour, aux repas.

D. GRAISSEUSE DU MYO- CARDE ET ADIPOSE CAR- DIAQUE.

Contre la surcharge grais- seuse : Soumettre le malade au régime de l'obésité, réduction des liquides : aux repas, 1 verre d'eau de Vichy ou Vals rougie ou de thé non sucré ; entre les repas, 1 verre de lait. Suppression des graisses, des féculents et des sucres. Conseiller la croûte de pain (200 gr. en deux repas), les œufs, le poisson, la viande dégraissée (300 gr.), les légumes verts, les fruits. Pas de confiture, ni d'alcool.

Massage. Douches froides ou hydrothérapie tiède.

Éviter les efforts violents. Pro- menade quotidienne sans fatigue.

Permettre l'équitation, la bicy- clette, le patinage, la danse, si ces exercices sont bien supportés ; sans cela, conseiller le jeu du bil- lard, les travaux de jardinage. Dé- fendre de jouer des instruments à vent.

Si le myocarde n'est pas trop dégénéré : Conseiller la *cure de terrain*, ou bien instituer un *trai- tement méthodique par marches régulièrement graduées* et par *l'exercice du mur* qui consiste à appliquer aussi exactement que possible toute la partie postérieure du corps contre une surface verti- cale, puis de lever lentement les bras au-dessus de la tête en leur faisant décrire un demi-cercle d'a- vant en arrière ; continuer l'exer- cice pendant trois minutes, puis augmenter progressivement jusqu'à 10 minutes par séance. (Barié.)

Prescrire la *gymnastique sué- loise*.

Limiter les heures de *sommeil* (6 à 8 au plus) ; ne pas faire de sieste après le repas.

Combattre la **constipation** ; faire usage des *eaux salines purgatives* :

Eau de Carabaña, 1/2 verre à bordeaux.

Hunyadi-Janos, 1/2 grand verre.

Pullna, 1/4 à 1/2 grand verre.

Rubinat, 1/2 verre à bordeaux.

Villacabras, 1/2 verre à bor- deaux.

Birmenstorff, 1/2 grand verre.

Pendant 15 jours par mois, faire prendre au malade 1 gr. *d'iodure de sodium* par jour en deux fois, aux repas.

Conseiller l'usage des alcalins ; eaux de Vichy ou Vals, aux repas.

En cas de débilitation car- diaque : Prescrire les toniques du myocarde :

Caféine ....:... ...   75 centigr.
Benzoate de soude.....   1 gr.
Eau de tilleul... ....   90 —
Sirop de 5 racines....   30 —
(Barié.)

Par cuillerées à bouche, toutes les heures.

Caféine....... ....   7 gr.
Benzoate de soude.......   7 —
Eau ...., ...   250 —
(Tanret.)

1 à 2 cuillerées à bouche par jour (chaque cuillerée contient 0 gr. 50 centigr.).

S'il faut agir plus énergiquement, donner le *sulfate de spartéine*, 10 centigr. par jour.

Sulfate de spartéine....	10 centigr.
Sirop de tolu.........	20 gr.
Eau de tilleul.........	60 gr.
	(Barié.)

Par cuillerées à bouche dans la journée.

Ne pas prescrire de médicaments qui augmentent la pression artérielle.

En cas d'angine de poitrine : *trinitrine, nitrite d'amyle, morphine* avec précaution.

Solution alcoolique de trinitrine à 1/100..	XXX gouttes.

Eau distillée..........	300 gr.
	(Huchard.)

3 cuillerées à bouche par jour.

Alterner l'usage de l'iodure de sodium avec celui de la trinitrine, faire prendre le premier à la dose de 1 gr. pendant les vingt premiers jours de chaque mois et donner la trinitrine pendant les autres dix jours, à la dose de V à X gouttes de la solution au centième.

Dans la stéatose cardiaque : Lutter contre la cause (anémie, cachexie, tuberculose, etc.). Régime sobre, mais tonique ; exercice modéré, abstention de tout effort, séjour à la campagne. Usage des iodures. (A. Petit.)

En cas d'asthénie cardiaque : toniques du cœur.

DÉLIRE.

D. DANS LES PYREXIES.

Sac de glace sur la tête (interposer une flanelle entre le sac et le cuir chevelu)..

En cas d'hyperthermie, bains froids ou tièdes répétés plusieurs fois par jour.

En cas d'agitation continuelle accompagnée d'insomnie : Prescrire les hypnotiques :

Bromure de potassium....	5 gr.
Eau distillée..........	60 —
Sirop de chloral........	60 —

1 cuillerée à soupe dans 1 tasse de lait chaud, additionné d'un jaune d'œuf, plusieurs fois par jour. Ou bien :

Hydrate de chloral........		4 gr.
Bromure de sodium........		3 —
Sirop de codéine...... }	ãã	20 —
— de laurier-cerise. }		
Eau.............		100 —

A prendre en deux fois, dans du lait chaud.

Uréthane..........	3 gr.
Antipyrine..........	2 —
Bromure de potassium..	80 centigr.
Extrait de jusquiame...	10 —
Sirop de digitale......	30 gr.
Eau de tilleul.........	90 —

1 cuillerée à bouche toutes les 3 heures : le restant en une seule fois le soir, entre 8 et 10 heures.

Si le cas le permet : *purgation*.

Diurétiques : tisanes, diète lactée pour favoriser l'élimination des toxines. *Injections sous-cutanées d'eau salée* 7 p. 1000, 1 à 3 litres dans les 24 heures. *Saignée*, seule ou associée au lavage de l'organisme avec le sérum artificiel.

D. POST-OPÉRATOIRE OU TRAUMATIQUE.

Rechercher la cause et agir en

conséquence (sénilité, inanition, alcoolisme, névropathie, anémie, intoxication médicamenteuse, urémie, septicémie, psycose).

DELIRIUM TREMENS.

Prescrire *l'hydrate de chloral* à haute dose, ou la *morphine*; employer la camisole de force.

Malaga................ 25 gr.
Tartre stibié.......... 10 centigr.

Donner XV à XX gouttes de ce vin stibié, toutes les heures.

Faire, 1 à 3 fois par jour, une injection sous-cutanée de 2 à 4 milligr. de *sulfate de strychnine*.

DENGUE.

Contre l'embarras gastrique : *Purgatif* ou *vomitif*, au début.
Contre la fièvre et les douleurs articulaires :

Antipyrine ou *sulfate de quinine*.
En cas de douleurs très fortes : Hydrate de *chloral*, *morphine*.

DENTIFRICES.

Employer pour le nettoyage de la cavité buccale l'une des formules suivantes :

Acide phénique........ 1 gr.
— borique .... 25 —
Thymol.............. 50 centigr.
Essence de menthe..... XX gouttes.
Teinture d'anis........ 10 gr.
Eau distillée.......... 1 litre.
          (Dujardin-Beaumetz.)

Employer cette solution pure.

Acide thymique....... 25 centigr.
— benzoïque ...... 3 gr.
Teinture d'eucalyptus.. 15 —
Alcool............... 100 —
Essence de menthe poivrée............... 75 centigr.
          (Miller.)

Verser dans un verre une quantité suffisante pour produire un trouble.

Alcool de menthe...... 160 gr.
Acide phénique cristall. 20 —
          (Monin.)

Quelques gouttes dans un peu d'eau tiède.

Se servir aussi *d'alcool salolé* à 5 p. 100, dont on verse quelques gouttes dans l'eau.

Recommander l'usage de la *brosse à dents* et d'une *poudre dentifrice*.

Résorcine............. 2 gr.
Salol................. 4 —
Iris pulvérisé.......... 40 —
Carbonate de chaux pulv. 8 —
Carmin nº 40.......... 30 centigr.
Essence de menthe..... X gouttes.
          (Legendre.)

Carbonate de chaux.... 30 gr.
Chlorate de potasse } āā 15 —
Borate de soude.. }
Salol .... 30 —
Saccharine.......... 50 centigr.
          (Thomas.)

Mêlez et porphyrisez.

En cas d'haleine fétide, prescrire les gargarismes fréquents avec une solution de *thymol* à 0,50 p. 1000.

DENTITION.

Faire mâcher à l'enfant une *racine de guimauve*.

Ne pas faire trop hâtivement des scarifications inutiles des gencives.

En cas d'agitation, faire des frictions avec un des sirops suivants :

Chlorhydrate de cocaïne.
Borate de soude....... } ãã 1 gr.
Sirop diacode............. 10 —
Sirop.................... 20 —

(Bouchut.)

Pour frictions sur les gencives, 3 à 4 fois par jour.

Chlorhydrate de cocaïne. 25 centigr.
Sirop simple.......... 20 gr.
Eau de laurier-cerise.... 5 —

(Comby.)

Frictions légères avec le doigt.

Donner au premier déjeuner du matin, chez les enfants plus âgés, 1 paquet de :

Phosphate de chaux.
—   de soude. } ãã 10 centigr.

(Besnier.)

Pour 1 paquet, n° 10, à prendre dans de la soupe.

Contre la douleur :

Chlorhydrate de cocaïne. 10 centigr.
Teinture de safran.... .. X gouttes.
Sirop simple........... 10 gr.

En frictions sur les gencives, plusieurs fois par jour.

Contre l'insomnie : Bromure, chloral. (Voy. *Insomnie*.)

DERMALGIE.

Donner le sulfate ou le valérianate de quinine, les opiacés, les préparations de valériane, de kola, de coca et de datura. Prescrire les pilules suivantes :

Extrait de jusquiame... 5 centigr.
—   de valériane.... 10 —

Sulfate de quinine...... 25 centigr.

Pour 1 pilule ; d'abord 1 pilule par jour, puis progressivement 2, 3 et 4.

Administrer l'antipyrine, l'exalgine, la phénacétine.

DERMATITE CONTUSIFORME.

(Voy. *Érythème noueux*.)

DIABÈTE.

D. AZOTURIQUE (azoturie avec polyurie).

Régime azoté, sans supprimer les féculents.

Dans les cas un peu intenses : repos absolu et prolongé au lit.

Médicaments antidéperditeurs : *bromhydrate de quinine, arsenic, valériane*.

Donner de 10 à 30 gr. *d'extrait de valériane*, dans les 24 heures.

Prescrire les opiacés, surtout la *codéine*, à la dose de 10 à 50 centigr. par jour, associée à la *strychnine*.

Pas d'alcalin, pas d'iodure de potassium, excepté dans les cas de syphilis. (Bouchard.)

Valériane en poudre...... 50 gr.
Sirop de sucre........... Q. S.

Pour un électuaire. A prendre gros comme une noisette toutes les 2 heures, dans du pain azyme.

Quinquina en poudre.. } āā 50 gr.
Racine de valériane... }
Sirop de sucre........... Q. S.

A prendre gros comme une noisette plusieurs fois par jour.

Codéine cristallisée...... 1 centigr.
Poudre de valériane..... 1 —
Miel.................. Q. S.

Pour 1 pilule, 5 à 30 progressivement.

Codéine cristallisée.. ... 1 centigr.
Strychnine............ 1 milligr.
Poudre de valériane..... 1 centigr.
Miel.................. Q. S.

Pour 1 pilule, 3 fois par jour, 2 à 3 pilules avant les repas.

D. PHOSPHATURIQUE.

Régime : Aliments riches en phosphates : céréales, poissons, œufs.

Médicaments nervins. Combattre la cause (dyscrasie acide, infection). (Legendre.)

Administrer les *glycérophosphates*, en cachets ou en sirop :

Glycérophosphate de chaux. 30 centigr.
— soude.. 10 —
— potasse. 10 —
— magn... 10 —
— fer..... 5 —
Poudre de fève de St-Ignace.. 3 —
(A. Robin.)

Pour 1 cachet, n° 20, à prendre 2 par jour.

Glycérophosphate de chaux...... 6 gr.
— soude.. }
— potasse. } āā 2 —
— magn..) }
— fer. ,... 1 gr.

Teinture de fève de St-Ignace. XXX gttes.
— de kola .... 10 gr.
Sirop de cerises pour compléter................... 200 —
(A. Robin.)

2 à 3 cuillerées à bouche par jour.

D. SUCRÉ.

Régime : Abstinence totale du sucre et des mets sucrés. Diminution aussi complète que possible des aliments féculents. Régime carné et herbacé, en ayant soin de choisir les herbes et les féculents qui contiennent le moins de matières sucrées. Légumes verts. Aliments gras. Abstinence presque totale de pain, le remplacer par une seule pomme de terre par repas, ou bien par du pain de gluten. Remplacer le sucre par la saccharine en tablettes comprimées :

Saccharine........... ... 3 gr.
Bicarbonate de soude..... 2 —
Mannite................ 50 —
Mucilage .... Q. S.

Pour 100 pastilles, 1 pastille représente un morceau de sucre de 10 gr.

Boissons : Eau fraîche de préférence ; boissons amères ; eaux alcalines naturelles (Vichy, Vals) ou artificielles (eau bouillie et refroidie, additionnée de 2 à 8 gr. de bicarbonate de soude par litre). Peu de vin pris aux repas, pas de liqueur, pas d'eau-de-vie. Boire du thé, du café, du maté, du kola sucrés avec de la saccharine.
(Dujardin-Beaumetz.)

Exercices physiques journaliers et réguliers. Insister surtout sur les promenades à pied en plein air ; conseiller la gymnastique, l'escrime, le patinage, l'équitation, le canotage.

Tous les exercices du corps sont favorables, mais ils doivent être faits avec modération, les sueurs profuses étant défavorables aux diabétiques.

Soins de toilette et hygiène générale : Trois bains tièdes par semaine, suivis de frictions énergiques et de massage ; en été, bains de mer ou de rivière très courts, à condition que la réaction se fasse.

Usage de la flanelle, les refroidissements étant funestes aux diabétiques.

Éviter les passions et émotions violentes ; habitudes journalières sagement ordonnées.

Pendant l'hiver, séjour dans les climats chauds et les stations méridionales.   (P. Legendre.)

I. D. arthritique.

Hygiène stimulatrice de la nutrition : exercices physiques quotidiens ; lotions tièdes faites avec une éponge et suivies de frictions sèches au gant de crin. Bains salés, sulfureux, hydrothérapie tiède. Massage. Gymnastique.

Régime alimentaire à suivre avec rigueur : se nourrir exclusivement d'œufs, de viandes de toutes sortes, volailles, gibier non faisandé, fromage frais.

Tous les légumes verts sont permis, sauf les betteraves, les carottes, les navets.

Manger de tous les fruits, sauf des fruits doux : raisin, figues, dattes.

Insister sur les aliments gras, tels que sardines à l'huile, thon à l'huile, hareng saur à l'huile, lard, beurre, graisse d'oie, gras de jambon, charcuterie, choucroute garnie, caviar.

Prendre surtout des soupes aux choux, du bouillon aux œufs pochés, des soupes maigres, de la soupe à l'oignon. Tous les potages doivent être pris sans pain et sans pâtes alimentaires.

Manger du pain de gluten, de soja, du pain sans mie ou bien encore à chaque repas 100 gr. de pommes de terre cuites à l'eau.

Boissons : eau fraîche, eaux alcalines, infusion de genièvre.

Peu de vin, pas d'alcool ni de liqueurs.

Boire du thé, du café, du maté, du kola sucrés à la saccharine.

         (Dujardin-Beaumetz.)

Prescrire les *alcalins :* Prendre, avant les deux principaux repas, dans un verre d'eau de Vichy (Hauterive) ou de Vals (Saint-Jean) une des doses suivantes :

Carbonate de lithine...... 10 gr.
           (Dujardin-Beaumetz.)

En 30 doses et continuer pendant 15 jours par mois.

Pendant les autres 15 jours du mois, prendre au déjeuner et au dîner :

Iodure de potassium .... 10 gr.
Eau distillée........... 300 —

1 cuillerée à bouche après le repas.

Faire boire aux repas et dans la journée de l'eau bouillie et additionnée de 2 à 8 gr. de *bicarbonate de soude* par litre.

Associer l'*arséniate de soude* aux prescriptions précédentes, si le cas est de moyenne intensité :

Liqueur de Fowler....... 10 gr.
           (Dujardin-Beaumetz.)

X à XX gouttes, ajoutées au mélange de carbonate de lithine.

Ou bien :

Arséniate de soude.. 5 à 10 centigr.
Eau distillée........ 300 gr.

1 cuillerée à bouche, mélangée avec de l'eau alcaline rougie de vin.

(Surveiller la tolérance gastro-intestinale et interrompre pendant 2 jours tous les 8 à 10 jours l'administration de l'arsenic, si nécessaire).

Prescrire l'*antipyrine*, à la dose de 2 à 3 gr. par jour.

Antipyrine.............. 20 gr.
Bicarbonate de soude..... 10 —
(Huchard.)

Pour 20 cachets. 3 à 4 par jour, à 4 heures d'intervalle.

Ne pas administrer l'antipyrine s'il existe de l'albuminurie.

Continuer ce-médicament, pendant 3 à 4 semaines, si le sucre s'abaisse rapidement, si la diminution de la polyurie ne s'accompagne pas d'une densité sensiblement plus grande de l'urine, s'il ne survient pas d'accidents digestifs avec affaiblissement général et s'il n'apparaît pas d'albumine dans les urines; dans le cas contraire, cesser son administration. Après 3 ou 4 semaines, interrompre l'usage de l'antipyrine, pendant 15 jours, puis reprendre une autre série. (Renault.)

Instituer une *antisepsie intestinale* rigoureuse ; combattre la constipation par des *laxatifs* (rhubarbe, aloès, calomel) et par les lavements frais; donner le *salol* et le *benzo-naphtol* après les repas.

Soins de la bouche : Se rincer la bouche en se frottant doucement les gencives, après les repas, avec le mélange suivant :

Acide borique............. 25 gr.
— hénique.......... 4 —

Thymol.............. 25 centigr.
Eau distillée.......... 1 litre.
(Dujardin-Beaumetz.)

Organothérapie : Médication thyroïdienne.

Tablettes de thyroïdine à 0gr,20 centigr. (équivalant à 1 gr. de glande fraîche), à prendre une demi-tablette ; augmenter la dose après quelques jours et la porter progressivement jusqu'à 2 1/2 à 3 tablettes dans les 24 heures. (Surveiller les effets.)

Dans les cas graves :
Combattre **l'insomnie** par le *sulfonal* :

Sulfonal.............. 1 gr.

Pour 1 cachet, n° 4. Deux cachets à une demi-heure d'intervalle pris 1 à 2 heures avant l'heure du coucher.

Combattre la **polyphagie**, la **polydypsie** et la **polyurie intenses** par l'*opium*.

Extrait thébaïque...... 1 centigr.
Poudre de valériane... Q. S.

Pour 1 pilule, de 5 à 10 dans les 24 heures.

Combattre les **douleurs névralgiques** par les cachets suivants :

Antipyrine......... ⎫
Bromure de potas- ⎬ āā 50 centigr.
sium........... ⎭
Chlorhydrate de cocaïne. 1 —
Valérianate de caféine... 2 —

Pour 1 cachet, n° 4, un au moment de l'accès.

En cas de congestion hépatique : Prescrire les *alcalins* ; diminution des aliments gras, des graisses. *Iodure de sodium*, à la dose de 1 à 2 gr. par jour.

En cas de prostration des forces et d'azoturie : Proscrire les exercices musculaires et les alcalins. Conseiller le repos. Permettre le vin ; défendre les liqueurs ; prescrire l'*arsenic*, la *valériane*, l'*opium*, ou mieux la *codéine*, à la dose de 0gr,10 à 0gr,50 centigr. par jour. Donner la *strychnine* ou l'*arséniate de strychnine*, 4 milligr. par jour. Administrer tous ces médicaments à haute dose.

Valérianate de quinine, 30 centigr. par dose, à 60 centigr. par jour.

Donner l'*huile de foie de morue*, la *glycérine* :

Glycérine.............	40 gr.
Rhum ou cognac........	10 —
Essence de menthe......	I goutte.

A prendre en trois prises dans la journée.

Glycérine.............	100 gr.
Sirop de quinquina......	100 —
— de morphine......	200 —

1 à 3 cuillerées à bouche dans la journée.

Insister sur les *aliments azotés* : œufs, fromage.

En cas d'oligurie : Eaux minérales diurétiques, ou infusion de genièvre :

Baies de genièvre.......	10 gr.

Faites infuser dans :

Eau bouillante..........	300 gr.

A prendre par demi-verres.

En cas de dyspepsie intense, néphrite, troubles cardiaques, myocardite ou œdèmes : Essayer le régime lacté ; si la quantité de sucre dans les urines augmente, cesser ce régime.

(W. OEttinger.)

En cas de mal perforant : Intervention chirurgicale sans trop tarder. (Voy. *Coma diabétique*.)

Eaux minérales.

Diaébtiques gras, diabétiques hépatiques avec congestions répétées du foie, diabétiques atteints de goutte et de gravelle : *Vichy, Vals*, tant qu'il n'existe pas d'azoturie et de phosphaturie, ni des signes d'épuisement nerveux, de la tuberculose pulmonaire, de l'artério-sclérose ou une cardiopathie.

Diabétiques excités, anémiés : *Évian*.

Diabétiques anémiés, déprimés : *Capvern*.

Diabétiques lymphatiques et scrofuleux : *La Bourboule*.

II. D. nerveux.

Repos d'esprit. Séjour à la campagne. Distractions. Éviter toute émotion, toute excitation nerveuse.

Prescrire le *bromure*, l'*opium*, l'*arsenic*, la *valériane*, le *quinquina*, l'*huile de foie de morue*, la *strychnine*, le *kola*, le *coca*.

Prendre trois à quatre cuillerées à soupe par jour de :

Bromure de potassium...	20 gr.
Eau distillée...........	300 —
(Dujardin-Beaumetz.)	

(Interrompre la médication pendant 8 à 10 jours chaque mois.)

Aux repas, prendre dans un verre d'eau alcaline :

Liqueur de Fowler.......	10 gr.

X à XX gouttes progressivement, en interrompant l'emploi tous les 10 à 15 jours pendant 2 jours.

Extrait de valériane et de *quinquina* à haute dose.

Extrait mou de quinquina.	
— de valériane.....	} āā 30 gr.
Poudre de valériane.	Q. S. p. un élect.

Prendre toutes les 2 heures, gros comme une noisette dans du pain azyme.

Ou bien, diminuer la dose de bromure de moitié et faire prendre les pilules suivantes, si le malade les supporte :

Extrait de belladone.. 5 milligr.
— thébaïque.... 1 centigr.
— de valériane.. 10 —
Poudre de quina..... Q. S.
(A. Robin.)

Pour 1 pilule. Prendre le 1er et le 2e jour : 1 pilule toutes les six heures ; les 3e et 4e jours : 1 pilule toutes les 4 heures ; les 5e et 6e : 1 pilule toutes les 3 heures ; continuer à cette dose pendant 8 jours, puis diminuer progressivement, pour augmenter à nouveau.

Huile de foie de morue, au début du repas : 1 à 2 cuillerées à bouche.

Granulés de strychnine à 1 milligr., 2 à 3 à la fois, 3 à 4 fois par jour.

Suivre rigoureusement le *régime*, en insistant sur les œufs, les poissons, le fromage, les mets gras, les mets salés (conserves, salaisons, olives conservées, charcuterie), et les légumes verts (choux et chicorée), en cas de déperdition de potasse.

Ne pas donner les *alcalins* en cas d'épuisement nerveux avec dépression générale.

Boire entre les repas deux fois par jour de l'*infusion de feuilles de coca* :

Feuilles de coca.......... 2 gr.
Eau bouillante.......... 100 —

A prendre en une fois.

III. D. pancréatique.

Exercices musculaires avec modération. Permettre le vin comme tonique.

Proscrire les alcalins, le bromure, l'antipyrine, qui dépriment et affaiblissent encore plus le malade.

En cas de syphilis : traitement mixte.

Régime azoté ; régime du diabète en général.

Prescrire les *antidéperditeurs* comme l'arsenic, la valériane, le quinquina, la codéine et la strychnine, à hautes doses. Huile de foie de morue, glycérine.

Organothérapie : pancréas frais et cru, mangé en sandwichs.

IV. D. chez un syphilitique.

Iodure de potassium à doses moyennes 2 à 3 gr. par jour ; ne jamais atteindre les doses de 6, 8 et 10 gr. par jour.

Frictions mercurielles avec onguent napolitain.

DIARRHÉES DE L'ADULTE.

D. AIGUE.

Formes légères : *Diminution de l'alimentation* ou même diète lactée complète ; administration de *poudres inertes :* sous-nitrate de bismuth, craie préparée, talc, ou salicylate de bismuth, associés aux *opiacés :* extrait thébaïque, laudanum, élixir parégorique.

Formes intenses : Donner avant tout traitement un *léger purgatif salin* (15 gr. de sulfate de soude, de magnésie) ou :

Salol .... 4 gr.
Huile de ricin.......... 30 —

Salacétol .... 2 gr.
Huile de ricin.......... 30 —
(Bourget.)

A prendre en une fois.

Régime sévère ; diète lactée, œufs, riz, viande crue hachée, eau albumineuse, alcool.

Flanelles chaudes ou cataplasmes sur le ventre.

Administrer les *constipants* et les *antiseptiques intestinaux*; faire usage des *lavements astringents*.

Silicate de magnésie (talc), 200 à 400 gr. par jour dans du lait. (Debove.)

Opium brut en poudre.. 10 centigr.
Craie préparée.....⎞
Sous-nitrate de bis-⎬ ãã 10 gr.
  muth ....⎠
(Dujardin-Beaumetz.)

Pour 10 cachets, 1 toutes les 2 heures.

Opium en poudre....... 2 centigr.
Tannin pulvérisé....... 10 —
Sucre en poudre....... 50 —

Pour 1 cachet, n° 10, un toutes les deux heures.

Extrait thébaïque........ 20 centigr.
Tannin................ 2 gr.
Extrait de ratanhia..... 2 —

Pour 20 pilules, une toutes les 2 heures.

Tannin............. 0,50 à 1 gr.
Laudanum de Sydenham. XX gouttes.
Conserve de roses...... 10 gr.
(Dujardin-Beaumetz.)

Pour un électuaire, à prendre dans la journée.

Opium en poudre....... 2 centigr.
Acétate de plomb. ..... 3 —
Camphre pulvérisé..... 3 —
Sucre en poudre....... 50 —

Pour 1 cachet, n° 10, à prendre un cachet toutes les 2 heures.

Naphtol β............⎞
Salicylate de bismuth..⎬ ãã 5 gr.
Charbon ....⎠

Pour 15 cachets, à prendre 6 par jour.

Salicylate de bismuth.⎞
Résorcine ....⎬ ãã 30 centigr.
Benzo-naphtol ......⎠
(Ewald.)

Pour 1 cachet, n° 6, à prendre un cachet toutes les 2 heures.

Naphtol β...........⎞
Salol ..:..........⎬ ãã 2 gr.
Salicylate de bismuth..⎠
Craie précipitée......... 10 —

Pour 10 paquets, à prendre un paquet toutes les 2 heures.

Prescrire les potions suivantes :

Laudanum de Sydenham. XX gouttes.
Sous-nitrate de bismuth.. 10 gr.
Sirop de ratanhia....... 50 —
Eau distillée de menthe.. 10 —
Eau de laitue.......... 80 —
(Dujardin-Beaumetz.)

Par cuillerées à bouche dans la journée. (Agiter avant de s'en servir.)

Tannin.............. 2 gr.
Extrait de ratanhia...... 4 —
Élixir parégorique....... 10 —
Sirop de cachou........ 30 —
Infusion de camomille... 150 —

Par cuillerées toutes les heures.

Acide lactique.......... 4 gr.
Sirop de ratanhia.....⎞
  — de cachou......⎬ ãã 50 —
Eau distillée........... 100 —

1 cuillerée à dessert toutes les 1/2 heures.

Résorcine .... 1 gr.
Sirop de ratanhia.....⎞
  — d'opium ....⎬ ãã 30 —
Hydrolat de mélisse...... 40 —
Eau distillée.......... 60 —

1 cuillerée à dessert, toutes les 1 à 2 heures.

En cas de fièvre (sans néphrite) :

Salol................. 1 gr.

Pour 1 cachet, n° 6. Un toutes les 2 heures, avec du lait.

Ou bien :

Salol.................... 1 gr.
Tannin................ 10 centigr.
Opium en poudre..... 1 à 2 —

Pour 1 cachet, n° 6. Un toutes les 2 heures.

En cas de nausées, de vomissements :

Éther sulfurique............ 4 gr.
Extrait de ratanhia....... 4 —
Sirop d'opium.......... 30 —
Hydrolat de mélisse.. | ãã 60 —
     — d'oranger... |

A prendre 1 cuillerée à bouche toutes les 1/2 heures.

En cas d'adynamie :

Extrait aqueux de quinquina................ 4 gr.
Alcoolat de cannelle..... 10 —
Cognac................ 80 —
Sirop de ratanhia....... 40 —
Vin de Banyuls........ 120 —

1 cuillerée à soupe, toutes les 1 à 2 heures.

Potion de *Todd*. Injections hypodermiques d'*éther*. Réchauffer le malade, boules d'eau chaude, frictions. Boissons chaudes. (Voy. *Choléra*.)

En cas de diarrhée fétide, infectieuse :

Antisepsie intestinale rigoureuse.

Quinine contre la fièvre. Toniques.

Lavements et *irrigations* intestinales.

En cas de diarrhée palustre :

Quinine à hautes doses ; sulfate de quinine 2 à 3 gr. par jour.

Sulfate de quinine...... 25 centigr.
Extrait de quinquina.... 10 —
     — thébaïque...... 1 —
Cachou en poudre...... | Q. S.
Miel.................. |

Pour 1 pilule, n° 12, 1 pilule toutes les 2 heures.

D. CHRONIQUE.

Régime : lait, viandes crues, œufs crus, riz, purées de lentilles, de maïs, de pomme de terre. Soupe de gruau, d'avoine. Supprimer le vin rouge. Eau de Vichy.

Porter une ceinture de flanelle.

Dans les cas graves, régime lacté exclusif, poudres de viande, peptones, poudres alimentaires.

Antisepsie intestinale. Constipants ; tannin, nitrate d'argent.

Tannin................ 10 centigr.
Extrait de ratanhia..... 5 —
Cachou en poudre...... | Q. S.
Miel.................. |

Pour 1 pilule, n° 50. A prendre 5 à 6 pilules par jour.

Nitrate d'argent.......... 2 centigr.
Extrait de belladone..... 1 —
     — d'opium......... 2 —

Pour 1 pilule, n° 20, à prendre 2 à 3 pilules dans les 24 heures.

Poudre de colombo.. | ãã 8 gr.
Extrait de ratanhia.. |
Cachou............ | ãã 4 —
Cascarille .... |
Poudre d'anis....... | ãã 1 —
     — de fenouil... |
Essence de menthe..... 50 centigr.
Extrait thébaïque....... 40 —
Conserve de rose... ... Q. S.
         (Gueneau de Mussy.)

Pour 80 pilules, à conserver dans un mélange de 6 gr. de craie préparée et 4 gr. sous-nitrate d bismuth. 2 pilules par jour (3 à 4 si nécessaire).

Dans la diarrhée chronique qui succède à un refroidissement : Bains chauds (35° à 37°) prolongés.

Dans les cas de diarrhée chronique accompagnant l'hypochlorhydrie : Prescrire les eupeptiques, la pepsine, la dextrine, l'acide chlorhydrique.

Pendant la nuit, mettre sur le ventre une compresse mouillée recouverte de taffetas gommé.

Au début du traitement, ne permettre au malade que des soupes maigres et des purées de légumes (lentilles, pois, haricots).

Prescrire :

Craie préparée...... { āā 30 gr.
Phosphate de chaux.. }
Salicylate de bismuth..... 15 —

A prendre 3 cuillerées à café par jour.

D. DES PAYS CHAUDS :

Lait, peptones. Alcalins ; bicarbonate de soude, 4 à 6 gr. par litre de lait ou d'eau bouillie. Eau de Vichy (Hauterive).

Calomel à petites doses ; 1 centigr. toutes les 2 heures (5 à 6 centigr. par jour) pendant plusieurs jours.

Lavements astringents. Irrigations rectales boriquées 20 p. 1000, à 38° C.

DIARRHÉES DE L'ENFANT.

D. AIGUE.

Instituer un régime alimentaire adapté à chaque cas particulier et administrer l'*opium* et le *bismuth*.

Donner l'opium en potion ou en lavement.

Administrer le *laudanum de Sydenham* à la dose de :

Jusqu'à 6 mois........ 1/2 goutte.
De 6 mois à 1 an...... I —
De 1 an à 2 ans....... II —
A 2 ans.............. III —
A 3 ans. .... IV —

Répartir l'ingestion de ces doses sur toute la journée (1 cuillerée à café, d'heure en heure, d'une potion de 60 à 80 gr.). (Comby.)

Pour un lavement, rester plutôt en deçà des doses indiquées, à cause de l'impossibilité du fractionnement ; ne pas dépasser I à II gouttes.

Prescrire l'*élixir parégorique* (dix fois moins actif que le laudanum), à la dose de :

De 1 à 3 ans (24 h.). VI à XX gouttes.

Faire usage du *sirop diacode*, à la dose de :

A 1 an................ 2 gr.
A 2 ans.............. 3 à 4 —
A 3 ans.... .... 5 à 6 —

En répartissant ces doses sur toute la journée.

Faire prendre 2 à 5 gr. de *sous-nitrate de bismuth*, en 24 heures.
(Comby.)

D. D'ORIGINE ALIMENTAIRE.

Chez les enfants nourris exclusivement au sein : peu ou pas de médicaments. Rechercher la cause et y remédier en prescrivant 7 ou 8 tetées dans les 24 heures, dont 6 dans la journée et 2 dans la nuit. Régler le régime de la nourrice, qui devra éviter les mets indigestes et les spiritueux.

Si, malgré la réglementation des tetées, le lait est mal digéré, faire prendre à l'enfant, à l'aide d'une petite cuiller, quelques gouttes d'eau de chaux, d'eau de Vichy (Hauterive), de Vals (Saint-Jean). (Comby.)

Si la nourrice est réglée et si l'enfant a de la diarrhée persistante, changer de nourrice.

D. SIMPLE OU LIENTÉRIQUE des enfants soumis à l'allaitement artificiel ou mixte, alimentés prématurément.

Régler l'allaitement artificiel ou mixte selon les indications données aux paragraphes *Allaitement artificiel* et *Allaitement mixte*.

Faciliter les digestions, en donnant de l'*eau de chaux* ou de *Vichy*, mêlée au lait, dans la proportion de deux à trois cuillerées à café par jour; ou bien, avant et après chaque repas, 1 cuillerée à café d'eau de Vals (Saint-Jean).

Beaucoup d'enfants ne supportent le meilleur lait de vache que si on le mélange avec 1/2 à 1/3 de *bouillon préparé sans sel et dégraissé*.

En cas de diarrhée abondante, prescrire :

Sirop de saccharate de chaux.. 30 gr.

2 à 3 cuillerées à café dans du lait, deux à trois fois par jour.

Donner en plus :

Sous-nitrate de bismuth. 15 à 20 centigr.

Pour 1 paquet, n° 10, 5 à 10 paquets par jour, dans une cuillerée à café de lait.

Ou bien prescrire :

Sous-nitrate de bismuth.. 2 gr.
Laudanum de Sydenham. I goutte.
Cognac................. 10 gr.
Sirop de ratanhia.... } ãã 20 —
— de coings .... }
Eau bouillie........... 30 —

Agiter avant de s'en servir, 1 cuillerée à café de 1/2 heure en 1/2 heure.

Extrait de ratanhia...... 1 gr.
Elixir parégorique....... V gouttes.
Eau de riz.............. 40 gr.
Sirop de coings........ 30 —

Par cuillerées à café, d'heure en heure.

En cas de diarrhée verte et fétide. Voy. *Diarrhée infectieuse.*

D, DU SEVRAGE.

Ne sevrer l'enfant qu'à l'âge de 12 à 14 mois ; procéder au sevrage avec méthode, le préparer pendant des semaines et des mois, et de préférence pendant la saison printanière ou automnale.

Remplacer les tetées supprimées par le lait stérilisé, les laitages, les petites soupes préparées avec des farines lactées ou d'avoine, de tapioca ou sagou. Prescrire du lait de poule, des œufs à la coque, du bouillon bien dégraissé.

Repas très régulier. Ne pas laisser prendre les mets en trop grande quantité.

Comme boisson, lait allongé d'eau de *Vichy* (Hauterive), 2 cuillerées à café par verre, ou bien faire boire de l'eau de *Vals* pendant 4 à 5 jours, puis celle d'*Alet* (bicarbonatée calcique faible).

Ne pas donner de vin, de cidre, de bière, ou autre boisson fermentée.

Proscrire les viandes, les féculents, les légumes. (Comby.)

D. DE DENTITION.

Surveiller et régler l'allaitement, prescrire l'eau de Vichy avant et après les tetées, à la dose de 1/2 cuillerée à café.

En cas d'agitation et d'insomnie, prescrire le *bromure de potassium* 30 à 40 centigr. par jour, en 2 à 3 fois.

D. VERTE INFECTIEUSE.

Instituer une hygiène alimentaire sévère ; *diète hydrique* pendant 24 heures : eau bouillie et refroidie 1 à 1 1/2 litre, additionnée d'acide lactique 5 à 8 gr., édulcorée avec sirop de coings

50 gr. ; par gorgées tous les 1/4 d'heure. Puis lait coupé d'eau de riz, d'eau de chaux, eau albumineuse, bouillon dégraissé ; mélange à parties égales d'eau dextrinisée, de bouillon dégraissé et de lait. Alcool, cognac ou rhum en potion.

Si les selles ont une réaction neutre ; prescrire les *acides* :

    Acide lactique..........   2 gr.
    Sirop de coings........   30 —
    Eau distillée........... 100 —

Par cuillerées à café toutes les 1/2 heures.

    Acide chlorhydrique... 25 centigr.
    Sirop de ratanhia.....   30 gr.
    Eau distillée.........   100 —

Par cuillerées à café de 2 en 2 heures.

Ou bien les *antiseptiques* et les *astringents* :

    Extrait de ratanhia......   1 gr.
    Élixir parégorique....... V gouttes.
    Eau de riz.............   40 gr.
    Sirop de coings........   30 —

Par cuillerées d'heure en heure.

    Sous-nitrate de bismuth...   2 gr.
    Laudanum de Sydenham. I à II gouttes.
    Cognac................. 10 gr.
    Sirop de ratanhia.... }
    Eau bouillie......... } ãã 30 —

Agiter avant de s'en servir, par cuillerées à café de 1/2 en 1/2 heure.

    Racine de Colombo..... 1 à 2 gr.

Faites infuser dans :

    Eau bouillante.......... 75 gr.

Ajoutez :

    Sous-nitrate de bismuth...   3 gr.
    Sirop de coings...... }
    — de ratanhia.... } ãã 40 —

Agiter avant de s'en servir et prendre 1 cuillerée à café toutes les 2 heures.

Donner l'*antipyrine* :

    Antipyrine.............   50 centigr.
    Sirop de fleurs d'o- }
    ranger........ . } ãã 50 gr.
    Eau de tilleul...... }
                (Saint-Philippe.)

5 à 6 cuillerées à café par jour.

Faire usage de la *résorcine*, du *salol* (à la même dose de 50 centigr. dans la journée).

    Salol .... 0,50 à 1 gr.
    Sucre en poudre.....   5 —

Pour 10 paquets, 1 toutes les heures, dans une cuillerée à café de lait.

Administrer le *calomel* :

    Calomel............   2 à 5 centigr.
    Sucre en poudre......   50 —
                (Rilliet et Barthez.)

Pour 1 paquet, n° 10, 4 par jour, pris à une demi-heure d'intervalle.

En cas de diarrhée persistante, prescrire le *lavement* suivant :

    Eau de chaux..........   40 gr.
    — de riz.............   60 —
    Laudanum............   I goutte.

Pour 1 lavement, une fois par jour (matin et soir, si l'enfant est âgé de plus de 1 an 1/2).

En cas d'algidité, faire des frictions stimulantes, donner des bains sinapisés ; faire prendre quelques cuillerées à café de grog, de thé ou de rhum.

Voy. *Diarrhée cholériforme*.

D. CHOLÉRIFORME (CHOLÉRA INFANTILE).

Diète hydrique pendant 12 à 24 heures (1 litre 1/2 d'eau bouillie et refroidie par gorgées) ou *diète lactée mitigée* : lait stérilisé coupé d'eau de riz ; *eau albumineuse* :

Eau bouillie............ 100 gr.
Blanc d'œuf.. . ... N° I.

Prescrire la *décoction de salep* :

Salep........... ..... 1 gr.
Eau.............. .... 500 —

Édulcorez avec :

Sirop de ratanhia........ 50 gr.

A prendre à volonté dans la journée.

Faire prendre la *décoction blanche de Sydenham* :

Corne de cerf calcinée
   porphyrisée.:........ 10 gr.
Mie de pain blanc...... 20 —
Gomme arabique....... 10 —
Sucre blanc........... 60 —
Eau distillée de fleurs
   d'oranger .... 10 —
Eau distillée.......... 1000 —

Ou mieux la décoction blanche de Sydenham, additionnée de cognac et de sirop de coings :

Décoction blanche de Sy-
   denham............ 500 gr.
Sirop de coings......... 30 —
Cognac.......... ..... 20 —

A prendre par cuillerées dans la journée.

Prescrire la potion suivante :

Acide tannique........ 50 centigr.
Eau distillée.......... 70 gr.
Laudanum de Syden-
   ham........... I à III gouttes.
Glycérine ou sirop
   de coings....... } ãã 15 gr.
Vin de Malaga..... }

1 cuillerée à café, toutes les heures.

Permettre le *bouillon de poulet dégraissé*, pris en petites quantités.

Pour combattre les vomissements, donner tous les aliments et toutes les boissons *glacés*.

En cas de vomissements produits par de la *décomposition* ou *fermentation stomacale*, prescrire :

Résorcine .... 30 à 40 centigr.
Eau de tilleul......... 80 gr.
Sirop de fleurs d'oranger. 20 —

Par cuillerées à café, toutes les heures.

Benzoate de soude........ 5 gr.
Eau de tilleul........... 80 —
Sirop de fleurs d'oranger.. 20 —

Par cuillerées à café, toutes les heures (à 2 ans, par cuillerées à dessert).

En cas de vomissements persistants, incoercibles, faire mettre un *vésicatoire camphré*, de la grandeur d'une pièce de 5 francs, au creux de l'estomac.

Potion de Rivière :

Potion alcaline ou n° I:

Bicarbonate de potasse.... 2 gr.
Sirop de sucre........... 15 —
Eau................ 65 —

Potion acide ou n° II.

Acide citrique.......... 2 gr.
Sirop de limons........ 15 —
Eau................. 65 —

Mêlez dans un verre une cuillerée de chacune de ces potions.

Ou bien :

Carbonate de chaux...... 2 gr.
Sirop de limons........ 30 —
Liqueur d'Hoffmann.... X gouttes.
Laudanum de Sydenham. I —
Eau de menthe........ 30 gr.
  — de mélisse......... 100 —

Par cuillerées à café.

Sirop de limons.......... 30 gr.
Suc de citron........ }
Eau distillée de fleurs } ãã 15 —
   d'oranger .... }
Eau distillée de tilleul..... 60 —
Laudanum de Sydenham.. I goutte.
Éther sulfurique......... 1 gr.

Mêlez, ajoutez :

Bicarbonate de potasse..... 2 gr.

A prendre en 6 à 8 fois.

Pratiquer le *lavage d'estomac*, avec une sonde en caoutchouc rouge, sonde Nélaton, du n° 12 ou 14 ; adapter un petit entonnoir en verre au pavillon de la sonde, faire le cathétérisme de l'œsophage ; arrivé dans l'estomac, laver avec eau boriquée 2 p. 100 ou eau de Vichy.

Donner le *bismuth* soit dans du lait, soit en potion :

Sous-nitrate de bismuth. 4 gr.
Julep gommeux....... 60 —
Élixir parégorique..... V à X gouttes.
(Comby.)

1 cuillerée à café d'heure en heure. (Agiter avant de s'en servir.)

Préférer le *salicylate de bismuth*, à la dose de 0 gr. 10 à 0 gr. 20 centigrammes, répétée 5 à 6 fois par jour :

Salicylate de bismuth. 15 centigr.

Pour 1 paquet, n° 12, à prendre 6 paquets par jour.

Prescrire les *astringents* :

Tannin........... 25 à 50 centigr.
Eau de tilleul......... 90 gr.
Cognac....... ...... 15 —
Sirop de coings....... 20 —
— diacode....... 2 à 6 —

Par cuillerées à café, de 1/2 en 1/2 heure.

Faire de *grandes irrigations intestinales* avec de l'eau additionnée de tannin à 1 p. 100.

En cas de faiblesse et d'algidité :

Bains de vin chaud, bains sinapisés, sinapismes sur le ventre, les cuisses, les mollets, boules d'eau chaude, frictions stimulantes.

Intérieurement, *alcool*, à la dose quotidienne de :

A 15 jours........... 1 gr.
A 1 mois .... 2 à 3 —
A 2 — .... 3 à 6 —
A 6 — .... 10 à 20 —
A 1 an............. 25 —

Associer la *caféine* à l'alcool, à la dose de 0 gr. 20 centigrammes par jour.

Remédier à la déshydratation des tissus par des *injections sous-cutanées de sérum artificiel.*

Eau stérilisée........... 1000 gr.
Sulfate de soude....... 10 —
Chlorure de sodium.... 5 —
(Hayem.)

Injecter sous la peau des cuisses ou du ventre, à l'aide d'un irrigateur ou d'un réservoir à deux tubulures muni d'un caoutchouc et d'une aiguille creuse, 150 à 250 grammes de ce liquide à 40°. Répéter l'opération 6, 12 ou 24 heures après, si besoin.

Prévenir le **collapsus**, en administrant :

Acétate d'ammoniaque.... 2 gr.
Eau de chaux........... 30 —
— distillée........... 50 —
Sirop de coings........ 30 —
(Comby.)

En cas de collapsus, donner des bains sinapisés à 38°. Pratiquer des injections sous-cutanées d'éther (1/2 seringue Pravaz). Intérieurement : alcool, caféine (20 centigrammes en potion) ou plusieurs fois de suite à quelques minutes d'intervalle II gouttes du mélange suivant :

Éther sulfurique..... ⎱ āā 2 gr.
Teinture de valériane.. ⎰

dans une cuillerée à café d'eau sucrée. (Comby.)

En cas de gastrite :

Nitrate d'argent........ 3 centigr.
Eau distillée........... 60 gr.

Par cuillerées à soupe d'heure en heure.

Quand les vomissements rendent impossible l'alimentation par la bouche, donner toutes les heures des *lavements* de bouillon *dextrinisé*, préparé comme suit :

Mettre un poulet et un kilogramme de viande dans un litre et demi d'eau ; faire bouillir pendant 2 heures dans une marmite de Papin ; dégraisser et injecter dans le rectum 30 grammes de ce liquide, toutes les heures, en y dissolvant une cuillerée à café de dextrine.   (E. Levier.)

Ou bien donner trois à quatre *lavements nutritifs* par jour :

Lait...................... 80 gr.
Bouillon dégraissé........ 20 —
Jaune d'œuf............... N° I.

Pour un lavement.

D. CHRONIQUE.

Donner le lait stérilisé pur ou coupé, suivant l'âge de l'enfant. Prescrire le képhir.

Chez les enfants plus âgés, éviter les aliments indigestes, les légumes grossiers, les crudités, les sauces épicées, la charcuterie et les boissons irritantes (vin, bière, cidre), ne permettre que trois à quatre repas par jour, rationner l'enfant, ne pas laisser prendre les mets en trop grande quantité ; ne rien donner entre les repas et lui faire manger les aliments suivants : laitages, crèmes, purées de légumes secs, potages au pain grillé, au tapioca, à la semoule, aux œufs. OEufs à la coque, viande crue finement hachée, riz. Comme boisson : lait coupé d'eau de Vichy ou tisane de riz édulcorée avec le sirop de coings, ou encore lait coupé d'infusion de glands de chêne torréfiés et moulus.

Prescrire le *calomel* avant d'instituer tout autre traitement médicamenteux, à la dose de 0 gr. 05 centigrammes, répétée 3 à 4 fois par jour (ne pas en prolonger l'usage).

Antisepsie intestinale :

Bétol.................. 20 centigr.
Sucre en poudre....... 1 gr.
                      (Comby.)

Pour 1 paquet, n° 20, 1 paquet toutes les 2 heures dans une cuillerée de lait.

Benzo-naphtol .... 20 centigr.
Bicarbonate de soude... 20 —
                      (Comby.)

Pour 1 paquet, n° 20, à prendre 5 paquets tous les jours (2 à 3 ans).

Salol.................. 20 centigr.
Sucre en poudre........ 1 gr.
                      (Comby.)

Pour 1 paquet, n° 20. 5 paquets par jour (3 ans).

Astringents et alcalins :

Eau de chaux........... 40 gr.
Sirop de cachou........ 20 —
— de ratanhia........ 20 —

Par cuillerées à café toutes les 2 heures.

Prescrire les *toniques*, les *amers* :

Teinture de colombo....... 2 gr.
— de quinquina...... 5 —
— de rhubarbe.. ... 2 —
                      (J. Simon.)

V gouttes de ce mélange, avant chaque repas, 2 fois par jour.

Ou bien :

Teinture de noix vomique.. 1 gr.
— de colombo....... 2 —
— de gentiane...... 3 —
— de quinquina..... 5 —

X gouttes avant chaque repas, dans de l'eau sucrée.

Pendant ou après le repas, V à X gouttes de :

Teinture de mars tartarisée. 10 gr.

à prendre dans de l'eau édulcorée avec du sirop de framboises.

Ou encore administrer la *pepsine* à 0 gr. 25 centigrammes de poudre, après chaque repas, associée à l'*acide chlorhydrique*. Vie au grand air, promenades, séjour à la campagne.

Station minérale de *Plombières*.

D. SYPHILITIQUE TERTIAIRE.

Administrer l'*iodure de potassium* par la bouche et en lavements.

Être très prudent, en prescrivant le mercure, qui pourrait empirer l'état entéritique.

Lait, lait d'ânesse ; cure tonique et reconstituante.

D. DES TUBERCULEUX.

Prescrire le *nitrate d'argent* :

0 gr. 05 centigrammes, en 5 pilules, dans les 24 heures.   (Peter.)

Nitrate d'argent	1 centigr.
Extrait de belladone	1 —
— d'opium	2 —

Pour 1 pilule, n° 50, à prendre 5 pilules par jour.

Lavements au *nitrate d'argent* ou à la *créosote* :

| Nitrate d'argent | 3 à 5 centigr. |
| Eau bouillie | 250 gr. |

Pour un lavement.

Créosote	2 à 3 gr.
Jaune d'œuf	N° II.
Huile d'olive	25 gr.
Eau	200 —

Pour un lavement.

Donner le *benzo-naphtol*, 2 à 3 grammes par jour.

| Benzo-naphtol | 50 centigr. |

Pour 1 cachet : prendre 4 à 6 cachets par jour, aux repas.

DILATATIONS.

D. BRONCHIQUE.

Éviter les refroidissements, soigner le moindre rhume ; proscrire toutes les substances qui peuvent fatiguer le cœur : alcool, tabac. Vie à la campagne ; en hiver, aux bords de la Méditerranée. Mêmes indications thérapeutiques que pour la bronchite chronique.

Contre les accidents inflammatoires pulmonaires : *révulsifs*.

Contre le catarrhe : *balsamiques* (térébenthine, créosote, tolu, eucalyptol).

Contre la défaillance du cœur : *digitale, caféine*.

Traitement chirurgical : *pneumotomie*, dans le cas de dilatation ampullaire unique, à contenu putride et à siège précis (déterminé par la ponction exploratrice).

(A.-B. Marfan.)

D. DE L'ESTOMAC.
Chez les enfants.

Prescrire quatre repas si l'enfant est âgé de moins de 10 ans ; au-dessus de cet âge, trois repas. Le repas du matin (7 ou 8 heures) et celui de l'après-midi (4 heures) seront très légers : une soupe ou potage *épais*, un œuf à la coque, une marmelade de fruits, avec une faible quantité de pain grillé.

Les deux autres (11 heures et 7 heures) seront plus substantiels ; donner du pain grillé, potages *épais* au pain, au tapioca, au riz, au sagou, bouillies de racahout, d'arrow-root, œufs peu cuits, à la coque, sur le plat, brouillés, pochés, crémés, poissons d'eau douce bouillis ; viandes blanches et noires très tendres, rôties ou braisées, purées de viande, gelées, cervelles, ris de veau, purée de légumes secs (haricots, pois, lentilles, flageolets) ; légumes verts très cuits, peu ou pas de pommes de terre, fromages frais ; fruits cuits (marmelades, compotes), fruits cuits bien mûrs (pêches, bananes, fraises, figues) ; gâteaux secs, gaufrettes. Un grand verre (200 grammes) de vin blanc, étendu de 3/4 à 4/5 d'eau, est suffisant pour chacun des deux principaux repas.

Interdire toute ingestion liquide en dehors des repas ; ne rien donner à manger entre ceux-ci.

(Comby.)

Prescrire, pendant 8 jours sur 15, avant les repas:

Poudre de noix vomique.	1 centigr.
Craie préparée.........	20 —
Bicarbonate de soude...	20 —
Sucre en poudre........	1 gr.

(Comby.)

Pour 1 paquet, n° 16, un avant les 2 principaux repas dans une cuillerée de lait ou d'eau (enfant de 1 à 8 ans).

Ou bien :

Teinture de cascarille.....	5 gr.
— de rhubarbe.....	10 —
— d'écorces d'or.	
amères......	ãã 20 —
— de gentiane...	
— de noix vomique.	5 —

(J. Simon.)

1 cuillerée à café avant les 2 principaux repas dans de l'eau sucrée (enfant de 7 à 8 ans).

Après le repas, faire prendre :

Acide chlorhydrique.....	IV gouttes.
Pepsine soluble.........	2 gr.
Glycérine anglaise.......	20 —
Sirop de limons.....	
Eau distillée........	ãã 30 —

(d'Espine et Picot.)

1 cuillerée à dessert, 1/2 heure après les 2 principaux repas.

Stimuler les contractions stomacales par la *strychnine*.

Sulfate de strychnine..	5 centigr.
Eau distillée..........	100 gr.

X gouttes trois fois par jour, entre les repas, dans de l'eau sucrée.

Instituer *l'antisepsie intestinale* :

Benzo-naphtol	10 à 15 centigr.
Sucre en poudre...	50 —

Pour 1 paquet, n° 20 ; un paquet après les repas.

Combattre la constipation ou la diarrhée.

Dans les cas graves, pratiquer le *lavage d'estomac*.

Faire sortir les enfants, les exciter aux jeux en plein air.

En été, les envoyer aux eaux de Vals, Vichy, Condillac, Pougues, Plombières, Châtel-Guyon, Royat.

Chez les adultes.

Indications thérapeutiques : distendre l'estomac le moins possible, le moins souvent possible, et le moins longtemps possible.

(Bouchard.)

Dans ce but, permettre seulement 2 repas, séparés par un intervalle de 9 heures, si le cas est grave. Le plus souvent, permettre 3 repas, avec un intervalle de 4 à 5 heures entre le premier et le second (7 heures du matin), et de 8 heures entre le second et le troisième (midi et 8 heures du soir),

Réduire la quantité quotidienne des liquides à 600 ou 700 grammes. Boire un grand verre aux deux principaux repas, un autre au premier repas. Proscrire le vin rouge, boire du *vin blanc* coupé d'eau d'Alet, de Vals, ou du thé très léger avec du lait. Défendre les eaux minérales gazeuses.

Interdire les potages liquides, les ragoûts, les sauces grasses, la viande de porc, la charcuterie, le gibier faisandé, les homards, les poissons de mer, les mets épicés, les fritures, les féculents (pomme de terre), les crudités (salade, radis, artichauts), les pâtisseries, les fruits crus et la mie de pain.

Permettre les œufs à la coque ou sur le plat, les viandes grillées, de préférence des viandes froides et très cuites ; le poisson d'eau douce bouilli ; des potages épais de riz, d'orge, de gruau, de purée de lentilles et haricots ; des fromages frais, des compotes de fruits. Manger seulement la croûte du pain, et du pain grillé.

Comme fruits frais, permettre : les fraises, les pêches, les bananes, les figues, les raisins.

(Bouchard.)

Lorsque la viande et les farineux ne sont pas digérés, et surtout lorsqu'il y a des phénomènes douloureux, insister sur le *régime lacté*, sans dépasser 2 litres et demi de lait par jour, en 10 doses de 250 grammes chacune.

Arriver par transitions insensibles au *régime mixte*; ajouter successivement au lait un potage au riz, à l'orge, à l'avoine, au gruau, puis un œuf, du poisson bouilli, de la volaille froide, de la purée de lentilles, de haricots, et en venir lentement au régime ordinaire de la dilatation stomacale.

(A. Mathieu.)

Pratiquer le *lavage d'estomac* dans les cas très prononcés, s'il persiste des résidus alimentaires six ou sept heures après l'ingestion,

Employer pour les lavages, l'eau de Vichy, ou :

Sulfate de magnésie....	10 gr.
Eau....................	1 litre.
Bicarbonate de soude...	10 gr.
Eau....................	1 litre.
Naphtol................	25 centigr.
Eau....................	1 litre.
Permanganate de potasse.	50 centigr.
Eau....................	1 litre.

En cas de gastralgie intense, préférer :

Sous-nitrate de bismuth.	30 à 40 gr.
Eau distillée..........	1 litre.

(Dujardin-Beaumetz.)

Eau de Vichy..........	1 litre.
Eau chloroformée saturée.	2 à 3 cuill.

(Debove.)

Le *lavage d'estomac* et le *régime lacté* sont souvent utiles au début du traitement.

Instituer l'*antisepsie gastro-intestinale*; prescrire la solution suivante, utile surtout dans les cas où la digestion n'est pas terminée quatre heures après le repas :

Acide chlorhydrique fumant pur...........	4 gr.
Eau distillée.........	1000 —

1 verre à la fin du repas.

En cas de léger état de putridité *stomacale et intestinale,* administrer les cachets suivants :

Salicylate de bismuth.
Bicarbonate de soude. } āā 10 gr
Magnésie anglaise....
(Dujardin-Beaumetz.)

Par 30 cachets, un à chaque repas.

Bétol.............. }
Salicylate de bismuth. } āā 20 gr.
Magnésie..........
(Bouchard.)

Pour 30 cachets. Un à chaque repas.

Salicylate de bismuth. }
Naphtol α.......... } āā 10 gr.
Charbon ....

Pour 30 cachets. Un à chaque repas.

Dans les cas graves :

Salicylate de bismuth. }
Résorcine.......... } āā 30 centigr.
Benzo-naphtol.......

Pour 1 cachet. Un toutes les 2 heures.

Contre la gastralgie :

Eau chloroformée saturée.......... } āā 150 gr.
Eau de tilleul.......
Eau de fleurs d'oranger.. 50 —

A prendre par cuillerées.

Chlorhydrate de cocaïne. 25 centigr.
Eau distillée......... 160 gr.
Sirop diacode........ 40 —

1 cuillerée à soupe toutes les 2 heures.

Chlorhydrate de morphine. 10 centigr.
Extrait de jusquiame.. } āā 25 —
— de belladone.. }
Baume de tolu......... 3 gr.

Pour 50 pilules. Une toutes les 3 heures.

Voy. *Gastralgie*.
Donner dans le même but et pour **stimuler la digestion** :

Liqueur d'Hoffmann... }
Teinture de badiane.... } āā 3 gr..
— de rhubarbe.. }
— de noix vomiqué.. 1 —
(Potain.)

X à XV gouttes avant les repas, 2 fois par jour.

Employer le *bicarbonate de soude*, la *craie préparée*, la *magnésie calcinée* pour neutraliser les acides.

Administrer les médicaments excito-moteurs ; *strychnine*, 5 milligrammes par jour.

En cas de constipation, prescrire :

Magnésie.......... }
Crème de tartre...... } āā 10 gr.
Soufre précipité.. ... }
(G. Sée.)

A prendre une cuillerée à café, dans un peu d'eau, avant chaque repas.

Poudre de colombo...}
— de rhubarbe..} āā 25 centigr.
Bicarbonate de soude.}
Poudre de noix vomique. 1 —
(Bouchard.)

Pour 1 cachet, nº 20. Un cachet avant chaque repas.

En cas de diarrhée : Antisepsie intestinale. Régime lacté. Lavage d'estomac.

Conseiller l'*électricité* ; courants continus, le *massage* suédois vibratoire de l'épigastre et l'*hydrothérapie*.

D. DU MYOCARDE.

Régler l'hygiène, défendre les exercices violents ; proscrire l'alcool et le tabac ; combattre la constipation et la dyspepsie.

En cas d'accidents subasystoliques : Insister sur la *diète lactée*, les *laxatifs* et le *repos*, surtout s'il s'agit de dilatation d'origine gastrique.

En cas d'altération du myocarde ou d'obstacle permanent de déplétion du cœur : repos absolu, soutenir l'énergie du muscle cardiaque avec la *digitale* et la *caféine*, données avec modération.

Contre la cyanose, la stase veineuse, l'encombrement cardiaque, la dyspnée très marqués : *ventouses*, *inhalations d'oxygène*, *purgatifs* (calomel), *saignée* de 200 grammes au plus, répétée au besoin.

(A. Petit.)

Voy. *Insuffisance et Rétrécissement valvulaires, Dégénérescence graisseuse du myocarde.*

DIPHTÉRIE.

Indications thérapeutiques.

1° Enlever les fausses membranes qui recèlent le microbe spécifique.

2° Chercher à détruire non seulement sur la surface sous-jacente, mais sur les régions voisines, les bacilles spécifiques.

3° S'opposer aux effets des toxines déjà absorbées, combattre l'intoxication et l'infection généralisée. (Ruault.)

Traitement général.

Placer le malade dans une chambre vaste, aérée, pas trop chauffée (16° à 18°). Pratiquer souvent la ventilation de cette pièce, en protégeant le malade contre le refroidissement; pendant la bonne saison, laisser la fenêtre ouverte pendant la plus grande partie de la journée. Propreté rigoureuse de la chambre qui devra être débarrassée des tentures, tableaux, meubles en étoffe, livres, et en général de tout ce qui peut retenir la poussière.

Alimenter le malade *le plus possible*, à l'aide du lait, du bouillon, des potages, du jus de viande, des œufs, des purées de viande et de lentilles ou haricots, des crèmes.

Donner des *vins généreux* : malaga, banyuls, xérès, madère, ou de l'*eau-de-vie.*

Chez les enfants : Prescrire 20, 30, 40, 50 grammes d'*eau-de-vie* selon l'âge.

Administrer les *toniques* : quinquina et perchlorure de fer (XX à XL gouttes).

Extrait de quinquina......	2 gr.
Cognac	20 —
Eau de menthe.......	} ãã 40 —
Sirop de gomme.....	

(Comby.)

Une cuillerée à soupe toutes les 2 heures (enfants de 2 à 3 ans).

Solution de perchlorure de fer...............	XL gouttes.
Eau	200 gr.
Sucre en poudre.......	10 —

1 cuillerée à dessert de 1/4 en 1/4 d'heure ou de 1/2 en 1/2 heure, suivie d'une gorgée de lait.

Faciliter l'élimination des toxines, par les *diurétiques* : caféine, diurétine, théobromine, scille.

Caféine	50 centigr.
Benzoate de soude.....	2 gr.
Oxymel scillitique..	} ãã 15 —
Sirop de 5 racines.	
Décoction de chiendent.	100 gr.

(Comby.)

A prendre dans la journée.

Diurétine............ 1 gr. 50 à 3 gr.
Eau distillée...... 100.—
Cognac .... XX gouttes.
Sirop de cinq ra-
cines.......... 20 gr.
(Demme.)

A prendre dans la journée, par cuillerées à dessert.

Combattre la **fièvre** par la *quinine*; 30 à 50 centigr. par jour.

Chlorhydro-sulfate de quinine................ 2 gr.
Eau distillée........... 100 —

2 à 6 cuillerées à café par jour dans un peu de sirop.

En cas de constipation : *Purgatif* : scammonée, 25 à 50 centigr. en une fois.

Scammonée .... 25 centigr.
Sucre en poudre....... 1 gr.

En une fois, dans un peu de lait (enfant de 3 ans).

Scammonée .... 25 centigr.
Calomel.............. 5 —
Sucre en poudre....... 1 gr.

En une fois, dans une cuillerée de lait (enfant de 4 à 6 ans).

Faire des *vaporisations* dans la chambre, avec une casserole ou une bassine en fer battu, contenant deux litres d'eau ; faire bouillir et ajouter toutes les 2 à 3 heures une cuiller à soupe du mélange suivant :

Acide phénique .... 280 gr.
— salicylique....... 56 —
— benzoïque........ 112 —
Alcool rectifié........... 468 —
(Hutinel.)

Examiner les urines de l'enfant ; si elles deviennent foncées, cesser la vaporisation, ventiler et remplacer le mélange précédent par le suivant :

Essence de thym........ 10 gr.
Alcool................ 250 —
Eau .... 750 —

A faire évaporer dans la journée, dans une casserole métallique.

En cas d'anurie, d'intoxication grave, de collapsus : Injections sous-cutanées de *sérum artificiel*, 200 grammes, 2 à 5 fois dans les 24 heures.

Traitement local :

Ablation des fausses membranes, au moyen de tampons de molleton fixés à l'extrémité de tiges d'osier ou de pinces à forcipressure.

Avoir toujours plusieurs tampons à sa disposition (4 à 8). On peut se servir aussi de tampons serrés de coton hydrophile ou de petits morceaux d'éponge.

Abaisser la langue et éclairer le pharynx, puis appliquer un de ces tampons secs sur la surface de la fausse membrane, l'enlever en imprimant au tampon un mouvement de rotation sur lui-même.

Brûler les écouvillons, à mesure qu'on les retire de la gorge.

Recommencer l'opération avec un autre tampon, jusqu'à ce que la gorge soit bien nettoyée ; s'efforcer de produire le moins possible de lésions.

Une fois l'exsudat enlevé, procéder à *l'application* du *topique*, avec un écouvillon ou tampon de coton hydrophile monté sur une pince à forcipressure et imbibé de *phénol sulforiciné* à 20 p. 100 chez l'enfant, à 30 p. 100 chez l'adulte.

Acide phénique.......... 20 gr.
Sulforicinate de soude.... 80 —
(Ruault.)

On peut aussi prescrire les topiques suivants, qui tous cependant sont inférieurs au phénol-sulforiciné :

Camphre.................. 20 gr.
Huile de ricin............ 15 —
Alcool à 90°.............. 10 —
Phénol pur et absolu.... 5 —
Acide tartrique.......... 1 —
(Gaucher.)

Acide phénique cristallisé. 5 gr.
Camphre................. 20 —
Alcool à 90°............. 10 —
Glycérine pure.......... 25 —
(Hutinel.)

Acide phénique neigeux..
— citrique cristallisé. } $\bar{a}\bar{a}$ 5 gr.
Teinture d'iode........
Cognac................ 100 —
(Ozegowski.)

Acide salicylique........ 1 gr.
Alcool à 90°.......... Q. S. p. dis.
Glycérine.............. 40 gr.
Teinture d'eucalyptus..... 60 —
(J. Simon.)

Acide phénique.......... 5 gr.
Essence de térébenthine... 40 —
Alcool absolu........... 60 —
(Strübing.)

Naphtol β................ 10 gr.
Camphre................ 20 —
Glycérine.............. 30 —
(Comby.)

Naphtol β................ 10 gr.
Sulforicinate de soude..... 90 —

Perchlorure de fer... } $\bar{a}\bar{a}$ 10 gr.
Acide lactique........ }
(Comby.)

Répéter l'ablation des fausses membranes et l'application du topique, toutes les 3 à 4 heures, selon que les fausses membranes se reproduisent plus ou moins rapidement. A moins de cas très graves, ne les pratiquer qu'une à deux fois la nuit.

Faire des irrigations de la gorge toutes les 2 à 4 heures, un quart d'heure après l'application du topique.

Le meilleur appareil à irriga-
tions est un flacon de verre à deux tubulures, dont une inférieure, pouvant être élevée à l'aide d'une partie fixée au plafond ou le long du mur, à une hauteur de 2m,50 environ. La tubulure inférieure porte un tube de caoutchouc de longueur suffisante, terminé par une longue canule mousse à robinet, pouvant donner un jet de liquide de 2 1/2 à 3 millimètres.
(Ruault.)

Employer les solutions suivantes :

Acide phénique, 1/2 p. 100.

Acide salicylique, 1 à 2 p. 100.

Résorcine, 3 p. 100.

Eau de chaux médicinale.

Acide citrique, 1 p. 100.

Acide borique, 3 p. 100.

Hydrate de chloral, 1 p. 100.

Permanganate de potasse, 1/2 à 1 p. 1000.

Eau de Vichy.

Acide lactique, 1 p. 100.

Quantité de liquide pour chaque irrigation : de 1 1/2 à 2 litres, à la température de 38° à 40°.

Chez les enfants indociles : Remplacer les irrigations par les *pulvérisations à bout portant avec l'appareil de Lucas-Championnière* ou un *pulvérisateur à main*. (Comby.)

Chez les adultes : Conseiller les *gargarismes* répétés toutes les heures.

Acide lactique...... 30 à 40 gr.
Eau distillée....... 1000 —

Sublimé.......... 10 centigr.
Eau distillée....... 1000 gr.

Acide salicylique... 2 gr.
Eau distillée....... 1000 —

Acide citrique...... 50 gr.
Eau distillée....... 1000 —

La triple opération de l'ablation des fausses membranes, de l'application du topique et des irrigations, doit être continuée avec énergie pendant toute la durée de la maladie et même pendant 4 à 6 jours après la disparition de l'exsudat. (Gaucher.)

Contre l'engorgement ganglionnaire : Prescrire la pommade suivante :

Extrait de belladone......	2 gr.
Iodure de potassium......	1 —
Axonge.................	30 —

(J. Simon.)

Étendre cette pommade sur une cravate ouatée que l'on met autour du cou.

En cas d'engorgement douloureux et volumineux :

Extrait de belladone...
— de jusquiame..
— de ciguë...... } ãã 4 gr.
Iodure de potassium...
Axonge .... 30 —

Pour onctions : deux fois par jour.

Enfin pratiquer des *injections antiseptiques intraganglionnaires :*

Acide phénique........	1 gr. 50
Eau distillée..........	100 gr.

Pour injections : IV à VIII gouttes à la fois.

Sublimé...........	10 centigr.
Eau distillée........	100 gr.

Pour injections : IV à VIII gouttes à la fois.

Une fois la formation de l'exsudat terminée et l'application du topique devenue superflue : Pratiquer pendant quelques jours des *badigeonnages à la teinture d'iode* ou avec :

Teinture d'iode....... }
Glycérine .... } ãã 15 gr.

Pour badigeonnages avec un pinceau, deux à trois fois par jour.

En cas de diphtérie laryngée : Voy. *Croup.*

En cas de complications : Voy. *Paralysie diphtéritique.*

Sérumthérapie : Faire l'injection en n'importe quel point du corps, de préférence dans la région du flanc, à la région externe des cuisses.

Doses applicables aux **enfants** avec le *sérum Roux :*

Quantité minima.	20 centim. cub.
— maxima.	125 —

En général faire une première injection de 10 à 20 centimètres cubes, qui suffit dans les cas très bénins ; pratiquer la seconde injection, 24 heures après la première, de 5 à 10 centimètres cubes ; en faire une troisième, le troisième jour, de 5 centimètres cubes.

Dans les cas de diphtérie hypertoxique : Rapprocher les injections et en augmenter la dose.

Chez l'adulte : La dose initiale de 20 centimètres cubes est de rigueur, la renouveler si l'état est grave, sinon faire une seconde et même une troisième injection de 10 centimètres cubes.

Ne pas malaxer la peau pour hâter la résorption du sérum injecté.

La sérumthérapie doit toujours être associée aux médications générales et locales précitées.

En cas d'asphyxie : Pratiquer le *tubage du larynx.* Cette méthode reste surtout applicable aux hôpitaux plus qu'à la pratique de la ville ; elle exige un personnel spécial ; ne jamais perdre de vue le malade qui rejette ou expectore souvent le tube. (De Cérenville.)

En cas d'asphyxie avancée, en cas d'abondance et d'excès de densité des membranes, pratiquer le *tubage ;* après insuccès du tubage, pratiquer la *trachéotomie* (Voy. ce mot).

(De Cérenville.)

DIPLOPIE.

En cas de paralysie musculaire récente : Bains salés ou sulfureux. Electricité. Hydrothérapie.

Strychnine en injections sous-cutanées de 1 à 5 milligr. ou X à XX gouttes de teinture de noix vomique par jour.

Contre le vertige : Occlusion d'un œil, porter devant l'œil malade un verre opaque.

En cas de paralysie ancienne : Ténotomie, avancement capsulaire. (Trousseau.)

DOULEURS OSTÉOCOPES.

Traitement spécifique : Iodure de potassium, 3 à 4 gr. par jour.

Calomel à la vapeur...	2 centigr.
Sucre en poudre......	2 gr.

(Peter.)

En 20 prises, 10 dans la journée, continuer quelques jours.

Frictions mercurielles avec onguent napolitain.

DYSENTERIE.

Régime lacté : Si le cas n'est pas grave, permettre les œufs, les potages, la viande crue hachée.

Prescrire l'*ipéca, suivant la méthode brésilienne :* Prendre 8 gr. d'ipéca concassé, les faire infuser dans 200 gr. d'eau, filtrer et administrer le tout par cuillerées à bouche le premier jour ; le deuxième jour, reprendre les 8 gr. qui ont servi et les faire infuser de nouveau dans 200 gr. d'eau, décanter une deuxième fois, prendre cette infusion le deuxième jour ; le troisième jour, toujours sur les mêmes 8 gr., verser 200 gr. d'eau bouillante, *ne pas décanter*, mélanger la racine d'ipéca avec le liquide, et prendre le tout par cuillerées à bouche.

(Dujardin-Beaumetz.)

Préférer la formule suivante :

Poudre d'ipéca.........	4 gr.

Faire bouillir 5 minutes dans :

Eau bouillante.........	300 gr.

Filtrer et ajouter :

Sirop d'opium.........	30 gr.
Hydrolat de cannelle.....	30 —

(Delioux de Savignac.)

A prendre par cuillerées à bouche d'heure en heure.

Après avoir administré l'ipéca pendant 3 à 4 jours, prescrire le *calomel*, soit à doses massives, soit à doses fractionnées :

Calomel..............	50 centigr.
Sucre en poudre.......	1 gr.

Pour un paquet, n° 2. Un à 2 par jour.

Calomel.............. 30 centigr.
Sucre en poudre....... 3 gr.

Pour 10 prises ; à prendre dans la journée.

Si, après ce traitement, **la bile n'a pas reparu** dans les matières fécales, recommencer l'administration de l'ipéca ou donner les *pilules Segond :*

Ipéca en poudre........ 40 centigr.
Calomel................ 20 —
Extrait d'opium........ 5 —
Sirop de nerprun...... Q. S.

Pour 6 pilules, à prendre dans la journée, réitérer cette préparation pendant 3 à 4 jours, selon le cas.

En cas de vomissements, ou pour les prévenir : Prescrire l'ipéca associé au *menthol :*

Menthol................. 25 centigr.
Teinture d'ipéca...... 12 gr.
Alcool à 80°.......... 40 —
Potion gommeuse..... 120 —

Une cuillerée à café, toutes les 2 heures.

En cas d'amélioration : Prescrire :

Teinture d'ipéca...... 10 à 20 gr.
Menthol............. 1 —
(Dujardin-Beaumetz.)

A prendre en 6 à 10 fois dans la journée.

Pendant toute la durée du traitement, instituer l'*antisepsie intestinale :*

Benzo-naphtol....... 50 centigr.

Pour 1 cachet, 6 cachets par jour.

En même temps, donner des *lavements astringents :*

Extrait de Saturne.. 3 à 5 gr.
Eau................ 250 —
(Courtois-Suffit.)

Nitrate d'argent.... 30 à 50 centigr.
Eau.............. 200 gr.
(Trousseau.)

Dans les cas graves : Entretenir la chaleur du corps par tous les moyens possibles (couvertures, frictions chaudes, cataplasmes sur le ventre, bains chauds prolongés). Administrer les *astringents* et les *poudres inertes* (tannin, ratanhia, talc, bismuth).

Dans la dysenterie chronique : Repos, diète lactée rigoureusement suivie, antisepsie intestinale.

Ne cesser le traitement et ne reprendre l'alimentation habituelle qu'avec beaucoup de prudence.

Administrer les *lavements astringents* et *antiseptiques* suivants :

Nitrate d'argent.... 30 à 50 centigr.
Eau.............. 200 gr.
(Trousseau.)

Pour 1 lavement. Un tous les 2 ou 3 jours.

Iodure de potassium... 1 gr.
Iode................ 60 centigr.
Eau................ 150 gr.

Pour 1 lavement. Un tous les 2 jours.

Teinture d'iode........ XX gouttes.
Iodure de potassium... 50 centigr.
Eau................ 250 gr.
(Délioux.)

Pour 1 lavement. Un tous les jours.

Conseiller les eaux de Plombières et celles de Vichy, en bains, car leur absorption à l'intérieur demande de grands ménagements.

Contre le ténesme, les épreintes :

Lavement *laudanisé*, XX gouttes de laudanum pour 100 gr. d'eau.

Lavement à la *cocaïne* : 3 à 5 centigr. pour 50 à 100 gr. d'eau tiède.

Ou bien prescrire des *suppositoires calmants et astringents* :

Extrait de belladone...... 1 centigr.
—   d'opium......... 2 —
—   de ratanhia...... 2 gr.
Beurre de cacao.......... 5 —

Pour 1 suppositoire. Nº 6. 3 par jour.

DYSMÉNORRHÉE.

D. NERVEUSE ET CONGESTIVE.

Prescrire le *phosphure de zinc* pendant longtemps. Faire prendre en deux fois, l'avant-veille et la veille où doivent venir les règles, la solution suivante :

Acétate d'ammoniaque... 4 gr.
Sirop de kina.......... 45 —
Infusion de camomille... 150 —

Injections vaginales chaudes, 2 fois par jour.

Hydrothérapie tiède. Bains de Barèges (2 par semaine). Frictions cutanées.

Au moment où doivent apparaître les règles, donner les *laxatifs*.

Lavement évacuateur, suivi d'un lavement *calmant* :

Laudanum de Sydenham. XX gouttes.
Eau tiède.............. 150 gr.

Pour 1 lavement.

Hydrate de chloral..... 2 à 4 gr.
Jaune d'œuf.......... Nº 1.
Eau tiède.............. 250 gr.

Pour 1 lavement.

Teinture d'opium...... XV gouttes.
Camphre pulvérisé.... 25 centigr.
Jaune d'œuf.......... Nº 1.
Eau .... 250 gr.

Pour 1 lavement.

Hydrate de chloral.... 2 gr.
Camphre............ 50 centigr.
Teinture de musc...... XX gouttes.
Jaune d'œuf.......... Nº 1.
Eau .... 250 gr.

Pour 1 lavement.

Contre la douleur donner :

Antipyrine............... 1 gr.

Pour un cachet. Nº 3. A prendre un cachet; 2 heures après, un second, 3 ou 4 heures après, un troisième.

Phénacétine........... 30 centigr.

Pour un cachet. Nº 3. A prendre 1 cachet le matin, 1 à midi, 1 le soir (1 toutes les 4 heures).

Exalgine.............. 75 centigr.
Alcool à 90°........... 5 gr.
Sirop d'opium......... 45 —
Eau................. 20 —

A prendre en 3 fois dans la journée.

Teinture de chanvre indien............... 1 gr. 50
Hydrolat de laurier-cerise................. 10 gr.
Hydrolat de tilleul....... 100 —
Sirop d'opium........ } ãã 20 —
—   d'éther........ }

(De Sinéty.)

Par cuillerées à soupe toutes les heures.

Éther sulfurique...... }
Teinture de valériane.. } ãã 5 gr.
—   de chanvre indien .... }

XX gouttes toutes les 2 heures, dans de l'eau sucrée.

Extrait d'opium .... 30 centig.
—   de belladone.... 20 —
—   de jusquiame ... 20 —
Baume de tolu.......... 3 gr.

Pour 50 pilules, une toutes les 3 heures.

Valérianate d'ammoniaque. 1 gr.
Sirop d'éther........ } ãa 20 —
— de menthe...... }
Teinture de chanvre in-
dien................ X gouttes.
Eau de tilleul.......... 120 gr.

1 cuillerée toutes les heures, 5 par jour.

Camphre monobromé...... 3 gr.
Extrait de quassia........ 2 —
Sirop de belladone........ Q. S.
(Blocq.)

Pour 30 pilules, 3 à 4 par jour pendant plusieurs jours. (Commencer l'administration quelques jours avant l'apparition des règles.)

Au besoin recourir aux *scarifications du col.*

Chez les névropathes : Conseiller l'*électricité statique*, et donner :

Bromure de potassium. }
— de sodium... } ãa 10 gr.
— d'ammonium. }
Eau distillée............ 300 —
(Auvard.)

Chaque cuillerée à soupe contient 1 gr. 50 de sel ; prendre 2 cuillerées à soupe par jour, 1 le matin et 1 le soir ou bien 2 cuillerées le soir au coucher ; continuer pendant 10 à 15 jours par mois, en commençant 8 jours avant l'apparition des règles.

Au moment des règles :

Camphre monobromé... 25 centigr.
Extrait d'opium........ 1 —

Pour 1 pilule. No 4, à prendre dans les 24 heures.

Camphre............ 10 centigr.
Extrait de chanvre indien. 2 —

Pour 1 pilule. No 3, à prendre dans les 24 heures.

Eaux minérales de Luxeuil, Forges, Néris, Royat, Plombières, Uriage.

D. DE JEUNES FILLES CHLOROTIQUES.

Prendre pendant les 6 jours qui précèdent l'apparition des règles :

Teinture de viburnum pru-
nifolium (teinture au de-
mi)................ 10 gr.
(Auvard.)

X à XX gouttes, 4 à 5 fois par jour.

Ou bien :

Teinture de piscidia }
erythrina......... } ãa 10 gr.
Teinture de viburnum }
prunifolium....... }
(Huchard.)

XX gouttes, 5 fois par jour.

Au moment des règles : Prescrire l'antipyrine, l'exalgine, la phénacétine.

Ou bien :

Teinture de viburnum }
prunifolium .... } ãa 10 gr.
Teinture de chanvre }
indien .... }

XV gouttes, 4 à 5 fois par jour.

Traitement général de la chlorose : Donner le mélange suivant :

Teinture de Mars tartarisée. 4 gr.
— de safran........ 6 —
Gouttes amères de Baumé.. 4 —

XV gouttes avant les deux principaux repas.

Ou :

Teinture de cascarille. }
— de rhubarbe. } ãa 10 gr.
— de noix vomi- }
que...... }
Teinture d'éc. d'orang. }
amères.... } ãa 25 —
— de gentiane.. }

1 cuillerée à café, dans de l'eau sucrée, avant les repas.

D. OVARIENNE,

Cataplasmes laudanisés sur l'hypogastre. Injections vaginales et rectales chaudes 45° à 50°. Pédiluves sinapisés, sinapismes à la partie interne des cuisses.

Traitement médicamenteux pour calmer la douleur.

Combattre la **constipation** : Purgatifs drastiques.

En cas d'adhérences : Pratiquer le *massage gynécologique*.

Dans les cas graves, avec douleurs intolérables altérant la santé : *Oophorectomie, castration.*

En cas d'hystérie : *Castration simulée* (?).

D. UTÉRINE.

Traiter l'endométrite, la métrite par le *curettage* et les *cautérisations intra-utérines.*

Créosote	35 gr.
Glycérine	60 —

Créosote	} ãã 10 gr.
Glycérine	

En cas de ménorrhagies : *Curettage.*

En cas d'empâtement péri-utérin : *Massage gynécologique, injections chaudes vaginales et rectales 45° à 50°, application de tampons d'ichtyol.*

Ichtyol	30 gr.
Glycérine	70 —

Pour pansements vaginaux quotidiens, un tampon tous les soirs.

En cas d'atrésie du col, déviations ou flexions de l'utérus : Voir le traitement indiqué à ces articles.

Calmer les **douleurs** par l'*opium*, la *belladone*, la *jusquiame*, l'*exalgine*.

Dans les cas graves : Pratiquer les *scarifications du col* de l'utérus, au moment où doivent apparaître les règles.

D. MEMBRANEUSE (Métrite exfoliatrice).

Curettage, suivi d'injections intra-utérines *iodées.*   (Pozzi.)

DYSPEPSIES.

D. GASTRIQUES ATONIQUES.

(Hypochlorhydrie, dyspepsie nervo-motrice atonique, dyspepsie des chlorotiques.)

Régime mixte, alimentation tonique, lait, viandes grillées, volailles, légumes verts, mets épicés, œufs, charcuterie, purée de lentilles, fruits cuits.

Interdire le café, le thé, les liqueurs, la bière, permettre le vin rouge coupé d'eau.

Combattre la **constipation.**

Aloès	} ãã 20 centigr.
Extrait de rhubarbe.	

Extrait alcoolique de noix vomique	2 centigr.

Pour 1 pilule. N° 100. Une pilule à chaque repas.

Ou bien 1 cuillerée à café d'*huile de ricin*, prise tous les matins au réveil.

Exercices, gymnastique, bicyclette, équitation, canotage. Vie à la campagne, à la montagne.

Hydrothérapie froide, douches écossaises. Bains salins.

Prescrire les *substances peptogènes* : Bouillon, potage au pain grillé pris une demi-heure avant le repas.

Administrer les *amers*, les *toniques*, les *eupeptiques* (peptones, pepsine, maltine) et l'*acide chlorhydrique*.

Teinture de quinquina. }
— de colombo... } āā 5 gr.
— de gentiane... }
— de rhubarbe...... 3 —
— de noix vomique.. 2 —
(Huchard.)

XX gouttes, 1/4 d'heure avant les deux principaux repas.

Gingembre pulvérisé...... 10 gr.
Cannelle pulvérisée....... 20 —
Cascarille pulvérisée..... 40 —
Anis pulvérisé.......... 10 —
Poudre de noix vomique.. 1 —

Mêlez, divisez en paquets de 60 centigr.; 1 avant chaque repas.

En cas de chlorose :

Protoxalate de fer.. 15 à 20 centigr.
Poudre de rhubarbe. 30 —

Pour 1 cachet. No 20. 1 au début des repas.

Donner la *pepsine* après les repas, associée à l'*acide chlorhydrique* :

Pepsine soluble.......... 1 gr.

Pour 1 cachet. No 20. 1 après chaque repas.

Acide chlorhydrique.... 4 gr.
Eau distillée........... 1000 —
(Bouchard.)

1/2 à 1 verre, après les repas. Ou bien :

Pepsine soluble....... 5 gr.
Nitrate de strychnine... 1 centigr.
Sucre en poudre....... 10 gr.

Pour 10 paquets; faire fondre un paquet dans un verre de limonade chlorhydrique au 4 p. 1000.

Ou encore :

Maltine.............. 10 centigr.
Pepsine.............. 25 —
Magnésie calcinée...... 10 —

Pour 1 cachet. No 20. Un au repas.

Acide chlorhydrique officinal.............. XV gouttes.
Sirop de limons....... 40 gr.
Eau distillée.......... 200 —

1 cuillerée à soupe après les repas.

Prescrire la *pancréatine* associée à la pepsine et à la maltine.

Pancréatine .... 10 centigr.
Maltine.............. 10 —
Pepsine.............. 50 —

Pour 1 cachet, pris au milieu du repas (boire de la limonade chlorhydrique).

Remplacer l'acide chlorhydrique par l'*acide sulfo-nitrique rabélisé* :

Acide sulfurique pur.... 2 gr. 80
— nitrique .... 80 centigr.
Alcool de vin à 80° Cartier................ 18 gr.

Laisser en contact 48 heures et ajouter :

Sirop de limons.......... 100 gr.
Eau.................. 150 —
(Coutaret.)

1 cuillerée à bouche après les repas, dans 1/2 verre d'eau.

Stimuler les contractions gastro-intestinales par les excito-moteurs. Granules de *strychnine* à 1 milligr., prendre 3 à 5 granules par jour, entre les repas.

En cas de constipation chronique : Cure aux eaux de *Châtel-Guyon*.

D. GASTRIQUES IRRITATIVES. (Hyperchlorhydrie. Dyspepsie avec gastralgie, vomissements, etc.)

Régime azoté, alcalinisé. Dans les cas graves : *Diète lactée* ou *gavage* avec de la poudre de viande délayée dans un liquide fortement alcalinisé. Viande, œufs, fromage : peu de féculents, purée de lentilles, légumes verts, fruits cuits, compotes. Proscrire les mets épicés, les fruits peu mûrs, l'alcool sous toutes ses formes, le tabac. Eaux de Vichy, de Vals, aux repas.

Contre l'hyperchlorhydrie : Prescrire les *alcalins.* Administrer, dans les cas ordinaires, le *bicarbonate de soude,* 2 à 3 heures après les repas, à la dose de 50 centigr. à 1 gr. associé à la *magnésie calcinée,* à la *craie préparée,* aux *saccharates alcalins,* au *sous-nitrate de bismuth.*

(A. Mathieu.)

Bicarbonate de soude.
Sous-nitrate de bismuth............ } ãã 10 gr.
Magnésie calcinée....

Pour 20 paquets. 1 à 2 paquets au moment où éclate la douleur.

Bicarbonate de soude.
Craie précipitée...... } ãã 10 gr.
Magnésie anglaise....

(Dujardin-Beaumetz.)

Pour 30 paquets. 1 à 2 paquets, 2 heures après les repas.

Sulfate d'atropine..... 1 centigr.
Eau distillée......... 100 gr.

Commencer par XX gouttes, 5 fois par jour, puis augmenter progressivement 6, 7 et jusqu'à 15 et 20 fois dans les 24 heures. **En cas d'hypersécrétion continue** (maladie de Reichmann) : *Bicarbonate de soude,* 10 à 25 gr. par jour. *Sulfate d'atropine* à hautes doses :

Sulfate d'atropine.... 5 centigr.
Eau distillée........ 10 gr.
Sirop simple........ 1000 —

(1 cuillerée à bouche contient 1 milligr.) 3 cuillerées par jour, augmenter progressivement jusqu'à prendre 5 milligr.

Sulfate d'atropine...... 1 milligr.
Carbonate de magnésie.. 50 centigr.

Pour 1 paquet. N° 20. 3 paquets par jour, augmenter progressivement jusqu'à 6 paquets.

Ou encore prescrire des injections hypodermiques :

Sulfate neutre d'atropine. 5 centigr.
Eau distillée.......... 25 gr.

(Chaque seringue Pravaz contient 2 milligr. de sulfate d'atropine.) Commencer par injecter 1/4 de seringue, puis 1/2 seringue par jour, pour arriver, après quelque temps, à la dose de 1 seringue.

Contre la douleur et les gastralgies : Donner les *opiacés,* le vinaigre d'opium ou *gouttes noires anglaises :*

Opium de Smyrne divisé. 100 gr.
Vinaigre distillé........ 600 —
Safran incisé........... 8 —
Muscades grass. pulvérisées .... 24 —
Sucre blanc............ 50 —

Prendre II à V gouttes dans un peu d'eau au moment des crises douloureuses. (La goutte noire représente 1/4 de son poids d'extrait d'opium.)

Ou bien prescrire les *gouttes blanches :*

Chlorhydrate de morphine. 10 centigr.
Eau de laurier-cerise..... 5 gr.

(Gallard.)

II gouttes sur un morceau de sucre, avant les repas.

Ou encore :

Chlorhydrate de morphine. 10 centigr.
Eau distillée.............. 40 gr.
Sucre en poudre......... 5 —

1 cuillerée à café avant les deux principaux repas.

En cas de douleurs intenses : Associer la *morphine* à la *belladone*, à la *jusquiame.*

Chlorhydrate de morphine. 10 centigr.
Extrait de belladone...... 25 —
— de jusquiame ..... 25 —
Baume de tolu.......... 3 gr.

Pour 50 pilules, 1 toutes les 3 heures.

En cas d'amélioration : Prescrire la *codéine* :

Codéine...........) āā 60 centigr.
Thridace..........)
Poudre de guimauve.... Q. S.

Pour 12 pilules, 1 avant chaque repas, 2 par jour.

Codéine............. 1 à 2 centigr.
Bicarbonate de soude. 1 gr.

Pour 1 paquet, 4 à 6 par jour. Administrer l'*eau chloroformée* :

Eau chloroformée saturée. 150 gr.
— de fleurs d'oranger.. 50 —
— distillée........... 100 —
(De Beurmann.)

1 cuillerée à café avant les repas, ou bien 1 cuillerée à dessert de 1/4 d'heure en 1/4 d'heure, jusqu'à disparition de la douleur.

Eau chloroformée saturée.. 80 gr.
— de fleurs d'oranger... 20 —
Sirop d'opium............ 50 —

Par cuillerées à café jusqu'à effet, de 1/4 d'heure en 1/4 d'heure.

Eau chloroformée saturée.. 60 gr.
— de menthe.......... 20 —
— distillée........... 40 —

1 à 2 cuillerées à bouche avant le repas.

Faire prendre matin et soir un *lavement tiède d'eau alcalinisée*, 1 à 2 litres, gardé pendant 20 à 30 minutes.

En cas de gastrectasie légère, avec phénomènes de rétention, *boissons chaudes 45° à 50° abondantes*, prises par gorgées, au réveil, avant le lavement et entre les repas.

Eaux thermales de Vichy, Pougues, Saint-Alban, Alet, Carlsbad ; en cas de constipation, Châtel-Guyon.

En cas de gastralgies vives avec vomissements : Prescrire la *cocaïne* :

Chlorhydrate de cocaïne. 50 centigr
Eau distillée.......... 300 gr.
(Dujardin-Beaumetz.)

1 cuillerée à bouche avant les repas, ou 1 cuillerée à bouche toutes les 2 heures.

La *strychnine* a été aussi donnée contre les vomissements :

Strychnine........... 1 centigr.
Alcool .... 1 gr.
Eau distillée.......... 100 —

2 à 3 cuillerées à bouche par jour.

Dans les dyspepsies sans hyperchlorhydrie : Combattre les douleurs et les vomissements par la prescription suivante :

Alcool rectifié.........)
Teinture d'iode........) āā 5 gr.
Acide phénique pur....)
(Marfan.

V gouttes dans un peu d'eau, à chacun des deux principaux repas.

Chez les chlorotiques nerveux, prescrire :

Teinture de belladone..... 5 gr.
— de noix vomi-)
que.......) āā 10 —
— éthérée de)
castoréum.)

XX à XXV gouttes 4 à 5 fois par jour.

Eaux thermales de Plombières, Luxeuil, Forges.

Chez les hystériques et les névropathes : Prescrire les *perles d'éther*, 3 à 4 à la fois.

Ou bien :

Liqueur d'Hoffmann...
Teinture de badiane ... } ãã 3 gr.
— de rhubarbe..
— de noix vomique.. 1 —
(Potain.)

XX à XXV gouttes aux repas.

Teinture de chanvre in-
dien.............. } ãã 5 gr.
Liqueur d'Hoffmann...
(G. Sée.)

X gouttes plusieurs fois par jour.

Valérianate d'ammoniaque. 1 gr.
Sirop d'éther .... } ãã 20 —
— de menthe......
Teinture de chanvre indien. X gouttes.
Eau de tilleul.......... 120 gr.

1 cuillerée toutes les heures, 5 par jour, au moment des crises spasmodiques.

Administrer les médicaments *nervins* :

Exalgine............ 25 centigr.
(Dujardin-Beaumetz.)

Pour 1 paquet, à prendre en suspension dans un peu d'eau sucrée.

Eaux thermales de Néris, Plombières.

D. INTESTINALE.

En cas de dyspepsie hépatique (hépatisme des pays chauds) : Régime approprié, proscrire les alcools, les mets épicés, les aliments gras, l'abus des viandes.

Régime mixte, légumes verts, fruits, compotes. Eaux alcalines.

Exercice musculaire, gymnastique, équitation, canotage.

Activer les fonctions du foie et combattre la constipation en prescrivant :

Calomel.............. 1 gr.
Extrait de noix vomique. 50 centigr.
— de rhubarbe.... 5 gr.
Poudre de rhubarbe.... Q. S.

Pour 50 pilules, une matin et soir.

Dans les cas graves avec congestion hépatique : Cure aux eaux de Vichy ; cure de raisin, de petit-lait.

En cas de dyspepsie intestinale à forme gazeuse (flatulente) : Combattre la constipation en faisant prendre tous les matins à jeun 1 cuillerée à café d'*huile de ricin.*

Ou bien :

Magnésie calcinée........ 25 gr.
Crème de tartre......... 20 —
Fleur de soufre.......... 15 —
Bicarbonate de soude..... 10 —
Sucre de vanille......... 5 —

1 cuillerée à café tous les matins.

Prescrire aussi :

Fleur de soufre....... } ãã 10 gr.
Magnésie décarbonatée.
(Potain.)

Pour 20 paquets. Prendre 1 paquet tous les matins et immédiatement après boire un verre d'*eau de Châtel-Guyon,* par demi-verres, à intervalle de 10 minutes.

Avant les repas, prendre dans un peu d'eau XX gouttes de :

Teinture de rhubarbe...... 6 gr.
— de badiane ...
— de noix vomi- } ãã 2 —
que........

Après le repas, prendre :

Essence d'anis........ X gouttes.
Liqueur d'Hoffmann... XX —
Eau de menthe........ 100 gr.
(Dujardin-Beaumetz.)

Par gorgées.

Essence d'anis...... }
— de menthe.. } ãã 2 gr. 50
— de fenouil.. }
Liqueur d'Hoffmann....... 5 gr.

XX gouttes, 2 à 3 fois, dans de l'eau sucrée.

Chez les névropathes hystériques : Prescrire :

Extrait de petite cen- }
taurée......... } ãã 2 gr.
Thériaque........ }
Anis en poudre........ 1 —
Racine de gentiane }
pulvér... }
— d'angélique } ãã 50 centigr.
pulvér... }
Castoréum........... 30 —
Huile essentielle d'anis.. X gouttes.
— — de cannelle.. IV —
Sirop de menthe....... Q. S.
(Desbois.)

Pour 30 bols, 3 à 4 en 4 heures.
Eaux thermales de Luxeuil, Plombières, Bourbon-Lancy, Bagnères-de-Bigorre, Lamalou, Saint-Sauveur.

D. DES ENFANTS.

1° Dyspepsie des nourrissons : Surveiller l'allaitement, 7 à 8 tétées dans les 24 heures, par intervalles de 2 à 3 heures, de 10 minutes de durée au lieu de 15 à 20.

Donner après chaque tétée, 1/4 de cuillerée à café d'*eaux de Vichy*, *de Vals* ou *de chaux*, dans un peu de lait de la nourrice.

Surveiller en même temps le régime de la nourrice, qui devra ne pas abuser des boissons alcooliques, et éviter les aliments indigestes.

Combattre la **constipation** de l'enfant et de la nourrice.

Si l'enfant est nourri artificiellement, réglementer l'allaitement artificiel d'après les indications données, diminuer la quantité d'aliments ingérés, régler les repas (4 repas par jour si l'enfant est âgé de moins de 10 mois). Prescrire les *eupeptiques*.

Acide chlorhydrique.... II gouttes.
Pepsine soluble........ 1 gr.
Sirop de fleurs d'oranger. 20 —
Eau distillée.......... 30 —

1/2 cuillerée à café après les repas, 2 fois par jour.

2° Dyspepsie de la seconde enfance :

En cas de dyspepsie atonique (avec défaut d'acide) : *Acide chlorhydrique, amers, toniques.*

Teinture de cascarille.. }
— de cannelle... }
— de gentiane... } ãã 5 gr.
— de colombo... }
— de rhubarbe.. }
— de noix vomique. 1 à 2 —
(J. Simon.)

XX gouttes avant le repas, dans un peu d'eau rougie.

Acide chlorhydrique dilué. 10 gr.
Biphosphate de chaux... 5 —
Eau .... 500 —
(Bourget.)

1 cuillerée à dessert jusqu'à 2 cuillerées à bouche après le repas, dans 1/2 verre d'eau (selon le cas et l'âge du malade).

En cas de dyspepsie irritative (avec excès d'acide) : *Alcalins.*

Bicarbonate de soude... 25 centigr.
Eau distillée.......... 50 gr.
Sirop de fleurs d'oranger. 10 —
(Tordeus.)

1 cuillerée à café toutes les 2 heures.

Bicarbonate de soude .... 2 gr.
Teinture de rhubarbe..... 6 —
Sirop de chicorée .... 20 —
Infusion de colombo...... 60 —
(Descroizilles.)

Par cuillerées à café.

En cas de gastralgie :

Teinture de colombo... ⎱ ãã 5 gr.
— de cascarille.. ⎰
— de belladone...... 2 —
Élixir parégorique......,... 5 —
(J. Simon.)

X gouttes avant les repas, dans un peu d'infusion de camomille tiède.

En cas de coliques, de tympanisme, d'alternatives de constipation et de diarrhée : Prescrire avant tout traitement médicamenteux un régime approprié au cas.

Rationner les enfants ; faire l'antisepsie intestinale.

Cure aux eaux de Plombières, Châtel-Guyon, Bourbon-Lancy.
(Comby.)

DYSPNÉE.

Voir aux différents articles des maladies de l'appareil respiratoire, des maladies des reins et du cœur où ce symptôme fait habituellement partie du tableau morbide.

D. PAR INTOXICATION ALIMENTAIRE CHRONIQUE (ptomaïnique).

Combattre la **constipation** chronique. *Régime lacté* (au moins le soir).

Proscrire l'abus de viande, le gibier, les mollusques, la charcuterie, les fromages vieux.

Conseiller le lait, les œufs, les purées de lentilles, de haricots, les compotes de fruits. *Eaux alcalines.* (Huchard.)

Instituer l'*antisepsie intestinale*:

Benzo-naphtol ...;.... 50 centigr.
(Marfan.)

Pour 1 cachet. N° 10. 1 cachet, 3 fois par jour, à chacun des trois repas.

Chez les artério-scléreux : Ne pas prescrire la digitale ; donner la préparation anti-dyspnéique et diurétique suivante :

Teinture de grindelia robusta .... 30 gr.
— de convallaria maialis....... 10 —
— de scille......... 5 —
(Huchard.)

XV gouttes, 3 fois par jour.
Dans les cas graves :
Régime lacté absolu. Purgatif énergique. Diurétiques. Antisepsie intestinale rigoureuse.

Salicylate de bismuth. ⎱
Résorcine .... ⎰ ãã 50 centigr.
Benzo-naphtol .... ⎰
(Ewald.)

Pour 1 cachet, 1 toutes les 2 heures.

Diurétine............... 3 gr.
Eau .... 120 —
Oxymel scillitique....... 25 —

Par cuillerées à bouche dans la journée.

DYSTOCIE.

D. PÉRI-UTÉRINE.
(Tumeurs de l'ovaire.)

Pendant la grossesse : *Ovariotomie*, pratiquée de préférence pendant les trois premiers mois. Opérer surtout en cas de petite tumeur des ovaires. (Olshausen.)

Pendant l'accouchement : N'intervenir que dans le cas de tumeur prævia (kyste de l'ovaire) par la *ponction évacuatrice* du kyste par voie vaginale ou en pratiquant une *incision* vaginale sur la ligne médiane jusque sur la tumeur, suturer les lèvres de l'incision vaginale à la poche kystique, puis incision et évacuation du kyste. L'accouchement terminé, irrigation antiseptique légère, tamponnement à la gaze iodoformée de la poche incisée.   (Fritsch.)

D. VULVO-VAGINO-PÉRI-NÉALE.

En cas d'étroitesse ou de rigidité de l'orifice vulvo-vaginal : *Épisiotomie* (incisions pratiquées en bas et latéralement).

Pendant le travail : Faire prendre de *grands bains prolongés* et répétés à plusieurs reprises.

Placer dans le vagin un *pessaire à air de Gariel*, gonflé de liquide.

D. UTÉRINE.

En cas de déviation de l'orifice utérin : Introduire l'index recourbé en crochet dans l'orifice utérin, ramener vers le centre de la filière génitale le segment inférieur par des tractions douces exécutées au moment des contractions utérines.

En cas de rigidité du col : Recourir aux calmants généraux et locaux, s'il s'agit d'un *spasme du segment inférieur*. Injections vaginales chaudes. Grands bains prolongés. Lavements de chloral ou laudanisés. Inhalations de chloroforme.

S'il s'agit d'une rigidité anatomique : Appliquer dans le col un ballon dilatable gonflé de liquide, laissé en place pendant 2 à 6 heures. Dans les cas de rigidité très intense : pratiquer deux incisions sur les parties latéro-inférieures du col, prolongées jusqu'à l'insertion vaginale.

En cas de rigidité pathologique : Extirper la tumeur (fibrome) ou pratiquer l'opération césarienne. S'il existe un épithéliome du col, employer les moyens doux ; introduction du ballon dilatable ; si, le col étant trop résistant, il est impossible d'obtenir une dilatation suffisante pour terminer l'accouchement, pratiquer l'opération césarienne quand l'enfant est vivant ou l'embryotomie lorsqu'il est mort.   (Auvard.)

ÉCLAMPSIE.

E. GRAVIDIQUE.

En cas d'albuminurie sans convulsions : Prescrire le *régime lacté*, 3 à 4 litres de lait par jour. Permettre un peu de viande une fois par jour ; des potages au lait, des crèmes, des purées de lentilles, de haricots, de pommes de terre.

Si l'albuminurie augmente malgré le régime : Administrer les *diurétiques*, les *purgatifs salins*. (Voy. *Néphrite.*)

En cas de convulsions : Donner au début de la crise un purgatif drastique, *eau-de-vie allemande*, 20 gr.

Pendant l'attaque : Éloigner du mur le lit de la malade, empêcher les morsures de la langue. Si l'attaque se prolonge, faire inhaler du *chloroforme* ou pratiquer des *injections de morphine*.

Entre les crises : Administrer le *chloral* associé au *bromure de potassium*. Donner de 4 à 12 gr. de chloral dans les 24 heures, de préférence en lavements :

Hydrate de chloral......	2 à 3 gr.
Lait...................	150 —
Jaune d'œuf...........	N° 1.

(Auvard.)

Pour un lavement, répété assez souvent pour maintenir la malade dans le calme.

Ou bien en potion :

Potion gommeuse........	180 gr.
Hydrate de chloral......	8 —
Bromure de potassium...	4 —

(Rivière.)

Par cuillerées à soupe de 1/2 en 1/2 heure.

Hydrate de choral........	20 gr.
Sirop d'éc. d'or. amères.	100 —
Eau	200 —

(Bar.)

Par cuillerées à soupe, selon le besoin (1 cuill. contient 1 gr.).

Administrer la morphine de la façon suivante : Débuter par une injection sous-cutanée de 2 centigr. de chlorhydrate de morphine, puis continuer les injections à la dose de 1 centigr. répétées toutes les 1, 2 ou 3 heures selon le cas ; ne pas craindre d'atteindre la dose de 10, 12 centigr., de chlorhydrate de morphine dans les 24 heures. Continuer l'administration des *purgatifs salins*, donner les *sudorifiques*, les *diurétiques*.

Chlorhydrate de pilocarpine.	5 centigr.
Eau de laurier-cerise......	10 gr.

1 à 2 seringues Pravaz.

Teinture de digitale......	10 gr.

XXX gouttes par jour en 3 fois. Conseiller les *bains chauds prolongés*, les *enveloppements chauds humides*.

En cas de coma : Pratiquer une *saignée* de 200 à 400 gr., suivie ou non d'*injection intraveineuse d'eau salée* à 7 p. 1000 ; injecter lentement 1/2 à 1 litre (si la saignée a été abondante) à la température de 38° à 40°.

Préférer l'*injection sous-cutanée de solution saline*, faite d'emblée, à la dose de 1 litre.

En cas d'anurie et d'acholie : Lavement *d'eau froide* à 15°, une à deux fois par jour.

Si le travail est commencé : Hâter et terminer l'accouchement par le *forceps* ; éviter autant que possible la *version*. (Auvard.)

En cas de col non dilaté : *Hâter la dilatation* : tamponnement vaginal, sac de caoutchouc, pénétration douce des doigts dans la cavité du col. (Auvard.)

En cas d'état grave de la mère : *Ponction* des membranes. *Déplétion* utérine rapide. *Craniotomie.* (Auvard.)

E. INFANTILE.
(Voy. *Convulsions*).

ECTHYMA.

En cas de phthiríase ou de gale : Commencer par détruire les parasites.

Faire tomber les croûtes avec des *bains d'amidon*, des *cataplasmes de fécule* ou compresses salicylées à 1 p. 1000 recouvertes de taffetas gommé. Puis pansement occlusif avec petits carrés d'*emplâtre de Vigo* ou *emplâtre rouge de Vidal.*

Cinabre	1 gr.	50 centigr.
Minium	2 gr.	50 centigr.
Emplâtre diachylon	27 gr.	

Chez les enfants, donner intérieurement l'huile de foie de morue, le sirop iodotannique, l'arsenic.

Stériliser les vêtements et les linges.

ECTOPIE RÉNALE.

(Voy. *Rein flottant.*)

ECTROPION DES LÈVRES DU COL UTÉRIN.

Cautérisations fréquentes : *teinture d'iode, créosote au tiers.*

Faire suivre ces cautérisations d'insufflations médicamenteuses.

Salol ....\
Tannin ....} ãã 10 gr.\
Oxyde de zinc .....

Terminer par le tamponnement à la gaze salolée ou iodoformée.

Pratiquer des *scarifications du col* avec le scarificateur ou la herse de Doléris, 1 à 3 fois par semaine; insuffler sur le col :

Salol ....\
Iodoforme ....} ãã 10 gr.\
Tannin ....

Modifier la surface de la muqueuse cervicale par les *topiques* suivants :

Solution normale de *perchlorure de fer*, *résorcine* 40 p. 100, *teinture d'iode pure, acide picrique* en solution aqueuse saturée, *glycérolé d'ichtyol* 25 à 50 p. 100.

Dans les cas intenses : Recourir aux *injections interstitielles dans le col*, avec :

Créosote de hêtre ...\
Glycérine à 30° .....} ãã 10 gr.\
Alcool ....

(Auvard.)

Traiter un jour une lèvre, le lendemain l'autre lèvre; 4 à 5 piqûres sur chaque lèvre, en injectant quelques gouttes chaque fois.

Opération de Schroeder (excision de la muqueuse hypertrophiée).

ECZÉMA.

Traitement général hygiénique.

Régime : Interdire l'usage du café, de l'alcool, des liqueurs, de la charcuterie, des poissons de mer, des crustacés, du gibier faisandé, des fromages vieux et fermentés, des aliments épicés et des crudités. Recommander le lait comme boisson aux repas et entre les repas.

Donner des *laxatifs* (rhubarbe, magnésie, podophylle, calomel).

Supprimer tous les médicaments internes qui peuvent produire des éruptions.

Dans les eczémas chroniques, *soigner l'état général* (arthritisme, goutte, scrofule, névrose).

(Brocq.)

E. AIGU.

Pendant la vésiculation et le suintement : Poudre d'amidon.

Pas de bains, pas de pommades, pas de cataplasmes. (Gaucher.)

| Poudre d'amidon | 30 gr. |
| Oxyde de zinc | 10 — |

Poudre d'amidon	30 gr.
Oxyde de zinc	5 —
Sous-nitrate de bismuth	10 —

Chez les neuro-arthritiques avec eczéma intense, prurigineux et compliqué d'urticaire : Prescrire le *régime lacté* pendant la phase aiguë de l'affection, donner des *laxatifs* et de la *quinine* (chlorhydrate de quinine 50 à 70 centigr. par jour) pendant 3 jours de suite. (Brocq.)

Quand les croûtes sont formées : Prescrire les *cataplasmes de fécule*, les *compresses d'eau boriquée*, les bains d'amidon avec modération. Ne jamais prescrire l'arsenic dans les eczémas qui présentent le moindre phénomène inflammatoire.

Pendant la desquamation :
Pommades :

| Oxyde de zinc | 2 gr. |
| Axonge | 30 — |

| Sous-nitrate de bismuth | 3 gr. |
| Axonge | 30 — |

| Calomel | 2 gr. |
| Axonge | 30 — |

En cas d'eczéma craquelé :

Sous-acétate de plomb }	āā 8 gr.
Glycérine }	
Axonge	30 —
	(Gaucher.)

S'il y a tendance à la chronicité :

Acide salicylique	2 gr.
Oxyde de zinc }	āā 25 —
Amidon }	
Vaseline	50 —
	(Besnier.)

En cas de vives démangeaisons : Donner intérieurement la *quinine*, la teinture de *belladone* (X à XII gouttes), l'*acide phénique*.

Acide phénique cristallisé	5 à 10 gr.
Glycérine	Q. S. p. diss.
Sirop d'écorces d'oranges amères	400 gr.

Prendre 2 cuillerées par jour. (Chez les enfants, réduire la dose d'acide phénique à 3 gr.)

Acide tartrique	1 gr.
Vaseline	20 —
	(Vidal.)

Ou bien :

Chlorhydrate de cocaïne	50 centigr.
Acide tartrique	1 gr.
Vaseline	8 —
Lanoline	25 —

E. CHRONIQUE.

Traitement hygiénique et diététique de l'état général.

En cas d'arthritisme : Traitement diététique de l'arthritisme. Médication thyroïdienne.

Benzoate de soude	2 gr.
Bicarbonate de soude	10 —
Sirop de fumeterre ... }	āā 200 —
Eau distillée }	
	(Brocq.)

2 à 4 cuillerées à soupe par jour.

Thyroïdine purifiée	5 centigr.
Eau distillée	10 gr.
Acide phénique	2 milligr.

Pour injections hypodermiques. 1/2 à 1 seringue de Pravaz par jour.

(Chez les enfants, prescrire seulement 2 centigr. de thyroïdine.)

Tablettes de thyroïdine de 20 centigr. ; commencer par 1/2 tablette, augmenter progressivement la dose et la porter à 3 tablettes par jour, en surveillant les effets du traitement.

En cas de goutte :

Chlorhydrate de quinine. 10 centigr.
Extrait de colchique.
Poudre de feuilles de $\Big\}$ ãã 1 —
digitale . . . .
Extrait de gentiane et
glycérine . . . . Q. S.
(Brocq.)

Pour 1 pilule ; prendre 2 pilules par jour aux repas, pendant 8 jours par mois.

En cas d'herpétisme :

Arséniate de soude. . . . 10 centigr.
Eau distillée. . . . . 250 gr.
(Brocq.)

1 à 4 cuillerées à café par jour, aux repas.

En cas de lithiase biliaire ou rénale :

Benzoate de lithine. . . . . . 3 à 5 gr.
Bicarbonate de soude. . . . 10 —
Sirop de fumeterre. . . $\Big\}$ ãã 200 —
Eau distillée. . . . . $\Big\}$
(Brocq.)

2 à 4 cuillerées à soupe par jour.

En cas de rhumatisme chronique : Iodure de potassium, 1 à 2 gr. par jour.

Iodure de fer. . . . . 60 centigr.
— d'arsenic. . . . . . 3 —
— de sodium . . . . 10 gr.
Sirop d'éc. d'or. amèr. 400 —

2 cuillerées à bouche par jour.

En cas de scrofule : Huile de foie de morue, 2 à 4 cuillerées à bouche par jour. Sirop d'iodure de fer, sirop iodotannique, sirop antiscorbutique.

Vin ferrugineux. . . . . 45 gr.
Sirop simple. . . . . $\Big\}$ ãã 8 —
Liqueur de Pearson. $\Big\}$
Eau distillée. . . . . 60 —
(Brocq.)

1 à 2 cuillerées à café aux repas.

Liqueur de Pearson. . . . . 10 gr.
Biphosphate de chaux. . . 15 —
Sirop iodotannique. . . . . . . 300 —

1 cuillerée à bouche le matin et le soir.

Iodure de fer. . . . . . $\Big\}$ ãã 5 centigr.
— de soufre. . .
— d'arsenic. . . . $\Big\}$ ãã 1 à 2 milligr.
— de mercure.

Pour 1 pilule ; 3 pilules par jour.

Iodure de soufre. . . . . 1 gr.
Soufre. . . . . 3 —
Huile d'amandes douces. $\Big\}$ ãã Q. S.
Gomme arabique pulvér. $\Big\}$

Pour 20 pilules ; 3 par jour.

En cas de dyspepsie : Laxatifs, purgatifs : Eaux alcalines. Antisepsie intestinale.

Fleur de soufre. . . . . . . $\Big\}$ ãã 10 gr.
Magnésie décarbonatée. $\Big\}$
(Potain.)

Pour 20 paquets, 1 paquet le matin à jeun.

Immédiatement après, prendre un verre d'eau de Châtel-Guyon par demi-verres à intervalles de 10 minutes.

Ou bien :

Soufre précipité. . . . . 10 gr.
Carbonate de magnésie. .
Poudre de rhubarbe. . . $\Big\}$ ãã 5 —
Oléosaccharure de fenouil

A prendre matin et soir.

Localement : Recourir aux applications excitantes ou aux médicaments réducteurs.

E. SÉBORRHÉIQUE DES PLIS ARTICULAIRES ET DU THORAX.

Lotions avec une solution boriquée ; en cas de prurit, avec une *solution phéniquée*. Savonnages plus ou moins énergiques (savon au goudron), puis application des pommades suivantes :

Calomel	2 à 4 gr.
Oxyde de zinc	10 —
Vaseline	100 —

Oxyde jaune d'hydrargyre.	1 gr
Huile de cade	1 à 3 —
Vaseline	20 —

Poudrer par-dessus avec une poudre minérale inerte, recouvrir avec de la toile fine et usée.

(Brocq.)

E. SÉBORRHÉIQUE DES RÉGIONS VELUES.

Employer le savon, l'eau de Panama, l'éther, l'alcool, les pommades au soufre, la résorcine, l'ichtyol, l'acide salicylique.

Soufre	5 gr.
Oxyde de zinc	10 —
Vaseline	100 —

(Besnier.)

Résorcine	2 gr.
Oxyde de zinc	10 —
Vaseline	100 —

(Besnier.)

Acide salicylique	2 à 4 gr.
Oxyde de zinc	} ãã 50 —
Vaseline	

(Besnier.)

E. SÉBORRHÉIQUE DE LA TÊTE.

Mettre, tous les soirs, sur la tête la *pommade soufrée* à 15 p. 100. Le lendemain matin, préparer une *solution d'ammoniaque* (1 cuillerée à café pour 3 cuillerées d'eau) et se nettoyer le cuir chevelu avec une petite éponge trempée dans cette solution et exprimée. (Besnier.)

E. SQUAMEUX PSORIASIFORME.

Prescrire des pommades au goudron, à l'huile de cade, à l'acide chrysophanique.

Acide chrysophanique	4 gr.
Axonge benzoïnée	100 —

Huile de cade	
Soufre précipité	} ãã 10 gr.
Savon vert	

Cesser l'application de ces pommades, dès qu'il se produit une vive irritation.

E. IMPÉTIGINEUX.

Lotionner les parties avec de l'eau de feuilles de noyer et une solution boriquée. Faire tomber les croûtes avec des cataplasmes, ou des enveloppements de tarlatane imbibée de décoction de camomille boriquée et recouverte de taffetas gommé.

Lorsque les **croûtes sont tombées** : Employer :

Huile de cade...	1 à 5 gr.
Savon noir.....	Q. S. p. émulsion.
Vaseline........	30 gr.

Précipité jaune	1 gr.
Huile de cade	15 —
Glycérolé d'amidon	30 —

(Vidal.)

Quand l'éruption est sèche : Prescrire :

Précipité jaune	1 gr.
Cérat sans eau	20 —

(Vidal.)

Dans les cas rebelles, atoniques, avec infiltration profonde des téguments : Employer le *nitrate d'argent* en solution au 1/20, ou :

Huile de cade	5 gr.
Glycérolé d'amidon	30 —

(Vidal.)

Dès que l'éruption est sèche : Mettre :

Précipité jaune......... 1 gr.
Cérat sans eau.......... 20 —
Emplâtre simple........ 600 —
Cire jaune.............. 250 —
Huile blanche........... 400 —
Dextrine................ 20 —
Eau .... Q. S. pour délayer la dextrine.
(Vidal.)

E. IMPÉTIGINEUX DE LA FACE. — *Eczéma des paupières.*

Précipité jaune.. 50 centigr. à 1 gr.
Vaseline........ 20 gr.
(Brocq.)

E. DE L'ANUS.

Nitrate d'argent...... 1 à 10 gr.
Eau distillée......... 100 —
(Besnier.)

Hydrate de chloral..... 6 gr.
Eau .... } ãã 100 —
Glycérine .... }
(Gaucher.)

Badigeonnages tous les 2 ou 3 jours.

Acide tartrique.... 25 à 50 centigr.
Huile d'amandes douces.......... 1 r.
Beurre de cacao .... 4 —
(Vidal.)

Protonitrate de mercure............ 5 centigr.
Glycérine........... 10 gr.
Eau distillée........ 20 —
(Hardy.)

E. AVEC DÉMANGEAISONS.

Acide phénique.......... 1 gr.
— salicylique........ 2. —

Acide tartrique.......... 3 gr.
Glycérolé d'amidon....... 54 —
(Brocq.)

Chlorhydrate de morphine. 20 centigr.
— de cocaïne... 50 —
Oxyde de zinc.......... 2 gr.
Vaseline .... 20 —
(Brocq.)

Chlorhydrate de morphine. 20 centigr.
— de cocaïne.. 50 —
Acide salicylique......... 1 gr.
Oxyde de zinc.......... 2 —
Vaseline .... 4 —
Lanoline .... 16 —
(Brocq.)

Badigeonnages avec une solution de *cocaïne* à 2 p. 100, de *nitrate d'argent* à 5 p. 100.

Pommades à l'*acide phénique* et au *menthol*.

Tannin................... 1 gr.
Acide phénique.......... 1 —
Glycérine .... } ãã 15 —
Eau............... }

Menthol................ 1 gr.
Huile d'olive.......... 2 —
Lanoline .... 10 —

E. TRÈS ÉTENDU (Diathésique).

Instituer le traitement général et ne procéder qu'avec lenteur à la cure locale; ne pas supprimer trop rapidement un exutoire étendu.

ÉLÉPHANTIASIS ENDÉMIQUE.

Au début : Instituer le traitement de toute lymphangite; en cas de fièvre, donner la quinine.

Une fois l'éléphantiasis confirmé. Soulager le malade et diminuer la tension par des *mouchetures* et des *scarifications* rigoureusement aseptiques, répétées à plusieurs reprises pour faire diminuer les masses éléphantiasiques.

Pratiquer aux membres la *compression méthodique* avec la bande de caoutchouc. Placer le membre dans l'*élévation*.

Interventions chirurgicales : Ne pas lier l'artère principale d'un membre, préférer *l'amputation*. Aux parties génitales, chez l'homme : extirpation du scrotum ou *oschéo-* *tomie;* chez la femme : *ablation des lèvres* de la vulve au bistouri.

(A. Broca.)

EMBARRAS GASTRIQUE.

Régime lacté, bouillon dégraissé, potages, œufs, pain grillé. *Antisepsie intestinale*. Boissons acidulées (limonade au jus de citron, limonade à l'acide chlorhydrique 4 p. 1000, 1 à 3 verres par jour) ou amères.

Assurer l'évacuation de l'estomac et de l'intestin par les *vomitifs* et les *purgatifs salins*.

Chez l'enfant : Prescrire :

Poudre d'ipéca.... 30 à 50 centigr.
Sirop d'ipéca....... 50 gr.
(Descroizilles.)

1 cuillerée à café, de 1/4 d'heure en 1/4 heure, jusqu'à effet vomitif.

Si les vomissements se sont déjà produits ou si le contenu stomacal a déjà **passé dans l'intestin :** Donner :

Mannite.................. 10 gr.
Essence de citron........ V gouttes.
Sirop...................: 20 gr.
Eau de tilleul........... 80 —
(Descroizilles.)

A prendre en 3 ou 4 fois.

Sulfate de soude......... 10 gr.
Eau...................... 50 —
Sirop de framboises...... 50 —
(Comby.)

A prendre à jeun le matin.

Contre la fièvre : Donner le chlorhydrate ou le sulfate de *quinine*, à la dose de 20, 30, 40 et 50 centigr., suivant l'âge (de 3 à 10 ans).

Chez l'adulte :

Ipéca............. 1 gr. 50 centigr.

En 2 paquets, à prendre à 10 minutes d'intervalle; 1 verre d'eau tiède à la suite.

Si le contenu stomacal est déjà parvenu dans l'intestin :

Sulfate de magnésie.. ⎫ āā 30 gr.
Sirop de framboises.. ⎬
Eau.................... 100 —

A prendre en une fois.

Ou mieux encore : *Calomel*, à dose purgative.

Pratiquer le *lavage d'estomac*, surtout chez les dilatés.

Si l'appétit reste languissant : Prescrire les alcalins à petites doses, pris avant les repas sous forme d'*eau alcaline naturelle* (Vichy, Vals); donner aussi les *amers* (quinquina, gentiane, quassia amara, colombo, etc.).

En cas de constipation :

Racine de rhubarbe concassée................ 6 à 8 gr.

Faites infuser dans :

Eau bouillante........... 180 gr.

Ajoutez :

Résorcine................ 2 gr.
Bicarbonate de soude...... 8 —
Oléosaccharure de menthe poivrée.................. 10 —

A prendre 1 cuillerée à bouche toutes les 2 heures.

EMBOLIE PULMONAIRE.
(Infarctus hémorragique du poumon.)

Combattre la **dyspnée** et la toux par les *ventouses scarifiées* et les *injections de morphine.*

En cas **d'hémoptysie abondante** : Mettre en œuvre les traitements habituels de l'hémoptysie.

Administrer à l'intérieur la *térébenthine* pour prévenir la sup-puration ou la gangrène de l'infarctus ; *perles de térébenthine à 20 centigr.*, 8 à 15 par jour.
(C. Paul.)

Lutter contre l'**asthénie cardiaque** par la *digitale*, la *caféine*, voire même par la *saignée.*
(A. Marfan.)

EMPHYSÈME PULMONAIRE.

Chez l'enfant : Prescrire *l'arsenic* et *l'iodure de potassium*, pendant les 15 premiers jours du mois.

Arséniate de soude.... 10 centigr.
Eau distillée.......... 250 gr.
(Comby.)

1 cuillerée à café, matin et soir. Et donner pendant les autres 15 jours du mois :

Iodure de potassium........ 10 gr.
Sirop d'éc. d'or. amères.... 200 —
(Comby.)

1 cuillerée à café 2 fois par jour.

En cas d'accidents inflammatoires broncho-pulmonaires et de dyspnée : Recourir aux ventouses sèches, aux badigeonnages à la teinture d'iode et prescrire une potion calmante :

Teinture de belladone... X gouttes.
Sirop de codéine........ 10 gr.
Sirop de térébenthine... 20 —
Eau de fleurs d'oranger. 40 —
(Comby.)

1 cuillerée à café, toutes les 2 heures (enfant de 5 à 6 ans).

Chez l'adulte :
Hygiène : Porter des vêtements de laine ; se tenir en garde contre toutes les variations brusques de la température. Éviter de sortir par les grands froids, par les temps de brouillards, de pluie froide ou de bise.

Soigner le moindre rhume. *En cas de bronchites interminables* : Faire garder strictement la chambre dès que la température s'abaisse au-dessous d'un certain degré, variable avec la susceptibilité de chaque malade ; ou bien conseiller le séjour, pendant l'hiver, dans un climat tempéré où l'atmosphère soit peu agitée et pas trop sèche.

En été, séjour à la campagne, de préférence dans les forêts de pins.

Abandonner les professions pénibles et les exercices du corps qui exigent de grands efforts.

Combattre la constipation et la dyspepsie ; en cas de dyspepsie flatulente, avec *crises pseudo-asthmatiques*, faire prendre :

Teinture d'iode.......... 10 gr.

V à VI gouttes dans un peu d'eau rougie et sucrée, après les repas.
(A. Marfan.)

Combattre la bronchite chro-

nique: Par l'iodure de potassium, les balsamiques:

Iodure de potassium..... 10 gr.
Eau distillée........... 300 —

2 cuillerées à soupe par jour, aux repas, dans un peu d'eau vineuse.

Perles de térébenthine.. 20 centigr.

8 à 16 perles par jour, en 4 fois.

En cas d'arthritisme: Prescrire l'iodure de potassium et l'arsenic, alternativement pendant 15 jours par mois:

Arséniate de soude.... 10 centigr.
Eau distillée......... 250 gr.

3 à 4 cuillerées à café par jour aux repas.

Administrer les *alcalins*, eaux de Vichy, de Vals, d'Alet, ou bien prescrire:

Benzoate de soude....... 2 gr.
Bicarbonate de soude..... 10 —
Sirop de fumeterre.) ãã 200 —
Eau distillée.......)

3 à 4 cuillerées à soupe par jour.

Contre la toux: Donner l'opium, la belladone, le chloral.

Sirop de morphine....)
— de chloral...... } ãã 40 gr.
Eau de tilleul........)
— de fleurs d'oranger.... 10 —
(Dieulafoy.)

Par cuillerées à bouche, toutes les 3 heures.

Goudron purifié....)
Poudre de Dower... } ãã 2 gr.
— de benjoin..)
Extrait de racines d'aconit. 20 centigr.
(Huchard.)

Pour 50 pilules, 4 à 6 par jour.

Contre l'asthme, et les crises asthmatiques: Prescrire le da-

tura, la lobélie enflée, le papier nitré, les cigarettes d'Espic, ou bien le bromoforme en potion:

Bromoforme....... 1 gr. 75 centigr.
Teint. de rac. d'aconit. 1 gr.
— de noix vomique. 75 centigr.
— de grindelia robusta........ 75 —
— de bryone...... 50 —
Sirop d'extrait d'opium. 50 —
— d'éc. d'or. amères. 105 —
Alcool à 90°.......... 25 —

(Dissolvez le bromoforme dans l'alcool et le mélange des teintures, versez cette solution sur le mélange des sirops et agitez.)

Chaque cuillerée à bouche contient:

VI gouttes de bromoforme.

V gouttes de teinture de racines d'aconit.

IV gouttes de teinture de noix vomique et de grindelia robusta.

III gouttes de teinture de bryone.

1 centigr. d'extrait d'opium.

Doses: Enfants, 1 cuillerée à café; adultes, 1 cuillerée à bouche.

Étendre chaque dose dans un volume double d'eau.

Ou encore:

Bromoforme........ XXX gouttes.
Alcool............. 10 gr.
Eau de laurier-cerise. 20 —
Sirop d'ipéca........ 30 —
— thébaïque..... 150 —

3 à 5 cuillerées à bouche par jour.

En cas de congestion pulmonaire: Recourir aux ventouses sèches ou scarifiées, aux vésicatoires.

En cas de dilatation du cœur droit avec stases viscérales: Administrer la digitale, la caféine ou le strophantus.

Aérothérapie.
Cure aux eaux du *Mont-Dore ;* | conseiller aux arthritiques, une cure à *Royat.*

EMPOISONNEMENTS.

Indications thérapeutiques :
1° évacuer le poison, à moins qu'il ne puisse être immédiatement neutralisé par le contrepoison ; 2° une fois le poison reconnu, administrer le contrepoison ; 3° donner à l'empoisonné les soins médicaux que réclame son état.

1° *Évacuation du poison.*

Donner : 5 centigr. d'*émétique*, dissous dans un demi-verre d'eau ; répéter cette dose trois ou quatre fois, à quelques minutes d'intervalle ; faire boire beaucoup d'eau tiède, et favoriser le vomissement par la titillation de la luette.

On peut remplacer l'émétique par le *sulfate de cuivre*, à la dose de 20 *centigr.* dissous dans deux cuillerées d'eau ; réitérer cette dose.

Ou encore pratiquer des injections sous-cutanées de solution de *chlorhydrate d'apomorphine :*

Chlorhydrate d'apomorphine	5 centigr.
Eau distillée de laurier-cerise	10 gr.

Injecter une seringue, cinq à dix minutes après une seconde, ou bien 2 seringues à la fois (chaque seringue contenant 5 milligr.).

Lorsqu'on ne peut faire vomir le malade, introduire la *sonde œsophagienne* et pratiquer le *lavage d'estomac.*

En cas de poison insoluble, ayant déjà franchi l'estomac : Préférer un *éméto-cathartique :*

Tartre stibié	20 centigr.
Sulfate de soude	60 gr.
Eau	1 litre.

A prendre par grands verres ; un toutes les 3 ou 4 minutes.

Dans les empoisonnements par les substances végétales nuisibles : Administrer de *fortes solutions de sel marin*, qui agissent comme éméto-cathartiques :

Sel marin	50 gr.
Eau	1 litre.

A prendre rapidement par grands verres.

Ce moyen est précieux, car on a toujours du sel sous la main, et l'on ne saurait administrer trop tôt un évacuant.

Quand le poison a été pris sous forme de **lavement** et qu'il est parvenu dans le gros intestin : Avoir recours aux *lavements évacuateurs* et *purgatifs*. Prescrire le *séné* et le *sulfate de soude :*

Séné	20 gr.
Sulfate de soude	50 —
Eau	500 —

Faire bouillir légèrement le séné avec l'eau, ajouter le sulfate de soude ; passer ; exprimer.

Préférer ce lavement aux *drastiques* les plus énergiques, dont l'action est plus lente.

2° *Administration du contrepoison :*

Donner la préférence à un *contrepoison d'une complète innocuité* et que l'on puisse se procurer immédiatement partout. *Administrer le contrepoison en quantité beaucoup supérieure à celle qui est strictement nécessaire* pour opérer la neutralisation chimique du poison.

Dans beaucoup de cas : *Insister sur la médication évacuante après l'administration du contre-poison.*

Quand le poison a traversé l'estomac et a **pénétré dans l'intestin** grêle : *Préférer un contre-poison insoluble*, à un contre-poison soluble dont l'effet pourrait se limiter à l'estomac.

3° *Traitement général et symptomatique :*

Ranimer la circulation en réchauffant la peau à l'aide de *couvertures chaudes*, de *frictions sèches*, de *boules d'eau chaude*, de *sinapismes* promenés sur divers points; quelquefois il est utile de pratiquer une *saignée*.

Faciliter la respiration par l'introduction d'un air pur en quantité suffisante, par des *pressions alternatives sur les parois du thorax*, par des *insufflations d'air*, par des *commotions galvaniques* convenablement employées, par des *inhalations d'oxygène*.

Augmenter l'activité des organes sécréteurs par les *diurétiques* ou les *injections intraveineuses de sérum artificiel*, dans les cas d'empoisonnement par les antimoniaux et les arsenicaux, qui sont éliminés par les reins; par les *cholagogues*, dans les cas d'empoisonnement par des poisons minéraux.

Quand le poison est absorbé et ne peut être facilement et promptement éliminé de l'économie, si l'on ne peut le poursuivre dans le sang avec le contrepoison, il faut avoir recours à des remèdes ou agents dynamiques dont l'action n'est point nuisible et peut se substituer à l'action dynamique fâcheuse du poison. C'est ainsi que le café agit dans les cas d'empoisonnement par l'opium.

Dans quelques cas pour diminuer la quantité du poison, pratiquer la *saignée*, suivie d'*injection intraveineuse*, de solution saline (7 p. 1000), pour diluer la quantité restante de poison et pour en faciliter l'élimination par les reins.

En cas de vomissements incessants : Pratiquer le *lavage de l'estomac avec de l'eau cocaïnisée*, 10 centigr. par litre; appliquer la *glace* extérieurement et faire prendre continuellement au malade des petits morceaux de glace.

En cas d'hémorragies gastriques : Donner le *perchlorure de fer* en potion, V à XV gouttes plusieurs fois par jour, ou bien recourir à un *lavage d'estomac avec de l'eau perchlorurée*.

Contre la gastrite aiguë : Prescrire la *glace* à l'intérieur; pratiquer des *lavages d'estomac très froids*.

EMP. PAR :

Acétanilide : Vomitifs. Inhalations d'oxygène. Stimulants. Respiration artificielle. Saignée.

Acides : Alcalins. Magnésie. Eau de savon, eau de chaux, eau albumineuse.

Aconit : Vider l'estomac. Vomitifs ou mieux pompe stomacale. Stimulants. Inhalations de nitrite d'amyle. Respiration artificielle.

Alcalis, Ammoniaque : Vider l'estomac. Lavages d'estomac avec acide acétique 10 gr. pour un litre d'eau. Faire prendre du vinaigre dilué dans l'eau, du jus de citron, des limonades acides. Eau albumineuse. Lait.

    Acide tartrique........   10 gr.
    Eau ....   1000 —

Prendre 2 grands verres 5 minutes l'un après l'autre ; puis, toutes les 5 minutes, prendre une cuillerée à café d'huile d'amandes douces avec 5 cuillerées à bouche de limonade tartrique.

En cas de dyspnée par œdème de la glotte : Trachéotomie.

Alcool : Vider l'estomac. Stimulants. Affusions froides. Café. Nitrite d'amyle. Ammoniaque :

    Ammoniaque pure.......   X gouttes.
    Eau distillée..........   150 gr.
    Sirop de café.........   20 —

A prendre en une fois.

Alun : Vomitifs. Lait. Magnésie. Boissons mucilagineuses.

Ammoniaque. Voy. *Alcalis.*

Antimoine, Émétique, Tartre stibié : Vider l'estomac. Astringents : Tannin, acide gallique, café fort, thé vert fort. Stimulants. Blanc d'œufs.

    Acide tannique..........   4 gr.
    Eau distillée..........   200 —
    Sirop de coings........   50 —

2 cuillerées, puis une cuillerée toutes les 5 minutes.

Arsenic, Acide arsénieux : Vider l'estomac. Eau chaude. Hydrate de sesqui-oxyde de fer :

    Eau distillée ....   5 litres.
    Perchlorure de fer.....   100 gr.

    Ajouter :

    Carbonate de soude....   70 gr.
    Eau distillée..........   1 litre.

Filtrer au travers d'un mouchoir.
Le précipité rougeâtre est donné dans de l'eau chaude.

Magnésie calcinée en abondance, 25 à 30 gr. Huile commune et eau de chaux, à doses considérables :

    Huile d'olives........ }
    Eau de chaux........   } āā 300 gr.

A prendre par verres à bordeaux, toutes les 5 minutes.

    Magnésie calcinée........   30 gr.
    Eau de chaux...........   150 —
    Eau distillée........ ...   200 —
    Sirop de fleurs d'oranger.   50 —

A prendre par verres à bordeaux, toutes les 5 minutes.

Atropine. Voy. *Belladone.*

Azotique (Acide). Voy. *Nitrique.*

Belladone, Atropine : Vider l'estomac. Lavages d'estomac avec solution d'acide tannique.

    Acide tannique........   10 gr.
    Eau.................   1 litre.

Pour lavages stomacaux.

Stimulants : Alcool, vins généreux, café fort. Sinapismes aux jambes.

Sudorifiques : Jaborandi, pilocarpine 2 centigr. en injection sous-cutanée, éviter l'action dépressive sur le cœur.

    Feuilles de jaborandi.....   5 gr.

Faites infuser dans :

    Eau bouillante.........   200 gr.

A prendre en une ou deux fois.

Ou encore lavement de :

    Teinture de jaborandi....   5 gr.
    Eau distillée...........   200 —
    Jaune d'œuf............   N° 1.

Pour un lavement.

La *morphine* est indiquée pendant le stade d'excitation ; elle est nuisible dans le stade suivant, de dépression : injecter 2, 3 à 5 centigr. de chlorhydrate de morphine.

Benzine : Vider l'estomac. Stimulants. Teinture de belladone XXX gouttes. Respiration artificielle.

Bichromate de potasse : Vider l'estomac. Eau de chaux, lait.

Limaille de fer............ 5 gr.

Pour 5 cachets. Un toutes les 5 minutes.

Blancs d'œufs. Tisanes épaisses, d'orge, de gruau.

Camphre : Vider l'estomac. Stimulants. Si le camphre a été pris sous la forme solide, ne pas donner de liqueurs spiritueuses.

Cantharides : Vider l'estomac. Purgatifs non huileux. Huile sous aucune forme. Opium. Bains chauds. Prescrire le camphre :

Camphre pulvérisé...... 3 gr.
Gomme pulvérisée....... 15 —
Potion gommeuse .... 300 —
Élixir parégorique....... 20 —

1 cuillerée à soupe, toutes les 10 minutes.

Carbonique (Acide), Oxyde de carbone : Plein air. Respiration artificielle. Inhalations d'oxygène. Ammoniaque sous les narines. Stimulants : Injection d'un demi-litre de café fort et chaud dans le rectum ; injections sous-cutanées d'éther. Lotions d'eau froide sur la tête et la poitrine. Saignée. Transfusion de sang.

Prescrire :

Ergotine .... 1 gr.
Eau distillée.......... 50 —
Sirop d'éc. d'or. amères... 10 —

Par cuillerées à soupe, de 10 en 10 minutes.

Caustiques, Potasse, Soude : Eau mélangée de vinaigre, d'acide acétique ou d'acide citrique. Eau albumineuse, lait.

Champignons : Vider l'estomac. Purgatifs. Éther. Pour combattre l'arrêt du cœur. Teinture de belladone XXX gouttes, ou injection d'atropine 2 milligr. en 2 fois, à une demi-heure d'intervalle.

Chloral : Vider l'estomac. Stimulants : Injection d'un 1/2 litre de café fort et chaud dans le rectum. Réveiller le malade de toutes les manières. Injections de 2 milligr. de sulfate d'atropine, en 2 fois. De temps en temps, inhalations de nitrite d'amyle. Respiration artificielle continuée longtemps.

Chlorate de potasse : Vider l'estomac. Boissons émollientes. Purgatifs.

Chlore : Air frais. Inhalations d'ammoniaque ou d'hydrogène sulfuré.

Chlorhydrique (Acide). Savon et eau ; bicarbonate de potasse, lait, eau albumineuse.

Chloroforme : Tirer la langue avec une pince et dégager ainsi la bouche. Mettre la tête dans une position déclive. Inhalations d'oxygène. Respiration artificielle. Électrisation du nerf phrénique, un pôle au creux de l'estomac, l'autre sur le larynx. Massage de la région précordiale, piqûre du cœur avec une aiguille. Marteau de Mayor. Inhalations de nitrite d'amyle.

Si le chloroforme a été ingéré : Vider l'estomac. Lavage d'estomac à l'eau de Vichy. Huile d'olives, d'amandes douces en grandes quantités, après avoir fait absorber un litre d'eau contenant 15 à 20 gr. de carbonate de soude.

Chromique (Acide) : Carbonate de magnésie ou de chaux dans du lait, blancs d'œufs dans de l'eau. Tisane d'orge, de farine de lin.

> Limaille de fer............ 1 gr.

Pour 1 cachet. N° 5. Un cachet toutes les 5 à 10 minutes.

Ciguë, Cicutine : Vider l'estomac. Astringents. Infusion de café, de thé vert. Respiration artificielle. Stimulants.

Cocaïne : Vider l'estomac. Astringents. Stimulants : Alcool. Inhalations de nitrite d'amyle. Injections d'éther. Respiration artificielle. Boissons.

Colchique : Injections sous-cutanées d'éther, inhalation de nitrite d'amyle, thé fort, eau albumineuse.

Créosote : Voy. *Phénique (Acide)*.

Croton : Vider l'estomac. Boissons émollientes. Opium.

Cuivre : Vider l'estomac. Magnésie calcinée 20 gr. ; ou limaille de fer et soufre.

> Limaille de fer............ 15 gr.
> Soufre sublimé et lavé.... 8 —

Pour 15 cachets ; un toutes les 10 minutes.

Boissons émollientes : tisanes d'orge, d'arrow-root, ou de gruau.

Cyanhydrique (Acide), Acide prussique : Large administration de sulfate de fer (vitriol vert) et d'eau, à prendre par doses de 30 gr. :

> Sulfate de fer............ 1 gr.
> Eau privée d'air......... 500 —

Par petits verres, de 5 en 5 minutes.

Pompe stomacale ou vomitifs. Stimulants : Eau-de-vie ; ammoniaque, 2 gr. dans de l'eau ; éther chlorhydrique, 2 gr. dans de l'eau ; sel volatil, 3 gr. 50 centigr. dans de l'eau, fréquemment répétés.

Injections sous-cutanées d'alcool, d'éther sulfurique. Lotions froides sur la tête et la colonne vertébrale. Injection hypodermique d'atropine à 1 milligr. ou teinture de belladone à l'intérieur, XXX gouttes, dans de l'eau.

Respiration artificielle. Électrisation. Inhalations d'oxygène.

Digitale, Digitaline : Vider l'estomac. Astringents : Acide tannique ou gallique, 2 à 4 gr. dans de l'eau chaude. Stimulants. Aconit :

> Alcoolature de racines d'aconit...... XXX gouttes.

Injection sous-cutanée de 1/4 à 1 milligr. d'aconitine cristallisée ou de 1 à 3 milligr. d'aconitine amorphe.

Faire garder la position couchée, même après que tous les symptômes ont disparu.

Eau-forte : Voy. *Nitrique*.

Émétique : Voy. *Antimoine*.

Ergot de seigle : Vomitif. Purgatif. Astringents (tannin 4 gr.). Stimulants : Alcools.

Éther : Plein air. Flagellations. Ammoniaque sous les narines. Lotions d'eau froide. Respiration artificielle. Tractions rythmées de la langue. Marteau de Mayor. Trachéotomie.

Gaz d'éclairage : Plein air. Ammoniaque sous les narines. Stimulants : 1/2 litre de café chaud par le rectum. Respiration artificielle. Inhalations d'oxygène. Ablutions froides sur la tête et la poitrine. Saignée.

Hydrochlorique (Acide) : Large administration de savon et d'eau. Bicarbonate de soude par doses de 5 à 10 gr. souvent répétées. Sel volatil, ou même lessive commune de soude à volonté, délayés dans de l'eau. Magnésie ou eau de chaux.

Lait, blancs d'œufs, huile, gruau épais, tisane de graine de lin.

Hyoscyamine : Voy. *Jusquiame.*

Iode : Vider l'estomac. Amidon et eau en grandes quantités. Arrow-root, gruau, blancs d'œufs. Magnésie calcinée. Inhalations de nitrite d'amyle.

Iodures : Limonade sulfurique, ensuite eau amidonnée.

Jaborandi, Pilocarpine : Astringents, injections hypodermiques d'atropine à 1 milligr. ou teinture de belladone XXX gouttes.

Jusquiame, Hyoscyamine : Vider l'estomac. Stimulants alcooliques, ammoniaque, café fort. Sinapismes. Pilocarpine en injections sous-cutanées à 1 centigr. répétées deux, trois et quatre fois selon le besoin ; ou bien 7 gr. de teinture de jaborandi en lavement.

Laurier-cerise (Eau de) : Voy. *Cyanhydrique (Acide).*

Mercure (Sels de). Voy. *Sublimé.*

Morphine : Vider l'estomac de préférence par le lavage d'estomac. Tenir le malade debout, le frapper avec une serviette mouillée, le stimuler : Électricité aux membres, piqûres, brûlures, ammoniaque sous le nez. Astringents. Stimulants : Lavement de 1/2 litre de café chaud. Caféine en injections hypodermiques. Injections d'atropine : 3 milligr. d'atropine sont l'antidote de 6 centigr. de morphine, ne pas donner de trop fortes doses d'atropine, se contenter d'injecter 2 à 3 milligr. au début, puis injecter 1 à 2 milligr. après 1 à 2 heures. Injection de teinture de belladone, 2 gr. en une fois. Inhalations de nitrite d'amyle. Respiration artificielle.

Muscarine : Voy. *Champignons.*

Nicotine : Voy. *Tabac.*

Nitrate d'argent : Eau salée ; 30 gr. de sel marin pour 1 litre d'eau, pour lavages d'estomac. Administrer un éméto-cathartique. Tisanes émollientes, tisane d'orge, blancs d'œufs.

Nitrate de potasse (salpêtre) : Vider l'estomac. Boissons mucilagineuses. Blancs d'œufs, tisane de graine de lin, huile d'olives. Stimulants. Inhalations de nitrite d'amyle.

Nitrique (Acide, **Acide azotique, Eau-forte)** : Hautes doses de savon et d'eau, à prendre de suite. Bicarbonate de soude, d'ammoniaque, sel volatil ou même lessive commune de soude, à prendre à volonté, bien délayés dans de l'eau. Magnésie ou eau de chaux.

Lait, huile, gruau, blancs d'œufs, gomme, tisane de graine de lin.

Morphine en injection de 3 centigr.

Nitro-glycérine : Eau froide ou glace, à appliquer sur la tête. Ergot de seigle : 3 gr. d'extrait par bouche ou injections d'ergotine 5 centigr. tous les 1/4 d'heure. Atropine en injection hypodermique de 1 milligr. ou XX à XXX gouttes de teinture de belladone par bouche. Injections d'éther.

Noix vomique : Voy. *Strychnine.*

Opium : Voy. *Morphine.*

Oxalique (Acide) : Chaux, craie, blanc d'Espagne ou magnésie donnés à volonté. Solution de sucrate de chaux. Eau de chaux. Huile de ricin 30 gr. Éviter l'administration du bicarbonate de potasse, de soude, d'ammoniaque ou de carbonate de potasse, soude et ammoniaque.

Oxyde de carbone : Voy. *Carbonique (Acide).*

Perchlorure de fer : Vider l'estomac. Astringents. Stimulants.

Phénique (Acide), Phénol :

Sulfate de soude........ 30 gr.
Eau................... 750 —

Par grands verres, toutes les 5 minutes.

Lavages stomacaux avec solution de sulfate de soude, 10 à 20 gr. par litre d'eau.

Sucrate de chaux. Eau albumineuse. Huile d'amandes douces :

Huile d'amandes douces... 20 gr.
Poudre de gomme arab... 10 —

Faites une émulsion avec :

Eau distillée............ 200 gr.
Sirop simple............ 100 —

2 cuillerées à bouche toutes les 5 à 10 minutes.

Stimulants. Saignée. Respiration artificielle.

Phosphore : Vomitifs. Essence de térébenthine non rectifiée, à la dose de 2 gr., toutes les 1/2 heures. Purgation avec 15 gr. de sulfate de magnésie.

Essence de térébenthine.. 15 gr.
Gomme arabique pulvér. 8 —
Eau .... 180 —

F. une émulsion et ajoutez :

Sirop de térébenthine..... 20 gr.

2 cuillerées à bouche, tous les 1/4 d'heure.

Pilocarpine : Voy. *Jaborandi*.

Plomb : Vider l'estomac. Acide sulfurique 2 gr. dilués dans de l'eau, sulfate de soude ou de magnésie. Lavages stomacaux avec acide sulfurique dilué 1 à 2 p. 1000. Prescrire :

Acide sulfurique.......... 2 gr.
Sulfate de soude........ 40 —
— de magnésie...... 40 —
Eau distillée............ 1 litre.

Par grands verres, tous les 1/4 d'heure.

Eau albumineuse ; soufre et miel.

Soufre............ }
Miel.............. } ãã 20 gr.

A prendre en 3 à 4 fois, en l'espace de 2 heures.

Potasse : Voy. *Caustiques*.

Prussique (Acide) : Voy. *Cyanhydrique*.

Rue, Sabine : Purgatifs : Huile de ricin. Émollients. Eau albumineuse.

Santonine : Vider l'estomac. Purgatifs. Boissons stimulantes. Inhalations de chloroforme.

Sel d'oseille : Voy. *Oxalique*.

Soude : Voy. *Caustiques*.

Strychnine : Vomitifs. Astringents. Bromure et chloral. Inhalations de chloroforme. Respiration artificielle. Curare en injection hypodermique.

Chloral................. 4 gr.
Bromure de potassium... 15 —
Eau .... 100 —

A prendre en une fois, dans un verre de lait chaud.

Puis administrer de nouvelles doses de chloral et de bromure jusqu'à concurrence de 10, 15 et 20 gr. de chloral et de 20 à 30 gr. de bromure.

Sublimé corrosif : Vider l'estomac. Eau albumineuse, suivie rapidement de vomitifs. Eau sulfureuse. Hydrogène sulfuré. Blancs d'œufs avec de l'eau en quantité illimitée. Farine et eau. Gruau, tisane d'orge. Stimulants.

Sulfate de cuivre : Voy. *Cuivre*.

Sulfate de zinc : Voy. *Zinc*.

Sulfurique (Acide) : Eau de chaux, de savon, lait de chaux. Magnésie, bicarbonate de soude. Lessive de soude délayée dans l'eau. Lait, blancs d'œufs, huile, gruau.

Tabac : Vider l'estomac. Astringents ; acide tannique 4 gr., infusion de thé très forte ; café non torréfié. Poudre de noix vomique, 50 centigr. à 1 gr. ou injection hypodermique de 2 milligr. de nitrate ou sulfate de strychnine.

Tartrique (Acide) : Voy. *Oxalique (Acide)*.

Térébenthine : Vider l'estomac. Sulfate de magnésie, 30 gr. dans de l'eau. Lait, blancs d'œufs et eau, tisane d'orge.

Vératrine : Vider l'estomac. Stimulants. Café chaud en lavement, 1/2 litre.

Vert-de-gris : Voy. *Cuivre*.

Vitriol blanc : Voy. *Zinc*.

Zinc (Sels de) : Vider l'estomac. Carbonate de soude ou de potasse en grande quantité, dissous dans de l'eau chaude. Lessive de soude commune bien délayée. Lait, œufs à volonté avec de l'eau tiède. Astringents : Acide tannique, 4 gr., thé fort. Huile de ricin, 30 gr. Lavement de gruau.

EMPOISONNEMENT URINEUX.

Traitement chirurgical de la cause (hypertrophie de la prostate, rétrécissement de l'urètre, infiltration urineuse). Faciliter l'élimination, par la muqueuse intestinale et les reins, des matériaux accumulés dans le sang. Laxatifs doux et répétés. Toniques. Frictions sèches ou aromatiques. Bains chauds. Massage. Régime lacté. Eaux alcalines.

Pendant l'accès aigu : Provoquer et favoriser la sudation (s'il n'existe pas de dépression), donner le *jaborandi* ; boissons aromatiques chaudes. Thé punché (120 gr. de rhum pour un litre de thé).

Sulfate de quinine, 1 gr. en paquets de 20 centigr., un toutes les heures.

Purgatif salin et *antisepsie intestinale*.

EMPYÈME.

(Voy. *Pleurésie purulente*.)

EMPYÈME DES SINUS MAXILLAIRES.

Donner issue au pus par une contre-ouverture : arracher la première ou la seconde molaire supérieure.

Introduire dans l'alvéole dentaire un perforateur de petit volume, pousser de bas en haut pour pénétrer dans le sinus, puis introduire, par l'orifice ainsi fait, un second et un troisième perforateur de dimensions supérieures au premier. Laver et curetter la cavité, tamponner à la gaze iodoformée. Répéter le pansement tous les jours, pendant quinze jours ; maintenir l'orifice buccal béant ; placer un drain en étain.

On peut aussi perforer par la fosse canine ou par la voie nasale.

ENDOCARDITE.

Traitement local : Recourir aux *ventouses scarifiées* et aux larges *vésicatoires* (les sinapismes et la teinture d'iode sont insuffisants).

Dans les cas subaigus et prolongés : Faire des *pointes de feu* au nombre de 60 à 80, renouvelées toutes les semaines.

Embrocations et onctions médicamenteuses calmantes :

Baume tranquille.........	20 gr.
Chloroforme.............	5 —

Pour onctions sur la région précordiale.

Tonifier le **myocarde**, régulariser le **rythme** cardiaque, s'opposer à l'**ectasie** aiguë du cœur et à l'**asthénie** cardio-vasculaire par la *digitale*. (A. Petit.)

Teinture de digitale......	15 gr.

LX à XL gouttes par jour, en trois fois. (A. Petit.)

Ou :

Feuilles de digitale.	60 centigr. à 1 gr.

Faites infuser une 1/2 heure dans :

Eau chaude.............	150 gr.
Sirop de digitale........	30 —

(Jaccoud.)

A prendre dans la journée.

L'action de la digitale est plus intense, en administrant toute la dose en une ou deux fois le matin à jeun ; suspendre l'usage de ce médicament, au bout de quatre à cinq jours. (Potain.)

Ou bien recourir au *strophantus* ou au *convallaria maïalis*, qui peuvent être donnés après avoir administré la digitale et avoir dû en suspendre l'usage.

Extrait de muguet......	10 gr.
Sirop d'éc. d'or. amères..	200 —
Sirop diacode..........	30 —

Une cuillerée à bouche contient 1 gr. d'extrait, une à trois (au maximum) par jour.

Teinture de semences de strophantus au 1/20...	10 gr.

Prendre XV à XXV gouttes par jour, en trois fois.

Contre l'éréthisme nerveux : Prescrire le *bromure*, la *valériane*, appliquer la *vessie de glace* :

Bromure de potassium...	20 gr.
Eau...................	300 —

3 à 4 cuillerées à bouche par jour, dans du lait.

En cas de dyspnée et angoisse douloureuse : Pratiquer une injection sous-cutanée de *morphine* de 1/2 à 1 centigr. au maximum. *Vessie de glace* en permanence à la région précordiale.

Contre la fièvre : Donner la *quinine*, l'*antipyrine* ; le *salicylate de soude* contre l'élément rhumatismal. (A. Petit.)

Administrer les *toniques* sous forme de grogs, *potion de Todd*, vins généreux à doses fractionnées ; prescrire le *quinquina* en potion :

Extrait aqueux de quinquina.	4 gr.
Alcoolat de cannelle.......	8 —
Cognac.................	80 —
Sirop d'éc. d'or. amères....	30 —
Vin rouge...............	100 —

1 cuillerée à soupe, toutes les 2 heures.

Après la période aiguë : Faire prendre l'*iodure de potassium*, à la dose de 80 centigr.

en deux fois, pendant 20 jours, tous les mois.

Iodure de potassium....... 16 gr.
Eau .... 300 —

A prendre 1 cuillerée à soupe, au début des deux principaux repas.

Pendant les dix jours où l'on cesse l'usage de l'iodure de potassium, donner la *caféine*.

Caféine................. 7 gr.
Benzoate de soude....... 7 —
Eau .... 250 —
(Tanret.)

1 à 2 cuillerées à bouche par jour (1 cuillerée contient 50 centigr.).
En cas de dépression cardiaque : Faire prendre 3 et 4 cuillerées à bouche de cette solution.

Chez les enfants : Appliquer la même thérapeutique ; approprier les doses à l'âge du malade :

Teinture de digitale..... 10 gr.

X gouttes par jour, entre 3 et 5 ans ; XV gouttes, entre 10 et 13 ans.

Poudre de feuilles de
digitale........... 10 à 20 centigr.
Faites infuser dans :
Eau chaude........ 100 gr.

Ajoutez :

Sirop de groseille.... 20 gr.

A prendre pendant trois jours consécutifs, par cuillerées à soupe, de 2 en 2 heures (enfant de 3 à 10 ans, ou de 12 à 15 ans).
Ou bien :

Caféine................. 1 gr.
Benzoate de soude........ 1 —
Sirop de cinq racines..... 30 —
Eau distillée............. 70 —
(Comby.)

1 cuillerée à soupe matin et soir.

Extrait de muguet........ 2 gr.
Sirop de digitale......... 20 —
Sirop d'éc. d'or. amères.. 60 —
(Comby.)

3 cuillerées à café par jour.
Comme *résolutif*, après la période aiguë :

Iodure de potassium..... 10 gr.
Sirop d'éc. d'or. amères.. 200 —
(Comby.)

1 cuillerée à dessert matin et soir, pendant 15 à 20 jours par mois.
Pendant la convalescence : Prescrire le sirop d'iodure de fer, l'arsenic à dose faible (1 à 2 milligr. par jour), le sirop de quinquina.

ENDOMÉTRITE AIGUË.

Repos complet. Grands *cataplasmes* sur le bas-ventre. Grands *bains* de son prolongés.
Laxatifs : Lavements d'eau de son, de guimauve, additionnés de X à XV gouttes de *laudanum de Sydenham*.
Pour la nuit : Onctions abdominales avec la *pommade mercurielle belladonée* :

Extrait de belladone...... 1 gr.
    — d'opium........... 2 —
Vaseline................ 20 —
Onguent napolitain....... 10 —

Ou bien appliquer sur l'hypogastre des *compresses de Priessnitz* imbibées d'eau fraîche recouvertes de flanelle et de taffetas gommé.
Prescrire une *potion calmante* et *antispasmodique* :

Bromure de potassium.... 4 gr.
Sirop d'éther....... ⎫ aa 30 —
— thébaïque .... ⎭
— de fleurs d'oranger. 20 —
Eau distillée............. 90 —

1 cuillerée à soupe, toutes les 2 heures.

En cas de vomissements : Donner des *boissons gazeuses froides* et même glacées, *glace par petits morceaux*.

Potion de Rivière. Vésicatoire au creux de l'estomac. Administrer la potion suivante :

Eau chloroformée....... 60 gr.
Sirop de fleurs d'oranger. 30 —
Eau:................. 100 —

1 cuillerée à bouche, toutes les 2 heures.

Contre la fièvre : Prescrire la *quinine* et l'*antipyrine*.

E. AIGUË GONORRHÉIQUE.

Injections vaginales chaudes à 45° ou 50°, 2 fois par jour, avec des solutions de *permanganate de potasse* à 1 p. 1000, de *sublimé* à 1 p. 4000, d'*acide phénique* à 3 p. 100.

Pratiquer des cautérisations intra-utérines à la *teinture d'iode*.

E. PUERPÉRALE SEPTIQUE.

Le premier jour : Pratiquer des injections vaginales et du col, répétées toutes les 2 heures avec une solution d'*acide phénique* à 1 p. 100 ou de *permanganate de potasse* à 1 p. 1000, *sublimé* à 1 p. 4000. Ce dernier médicament est absolument contre-indiqué

en cas d'anémie et d'albuminurie.

Si, après 24 heures de ce traitement, il n'y a pas d'amélioration : Pratiquer une injection intra-utérine tiède de 3 litres avec une solution d'acide phénique à 2 p. 100 (employer la sonde à double courant, empêcher l'air d'entrer dans l'utérus, en exerçant une légère pression sur ce dernier, surveiller le pouls). Après l'injection, administrer l'*ergot de seigle*, mettre la *vessie de glace* sur l'hypogastre. Répéter l'injection intra-utérine 12 heures après.

Si, 24 heures après la première injection intra-utérine, il n'y a pas d'amélioration : Pratiquer le *curettage utérin*. (Fehling.)

Le *curettage* doit être pratiqué d'emblée, dans les cas d'endométrites septiques, puerpérales, dues à la rétention des membranes débutant dans la seconde semaine après l'accouchement ou un avortement.

Pratiquer le *toucher utérin*, avant l'opération.

Voy. *Fièvre puerpérale, Métrites, curettage*.

Après la période aiguë, en dehors des injections vaginales chaudes : Appliquer sur le col des tampons de ouate hydrophile, imbibés de :

Laudanum de Sydenham. 2 gr.
Salol................. 10 —
Glycérine neutre à 30°.. 200 —
Ou de :
Ichtyol.............. 20 à 40 gr.
Glycérine............. 80 —

ENDOMÉTRITE CHRONIQUE.

(Voy. *Métrites*.)

ENGELURES.

Mettre tous les soirs sur les engelures des compresses imbibées de :

Résorcine..........		
Ichtyol............	ãã	2 gr.
Tannin............		
Eau................		10 —

Préférer à ce mélange qui noircit la peau le liniment suivant :

Résorcine...............	4 gr.
Gomme arabique.........	3 —
Eau de roses...........	10 —
Tannin.................	4 —
Poudre de talc.........	2 —
Glycérine..............	10 —

Pour onctions, tous les soirs.

Baigner les mains matin et soir, dans une *décoction de feuilles de noyer*; frictionner ensuite avec de l'*alcool camphré* et *poudrer* avec :

Salicylate de bismuth.....	10 gr.
Amidon....................	90 —

(Besnier.)

En cas d'engelures ulcérées :
Lavages astringents, pansements antiseptiques.

A l'*intérieur* :

Sulfate de quinine......	1 gr.
Extrait aqueux d'ergot de seigle.............	50 centigr.
Poudre de digitale.....	10 —
— de racines de belladone......	5 —

(Brocq.)

Pour 40 pilules. 3 pilules par jour, pendant 4 à 6 semaines.

ENGORGEMENT UTÉRIN (E. passif).

Combattre la **constipation ;** pas d'aloès. Prescrire l'exercice, la marche. Gymnastique suédoise, gymnastique passive dérivative.

Appliquer sur les lèvres du col et laisser en place pendant 6 heures un tampon de ouate imbibé du mélange suivant :

Teinture d'iode........	20 gr.
Acide tannique..........	40 gr.
Glycérine neutre à 30°...	200 —

Laisser dissoudre et filtrer.

Répéter le pansement tous les 2 à 3 jours.

Eaux chlorurées sodiques : Salies-de-Béarn, Bourbonne, Lamotte ou Vichy, Vals, Wiesbaden. Voy. *Métrites.*

ENROUEMENT (Aphonie catarrhale).

Eau de laurier-cerise.	ãã	10 gr.
Azotate de potasse...		
Sirop de tolu........	ãã	50 —
— capillaire......		
— de gomme.........		150 —

A prendre par cuillerées à bouche, dans de la tisane chaude.

Benzoate de soude....	6 gr.
Alcoolature de racines d'aconit............	XX gouttes.
Eau de laurier-cerise...	3 gr.

Sirop de tolu.....	ãã	30 gr.
— de codéine..		
Eau....................		60 —

(Ruault.)

A prendre en 4 fois, dans les 24 heures.

Benzoate de soude......		15 gr.
Sirop de térébenthine...		50 —
— de tolu.....	ãã	125 —
— bourgeons de sapin.....		

(Ruault.)

(1 gr. de benzoate par cuille- | dans les vingt-quatre heures, dans
rée à bouche), 6 à 10 cuillerées | de la tisane chaude.

ENTÉRALGIE.

Cataplasmes laudanisés sur l'abdomen. Onctions avec la *pommade :*

Extrait de belladone...	ãã	1 gr.
— d'opium.....		
Vaseline..................		25 —
Onguent napolitain........		5 —

A l'intérieur : donner les *opiacés*, la *belladone*, la *jusquiame*, le *chloroforme*, les *nervins*.

Sirop thébaïque.........	40 gr.
Teinture de lobélie......	X gouttes.
Sirop d'éther..........	20 gr.
Eau	100 —

6 cuillerées à soupe par jour.

Teinture de chanvre indien.	5 gr.
— de belladone......	3 —
— de jusquiame.....	2 —

X gouttes, plusieurs fois par jour (4 à 6 fois).

Chez les névropathes et les arthritiques :

Extrait de jusquiame..	1 gr. 50 cent.
Valérianate de zinc....	1 gr.

Pour 30 pilules ; d'abord 2, puis 3 par jour.

Sulfate de quinine, pris 6 heures avant le début de l'accès, à la dose de 30 centigr., répétée 2 à 3 fois dans les 24 heures.

Prescrire la *belladone :*

Extrait de belladone.	ãã	1 centigr.
Poudre de belladone.		

(Potain.)

Pour 1 pilule. 3 par jour.
Chez les hystériques :
Perles d'éther, 2 à 4 à la fois ; répéter.

Valérianate d'ammoniaque...........	1 gr. 50 cent.
Extrait de valériane.	1 gr.
— de jusquiame.	1 gr. 50 cent.
Poudre de valériane.	Q. S.

Pour 50 pilules. 2 à 3 par jour.

Valérianate d'ammoniaque	1 gr.
Sirop d'éther..........	20 —
— de menthe.......	20 —
Teint. de chanvre indien.	X gouttes.
Eau	120 gr.

2 à 5 cuillerées par jour (1 cuillerée = 10 centigr.).

Camphre monobromé...	3 gr.
Extrait de belladone....	30 centigr.
Extrait et poudre de gentiane.............	Q. S.

(Blocq.)

Pour 30 pilules ; 3 pilules par jour.
Électricité faradique entre les crises ; *électricité galvanique,* s'il y a dilatation intestinale.

Combattre la **constipation** par la *rhubarbe*, le *soufre*, la *crème de tartre*, les *irrigations intestinales.*

ENTÉRITE.

(Voy. *Diarrhée.*)

ENTÉRITE MUCO-MEMBRANEUSE.

(Voy. *Colite membraneuse.*)

ENTÉRORRAGIE.

(Voy. *Hémorragie intestinale.*)

ENTORSE.

En cas d'entorse récente sans fracture, pratiquer le massage, associé à la compression élastique et à la balnéation chaude, 45° à 50°. (Reclus.)

En cas d'entorse ancienne : Massage et mobilisation.

En cas d'entorse s'accompagnant de poussées phlegmasiques (arthrite aiguë) : Immobilisation et compression ouatée.

Règles principales du massage : 1° Exercer les pressions avec les mains enduites d'un corps gras ou de poudre de talc, dans une direction unique, celle de la circulation veineuse ;

2° Commencer par des pressions très légères, en augmenter progressivement la force. Le chirurgien se guidera sur l'absence ou le peu de douleur provoquée par les manœuvres, pour augmenter la force et passer de l'effleurement de la peau à des pressions véritablement fortes qui lui permettront de pétrir et de malaxer les régions les plus profondes ;

3° Continuer la séance de massage aussi longtemps qu'il sera nécessaire pour obtenir la disparition de la douleur ou tout au moins son atténuation ;

4° Faire une ou plusieurs séances par jour, suivant l'intensité de la douleur ou la gravité de l'entorse.

E. DU GENOU :

Immobilisation de la jointure, *compression* ouatée pendant 6 à 10 jours, suivié de *massage*, si l'entorse est simple.

En cas d'hémarthrose: *Ponction aseptique.* suivie de *lavages articulaires* à l'eau phéniquée à 2 p. 100. Une fois la jointure vidée, immobiliser et comprimer pendant au moins trois semaines.

E. DU PIED :

1° **Aussitôt** après l'accident, appliquer une *bande élastique*, depuis la racine des orteils jusqu'à la moitié de la jambe. Ne serrer que juste assez pour que la bande tienne.

Si l'entorse est **légère**, permettre la marche. Enlever la bande 2 fois par jour et nettoyer la région ;

2° Plonger l'articulation dans un *bain* de 45° à 55° pendant 10 à 15 minutes, 2 fois par jour ;

3° *Massage* : Pétrir énergiquement les parties. L'opération dure de 10 à 15 minutes. Mettre ensuite la bande de caoutchouc pendant 12 heures. Commencer le massage 4 à 8 jours après l'accident.

(Reclus.)

ÉPHÉLIDES.

Lotions avec la solution suivante, deux fois par jour :

Sublimé	1 gr.
Alcool	10 —
Eau	500 —

Ou avec :

Liqueur de Gowland..... 150 gr.

L'employer coupée d'eau par moitié, en l'appliquant avec un petit tampon de ouate hydrophile.

Ou bien, appliquer le soir une couche de la mixture suivante sur les taches de rousseur et laisser sécher sur place :

Sublimé................. 7 gr.
Eau distillée............ 1 litre.

Blanc d'œuf............. } n° IV
Suc de citron .... }
Sucre blanc............. 50 gr.
(Hardy.)

Prescrire la pommade suivante :

Oxyde de zinc........ 30 centigr.
Oxyde jaune de mer-
cure............. 1 gr. 25 centigr.
Huile de ricin.... } ãã 30 gr.
Beurre de cacao.. }
Essence de roses...... X gouttes.

A employer 2 fois par jour
Voy. *Chloasma utérin.*

ÉPIDIDYMITE BLENNORRAGIQUE.

(Voy. *Orchite blennorragique.*)

ÉPILEPSIE ESSENTIELLE.

Traitement hygiénique : Vie à la campagne, éviter avec soin les lieux où plusieurs personnes sont réunies, comme les cafés, les concerts, les spectacles. Exercices fréquents, mais sans fatigue, éviter les jeux violents, les sorties au soleil, la fatigue intellectuelle. Rapports sexuels avec sobriété. Éviter les émotions ; vie calme et régulière. Combattre la constipation. Ne pas dormir trop ; jamais de jour.

Régime : Alimentation presque exclusivement herbacée. Usage très restreint de boissons alcooliques.
(Gilles de la Tourette.)

Au moment de l'attaque : Desserrer les vêtements du malade et le placer sur un matelas ou des coussins. Ne rien placer entre les dents du malade.

Traitement palliatif : Le *bromure de potassium* est le médicament le plus efficace, mais il vaut mieux employer les trois bromures associés. Ne jamais prescrire le bromure de sodium seul ; cet agent est beaucoup moins actif que le bromure de potassium ou qu'une potion contenant les trois bromures à parties égales.

Donner le bromure à *doses croissantes*, jusqu'à ce que l'on ait trouvé la *dose suffisante* pour supprimer les accès.

Administrer, par exemple, par jour 5 gr. de bromure la *première semaine*, 6 gr. la *seconde* et 7 gr. la *troisième* ; si, à ce moment, le malade présente un peu d'obnubilation intellectuelle, une tendance au sommeil, sans être obligé de cesser ses occupations, on connaît la dose suffisante et vraiment efficace. Si la dose de 7 à 8 gr. rend le malade apathique, somnolent, si sa langue est saburrale, son appétit nul et son intestin comme paralysé, diminuer la dose et n'administrer que 4 gr. par jour.

Ne jamais oublier de faire prendre le bromure dans de

grands verres de *lait* et de mettre en œuvre *l'antisepsie intestinale* et les *bains antiseptiques* pour s'opposer à l'intoxication bromique. Préférer le *salol* aux autres antiseptiques intestinaux, prescrire les cachets suivants :

Salol .... 10 centigr.

Pour 1 cachet, n° 100. Faire prendre autant de cachets que le malade prend de grammes de bromure.

Durée du traitement : Une fois la dose qui suffit à la cessation des crises établie, la continuer pendant 1 an à 1 an 1/2 et la diminuer peu à peu, de façon que la durée totale du traitement soit de 2 à 2 ans 1/2. Pendant ce laps de temps, le bromure sera pris *sans aucune interruption.*
(Gilles de la Tourette.)

Dans les cas rebelles au bromure à hautes doses (12 à 15 gr. par jour) : Prescrire ce même médicament à dose croissante et décroissante, de 6, 7, 8 gr. associé au *borate de soude* à dose croissante et décroissante inverse ou croisée, de 3, 2, 1 gr. par jour : pris pendant une semaine à chacune des doses indiquées.
(Gilles de la Tourette.)

Chez les sujets guéris de leurs crises mais devenus coléreux, irascibles, et présentant par intervalles de l'excitation nerveuse : administrer le bromure à la dose de 3 à 4 gr. par jour, pendant ces périodes et durant 15 à 21 jours.

En cas d'accès nocturnes : Faire prendre les 2/3 de la dose quotidienne le soir, le reste le matin.

Si les accès ont lieu dans la journée : Vers midi, faire prendre les 2/3 de la dose quotidienne le matin, le reste le soir.

Continuer le traitement bromuré à hautes doses *pendant la grossesse.* (Gilles de la Tourette.)

Bromure de potassium... 40 gr.
Eau.................... 300 —

(Chaque cuillerée à soupe contient 2 gr. de sel) ; 3 à 5 cuillerées par jour, dans du lait.

Bromure de potassium... 20 gr.
— de sodium..... 10 —
— d'ammonium... 10 —
Eau.................... 300 —

(1 cuillerée contient 1 gr. de bromure de potassium et 50 centigr. de chacun des deux autres bromures.) 3 à 5 cuillerées par jour dans du lait.

Bromure de potassium... 50 gr.
Eau .... 200 —

(1 cuillerée à café contient 1 gr. de sel.) 6 à 8 cuillerées par jour dans du lait.

Borate de soude........ 10 gr.
Glycérine.............. 10 —
Sirop d'éc. d'or. amères.. 200 —

(1 cuillerée à soupe contient 1 gr. du remède.) 2 à 3 cuillerées par jour, associé au bromure et de la façon indiquée.

Doses du bromure chez les enfants :

A 1 an...... 50 centigr.		
De 2 à 3 ans. 1 à 2 gr.		
De 4 à 5 ans. 2 à 3 —	} par jour.
De 6 à 10 ans. 3 à 4 —		
De 10 à 15 ans. 4 à 5 —		

En cas d'épilepsie congestive (pléthorique) : Émissions sanguines, pilules d'aloès.

En cas d'épilepsie réflexe (vermineuse, pointe de hernie nouvelle) : Traitement approprié.

En cas d'épilepsie mens-truelle : Purgation drastique (eau-de-vie allemande : 20 gr.), scarifications du col, bains de pied sinapisés.

En cas d'épilepsie d'origine nerveuse périphérique (plaies, compression d'un nerf) : Intervention chirurgicale.

En cas d'épilepsie sénile : Combattre l'artério-sclérose par l'iodure de potassium ; administrer la digitale, le strophantus ou la caféine, pour fortifier l'action du cœur et diminuer l'anémie cérébrale.

En cas d'épilepsie syphilitique : Traitement spécifique intense.

ÉPILEPSIE JACKSONIENNE.

Chez un syphilitique : *Traitement spécifique intense.*

Dans les autres cas : Intervention chirurgicale, *trépanation, craniotomie, hémicraniotomie.*

(Doyen.)

ÉPISTAXIS.

Injections froides ou *très chaudes* et *astringentes. Poudres absorbantes,* insufflées dans les narines :

Perchlorure de fer........ 5 gr.
Eau..................... 1 litre.
(Descroizilles.)

Pour irrigations nasales.

Tannin .... }
Talc............... } āā 8 gr.
Salicylate de bismuth..... 15 —

Pour insufflations.

Introduire dans le nez une tige d'*amadou*, imbibée de perchlorure de fer.

Toucher la pituitaire avec un pinceau trempé dans :

Perchlorure de fer....... 10 gr.
Eau .... 20 —
(Tillaux.)

et tamponner avec de l'ouate hydrophile.

Pratiquer le *tamponnement antérieur* avec trois ou quatre boulettes d'ouate ou de charpie munies d'un fil. Au bout de 48 heures, retirer le tampon antérieur, et le remplacer par un nouveau s'il est besoin ; enlever les autres tampons au bout de 72 heures.   (Tillaux.)

Si le tamponnement antérieur est insuffisant pour arrêter l'hémorragie, procéder au *tamponnement postérieur*.

En cas d'érosion d'un vaisseau situé à la partie antérieure et inférieure de la cloison : cautériser l'endroit d'où l'on voit sourdre le sang avec une goutte de *nitrate d'argent* ou d'*acide chromique cristallisé*, fondue à la flamme d'une bougie et préparée au bout d'un stylet.

En cas d'épistaxis à répétition : Éviter les travaux fatigants, les marches prolongées, les boissons alcooliques ; combattre les troubles de la menstruation. Prescrire la *quinine*, l'*ergotine* et l'*arsenic*.

Bromhydrate de quinine. 1 gr. 50 cent.
Ergotine .... 1 gr.
Excipient de glycérine..., Q. S.

Pour 10 pilules. 4 par jour. Chez les enfants, 3 pilules par jour.

Chez un enfant pâle et anémique : Prescrire le *sirop d'iodure de fer*, les *bains salés*, les *douches froides*.

ÉPITHÉLIOMA.

Cautérisations avec la *pâte de Canquoin*, pendant longtemps. Pansements avec la poudre d'*aristol* : son action n'est pas douloureuse, ce qui doit la faire préférer au chlorate de potasse. Elle n'a pas d'odeur et ne cause pas d'intoxication générale ; elle est moins irritante pour les tissus que l'iodoforme.

ÉRECTIONS DOULOUREUSES.

Donner les *bromures*, le *camphre monobromé*, l'*opium*.

Pratiquer des injections de cocaïne à 2 p. 100, dans l'urètre.

Camphre pulvérisé.... 50 centigr.
Extrait d'opium....... 5 —
Jaune d'œuf......... n° I
Eau tiède............ 200 gr.
(Ricord.)

Pour 1 lavement.

Camphre........... | ãã 3 gr.
Thridace........... |
(Ricord.)

Pour 20 pilules. 4 à 6 pilules par jour, surtout le soir au coucher.

Bromure de camphre. | ãã 4 gr.
Extrait de valériane...|
Poudre de valériane....... Q. S.

Pour 20 pilules ; 6 pilules par jour.

ÉRUPTIONS BROMIQUES ET IODIQUES.

Régime lacté.

Bains savonneux, 2 à 3 par semaine. Antisepsie intestinale par le *salol*, cachets de 15 à 20 centigr., 4 à 5 par jour.

Pulvérisations boriquées, locales, matin et soir, pendant une demi-heure.

Combattre la **constipation** par les *laxatifs* et les *lavements*.

ÉRYSIPÈLE.

Traitement général :

Purgatifs, toniques, alcool, stimulants diffusibles, antithermiques, de préférence *quinine, antipyrine*

Dans les formes adynamiques ou **ataxiques**, lorsqu'il y a délire ou hyperthermie : faire prendre des *bains froids* ou *tièdes*.

Prescrire l'*aconitine cristallisée*, à la dose de *1 milligr.* dans les 24 heures, ou l'*aconitine amorphe*, à la dose de *2 à 3 milligr.* dans les 24 heures.

Aconitine amorphe....... 1 centigr.
Réglisse........... | ãã Q. S.
Sirop simple....... |

Pour 10 pilules, contenant chacune *1 milligr.* d'aconitine amorphe ; 2 à 3 pilules dans les 24 heures

Ou bien :

Granules d'aconitine cristallisée à 1/4 de milligr., à prendre un granule toutes les 6 heures.

Traitement local.

S'il s'agit d'un membre, *balnéation antiseptique, compresses* et *enveloppements humides* avec une solution phéniquée à 2 p. 100, ou de sublimé à 1 p. 1000.

Pulvérisations avec une solution d'acide phénique à 3 p. 100, 2 fois par jour, ou avec une solution éthérée de sublimé à 1 p. 100.

Badigeonnages avec térébenthine phéniquée à 2 p. 100 ou avec ichtyol pur.

Injections au niveau du bourrelet avec acide phénique au 1 p. 100, pratiquées à 4 ou 6 centim. l'une de l'autre.

Ichtyol.................. 100 gr.

Pour badigeonnages : une fois par jour.

Acide phénique............	2 gr.
Teinture d'iode...........	10 —
Alcool à 90°..............	20 —
Essence de térébenthine...	60 —
Glycérine.................	80 —

Pour badigeonnages, toutes les 2 heures.

Ou bien *pommades antiseptiques :*

Acide phénique..........	1 gr.
Ichtyol............... ⎫	
Essence de térében- ⎬ ãã	10 —
thine .... ⎭	
Lanoline	20 —

Soutenir les forces du malade, surveiller le cœur.

Dans les cas d'intoxication grave, pratiquer des *injections sous-cutanées de solution saline* (7 p.1000), prescrire les *diurétiques*.

Chez le nouveau-né : Appliquer sur la région ombilicale la pommade suivante :

Sublimé................	5 centigr.
Sucrate de chaux.......	10 gr.
Vaseline	40 —

(C. Paul.)

Ou badigeonner deux fois par jour la plaque érysipélateuse avec :

Ichtyol............. ⎫	
Lanoline .... ⎬ ãã	30 gr.
Eau .... ⎭	

(Radcliffe.)

Pour badigeonnages.

Sérothérapie par le sérum Marmorek.

ÉRYTHÈME.

Lotions astringentes. Poudrer les parties avec des *poudres absorbantes.*

Après la période aiguë : *pommades :*

Oxyde de zinc..........	5 gr.
Amidon pulvérisé.......	30 —

Poudrer les parties malades plusieurs fois par jour.

Calomel................	1 gr.
Vaseline	50 —

A appliquer 2 fois par jour.

É. INDURÉ DES JEUNES FILLES SCROFULEUSES.

Prescrire l'*huile de foie de morue*, le *sirop d'iodure de fer*. Repos absolu au lit, pendant quelques semaines, défendre les occupations obligeant à rester debout.

Localement pratiquer la *compression ouatée ou élastique* des jambes. Emplâtre de Vigo, emplâtre rouge de Vidal. Massage. Douches chaudes, douches sulfureuses. *Cau-*

térisations profondes avec la pointe fine du galvanocautère.

É. INFANTILE.

Soins de propreté très rigoureux, changer les linges de l'enfant chaque fois qu'ils sont souillés par les urines ou les matières fécales ; laver à l'eau tiède, à la décoction de feuilles de noyer, bien essuyer et poudrer à la *poudre* de talc, de lycopode, d'oxyde de zinc. Ne pas abuser des *lavages* et procéder avec douceur, pour ne pas irriter la peau. Employer les *bains de son*, d'*amidon*, de *feuilles de noyer*. Insister surtout sur les *poudres absorbantes* et *antiseptiques* :

Poudre d'amidon........		100 gr.
Craie préparée..........		40 —
Alun .... }	ãã	5 —
Acide borique..... }		
	(Comby.)	

Magnésie.............		25 gr.
Talc..................		50 —
Acide salicylique... }	ãã	5 —
— borique..... }		
Essence de lavande....		XX gouttes.
	(Comby.)	

Acide borique..........		10 gr.
Amidon...............		100 —
	(Besnier.)	

Talc............. }	ãã	50 gr.
Oxyde de zinc..... }		
	(Besnier.)	

En cas d'intertrigo, isoler les parties malades avec des bourdonnets de coton hydrophile.

S'il n'y a pas de suintement, enduire les parties malades avec une pommade :

Salol, acide borique ou		
oxyde de zinc.........		3 gr.
Vaseline		30 —
	(Comby.)	

E. NOUEUX.

Repos au lit.

Si la langue est saburrale : *purgatif.*

Contre la fièvre : *antipyrine, salicylate de soude, quinine.*

Enduire les parties malades de *baume tranquille* ou du liniment suivant :

Baume tranquille........		40 gr.
Extrait thébaïque.... }		
— de jusquiame. }	ãã	2 —
— de belladone. }		
Chloroforme............		10 —
	(A. Robin.)	

Tous les matins et soirs, faire des *lotions* avec :

Chlorure d'ammonium....		50 gr.
Eau...................		1 litre.
	(Vidal.)	

Ou bien appliquer, **2** fois par jour, la pommade suivante :

Acide salicylique...... }		
Lanoline............ }	ãã	10 gr.
Essence de térébenthine }		
Axonge		80 —
	(Bourget.)	

EXANTHÈME MENSTRUEL.

Prendre pendant 3 jours, avant l'apparition des règles, 1/2 à 2 milligrammes de *sulfate d'atropine,* en 3 à 4 fois dans les 24 heures. *Purgation.*

EXCITABILITÉ NERVEUSE.

(Voy. *Nervosisme*.)

EXCORIATIONS DU MAMELON.

Défendre l'allaitement avec le sein malade.

Faire appliquer des *compresses boriquées ou salicylées* à 1 p. 1000.

Sous-acétate de plomb... 2 gr.
Glycérine à 30°........ 40 —
Eau distillée........... 100 —
(Vaucaire.)

Pour compresses.

Salol ou dermatol....... 3 gr.
Chlorhydrate de cocaïne. 20 centigr.
Éther sulfurique....... 3 gr.
Collodion............. 30 —
(Champetier de Ribes.)

Pour toucher les excoriations.

Nitrate d'argent........ 5 centigr.
Eau distillée........... 30 gr.
(Vaucaire.)

Pour badigeonner, tous les 2 jours, les excoriations.

Acide salicylique....... 50 centigr.
Oxyde de zinc....   } āā 2 gr.
Poudre d'amidon.. }
Vaseline............. 30 —
(Maygrier.)

Pour faire des onctions, 2 fois par jour.

EXOPHTALMIE.

Si la cornée est insuffisamment recouverte, appliquer le *bandeau compressif en perma-* nence, pratiquer la *suture des paupières,* la *tarsorraphie* partielle ou totale. (Trousseau.)

FAIBLESSE CONGÉNITALE.

Couveuse. Gavage en procédant de la manière suivante : verser le lait avec une cuiller dans le nez, l'enfant étant couché sur le dos, la tête légèrement inclinée en bas. Ou bien se servir d'une seringue, pour injecter le lait dans le nez : injecter goutte à goutte.
(Comby.)
Bains sinapisés. Inhalations d'*oxygène.* Injection sous-cutanée de *sérum artificiel*, pratiquée tous les jours, à la dose de 5 centimètres cubes.

FAUX CROUP.

(Voy. *Laryngite striduleuse.*)

FAVUS.

Couper les cheveux ras ; faire tomber les croûtes en appliquant des *cataplasmes de fécule* bori- qués ou les ramollir avec de la *glycérine,* de l'*huile d'amandes douces,* de l'*huile d'olives,* pures ou additionnées d'acide phénique, d'acide salicylique, de baume de Pérou, avec parties égales de savon noir ou d'axonge. (Brocq.)
Si les croûtes sont trop épaisses, après avoir appliqué un

corps gras, mettre la *calotte de caoutchouc*, pendant la nuit. Le lendemain matin, savonner avec la *décoction de Panama* et de *savon noir*.

Ou bien frictionner avec :

Huile de cade.............	5 gr.
Savon..................	3 —
Glycérolé d'amidon.......	30 —
	(Brocq.)

Puis appliquer des cataplasmes, enfin savonner au savon noir.

Quand la tête est bien nettoyée, *épiler*. Quand il y a plusieurs points attaqués, disséminés et diffus, épiler toute l'étendue du cuir chevelu, au moins une première fois, et circonscrire, dans les épilations successives, le champ d'épilation suivant la configuration des parties atteintes. S'il n'y a qu'un seul point pris, on peut n'épiler que la région malade, dans un rayon de 2 centimètres autour d'elle.

(Brocq.)

Enlever tous les poils malades et appliquer :

Sublimé........... ..	1 gr.
Eau	300 à 500 —
	(Brocq.)

Turbith minéral.....	1 gr.
Vaseline...........	30 —
	(Brocq.)

Sulfate de cuivre.	50 centigr. à 1 gr.
Vaseline.........	30 gr.

Acide phénique..........	2 gr.
Vaseline..............	30 —

Si les applications parasiticides produisent *trop d'inflammation*, les remplacer momentanément par des cataplasmes de fécule ou des pommades calmantes, telles que :

Acide borique...........	1 gr.
Vaseline...............	20 —

Au bout de 4 à 6 semaines, les cheveux ayant repoussé, épiler à nouveau, et ainsi de suite, jusqu'à disparition de la rougeur du cuir chevelu et de la desquamation.

La *durée du traitement* varie de 10 mois à 3 ans.

Ou bien instituer le traitement suivant :

1° *Raclage* avec une curette, pour enlever mécaniquement les champignons.

2° *Lotions* avec :

Bichlorure de mercure.	1 gr.
Biiodure de mercure..	15 centigr.
Alcool	35 gr.
Eau..................	250 —

3° Au bout de 3 à 4 jours, *épilation*.

4° *Nouveau raclage* à la curette.

5° *Emplâtre* en permanence :

Biiodure de mercure...	15 centigr.
Bichlorure de mercure.	1 gr.
Emplâtre simple......	250 —
	(Quinquaud.)

Si cet emplâtre est trop irritant, prescrire la *pommade iodée* suivante :

Iode..................	1 gr.
Iodure de potassium.....	10 —
Vaseline..............	100 —

Ou faire des *badigeonnages* à la

Teinture d'iode.........	10 gr.

répétés tous les 2 ou 3 jours, suivant que ces applications provoquent plus ou moins de dermite.

6° Faire des *frictions à l'essence de térébenthine*, chaque fois que l'on coupe les cheveux.

Dans le Favus du corps, énucléer avec soin les godets, s'ils sont nombreux, les ramollir par un bain savonneux ou avec :

Savon noir.......... } ãã 20 gr.
Axonge .... }

(Brocq.)

Soufre............... } ãã 20 gr.
Axonge .... }

Huile de cade........ } ãã 20 gr.
Savon noir.......... }

(Brocq.)

Puis laver énergiquement la partie malade. Faire ensuite quel-ques *applications de parasiticides*, surtout de *teinture d'iode*.

Dans le Favus des ongles, *enlever l'ongle* et envelopper le doigt avec des *compresses trempées dans du sublimé*. Ou bien enlever mécaniquement les dépôts jaunâtres partiels, ou, si l'altération est diffuse, appliquer des *emplâtres hydrargyriques*.

(Brocq.)

FÉTIDITÉ DES LOCHIES.

Injections vaginales et du col répétées toutes les 2 heures avec solutions d'acide phénique 1 p. 100, de permanganate de potasse 1 p. 1000, de sublimé 1 p. 4000.

Le sublimé est contre-indiqué dans le cas d'anémie et d'albuminurie.

Si après **24 heures** de ce traitement, il n'y a pas d'amélioration, pratiquer une *injection intra-utérine* tiède de 3 litres, avec la sonde à double courant, et une solution d'acide phénique à 2 p. 1000 ou de permanganate à 2 p. 1000.

Voy. *Fièvre puerpérale*.

FIBROMES UTÉRINS.

Au début, avant que la malade soit anémiée et épuisée par les métrorragies, conseiller le *traitement curatif chirurgical*.

En cas de fibrome interstitiel : énucléation ou ablation par morcellement ;

En cas de fibromes interstitiels multiples : hystérectomie vaginale totale ;

En cas de fibrome sous-muqueux : énucléation, extirpation par torsion ou par morcellement ;

En cas de fibrome sous-séreux : hystérectomie vaginale totale, laparotomie, suivie de l'énucléation ou de l'hystérectomie sus-vaginale ;

En cas de fibromes multiples : laparotomie, suivie d'hystérectomie sus-vaginale ou d'hystérectomie vaginale totale.

Traitement palliatif.

Compression du ventre à l'aide d'une *ceinture hypogastrique*. *Séjour au lit*, pendant la durée des règles, pour éviter les hémorragies.

En cas de douleurs, *frictions lombaires*, tous les soirs en se couchant, avec un des liniments suivants :

Chloroforme............. 20 gr.
Éther.................. 30 —
Alcool camphré...... } ãã 100 —
Eau de Cologne..... }

Pour frictions.

Chloroforme............. 10 gr.
Essence de girofles...: } ãã 5 —
Huile de muscade..... }
Éther................. 15 —
Alcoolat de genièvre.... 100 —

Faire prendre des *lavements*

laudanisés, XV à XX gouttes. Conseiller les *cataplasmes* laudanisés ou les *compresses chaudes* sur le ventre.

Prescrire des *suppositoires calmants* :

Extrait de belladone..... 1 centigr.
— d'opium .... 5 —
Beurre de cacao........ 4 gr.

Pour 1 suppositoire, n° 10.

A l'intérieur, donner l'*exalgine*, 25 centigrammes, deux à trois fois dans les 24 heures, la *phénacétine* 50 centigrammes, deux à trois fois par jour.

Teinture de chanvre indien. 10 gr.

X gouttes, 3 fois par jour.

En cas d'hémorragie, faire prendre des *injections vaginales abondantes et chaudes*, 45° à 50°, trois fois par jour.

Prescrire l'*hydrastis canadensis*, pendant 2 à 3 mois :

Extrait fluide d'hydrastis
canadensis .... 20 gr.

XXV gouttes, deux à trois fois par jour.

Teinture d'hydrastis canadensis .... 10 gr.
Élixir de garus........ 160 —

1 cuillerée à bouche contient 1 gramme; en prescrire 2 cuillerées à bouche par jour.

Donner l'*ergotine* en potion ou en injections hypodermiques.

Pratiquer le *tamponnement* vaginal antiseptique, à la gaze salolée, ou, dans les cas graves, le *curettage*, suivi d'*injection intra-utérine au perchlorure de fer*, faite avec prudence.

Traitement tonique : régime fortifiant, arsenicaux.

Liqueur de Fowler (arséniate de potasse), III à VI gouttes avant les 2 principaux repas.

Liqueur de Pearson (arséniate de soude), XV à XXV gouttes avant chaque repas.

Prescrire le *sirop arsenical ferrugineux* d'Yvon :

Pyrophosphate de fer
et de soude....... 6 gr.
Arséniate de soude... 6 centigr.
Eau de fleurs d'oran-
ger.............. 25 gr.
Alcool à 90°........ 25 —
Sirop simple,....... 1200 —

2 à 4 cuillerées par jour.

Cure aux eaux de *Salins, Salies-de-Béarn, Kreuznach*.

Contre la tumeur, pratiquer des injections d'*ergotine*, répétées tous les jours, pendant deux mois, à la dose de 20 à 25 centigrammes :

Ergotine .... 5 gr.
Hydrate de chloral...... 1 —
Eau distillée.......... 100 —

Injecter XII gouttes par jour. Faire les piqûres dans le grand fessier ou le deltoïde; continuer avec persistance pendant 2 à 3 mois,

Électrothérapie. L'électricité est souvent le meilleur palliatif; conseiller l'électrothérapie dans les cas suivants :

1° Petit ou moyen fibrome, ne dépassant pas l'ombilic.

2° Fibrome unique ou peu lobulé, interstitiel ou sous-muqueux, plutôt mou que dur.

3° Névralgie.

4° Fibrome sans lésions des annexes.

5° Aux approches de la ménopause.

Faradisation. Employer l'appareil de Gaiffe, de Chardin ou de Trouvé; appliquer un pôle sur le col et l'autre sur l'abdomen. Cette méthode est longue et peu dangereuse ; elle peut provoquer, dans certains cas, l'expulsion d'un fibrome peu volumineux.

Électrolyse. Souvent dangereuse. Méthode d'Apostoli : courants intenses, 110 à 350 milliampères. Pôle positif, hystéromètre de platine introduit et même enfoncé dans l'épaisseur du parenchyme utérin, dans le col ou l'utérus. Pôle négatif appliqué sur l'abdomen au moyen d'un gâteau de terre glaise, destiné à diffuser le courant.

FIÈVRES.

F. DE CROISSANCE. Voy. *Croissance.*

F. ÉPHÉMÈRE chez les enfants.
En cas de constipation : purgation :

Huile de ricin..........	10 gr.
Sirop de gomme........	15 —
Essence de menthe.....	11 gouttes.

Par cuillerées à dessert ; en une fois.

Calomel..............	10 centigr.
Scammonée...........	30 —
Sucre de lait pulvérisé..	5 gr.

Pour 5 paquets ; un paquet toutes les heures.

Contre la fièvre : *bromhydrate* ou *chlorhydrate de quinine,* en suppositoires, à la dose de 10 centigrammes pour un enfant de 1 an : augmenter de 5 centigrammes par année d'âge.

Chlorhydrate de quinine...........	10 à 25 centigr.
Beurre de cacao....	2 gr.

Pour un suppositoire, n° 2 (enfants de 1 à 5 ans).

Diète légère ; régime lacté, combiné à l'*antisepsie intestinale.*

F. ÉRUPTIVES.
Indications thérapeutiques générales : modérer la fièvre, calmer les accidents nerveux, prévenir et combattre l'intoxication et les infections secondaires.

Contre l'hyperthermie et les complications nerveuses graves. Administrer les *antipyrétiques :* antiférine, antipyrine, quinine. Leur préférer l'*hydrothérapie* qui, bien graduée et bien pratiquée, offre moins d'inconvénients.

L'*affusion froide* est indiquée quand l'hyperthermie est considérable, 40° à 41°, avec peau sèche, adynamie, délire, agitation violente faisant craindre des accidents convulsifs.

L'affusion abaisse médiocrement la température, ralentit le pouls, produit une détente dès manifestations nerveuses et cérébrales, favorise l'éruption.

Pratiquer l'affusion froide de la manière suivante : porter le malade nu dans une baignoire et lui jeter sur le corps 3 à 4 seaux d'eau froide, à la température de 18° à 22° chez l'adulte, 22° à 25° chez l'adolescent, et 25° à 30° chez les enfants. L'affusion doit durer de 1/4 de minute à 1 minute au maximum. Puis envelopper le malade dans un drap et une couverture, et le recoucher sans l'essuyer.

Le *bain froid* produit un abaissement de température, il aide au développement de l'éruption, provoque une légère transpiration et de la polyurie, calme les manifestations nerveuses : il est d'un grand secours dans l'hyperthermie persistante, avec tendance à l'adynamie, quand il n'existe pas de troubles circulatoires ou d'affaiblissement du pouls. Les complications pulmonaires, congestion, broncho-pneumonie, loin de contre-indiquer son emploi, sont favorablement influencées par ce procédé.

La température du bain varie de 20° à 25° pour les enfants et de 18° à 30° pour l'adulte.

Le bain doit être, quand il s'agit d'un enfant, d'autant plus court que le malade est plus jeune (4 à 10 minutes). En général, pour l'adulte, il faut prolonger l'immersion pendant 15 minutes.

Renouveler le bain aussitôt que les accidents reparaissent ; donner trois à six bains par jour ; quelquefois un toutes les 3 heures.

Remplacer le bain froid par le *bain tiède*, de 30° à 32°, surtout chez les enfants.

Lorsque la pratique des bains est irréalisable (refus de l'entourage, difficultés pratiques), substituer aux bains les *lotions* ou les *enveloppements froids*.

La lotion doit être accompagnée d'une friction assez forte pour augmenter son effet antithermique.

L'enveloppement dans le drap mouillé froid doit être renouvelé 4, 5 ou 6 fois de suite, chaque fois pendant une dizaine de minutes.

L'action en est essentiellement calmante et légèrement antithermique ; 4 et 5 enveloppements successifs produisent des effets antipyrétiques comparables à ceux d'un bain froid de 10 minutes de durée, à la température de 20° à 22°.

Leurs indications sont assez étendues ; les recommander au début des complications qui suivent l'éruption, la broncho-pneumonie morbilleuse par exemple.

Contre l'intoxication générale et les infections secondaires, prescrire une *diète liquide,* insister sur le *régime lacté,* faire usage des *tisanes* pour favoriser l'élimination des toxines, détruire les agents ordinaires de ces complications, diminuer leur nombre et leur virulence par une *antisepsie rigoureuse* et *appropriée au cas* et augmenter l'activité des organes sécréteurs par les *diurétiques* et les *injections sous-cutanées ou intra-veineuses de sérum artificiel.*

Faire l'antisepsie cutanée par les *bains au sublimé* dans la variole, au *savon de potasse* combiné aux onctions de *pommades salicylées, phéniquées* dans la variole, la scarlatine ; pratiquer celle des cavités buccale, nasale et pharyngienne par les *gargarismes,* les *irrigations boriquées, salolées, phéniquées,* les *budigeonnoges des muqueuses.*

(L. Guinon.)

Prescrire des *gargarismes* au *borate de soude* 3 p. 100, à l'*acide thymique* 25 centigr. p. 1000, à l'*alcool salolé* à 5 p. 100, 1 cuillerée à café dans un verre d'eau.

Conseiller les *grands lavages,* soit avec de l'*eau boriquée saturée* ou l'*eau chloralée* (10 p. 1000) soit avec une solution d'*acide phénique* 6 à 10 p. 1000.

Dans l'intervalle des lavages, humecter fréquemment la bouche soit avec de l'*eau de Vichy,* soit avec de la *glycérine boriquée* à 10 p. 100.

Dans certains cas d'intoxication grave avec infection secondaire (strepto ou staphylococcies), essayer de neutraliser les toxines par l'usage de l'*iode*, qui est le plus puissant antitoxique. Prescrire la *teinture d'iode*, à la dose de X à XX gouttes par jour.

F. GANGLIONNAIRE DES ENFANTS.

(Gonflement des ganglions angulo-maxillaires, accompagné de fièvre.)

Onctions avec le liniment ou la pommade suivante :

Baume tranquille.........	20 gr.
Chloroforme.............	2 —
Laudanum	2 —
	(Comby.)
Vaseline.................	20 —
Iodure de potassium......	2 —
	(Comby.)

Entourer le tout, d'une épaisse couche d'ouate.

Combattre la fièvre par la *quinine en suppositoires* :

Chlorhydrate de quinine.	15 centigr.
Beurre de cacao........	2 gr.
	(Comby.)

Pour 1 suppositoire; enfant de 8 à 15 mois. (Augmenter de 5 centigr. par année d'âge.)

Activer la résolution par des badigeonnages à la *teinture d'iode*.

F. INTERMITTENTES.

Le mode d'*administration de la quinine* varie suivant que l'on a à traiter une fièvre intermittente simple, une fièvre continue, une fièvre pernicieuse, ou la cachexie palustre.

Dans la fièvre intermittente simple, prescrire le *sulfate de quinine*, à la dose de *30 centigr.* à *1 gr.* pendant 6 à 8 jours, 2 fois par jour. .

Tant que le malade a des accès, donner la totalité des doses indiquées (1 à 2 gr. par jour). Après la disparition des accès, donner une dose moyenne de 75 centigr. de sulfate de quinine par jour, prolongée pendant plusieurs mois, par séries de 6 jours, en laissant successivement 2, 3, 4 et jusqu'à 8 jours d'intervalle entre ces séries.

Dans les fièvres continues palustres, donner *75 centigr. à 1 gr.* de sulfate de quinine matin et soir jusqu'à chute de la fièvre et continuer encore pendant quelques jours l'administration des mêmes doses.

Si la quinine donne de la diarrhée, faire prendre avec chaque dose V gouttes de *laudanum*, ou associer aux pilules 1/2 centigr. d'*extrait d'opium*, et aux potions 10 à 25 centigr. d'*acide tannique*.

Dans les fièvres pernicieuses, administrer jusqu'à 2 et 3 gr. de sulfate de quinine. Lorsque, au bout de 7 à 8 jours de ce traitement, la fièvre n'est ni éteinte, ni diminuée, il suffit, dans bien des cas, de suspendre la médication pour voir cesser immédiatement les accès fébriles.

Pendant l'accès pernicieux, faire prendre le sulfate de quinine, de façon que le maximum d'absorption ait lieu au moment où l'accès doit débuter, en tenant compte qu'une période de 6 à 8 heures est nécessaire pour l'absorption de ce médicament.

Si l'accès est accompagné de perte de connaissance : *injection sous-cutanée* ou *intra-trachéale de quinine*.

Prescrire :

Bromhydrate de quinine.. 2 gr.
Éther sulfurique........ 12 —
Alcool .... Q. S.

pour faire une solution de 20 cc.

(Klein.)

(Chaque seringue de Pravaz contient 10 centigr. de sel de quinine.)

Injecter jusqu'à 10 seringues dans les 24 heures.

En même temps qu'on administre la quinine par voie sous-cutanée, donner la potion suivante :

Camphre............... 1 gr.
Sirop d'éther.......... 40 —
Cognac vieux.......... 60 —
Sirop d'écorces d'oranges. 30 —
Eau................... 70 —

(Klein.)

A prendre par cuillerées à bouche.

L'accès une fois passé, faire usage de la potion ci-dessous :

Chlorhydrate de quinine. 4 gr.
Extrait mou de quinquina. 2 —
Cognac vieux........ ... 80 —
Sirop simple.......... 60 —
Eau................... 100 —

(Klein.)

1 cuillerée à bouche toutes les 4 heures.

En cas de fièvres intermittentes bilieuses, prescrire la *quinine*, à la dose quotidienne de 60 à 75 centigr. associée au *calomel*, administré pendant 3 jours de la façon suivante :

1er jour. Calomel..... 50 centigr.
2e — — ..... 40 —
3e — — ..... 30 —

en 8 prises ingérées d'heure en heure.

Contre les **douleurs abdominales** : *lavements calmants*.

Une fois la fièvre tombée, administrer la *rhubarbe*. Surveiller le coma et prescrire la *digitale*.

En cas de fièvres paludéennes graves, avec anurie et jaunisse : Ne pas administrer la quinine, ni le calomel. Prescrire la *rhubarbe*, les toniques cardiaques, *digitale*, *strophantus*, et les *narcotiques*.

Potions :

Sulfate de quinine..... 75 centigr.
Acide tannique........ 10 —
Acide sulfurique...... II gouttes.
Sirop de coings....... 40 gr.
Eau distillée......... 100 —

(Dujardin-Beaumetz.)

A prendre en une ou deux fois, selon le cas.

Prescrire la potion suivante de quinine :

Sulfate de quinine...... 1 gr.
Acide sulfurique dilué.. Q. S.
Solution aqueuse saturée
de saccharine........ 10 gr.
Essence de menthe..... V gouttes.
Eau.................. 90 gr.

A prendre en 2 fois, à 1 heure d'intervalle.

Cachets :

Sulfate ou chlorhydrate de quinine.. 25 à 50 centigr.

Pour 1 cachet, n° 50. 2 à 4 par jour.

Pilules :

Sulfate de quinine...... 10 centigr.
Acide citrique pulvérisé. 20 —
Miel.................. 5 —
Amidon.............. Q. S.

(Dujardin-Beaumetz.)

Pour une pilule, n° 100 ; 3 à 10 pilules par jour.

Sulfate de quinine...... 10 centigr
Acide tartrique........ 2 —
Conserve de roses...... 1 —

Pour une pilule, n° 100 ; 3 à 10 pilules par jour.

En cas de diarrhée :

Sulfate de quinine...... 10 centigr.
Extrait d'opium........ 5 milligr.
Conserve de roses...... Q. S.

Pour 1 pilule; 3 à 10 pilules par jour.

En cas de constipation :

Sulfate de quinine........ 4 gr.
Aloès des Barbades........ 1 —

Pour 40 pilules; 3 à 10 pilules par jour.

Lavements :

Sulfate de quinine.... 1 à 2 gr.
Eau de Rabel........ X gouttes.
Laudanum de Syden-
  ham.............. XX —
Eau tiède........... 150 gr.

Pour un lavement.

Suppositoires :

Chlorhydrate de quinine. 1 à 2 gr.
Beurre de cacao........ 6 —

Pour 1 suppositoire, nº 2. 1 à 2 par jour.

Injections :

Se servir du bromhydrate, du chlorhydrate ou du bibromhydrate et du bichlorhydrate de quinine.

Bromhydrate de quinine... 2 gr.
Alcool.................. 4 —
Eau distillée............. 8 —

Injecter 2 à 4 seringues Pravaz par jour.

Bibromhydrate de quinine. 1 gr.
Eau distillée............. 5 —

Injecter 2 à 4 seringues par jour.

Chlorhydrate de qui-
  nine............. 0,50 à 1 gr.
Glycérine pure........ } ãã 2 —
Eau distillée......... }

Préparer sans acide et injecter la solution tiède.

Bichlorhydrate de quinine.. 5 gr.
Eau distillée........ Q. S. p. 10 c. c.

1 à 2 seringues Pravaz.

Préférer la formule suivante, dont les piqûres sont moins douloureuses :

Monochlorhydrate de qui-
  nine................... 3 gr.
Antipyrine............... 2 —
Eau distillée............. 6 —

1 seringue Pravaz contient 30 centigr. de sel de quinine; injecter 1 à 4 seringues dans les cas graves.

(Cette solution précipite des cristaux à la température ordinaire, la chauffer au bain-marie avant de s'en servir.)

Doses du sulfate de quinine chez les enfants :

Avant 1 an..........	10 à 15 centigr.
De 1 à 2 ans........	15 à 20 —
De 2 à 3 ans........	20 à 25 —
De 3 à 4 ans........	25 à 30 —
De 4 à 7 ans........	30 à 40 —
De 7 à 12 ans.......	40 à 75 —
De 12 à l'âge adulte...	0,75 à 1 gr.

(J. Simon.)

Si l'on prescrit le *chlorhydrate de quinine*, administrer des doses de 1/3 moins fortes que celles indiquées pour le sulfate.

Chez les enfants, donner la quinine dans du miel, de la confiture, en cachets; le café sucré, le jus de réglisse masquent bien le goût. Si l'enfant est trop jeune et trop indocile, administrer la quinine en lavement ou en suppositoire.

Chez les enfants au sein, pratiquer des frictions avec une *pommade quininée* :

Sulfate de quinine........ 1 gr.
Alcool.................. } Q. S.
Acide sulfurique......... }
Axonge................. 16 gr.

(Dujardin-Beaumetz.)

Pour frictions, 2 fois par jour.

Sulfate de quinine....... 1 gr.
Acide sulfurique........ 1 goutte.
Axonge .... 20 gr.

Pour frictions, matin et soir.

Valérianate de quinine.... 4 gr.
Chlorure d'ammonium.... 2 —
Axonge .... 40 —
(Comby.)

Pour frictions, 2 fois par jour.

Contre l'anémie, la cachexie palustre :

Granules d'arséniate de soude à 1 milligr. ; 4 à 12 par jour.

Sulfate de quinine....... 5 gr.
Arséniate de soude...... 5 centigr.
Extrait de gentiane...... Q. S.

Pour 50 pilules, 2 à 5 par jour.

Arséniate de fer........ 15 centigr.
Extrait de houblon..... 4 gr.
Sirop de fleurs d'oranger. Q. S.

Pour 45 pilules, 2 pilules par jour.

Pratiquer des *injections hypodermiques arsenicales* :

Acide arsénieux........ 2 centigr.
Eau distillée.......... 20 gr.

(liqueur de Boudin) ; injecter 1/2 seringue Pravaz, puis augmenter progressivement jusqu'à 3 à 5 seringues par jour.

Ou bien *injections phospho-arsenicales* :

Arséniate de soude..... 2 centigr.
Phosphate de soude..... 1 gr.
Sulfate de soude....... 2 —
Eau distillée.......... 20 —

Injecter 1 seringue Pravaz, augmenter progressivement jusqu'à 3 et 4 seringues par jour.

Séjour à la montagne, 1500 à 2000 m. d'altitude, pendant 2 à 3 mois. *Hydrothérapie froide.*

Chez les enfants :

Arséniate de soude.... 15 centigr.
Sirop de quinquina.... 300 gr.

Une à trois cuillerées à café, suivant l'âge.

Diète reconstituante : alimentation forcée, gavage.

F. INTERMITTENTE HÉPATIQUE.

Le sulfate de quinine ne possède aucune action contre cette fièvre.

Donner le *salicylate de soude,* 4 à 6 gr. par jour, ou le *salol,* 4 gr.

Régime lacté; antisepsie intestinale (calomel, benzonaphtol).

F. PUERPÉRALE.

Au début, prescrire les *injections vaginales antiseptiques,* pratiquées toutes les 2 heures avec des solutions d'*acide phénique* 1 p. 1000, de *sublimé* 1 p. 4000, ou de *permanganate de potasse* 2 p. 1000, à la température de 40°. Employer au moins 2 litres de liquide par injection.

Acide phénique...... } āā 150 gr.
Alcool.............. }

(1 cuillerée à soupe contient 10 gr. d'acide phénique), 1 cuillerée pour 1 litre d'eau bouillie.

Permanganate de potasse. 20 gr.
Eau distillée............ 400 —

(1 cuillerée contient 1 gr. de permanganate); 2 cuillerées par litre.

Continuer cette médication pendant 24 heures. Si, après ce laps de temps, il n'y a pas d'amélioration, pratiquer des *injections intra-utérines.* Mettre en permanence la *vessie de glace sur l'abdomen,* en interposant entre le sac et la peau une flanelle pliée en deux. Changer la glace toutes les 2 heures.

En cas de plaies vaginales infectées, faire une antisepsie locale plus énergique (acide phénique 3 p. 100, sublimé 1 p. 1000) et des insufflations de poudre d'*iodoforme*.

Administrer les *antithermiques*, de préférence la *quinine*.

> Sulfate de quinine.... 30 centigr.

Pour 1 cachet, n° 12. 2 à 3 par jour.

Prescrire les *toniques* : alcool, extrait de quinquina, digitale.

> Extrait aqueux de quinquina............... 4 gr.
> Alcoolat de cannelle..... 8 —
> Cognac.............. }
> Sirop d'éc. d'oranges } ãã 40 —
> amères........... }
> Vin rouge............. 100 —

(Potion tonique) à prendre une cuillerée à bouche toutes les 1 à 2 heures.

> Acétate d'ammoniaque... 10 gr.
> Teinture de cannelle..... 5 —
> Extrait de quinquina.... 2 —
> Eau distillée de mélisse.. 120 —
> Sirop d'éc. d'or. amères.. 30 —

(Potion tonique, stimulante, diaphorétique), 1 cuillerée à bouche, toutes les heures.

Si 24 à 36 heures après *avoir* commencé les injections vaginales et du col, il n'y a pas d'amélioration, passer aux *injections intra-utérines*.

Pratique des injections intra-utérines :

1° Savonnage de la vulve;

2° Lavage du vagin avec la solution de sublimé à 1 p. 4000.

3° Introduction de la sonde à double courant ou de la sonde en fer à cheval de Budin, après avoir abaissé l'utérus si besoin.

4° Faire passer *5 à 20 litres* d'eau bouillie légèrement phéniquée 1/2 p. 100 ou d'une solution de sublimé 1 p. 5000 à 1 p. 10000, de biiodure de mercure 1 p. 4000. (Le liquide doit couler pendant l'introduction de la sonde.)

5° Le liquide injecté doit avoir une *température de 38° à 40°*.

6° Empêcher l'air d'entrer dans la cavité utérine, en *exerçant une légère pression* sur l'utérus, à travers la paroi abdominale.

7° Répéter les injections intra-utérines *matin* et *soir*; varier les antiseptiques; se servir le matin d'une des solutions antiseptiques indiquées, le soir d'une autre.

8° Dans le cas d'anémie, d'albuminurie, d'éclampsie ou de lésions récentes de la surface génitale, proscrire le sublimé et préférer l'acide phénique, le *permanganate de potasse* à 1 ou 2 p. 1000.

9° Après chaque injection, administrer l'*ergot de seigle* :

> Poudre d'ergot de seigle... 1 gr.

Pour 1 cachet, n° 10. 2 cachets dans les 24 heures.

> Ergotine .... 2 gr.
> Hydrolat de laurier-cerise. 10 —

(1 seringue Pravaz contient à peu près 20 centigr. d'ergotine). Injecter 2 seringues à la fois; dans le muscle grand fessier ou le deltoïde.

Si après 24 à 48 heures de ce traitement, il n'y a pas d'amélioration, pratiquer une *injection intra-utérine à l'aide de la curette irrigatrice*, le *curettage utérin avec la grande curette mousse* ou *l'écouvillonnage* de la cavité utérine.

> Créosote de hêtre..... }
> Glycérine neutre..... } ãã P. E.
> Alcool .... }

ou

Chlorure de zinc........,   3 gr.
Eau distillée............   60 —

Après chacune de ces opérations, donner l'ergot de seigle, instituer le drainage utérin et le tamponnement vaginal à la gaze iodoformée, renouveler le pansement au bout de 36 à 48 heures, puis tous les 3 jours. Le 6ᵉ jour, supprimer le pansement intra-utérin. Appliquer le sac de glace sur l'abdomen pendant toute la durée du traitement, qui sera de 15 jours environ.

Dans un hôpital ou une clinique, instituer le traitement par les *injections intra-utérines continues, suivant la méthode de Pinard*.

En cas de péritonite, pratiquer des *émissions sanguines locales*; les ventouses scarifiées sont spécialement indiquées quand la douleur abdominale est diffuse et occupe toute la partie inférieure de l'abdomen. Les sangsues sont préférables quand la douleur est circonscrite; en placer 8 à 10.

Glace sur le ventre d'une façon *ininterrompue*.

En cas de tympanisme, faire des badigeonnages de *collodion*.

En cas d'hyperthermie considérable, sulfate de *quinine* 1 gr. à 1 gr. 50 centigr. par jour, ou :

Bromhydrate de quinine.   25 centigr.
Antipyrine............   50   —

Pour 1 cachet, 2 à 4 par jour.

Ne pas prescrire la quinine en cas de défaillance cardiaque, de myocardite infectieuse aiguë.

En cas de vomissements, conseiller les boissons froides, les boissons gazeuses, donner la *potion de Rivière*.

Contre la douleur et pour immobiliser l'intestin, prescrire l'ex-trait d'*opium*, 10 à 15 centigr. Pratiquer des injections de morphine.

Alimentation : Lait, champagne, bouillon, beef tea, œufs; boissons acidulées.

En cas de péritonite purulente, pratiquer la *laparotomie* avec drainage abdominal.

En cas d'intoxication générale, prescrire les *diurétiques*, les *toniques cardiaques* (digitale, caféine); faire des injections sous-cutanées de *sérum artificiel*, 1 à 2 litres dans les 24 heures.

Diurétine.............   3 gr.
Cognac...............   80 —
Eau distillée...........   120 —
Sirop de cinq racines....   30 —

A prendre par cuillerée à bouche dans la journée.

Caféine.............   0,75 à 1 gr.
Benzoate de soude........   1 —
Eau de tilleul............   30 —
Eau de laitue............   60 —
Sirop de cinq racines.....   30 —

Par cuillerées à bouche.

En cas d'anémie par hémorragie secondaire, recourir aux *injections intra-veineuses d'eau salée 7 p. 1000*, 1/2 à 2 litres, selon la gravité du cas; répéter l'injection 24 à 48 heures après, si besoin.

Chlorure de sodium.......   5 gr.
Sulfate de soude........:.   10 —
Eau bouillie, refroidie à 38°.   1 litre.
           (Hayem.)

Chlorure de sodium.......   7 gr.
Eau bouillie, refroidie à 38°.   1 litre.
           (Sahli.)

Pour injections intra-veineuses ou sous-cutanées.

Pendant la convalescence, faciliter la résorption d'exsudats pelviens, en faisant mettre un *vé-*

sicatoire sur l'hypogastre, en prescrivant l'*iodure de potassium*, 1 à 2 gr. par jour et en pratiquant des *pansements vaginaux* avec des tampons de coton hydrophile imbibés du mélange suivant :

Ichtyol............. 30 à 50 gr.
Glycérine........... 100 —

F. TYPHOÏDE.

Indications thérapeutiques : 1° *antisepsie générale*, 2° *antisepsie intestinale*, 3° *médication tonique et antipyrétique*, 4° *régime*.

La *méthode Bouchard* répond le mieux aux indications principales.

1° *Antisepsie générale :* Purgatif renouvelé méthodiquement tous les 3 jours (*sulfate de magnésie* 15 gr.), calomel 40 centigr., en 20 prises, pendant 4 jours consécutifs.

2° *Antisepsie intestinale :* Ingestion quotidienne à doses fragmentées d'un mélange de *4 gr. de naphtol* et *2 gr. de salicylate de bismuth*. Matin et soir, *lavement d'eau naphtolée.*

Naphtol β................. 4 gr.
Salicylate de bismuth...... 2 —
(Bouchard.)

Pour 12 cachets, à prendre les 12 cachets dans les 24 heures.

Naphtol β............. 20 centigr.
Eau bouillie........... 1 litre.
(Bouchard.)

Pour lavements, matin et soir.

3° *Médication tonique et antipyrétique :* Dès les premiers jours, donner *8 bains* par jour, jusqu'à complète guérison. Température initiale du bain de 2° inférieure à la température centrale; refroidir insensiblement l'eau d'un dixième de degré par minute, jusqu'à *30°*, jamais au-dessous.

Réserver la *quinine* pour les circonstances où, malgré la balnéation, la température demeure trop élevée. Doses de *2 gr.* pendant les 2 premiers septénaires; 1 gr. 50 centigr. pendant le troisième; *1 gr.* pendant le quatrième et le cinquième.

Indication du médicament : Température rectale de 40° le matin et de 41° le soir.

4° *Régime : Bouillon cuit avec de l'orge*, administré largement; *limonade au citron* additionnée de *50 gr. de glycérine*, jusqu'à 200 gr. et *30 gr. de peptone.*

Prescrire la limonade à l'*acide lactique*, 10 à 15 gr. pour 1 litre d'eau bouillie, à prendre dans la journée, pendant plusieurs jours consécutifs.   (Hayem.)

Glycérine très pure....... 60 gr.
Acide citrique............ 4 —
Eau bouillie.............. 1 litre.

A boire à volonté, dans la journée.

Pendant la 1ʳᵉ semaine, avant d'instituer tout autre traitement, donner le *calomel à doses massives.* 1 gr. le premier jour, 50 centigr. le second.

Calomel............. 25 centigr.
Sucre en poudre..... 50 —

Pour 1 paquet, n° 6. 3 à 4 paquets à 1/2 heure d'intervalle le premier jour, les 2 autres le second jour.

Ou bien prescrire le calomel à *doses fractionnées :*

Calomel à la vapeur.. 5 centigr.
Sucre.............. 25 —

Pour 1 paquet, n° 10. Prendre 1 paquet d'heure en heure.

Faire suivre, au besoin, cette première administration de calomel d'une seconde pareille, après 1 ou 2 jours d'intervalle.

Mode d'administration de la quinine. Prescrire de fortes doses, surtout dans les cas où la balnéation tiède ou froide est impossible. Donner *1 gr. 50 à 2 gr.* à prendre dans l'espace d'une heure, 6 à 8 heures avant l'exacerbation fébrile (surveiller le cœur).

> Sulfate de quinine.... 30 centigr.

Pour 1 cachet, n° 20. 3 à 4 cachets par jour, pris à 1/4 d'heure d'intervalle; après avoir pris la quinine, boire 1/2 à 1 verre de limonade au citron, pour faciliter la dissolution du médicament.

Ne pas prescrire les antithermiques nervins, ou tout au moins les associer aux excitants cardiaques, pour éviter le collapsus :

> Antipyrine .... 1 gr.
> Citrate de caféine...... 25 centigr.

Pour 1 cachet, n° 12. 2 à 3 par jour.

Régime : Donner la décoction d'orge ou de viande, le bouillon dégraissé, 1/2 à 1 litre par jour. Lait, 1 litre à 1 1/2 ; vin de Bordeaux, de Malaga, 200 gr. par jour, pur ou coupé d'eau. Limonade au citron.

Tous les aliments et toutes les boissons doivent être pris froids.

Administrer, pour faciliter la diurèse, *l'acide benzoïque*, la *diurétine*, la *théobromine* :

> Acide benzoïque......... 2 gr.
> Eau................... 120 —
> Sirop de cinq racines.... 30 —

Par cuillerées à bouche, dans la journée.

> Diurétine............. 3 gr.
> Eau .... 120 —

> Cognac............... } ãã 25 gr.
> Sirop de cinq racines. }

A prendre dans la journée.

> Théobromine .... 3 gr.
> Sirop de menthe........ 20 —
> Eau................... 100 —

A prendre dans la journée.

En cas de délire avec agitation violente : Faire *couper la chevelure*, mettre la *vessie de glace* sur la tête, en interposant une flanelle. *Calmants :* chloral, bromure. Éviter toute stimulation cutanée et avoir recours aux *bains chauds progressivement refroidis*. Donner abondamment à boire. Pratiquer des injections sous-cutanées de *sérum artificiel*, 1 litre.

> Hydrate de chloral...... 5 gr.
> Bromure de sodium..... 3 —
> Sirop de codéine....... 25 —
> Eau .... 100 —

A prendre en 3 fois, dans du lait.

En cas de céphalalgie intense :

> Sirop de codéine........ 50 gr.

2 cuillerées à café (10 gr.), 1 à 4 fois par jour.

En cas de diarrhée (plus de 4 selles par jour), et **de météorisme** : Compresses très froides, fréquemment renouvelées, ou *vessie de glace* sur le ventre.

Antisepsie intestinale rigoureuse, donner le *sous-nitrate de bismuth* à haute dose. Si l'on administre la quinine, prescrire :

> Sulfate de quinine...... 30 centigr.
> Acide tannique......... 5 —

Pour 1 cachet, n° 12.

En cas d'affaiblissement du cœur : Toniques cardiaques; *spar-*

téine alternant avec la *caféine.*
Digitale et *strychnine.*

Sulfate neutre de spar-
téine................ 30 centigr.
Sirop de tolu......... 30 gr.
Eau distillée de tilleul.. 70 —
(G. Sée.)

(5 centigr. de sel par cuillerée à bouche), 4 à 6 cuillerées par jour.

Caféine .... } ãã 1 gr.
Benzoate de soude..... }
Sirop de tolu........... 30 —
Eau .... 70 —

A prendre dans la journée.

Sulfate de spartéine.... 1 gr.
 — de strychnine... 2 centigr.
Eau distillée........... 20 gr.

Injecter progressivement de 2 à 4 seringues par jour.

Pas de bains froids; *bains tièdes, lotions aromatiques,* 4 fois par 24 heures.

Contre l'adynamie : Toniques.

Extrait de quinquina..... 2 gr.
Eau-de-vie............. 60 —
Sucre................. 15 —
Infusion de café........ 120 —
(Siredey.)

Par cuillerée à bouche, d'heure en heure.

Contre l'asthénie et la prostration : Strychnine.

Sulfate de strychnine.. 5 centigr.
Eau distillée......... 150 gr.

2 à 3 cuillerées à café par jour.

Sulfate de strychnine... 1 centigr.
Eau distillée........... 10 gr.

Pour injections hypodermiques, 2 à 4 injections par jour.

Contre la soif persistante :

Camphre pulvérisé..... 1 gr. 50
Alcool .... 2 gr.
Carbonate de magnésie. 2 gr. 50
Eau .... 200 gr.

1 cuillerée à bouche de 1/2 en 1/2 heure.

En cas d'hémorragie intestinale : Proscrire les bains.

Grandes vessies de glace, en permanence, sur le ventre.

Réduire l'alimentation à quelques gorgées de *lait* ou de *bouillon glacés.*

Injection d'*ergotine*, dans le grand fessier ou le deltoïde.

Ergotine................ 1 gr.
Eau de laurier-cerise...... 5 —

2 à 3 seringues Pravaz à la fois; le reste, 12 heures après si besoin.

Administrer une potion au *perchlorure de fer* :

Perchlorure de fer..... 2 à 4 gr.
Eau de Rabel.......... 2 —
Sirop d'opium.......... 30 —
Eau .... 120 —

Par cuillerées à bouche, de 1/2 en 1/2 heure.

Si l'hémorragie est profuse et si le malade est en danger de mort, pratiquer une injection intra-veineuse de *sérum artificiel,* 1/2 à 1 litre à 38°.

Chlorure de sodium..... 7 gr.
Eau distillée stérilisée... 1000 —
(Sahli.)

Pour injections intra-veineuses.

S'il survient des signes de perforation et de péritonite : Maintenir les *vessies de glace* sur l'abdomen, pendant 2 jours; ne permettre que quelques gorgées de *lait glacé* et des *morceaux de glace.*

Immobilité absolue dans le décubitus dorsal.

Extrait d'opium à hautes doses, 20-30-40-50 centigr. par 24 heures.

Extrait d'opium........ 2 centigr.
Excipient .... Q. S.

Pour 1 pilule, n° 50. 1 pilule toutes les 2 heures.

Si les pilules d'opium sont rejetées, recourir aux *injections de morphine*, 4 à 8 centigr. en 24 heures.

Désinfecter les déjections avec du *sulfate de cuivre* au 5 p. 100.

Sulfate de cuivre.......	50 gr.
Eau	1000 —
	(A. Chantemesse.)

Pendant la convalescence, en cas d'anorexie : diète liquide, régime lacté, traitement de la gastrite ulcéreuse. Repos intellectuel prolongé. Vie à la campagne. Bains salins. Hydrothérapie tiède. Prescrire :

Glycérophosphate de fer.	5 gr.
Vin de quinquina au malaga..........	
Vin de kola........	ãã 200 —
Sirop d'écorces d'oranges amères..............	100 —

1 verre à madère après les repas. Ou bien :

Phosphate de soude....	10 gr.
Arséniate de soude....	10 centigr.
Eau distillée.........	100 gr.

1 cuillerée à café à l'un des repas.

Première partie : **Méthode de Brand.** *Hydrothérapie froide :* Donner un bain à 20° de 15 minutes de durée, toutes les fois que la température rectale, mesurée régulièrement toutes les 3 heures, atteint ou dépasse 39°. L'eau doit recouvrir complètement les épaules du malade.

Si l'eau n'est pas souillée par les déjections, ne la renouveler que tous les jours ou tous les 2 jours.

Avant le bain : Mouiller la face et la poitrine avec de l'eau plus froide que celle de la baignoire. Si le patient présente quelque tendance aux lipothymies, lui faire boire quelques gorgées de *vin vieux.*

Pendant le bain : le front et la tête sont entourés d'une serviette pour que l'eau des affusions descende vers la nuque. Pratiquer *trois affusions* (au début, au milieu et à la fin du bain) avec de l'eau plus froide que celle du bain, de 2 à 3 minutes de durée. Faire des *frictions* sur le thorax et sur les membres (pas le ventre) pendant toute la durée de l'immersion. Au milieu du bain, administrer au patient *un demi-verre d'eau froide.* Durée du bain : *10 à 15 minutes.*

Dans les cas ordinaires, *retirer le malade dès qu'apparaît le frisson* ; dans les formes graves avec hyperthermie, le laisser *frissonner dans le bain* pendant quelques minutes.

Après le bain : Essuyer le malade légèrement, sauf sur l'abdomen, le remettre au lit, modérément couvert, excepté les jambes et les pieds (boule chaude). Le frisson peut continuer sans inconvénient pendant quelques minutes. Une 1/2 heure après le bain, prendre la température rectale du patient et l'alimenter.

Quand le malade ne dort pas dans l'intervalle des bains ou lorsque le sommeil est agité, associer aux bains froids l'application, sur le thorax et l'abdomen, de grandes compresses refroidies dans l'eau à 10°, changées toutes les 5 minutes ou tous les 1/4 d'heure suivant l'intensité de la fièvre.

Huit bains par 24 heures est un maximum qu'il ne faut qu'exceptionnellement dépasser.

Dans l'intervalle des bains, continuer la réfrigération par les compresses trempées dans l'eau froide à 10° ou les enveloppements successifs de 10 minutes avec le drap mouillé.

Ne pas cesser les bains brusquement, au moment de la défervescence.

Les bains froids sont contre-indiqués dans : 1° la fièvre typhoïde des vieillards ; 2° la fièvre typhoïde des jeunes enfants ; 3° les formes hypothermiques, chez les surmenés auxquels l'on donnera des bains tièdes à 28°, avec affusions froides à 12° ; 4° le cas de pneumonie très étendue ou de pneumonie de la convalescence ; 5° le cas d'affaiblissement permanent du cœur ; 6° hémorragie intestinale ; 7° perforation, menaces de péritonite ; 8° sensibilité extrême ou répugnance invincible du malade contre la réfrigération ; 9° les cas où prédominent des accidents de lipothymies, de syncopes, d'accès d'oppression dus à l'emphysème pulmonaire et de complications de laryngo-typhus, exposant à la suffocation. (A. Chantemesse.)

Seconde partie : Alimentation des malades. Brand a divisé la fièvre typhoïde en trois périodes : lutte contre la fièvre, rémission de la fièvre, défervescence.

Pendant la 1re période : Donner au malade, une 1/2 heure après le bain, 1 verre de liquide ; bouillon dégraissé de bœuf, de veau, de poulet, lait, café au lait.

Pendant la 2e période : Ajouter au régime précédent des potages sans pain, du jus de viande dégraissé, du chocolat à l'eau, trois ou quatre œufs à peine cuits, sans pain, un peu de vin.

Pendant la 3e période : Permettre une petite quantité de blanc de poulet, des poissons maigres frits ou dépouillés de leur peau et de leurs arêtes, de cervelles frites, des quenelles de viande blanche, de rosbif haché. S'abstenir de graisses.

Boissons : Boissons fraîches ou froides, abondantes ; de l'eau pure, de l'eau vineuse, diverses limonades, additionnées ou non d'une petite quantité de liqueurs.

Dans les *formes adynamiques ou compliquées*, vin vieux, vins d'Espagne, champagne, rhum.

En cas d'intoxication générale intense (délire persistant, coma, anurie, etc.), pratiquer des *injections sous-cutanées de sérum artificiel* de 1 litre à la fois, jusqu'à 3 et 4 litres dans les 24 heures, suivant le cas.

F. TYPHOÏDE CHEZ L'ENFANT.

Cas légers : Propreté du malade, antisepsie intestinale, lotions fréquentes.

Cas ordinaires, administrer :

Calomel......... 30 à 60 centigr.
(Legroux.)

Pour 3 à 4 prises, à prendre dans l'espace de 1/2 heure (5 à 15 ans).

Naphtol β.................. 2 gr.
(Legroux.)

En 10 paquets, 1 paquet toutes les heures.

Naphtol β .... } ãã 1 gr. 50
Salicylate de bismuth. }
(Legroux.)

En 10 paquets, à prendre dans les 24 heures.

Benzo-naphtol........... 1 gr. 50
Julep gommeux......... 80 gr.
(Comby.)

1 cuillerée à dessert, toutes les

2 heures, après avoir agité la bouteille.

En cas de diarrhée abondante : *Sous-nitrate de bismuth* à haute dose.

Naphtol β............) ãã 2 gr.
Salicylate de bismuth..)

En 10 paquets, 1 toutes les 2 heures.

Ou encore, *perchlorure de fer*, II à III gouttes, toutes les 2 heures ; *laudanum de Sydenham*, à la dose de II gouttes de 2 à 3 ans ; III à IV gouttes par jour, de 4 à 8 ans.

En cas de constipation : *Léger purgatif*.

Sulfate de soude........ 10 gr.
Eau .... 100 —
Sirop de limons........ 30 —
(Comby.)

A prendre en 1 ou 2 fois, à 10 minutes d'intervalle.

En cas de fièvre élevée : *Quinine*, dans un peu de miel ou de confiture, et *balnéation*.

Sulfate de quinine. 20, 30, 50 centigr.
(selon l'âge de l'enfant).

Pour une poudre, n° 20. 2 à 3 par jour.

Prescrire les suppositoires ou lavements suivants :

Chlorhydrate de quinine. 50 centigr..
Beurre de cacao....... 3 gr.

Pour 1 suppositoire, n° 10. 1 à 2 par jour.

Chlorhydro - sulfate)
   de quinine....... } ãã 50 centigr.
Antipyrine.........)
Laudanum de Sydenham. I goutte.
Eau tiède............ 100 gr.

Pour 1 lavement.

Employer la *thalline*, qui est un des meilleurs antithermiques dans la fièvre typhoïde.

Doses :

De 3 à 4 ans...... 1 centigr.
De 5 à 10 ans...... 2 —
De 11 à 15 ans.... 3 à 5 —
(Demme.)

Prescrire :

Sulfate de thalline... 10 centigr.
Julep gommeux..... 100 gr.
(Comby.)

1 à 4 cuillerées à dessert, suivant l'âge.

Pour *faciliter la diurèse* :

Benzoate de soude.. 25 à 50 centigr.
Sirop de cannelle... 15 gr.
Looch blanc....... 50 —
(A. Robin.)

Par cuillerée à bouche.

L'emploi des bains peut être systématisé chez les enfants qui ont dépassé 5 ou 6 ans. Donner au moins quatre bains en 24 heures de 28° à 25° ; dans les cas graves, chez des enfants âgés de 8 à 10 ans réagissant bien et se réchauffant après le bain, 8 à 10 bains en 24 heures à 20°, d'une durée de 10 à 15 minutes.

Contre-indications des bains froids : Broncho-pneumonie, hémorragie ou perforation intestinale, complications cardiaques.

En cas d'agitation :

Hydrate de chloral.... 50 centigr.
Teinture de musc..... XX gouttes.
Eau de tilleul......... 80 gr.
Sirop de fleurs d'oran-
   ger............... 20 —
(J. Simon.)

A prendre en 2 fois.
Ou bien :

Camphre............. 50 centigr.
Jaune d'œuf.......... N° 1.
Eau .... 60 gr.
(J. Simon.)

Pour un lavement.

En cas de céphalalgie :

Sirop de codéine........   100 gr.
(J. Simon.)

Prendre 3 cuillerées à café dans les 24 heures.

En cas d'affaiblissement cardiaque et menace de collapsus :

Caféine................   2 gr. 50
Benzoate de soude.......   3 gr.
Eau distillée.......   Q. S. p. 10 c. c.

Injecter une 1/2 seringue Pravaz, 2 fois par jour.

Alterner avec :

Sulfate de spartéine....   20 centigr.
Eau distillée...........   10 gr.

1 à 2 seringues de Pravaz.

Ou bien prescrire la *digitale* :

Sirop................   5 à 40 gr.

Teinture...........   V à X gouttes.

Infusion............   5 à 10 centigr.

En cas d'adynamie :

Infusion de café 10 gr., dans 90 gr. d'eau bouillante sucrée.

Ou :

Eau-de-vie..........   10 à 25 gr.
Sirop de quinquina...   40 —
Eau distillée........   120 —
(J. Simon.)

Par cuillerées à bouche de 1/2 en 1/2 heure.

Ou encore :

Carbonate d'ammoniaque..........   20 à 30 centigr.
Extrait de quinquina.   1 gr.
Vin de Malaga.....   15 à 30 —
Eau-de-vie.........   10 à 20 —
Julep gommeux....   100 —
(J. Simon.)

Par cuillerées à bouche d'heure en heure.

Remplacer le carbonate par *l'acétate d'ammoniaque*, à la dose de 2 gr.

Prescrire :

Teinture de strophantus au 20e.......... } āā X gouttes.
Liqueur ammoniacale anisée............. }
Eau distillée............   60 gr.
Sirop d'éther ou de punch.   10 —

Par cuillerées à café toutes les 2 heures (enfants de 10 à 12 ans).

S'il y a des phénomènes ataxiques :

Teinture de musc........   1 gr.
—   de cannelle......   2 —
Sirop de morphine........   20 —
—   simple............   10 —
Eau de tilleul..........   60 —
(Descroizilles.)

Par cuillerées à café de 1/2 en 1/2 heure (enfants de 6 à 10 ans).

Alimentation liquide : bouillon dégraissé, lait, ou, s'il n'est pas digéré, Koumys ou Képhir.

Boissons abondantes : limonade au citron, à l'acide lactique, tisanes froides, eau vineuse.

FISSURE A L'ANUS.

Purgatifs légers. Lavements émollients. Grands bains, bains de siège.

Extrait de ratanhia......   2 gr.
Glycérine neutre........   40 —
Décoction de guimauve..   200 —

Pour 1 lavement.

Avant d'aller à la garde-robe, onctions autour de l'anus avec :

Chlorhydrate de cocaïne...   2 gr.
Vaseline .... } āā 20 —
Lanoline .... }

Pour onctions, 1 à 2 fois par jour.

Employer, matin et soir, un suppositoire contenant :

Chlorhydrate de cocaïne. 1 à 2 centigr.
Extrait de belladone. ...   2   —
Beurre de cacao........   4 gr.

Pour 1 suppositoire, n° 10. 1 à 2 par jour.

Ou onctions avec :

Onguent populéum.......   20 gr.
Acétate de plomb crist....   4 —
Extrait de belladone......   2 —
Huile d'amandes douces... Q. S.

Placer tous les jours un *suppositoire astringent* :

Extrait de ratanhia........   1 gr.
Beurre de cacao..........   4 —

Pour 1 suppositoire, n° 6. 1 par jour.

Cautériser les surfaces malades avec le crayon de *nitrate d'argent mitigé* ou avec le crayon de *sulfate de cuivre*.

Si la guérison ne se produit pas, pratiquer la *dilatation forcée de l'anus* en narcose (écarter fortement les pouces introduits dans le rectum, jusqu'au contact des ischions).   (Tillaux.)

FISTULES THORACIQUES.

(Voy. *Pleurésie purulente.*)

FLATULENCE (Flatuosités, météorisme, tympanisme).

Régler les garde-robes ; purgatifs légers, lavements :

Teinture de rhubarbe composée ....   100 gr.

1 cuillerée à café avant les repas.

Magnésie............ } ãã 5 gr.
Fleur de soufre....... }

En 15 cachets, 1 tous les matins.

Magnésie calcinée..... } ãã 5 gr.
Rhubarbe en poudre... }

Pour 15 cachets, 1 cachet avant chaque repas.

En cas de diarrhée :

Naphtol β............ }
Magnésie bicarbonatée. } ãã 5 gr.
Poudre de charbon de }
  peuplier.......... }
Essence de menthe ou
  d'anis.............   II gouttes.
                      (Huchard.)

En 15 cachets, 1 cachet au début des repas.

Bicarbonate de soude...   2 gr.
Craie lavée...........   1 —
Poudre de noix vomique. 20 centigr.
                      (Huchard.)

Pour 10 cachets ; 1 cachet avant les repas (ajouter 2 gr. de salol au besoin).

En cas de flatulence et de gastralgie :
Gouttes blanches de Gallard.

Chlorhydrate de morphine. 10 centigr.
Eau de laurier-cerise......   5 gr.

I à V gouttes avant chaque repas, sur un morceau de sucre.
Ou bien ;

Chlorhydrate de cocaïne. 25 centigr.
Sirop de quinquina....   20 gr.
Eau de laitue........   150 —

1 cuillerée à soupe, toutes les 2 heures.

Cataplasmes sur le ventre, onctions de *baume tranquille*.

Prescrire les *carminatifs* :

Alcoolat de cajeput à
10 p. 100.........
Alcoolat aromatique
ammoniacal (esprit } āā 10 gr.
de Sylvius).......
Alcool chloroformé à
10 p. 100........

1 cuillerée à café dans de l'eau sucrée, tous les 1/4 d'heure, jusqu'à effet.

Essence d'anis........ X gouttes.
Liqueur d'Hoffmann.... XX —
Eau de menthe....... 100 gr.
(Dujardin-Beaumetz.)

A prendre après les repas.

Éther sulfurique....... 2 gr.
Laudanum de Syden-
ham .... X gouttes.
Eau de menthe....... 100 gr.
Eau de tilleul........ 50 —

1 cuillerée à bouche toutes les heures.

Extrait de petite cen-
taurée........... } āā 2 gr.
Thériaque.........
Anis en poudre....... 1 —
Racine de gentiane
pulvérisée....... } āā 50 centigr.
Racine d'angélique
pulvérisée.......
Castoreum........... 30 —
Huile essentielle d'anis.. X gouttes.
— — de cannelle. V —
Sirop de menthe....... Q. S.
(Desbois.)

Pour 30 bols, trois ou quatre en 4 heures.

Liqueur anodine d'Hoff-
mann............. } āā 10 gr.
Alcool camphré.......
Eau de mélisse........
— de menthe........ } āā 30 —
— d'anis..........

1 cuillerée à café dans un peu d'eau sucrée.

Voy. *Dyspepsie flatulente, Dilatation d'estomac, Colite muco-membraneuse, Tympanite.*

Chez l'enfant :
Frictions avec huile de camomille chaude, ou baume tranquille.

Pour combattre la **douleur** et comme carminatif :

Hydrate de chloral...... 2 gr.
Essence d'anis........ XX gouttes.
Sirop de fleurs d'oranger. 30 gr.
Hydrolat de menthe.... 100 —

1 cuillerée à café toutes les 3 heures, dans un peu de lait.

Contre les gaz, donner :

Charbon de Belloc.. } āā 20 centigr.
Craie préparée.....
Essence de menthe..... II gouttes.
(Comby.)

Pour 1 dose : six par jour, dans du lait.

Prescrire les paquets suivants :

Bicarbonate de soude... 10 centigr.
Salol .... 5 —
Poudre de noix vomique. 1 —
(Comby.)

Pour 1 paquet : cinq à six par jour, de 2 en 2 heures.

FLUEURS BLANCHES.

(Voy. *Leucorrhée, Métrite, Vaginite chronique.*)

FLUXION.

(Voy. *Ostéopériostite maxillaire.*)

12.

FOLIE MENSTRUELLE.

Purgatif drastique : Eau-de-vie allemande, 25 à 30 gr.

Émissions sanguines : Scarifications du col (100 à 150 gr. de sang), sangsues ; *vésicatoires* à la nuque, *sinapismes* aux cuisses, *bains de pieds sinapisés.*

Intérieurement :. *Bromure de potassium* d'une façon continue ou pendant les quinze à vingt jours qui précèdent l'apparition des règles, *4 à 8 gr. par jour.*

Quand il s'agit d'une manie véritable, à côté de l'*opium*, de la *morphine*, de l'*atropine*, administrer le *tartre stibié* à faible dose. (Ball.)

Tartre stibié......... 5 centigr.
Sulfate de magnésie... 50 gr.
Sirop de nerprun..... 25 —
Eau .... 200 —

A prendre en une fois.

Émétique........... 5 à 50 centigr.
Laudanum de Sydenham............ XXX gouttes.
Eau .... 240 gr.
Sirop de fleurs d'oranger............. 20 —

Par cuillerée toutes les 1/2 h.

FOLLICULITE ET PÉRI-FOLLICULITE DÉCALVANTE.

1º Nettoyer avec soin le cuir chevelu avec de l'*eau savonneuse.*

2º Badigeonner, tous les 6 à 8 jours, les régions voisines des plaques avec de la *teinture d'iode.*

3º Lotionner tous les matins les plaques avec :

Bichlorure de mercure. 15 centigr.
Biiodure de mercure.. 1 gr.
Alcool à 90°......... 60 —
Eau .... 500 —

Pour lotions. (Quinquaud.)

FURONCLE.

En général, *expectation.* Compresses d'eau phéniquée, recouvertes de taffetas gommé ou une plaque de gutta-percha laminé. Cataplasmes chauds. Attendre l'ouverture et l'expulsion spontanée du bourbillon.

N'inciser la tumeur que lorsque la douleur est très vive.

Purgation. Antisepsie intestinale. (Reclus.)

Dans le furoncle des lèvres : Traverser la lèvre de part en part avec le *thermocautère.* Faire des pointes de feu assez rapprochées pour que leur action se fasse sentir dans toute l'épaisseur des tissus. (Verneuil.)

FURONCULOSE.

Rechercher et combattre la cause (catarrhes intestinaux, diabète, infection répétée).

Purgation ; *huile de ricin,* une cuillerée à café tous les matins ; *calomel* pris à la dose de 1 gr. en trois à dix prises ou donné à la dose de 10 centigr. pendant

6 jours consécutifs, le matin à jeun (soins de la bouche) ; ou encore :

Fleur de soufre......
Magnésie décarbona-tée............... } $\bar{a}\bar{a}$ 10 gr.

(Potain.)

Pour 20 paquets, un paquet le matin à jeun ; immédiatement après, prendre un verre d'*eau de Châtel-Guyon*, par demi-verre à intervalle de dix minutes.

Antisepsie intestinale :

Naphtol ß.............. 7 gr. 50
Salicylate de bismuth... 15 gr.

(Bouchard.)

Pour 30 cachets. Un à chacun des trois repas par jour (jusqu'à ce que les selles soient vertes).

Intérieurement, prescrire les *arsenicaux*.

Granules d'arséniate de soude à 1 milligr., 4 à 8 par jour.

Liqueur de Fowler....... 5 gr.
Eau de laurier-cerise...... 15 —

Prendre X à XV gouttes, 2 fois par jour avant les repas, dans un demi-verre d'eau sucrée.

Liqueur de Pearson...... 10 gr.

Prendre VI à X gouttes aux deux principaux repas, dans un verre d'eau sucrée.

En cas d'anémie : Prescrire le *sirop arsenical ferrugineux* :

Pyrophosphate de fer et de soude........ 6 gr.
Arséniate de soude... 6 centigr.
Eau de fleurs d'oran-ger.............)
Alcool à 90°....... } $\bar{a}\bar{a}$ 25 gr.
Sirop simple........ 1200 —

(Yvon.)

2 à 4 cuillerées par jour.

En cas d'arthritisme : Prescrire *l'iodure de potassium*, pris pendant des mois.

Recommander en même temps de prendre trois *grands bains* savonneux par semaine.

GALACTORRHÉE.

Régime sec, alimentation animale. Purgatifs salins et drastiques répétés.

Bandage compressif ouaté des seins.

Lotions froides.

En cas de douleur : cataplasmes chauds, et onctions calmantes.

Chlorhydrate de potasse.)
Extrait de ciguë........ } $\bar{a}\bar{a}$ 8 gr.
Camphre............... 2 —
Axonge................. 60 —

(Gueneau de Mussy.)

Pour onctions.

Extrait d'opium.......)
— de belladone... } $\bar{a}\bar{a}$ 1 gr.
Vaseline............... 30 —

Prescrire intérieurement :

Atropine............. 3 milligr.
Sulfate de magnésie... 90 gr.
Eau distillée......... 240 —

(Bloom.)

1 cuillerée à bouche toutes les 2 heures.

Ou bien :

Camphre pulvérisé.... 20 centigr.

Pour 1 cachet, n° 9. A prendre 3 cachets par jour, 3 jours de suite.

GALE.

Chez l'adulte. *Traitement rapide de la gale* (en 2 heures) :

1° *Friction générale d'une demi-heure avec le savon noir*, pour enlever la malpropreté qui recouvre le corps et rompre les sillons ;

2° *Bain d'une demi-heure* et frictions à la brosse, pour ramollir l'épiderme et achever de détruire les sillons ;

3° Friction générale pendant une demi-heure avec la *pommade d'Helmerich* sur toute la surface du corps.

Soufre sublimé..........	200 gr.
Carbonate de potasse.	
Eau distillée.......	ãã 100 —
Huile d'amandes douces	
Axonge ....,	700 —

(Helmerich.)

Mêlez, après avoir fait dissoudre le carbonate de potasse dans l'eau.

Employer 50 gr. par friction.

Contre les éruptions secondaires, donner quelques bains simples.

(Bazin, Hardy.)

Ou *autre traitement rapide en 2 heures* :

1° Friction générale au *savon noir* d'une demi-heure.

2° *Bain tiède*, avec frictions à la brosse d'une demi-heure.

3° Friction générale avec le *composé liquide* suivant qu'on laisse sécher sur la peau pendant un quart d'heure :

Fleur de soufre........	100 gr.
Chaux vive...........	200 —
Eau	1000 —

(Vleminckx.)

Faites bouillir, quand la combinaison est opérée laissez refroidir et décantez dans des bouteilles hermétiquement fermées (sulfure de calcium liquide). 100 gr. suffisent pour obtenir la guérison.

4° Immersion et lavage de tout le corps dans un bain tiède.

(Vleminckx.)

En ville, employer le traitement suivant :

1° Lotions sur tout le corps avec du savon de toilette (ou savon noir), suivies d'un bain de son.

2° Trois frictions avec la pommade suivante :

Carbonate de soude......	50 gr.,
Fleur de soufre.........	100 —
Glycérine..............	200 —
Gomme adragante.......	1 —
Essence, Q. S. pour aromatiser.	

(Fournier.)

3° Prendre un second bain, changer les linges de corps et de lit.

Les jours suivants, bains émollients : de son, d'amidon.

(Fournier.)

Frictionner les *pieds* et les *mains* des galeux avec l'onguent suivant :

Fleur de soufre.........	200 gr.
Huile de cade........:	150 —
Craie	
Savon vert.........	ãã 400 —
Axonge	

(Hébra.)

Ou bien :

Fleur de soufre.........	60 gr.
Poudre d'ellébore blanc..	40 —
Carbonate de potasse.	ãã 120 —
Savon noir.........	
Axonge	80 —
Essence de lavande......	10 —

Employer cet onguent pendant huit jours, en frictions sur les parties malades à la dose de 15 gr.

Chez les femmes enceintes : Pratiquer des frictions tous les soirs, pendant 4 à 6 jours, avec :

Naphtol β.............	10 à 20 gr.
Éther...............	Q. S. p. diss.
Essence de menthe...	Q. S.
Vaseline............	160 gr.
	(Besnier.)

Ou bien onctions matin et soir, avec :

Styrax...............	1 partie.
Huile................	2 parties.
	(Vidal.)

Chez les enfants de moins de 15 à 16 ans, faire des frictions 2 fois par jour avec l'une des deux pommades suivantes :

Naphtol β.............	5 gr.
Alcool..............	Q. S. p. diss.
Vaseline.............	100 gr.

Naphtol β.............	5 à 15 gr.
Savon vert.....	50 —
Craie préparée........	10 —
Axonge	100 —
	(Kaposi.)

Ou bien prescrire la pommade au *baume de Pérou* :

Baume de Pérou.........	50 gr.
Vaseline...............	10 —
Lanoline	20 —

Faire une friction de 15 minutes, après avoir fait prendre un bain savonneux d'une demi-heure.

Le malade devra se coucher en endossant une chemise de nuit enduite de baume de Pérou.

Le lendemain matin, bain savonneux.

Ou encore savonner le corps tous les jours avec :

Savon de Marseille......	100 gr.
Pétrole	30 —
Alcool à 90°..	50 —
Cire..................	40 —
	(C. Paul.)

Chez les nouveau-nés : Faire des onctions matin et soir avec :

Onguent styrax......	
Huile d'amandes douces	$\bar{a}\bar{a}$ 20 gr.

GANGRÈNE.

G. PAR ARTÉRIO-SCLÉROSE (artérite oblitérante).

Repos absolu au lit, le membre dans l'extension et dans la position horizontale, ou légèrement élevée.

Désinfection des parties malades, pansement antiseptique, enveloppement ouaté répété tous les jours. Bain légèrement phéniqué (1 p. 100) ou naphtolé (20 centigr. 1 p. 1000) à 50°, pour calmer les douleurs, aseptiser la région et limiter le sphacèle.

En cas d'infection : *pulvérisations phéniquées* au 3 à 5 p. 100; *pansements humides* avec compresses de tarlatane imbibées d'une solution de sublimé à 1 p. 2000 ou 1 p. 4000.

Attendre la *séparation spontanée*, ne pratiquer l'*amputation* qu'après délimitation naturelle.

Intérieurement : *iodure de potassium*, 1 gr. par jour.

En cas de douleurs vives : *opium*, injections de morphine.

(Reclus.)

G. BUCCALE. Voy. *Noma*.

G. DIABÉTIQUE.

Éviter les traumatismes. Soigner toute excoriation comme diérèse ou exérèse véritables. *Antisepsie rigoureuse, pansements aseptiques* ; les substances irritantes seront proscrites ; avoir recours aux pommades, au salol, aux solutions boriquées 4 p. 100, naphtolées 2 p. 1000, au biiodure de mercure 1 p. 4000.

En cas d'inoculation septique : *Pulvérisations phéniquées, bains* locaux, légèrement antiseptiques et chauds.　(Reclus.)

G. PULMONAIRE.

Soutenir les forces du malade par les toniques, l'alcool, le quinquina.

Inhalations d'*oxygène*, inhalations antiseptiques :

Essence d'eucalyptus....	100 gr.
Eau bouillante..........	500 —

Pour inhalations.

Ou bien : une cuillerée à dessert d'*essence de térébenthine* dans de l'eau chaude et inhaler les vapeurs qui s'en dégagent.

Ou encore : *inhalations* à l'aide du flacon barboteur, dans lequel pénètrent deux tubes, rempli à moitié du *mélange balsamique* suivant :

Créosote de hêtre........	10 gr.	
Baume du Pérou........	25 —	
Térébenthine suisse......	30 —	
Teinture d'eucalyptus.	}	
— de benjoin ..	} āā 15 —	
Essence de térébenthine..	100 —	
	(A. Marfan.)	

Pulvérisations à la créosote 1 à 5 p. 100, à l'acide phénique 1 p. 100, salicylique 1 p. 1000, au thymol 1/2 p. 100.

Intérieurement : créosote, alcoolature d'eucalyptus, eucalyptol en perles, 2 à 3 gr. en 24 heures, terpine, hyposulfite de soude, liqueur de Labarraque.

Alcoolature d'eucalyptus.	3 à 4 gr.
Julep diacodé..........	200 —
	(Bucquoy.)

Par cuillerées dans les 24 heures.

Terpine............	30 centigr.

Pour un cachet, n° 50 ; à prendre 5 cachets dans les 24 heures.

Terpine............	1 gr. 50
Alcool à 90°..........	20 gr.
Eau	100 —
Sirop de cachou.......	30 —

A prendre dans les 24 heures.

Terpine.................	5 gr.	
Alcool		
Eau distillée.........	} āā 50 —	
Sirop de cachou......		

A prendre 3 cuillerées à bouche dans les 24 heures (une cuillerée contient 50 centigr.).

Hyposulfite de soude.	4 à 8 gr.
Julep gommeux....	150 à 250 —
	(Lancereaux.)

Par cuillerées à bouche dans les 24 heures (contre-indiqué en cas d'hémoptysie).

Liqueur de Labarraque...	4 gr.
Julep gommeux.........	200 —
	(Jaccoud.)

Par cuillerées à bouche dans les 24 heures.

Créosote........		
Iodoforme...........	} āā 5 gr.	
Terpine.............		
Acide benzoïque.......	} āā 2 —	
Térébenthine de mélèze.		
Poudre de guimauve...	} āā 6 —	
Magnésie légère.......		
	(Legroux.)	

Pour 100 pilules : 6 à 10 par jour.

Chez l'enfant :

Alcoolature d'eucalyptus.	1 à 2 gr.	
Eau de fleurs d'oranger.	} āā 30 —	
Eau de menthe........		

Eau de cannelle..........	10 gr.
Sirop de térébenthine...	āā 20 —
— de quinquina....	

Par cuillerées à dessert, d'heure en heure.

Teinture d'eucalyptus..	āā 2 gr.
— de cannelle...	
Sirop de fl. d'oranger..	āā 25 —
— de quinquina....	
Hydrolat de tilleul.......	100 —
	(Comby.)

Par cuillerées, d'heure en heure.

Inhalations toutes les heures, pendant cinq minutes, avec :

Créosote pure........	āā 10 gr.
Acide phénique......	
Alcool à 90°..........	30 —
Teinture d'eucalyptus...	2 —
Eau.................	1000 —

Continuer ces différentes médications pendant longtemps.

Contre les douleurs thoraciques : Sinapismes, ventouses sèches.

En cas de pleurésie purulente : Pleurotomie antiseptique.

Traitement chirurgical : Ouverture du foyer gangreneux, *pneumotomie*.

Ou bien : *Injections directes dans le foyer gangreneux* de substances antiseptiques (chlorure de zinc 1/30, gaïacol 1/15) d'huile stérilisée.

G. SÉNILE, Voy. *Gangrène par artério-sclérose*.

G. SYMÉTRIQUE DES EXTRÉMITÉS (Maladie de Raynaud).

Réchauffer les parties exposées à l'asphyxie et à la syncope locale par des gants fourrés.

Réveiller la contraction des petits vaisseaux, à l'aide de l'*ergot*

de seigle et de la *quinine* ; de l'*électrisation*, des *bains d'oxygène*.

Ergotine	āā 5 centigr.
Sulfate de quinine...	
Excipient et glycérine....	Q. S.

Pour une pilule, 4 à 5 chez l'adulte, 3 pilules chez les enfants, par jour.

Au commencement de l'accès : Prescrire la *trinitrine*.

Solution alcoolique de trinitrine à 1/100..	XXX gouttes.
Eau distillée..........	300 gr.

3 à 5 cuillerées à bouche par jour.

G. DE LA VULVE.

Attaquer et détruire le foyer morbide avec le *thermocautère*; pansement *iodoformé*.

Faire des *lotions* et des *irrigations* avec des solutions d'acide phénique 1 à 2 p. 100, de sublimé corrosif 1 p. 2000, ou :

Permanganate de potasse.	1 gr.
Eau	500 —

Chloral	5 gr.
Eau	500 —

Badigeonnages à la teinture d'iode.

Recouvrir la vulve de *compresses* imbibées de l'une des solutions suivantes :

Acide phénique........	1 gr.
Glycérine	āā 10 —
Alcool	
Essence de thym........	5 —
Eau	100 —

Biiodure de mercure...	25 centigr.
Alcool à 90°..........	50 gr.
Eau distillée..........	1 litre.

Créoline	5 à 15 gr.
Eau	1000 —

Thymol.. .../...........	2 à 4 gr.
Chloral	120 —
Eau	1000 —

Traitement tonique : vin de quinquina, cognac, lait, purées de viande.

GASTRALGIE.

Rechercher et combattre la cause.

Repas réguliers, peu de liquides, pas de crudités.

En cas d'hyperchlorhydrie, régime de la dyspepsie irritative ; eaux de Vichy, Vals ou Alet (un verre à chaque repas).

Combattre la constipation : *lavements* tièdes tous les matins.

Prescrire :

Soufre précipité.	10 gr.
Carbonate de magnésie.	
Poudre de rhubarbe...	ãã 5 —
Oléo-saccharure de fenouil	

Donner de petites doses, 2 à 3 fois par jour.

Ou encore : Un verre à bordeaux d'eau de *Carabaña* ou un grand verre de *Châtel-Guyon*, le matin à jeun.

Exercices après les repas. *Hydrothérapie* tiède ou froide.

Dans les cas intenses : *régime lacté, Képhir, Koumys* ; *lavages* d'estomac avec 20 gr. de sousnitrate de bismuth pour 1/2 litre d'eau.

Au moment où éclate la douleur, prendre les *gouttes noires anglaises* :

Opium de Smyrne.......	100 gr.
Vinaigre distillé.........	600 —
Safran incisé.....	8 —
Muscades grass. pulvér..	24 —
Sucre blanc...........	50 —

Prendre II à V gouttes dans un peu d'eau. (La goutte noire représente le quart de son poids d'extrait d'opium.)

Ou les *gouttes blanches de Gallard* :

| Chlorhydrate de morphine. | 10 centigr. |
| Eau de laurier-cerise..... | 5 gr. |

II gouttes sur un morceau de sucre avant les repas.

Ou bien :

Chlorhydrate de morphine.	10 centigr.
Eau distillée.............	40 gr.
Sucre en poudre.........	5 —

1 cuillerée à café, avant les 2 principaux repas.

Administrer la *codéine* :

Codéine..........	ãã 50 centigr.
Thridace	
Poudre de guimauve....	Q. S.

Pour 12 pilules, une avant chaque repas.

Donner l'*eau chloroformée*, en potion :

Eau chloroformée.......	150 gr.
Eau de fleurs d'oranger..	50 —
Eau distillée...........	100 —
(De Beurmann.)	

1 cuillerée à café ou à dessert, avant les repas, ou bien 1 cuillerée à dessert de 1/4 d'heure en 1/4 d'heure, jusqu'à disparition de la douleur.

Eau chloroformée saturée..	80 gr.
Eau de fleurs d'oranger...	20 —
Sirop d'opium...........	50 —
(De Beurmann.)	

Par cuillerées à café, de 1/4 en 1/4 d'heure, jusqu'à effet.

En cas de gastralgies vives

avec vomissements : Prescrire la *cocaïne* :

> Chlorhydrate de cocaïne. 50 centigr.
> Eau distillée........... 300 gr.
> (Dujardin-Beaumetz.)

1 cuillerée à bouche avant les repas, ou 1 cuillerée à bouche toutes les 2 heures.

En cas de gastralgie liée à l'hyperchlorhydrie : Donner l'*atropine* :

> Sulfate d'atropine..... 1 centigr.
> Eau distillée.......... 100 gr.

Commencer par XX gouttes 5 fois par jour, augmenter jusqu'à 15 fois XX gouttes dans les 24 heures.

En cas de gastralgie associée à de la fermentation stomacale : Faire prendre le mélange suivant :

> Alcool rectifié........)
> Teinture d'iode........ } ãã 5 gr.
> Acide phénique.........)

V gouttes à chacun des 2 principaux repas.

Dans les cas intenses : Associer la *morphine* à la *belladone* et à la *jusquiame* :

> Chlorhydrate de morphine. 50 centigr.
> Extrait de belladone...... 25 —
> — de jusquiame..... 75 —
> Baume de tolu.......... Q. S.

Pour 50 pilules ; 3 à 4 pilules par jour.

Injections sous-cutanées de *morphine*.

Chez les arthritiques, les névropathes et les hystériques : Nervins, antispasmodiques.

Sulfate de quinine: 30 centigr. pris 2 à 4 fois par jour.

> Exalgine............... 1 gr. 25
> Alcool à 90°.......... 5 —
> Sirop d'écorc. d'oranges. 20 —
> Eau................ 40 —

(1 cuillerée contient 30 centigr d'exalgine) ; 2 cuillerées par jour :

Perles d'éther : 4 à 6 à la fois

> Liqueur d'Hoffmann...)
> Teinture de badiane...)
> — de rhubarbe.. } ãã 3 gr.
> — de noix vomi-)
> que........)

XX gouttes aux repas.

> Teinture de chanvre in-)
> dien.............. } ãã 5 gr.
> Liqueur d'Hoffmann...)

X gouttes plusieurs fois par jour (4 à 5 fois).

Perles d'éther amyl-valérianique : 3 fois 4 perles dans la journée ou bien 6 à 8 perles d'une seule fois.

Prescrire :

> Valérianate d'ammoniaque. 1 gr.
> Sirop d'éther........ } ãã 20 —
> — de menthe.....)
> Teinture de chanvre in-
> dien............... X gouttes.
> Eau de tilleul.......... 120 gr.

1 cuillerée à bouche toutes les heures, au moment des crises spasmodiques, 5 cuillerées par jour.

Dans les cas rebelles à ces médications, instituer le traitement par les *arsenicaux*, continué pendant longtemps :

> Acide arsénieux........ 10 centigr.
> Mannite........... ... 4 gr.
> Miel.................. Q. S.

Pour 100 granules ; 2 granules, 3 fois par jour, après les repas.

Pilules arsenicales asiatiques (5 milligr. d'ac. arsénieux par pilule), 1 à 2 par jour.

Eaux thermales de Néris, Plombières.

Contre la gastralgie des tabétiques :

Oxalate de cérium...... 10 centigr.
Extrait et poudre de gentiane............... Q. S.

Pour 1 pilule, 1 ou 2 pilules à la fois, 3 ou 4 fois par jour.
Ou bien :

Chloroforme......... } ãã 10 gr.
Teinture d'iode...... }
      (Huchard et Grasset.)
IV gouttes, 3 à 4 fois par jour.

Chez l'enfant : Donner contre la douleur :

Laudanum........ I à II gouttes.
dans un peu d'eau sucrée.

Prescrire :

Teinture de colombo...... 10 gr.
  — de belladone.. }
  — d'aconit....... } ãã 5 —
Élixir parégorique..... }
          (J. Simon.)

V à X gouttes avant les repas.
Combattre l'arthritisme héréditaire (Voy. *Arthritisme*).
Eaux de *Bourbon-Lancy*.

GASTRITE.

G. AIGUE.

Avant tout, *repos de l'organe.*
Diète, régime lacté.

Calmer la douleur et les vomissements par la *glace intus et extra*, ou *cataplasmes* très grands et fréquemment renouvelés ; *lavements* laudanisés ou au chloral ; *opium* sous forme de piqûre de morphine.

Dans les cas suraigus, dus à l'ingestion de substances toxiques : *Lavages d'estomac.* (Voy. *Empoisonnements*).

Lavements alimentaires, au besoin pendant quelques jours, plus tard permettre le *lait* et la *poudre de viande délayée dans de l'eau fortement alcalinisée.*

Acide chlorhydrique médicinal........... } ãã 2 gr.
Résorcine médicinale.. }
Sirop d'écorces d'oranges amères.............. 20 —
Eau distillée........... 180 —

1 cuillerée à bouche toutes les 2 heures.

G. CHRONIQUE.

Repas réguliers et peu abondants. Proscrire l'alcool, les mets épicés, le gibier faisandé, le poisson de mer, les fruits verts, la salade, les amylacés.

Défendre l'usage du tabac.

Régime lacté ; Képhir, Koumys.

Combattre la **constipation :** Eau de *Villacabras* ou *Rubinat*, 1 verre à bordeaux ; eau de *Pullna*, *Hunyadi-Janos*, *Sedlitz* ou *Montmirail* 1 à 2 grands verres, le matin à jeun.

Sel de Carlsbad........ 200 gr.

1 cuillerée à café dans un verre d'eau tiède, tous les matins à jeun.

Ne pratiquer le *lavage d'estomac* que dans les cas tout à fait exceptionnels.

Chez les névropathes : Traitement général de la névrose et de la dyspepsie irritative ; exercices, hydrothérapie. Eaux de Néris, Plombières.

Chez les dilatés : Traitement de la gastrectasie.

En cas de gastrite ulcéreuse : Traitement de l'ulcère de l'estomac.

GERÇURES DES MAINS.

Menthol.............. 1 gr. 50	Lanoline.............. 20 gr.
Salol............... 2 gr.	
Huile d'olives......... 10 —	Pour frictions, 2 fois par jour.

GERÇURES DU SEIN.

(Voy. *Crevasses, Excoriations du sein.*)

GINGIVITE.

Badigeonnages et gargarismes *astringents.*

Teinture de ratanhia...... 20 gr.

Pour badigeonnages répétés 2 à 4 fois par jour.

Nitrate d'argent..... 1 gr.
Eau distillée........ 30 à 10 —

Pour badigeonnages ou attouchements des parties malades.

Contre la douleur : Badigeonner avec une solution de *cocaïne 2 p. 100*, ou interposer entre les muqueuses gingivale et bucco-labiale de petits tampons imbibés de :

Antipyrine........... 10 à 20 gr.
Chlorhydrate de cocaïne. 2 —
Eau distillée.......... 100 —

Dans la gingivite chronique à forme fongueuse ou hypertrophique : Pratiquer la *cautérisation ignée.* (A. Broca.)
Dans des cas compliqués de petites tumeurs de nature suspecte : Potion au *chlorate de potasse*, 4 gr. par jour, en plusieurs fois, pendant 3 mois de suite. (A. Broca.)
Dans la gingivite des femmes enceintes : Pratiquer des attouchements à *l'acide chromique* au 10° (la guérison ne se produit généralement qu'après l'accouchement).

Alcoolat de cochléaria. ⎱ ãã 15 gr.
Hydrate de chloral... ⎰
(Pinard.)

Pour attouchements.
Contre la gingivite ulcéreuse : Toilette de la bouche avec des mixtures astringentes et antiseptiques :

Teinture de ratanhia.. ⎱
— de noix de ⎰ ãã 10 gr.
galle...... ⎰
Laudanum de Sydenham.. 1 —

Pour badigeonnages.
Ou poudrer avec :

Poudre de ratanhia....... 10 gr.
— de quinquina..... 30 —
Chlorate de potasse........ 10 —

Pour poudrer les parties malades, plusieurs fois par jour.

Salol.................. 3 gr.
Alcool à 90°............ 150 —
Essence de menthe...... 1 —

Élixir dentifrice : se rincer la bouche et gargariser plusieurs fois par jour.
Lavages de la cavité buccale, répétés 2 à 3 fois par jour, avec :

Permanganate de potasse. 2 gr.
Eau distillée.......... 400 —

1 cuillerée à bouche pour un grand verre d'eau tiède (1 cuill. contient 10 centigr.).

Acide phénique............ 4 gr.	
Alcool................. } āā 80.—	1 cuillerée pour un grand verre (200 gr.) d'eau tiède = 1/2 p. 100.
Eau bouillie........ }	

GLAUCOME.

G. AIGU.

Iridectomie aussitôt que possible.

Faire des instillations avec :

Salicylate d'ésérine.	3 centigr.
Eau distillée.......	5 gr.

(Trousseau.)

4 à 6 instillations par jour.

A l'intérieur : Sulfate ou bromhydrate de *quinine* à hautes doses.

Contre les douleurs : *antipyrine.*

Contre l'insomnie : *chloral.*

Ne jamais prescrire de collyre à l'atropine.

G. CHRONIQUE.

Iridectomie ou collyre suivant :

Chlorhydrate de pilocarpine.	5 centigr.
Eau distillée.............	5 gr.

II gouttes, matin et soir.

Intérieurement : *Iodure de sodium* à faible dose, pendant longtemps. (Trousseau.)

GLOSSITE.

G. AIGUE.

Gargarismes émollients, *purgatifs* salins. *Glace* autour du cou en permanence, dans un sac en caoutchouc recouvrant la partie antérieure et les parties latérales du cou. *Sangsues* à la région sus-hyoïdienne. (Kirmisson.)

Contre l'œdême phlegmoneux, pratiquer de *profondes incisions* prenant toute la longueur de la langue ; faire une ou deux incisions selon que la glossite est unilatérale ou bilatérale.

Pour la partie verticale de la langue (glossite basique). débrider avec le bistouri en faucille.

(A. Broca.)

En cas de foyer purulent : *Incision.*

En cas de suffocation : *Trachéotomie.*

G. CHRONIQUE DENTAIRE.

Limer, obturer ou extraire la dent irritante. Défendre de chi-quer, de fumer, de manger des aliments épicés.

Collutoires au *borax*, au *chlorate de potasse*.

Cautérisations à *l'acide chromique*.

Pratiquer l'ablation du mal dès que l'on se méfiera d'une transformation cancéreuse. (A. Broca.)

G. SCLÉREUSE (gommeuse) SYPHILITIQUE.

Traitement spécifique mixte, intense au début. Cautériser légèrement les fissures au *nitrate d'argent*, y appliquer de la poudre d'*iodoforme*.

En cas de cavités gommeuses : Pratiquer des attouchements à la *teinture d'iode*.

En cas d'ulcération persistante, reposant sur une base scléreuse et rebelle au traitement spécifique : pratiquer l'*exérèse*. suivie de réunion immédiate.

(A. Broca.)

GLOSSODYNIE.

Lotions avec :

Chlorhydrate de cocaïne. 10 centigr.
Eau distillée.......... 10 gr.
(Const. Paul.)

Bromure de potassium.
Cautérisations avec le thermo-cautère.

GOITRE.

Emploi de l'*iode*, de l'*iodure de potassium* intérieurement ou extérieurement.

Teinture d'iode.......... 10 gr.

Prendre III à X gouttes après chacun des 2 principaux repas, dans un peu d'eau sucrée. Continuer pendant 3 mois.

Iodure de potassium..... 20 gr.
Eau distillée............ 300 —

1 cuillerée à bouche après chacun des 2 principaux repas (pendant 21 jours chaque mois).

Ou bien :

Prescrire la pommade iodée suivante :

Iode....................... 1 gr.
Iodure de potassium...... 6 —
Teinture d'opium......... 8 —
Axonge.................... 60 —
(Ewald.)

Pratiquer tous les soirs en se couchant une friction énergique à la région antérieure du cou avec un peu de cette pommade ; continuer pendant longtemps.

Administrer l'*iodoforme* sous forme de pilules.

Iodoforme............... 2 gr.
Racine de guimauve pulvérisée........ } ãã Q. S.
Miel blanc..........

Pour 30 pilules ; à prendre 2 par jour.

Médication thyroïdienne sous forme de greffe, d'injection hypodermique d'extrait ou d'ingestion de corps thyroïde en nature. Préférer ce dernier mode de traitement, qui est plus pratique *et plus efficace que les autres.*

Prendre un lobe thyroïde frais de mouton, le couper en petits fragments et verser, sur ces fragments, du bouillon chaud qu'on fait prendre au malade. (P. Marie.)

Continuer ainsi pendant 4 à 8 jours, en surveillant attentivement les effets de ce traitement, puis interrompre pendant 3 à 4 jours, pour reprendre l'ingestion du corps thyroïde.

Une fois la guérison obtenue, continuer à donner, pendant longtemps, un lobe tous les 5 à 6 jours.

Prescrire aussi les *tablettes de thyroïdine* à 20 centigr., commencer par 1/2 tablette, puis augmenter progressivement et prudemment jusqu'à 2 1/2 et 3 tablettes par jour.

Ne pas pratiquer d'*injections parenchymateuses iodées* ou autres; en général préférer le traitement chirurgical par la *thyroïdectomie partielle*.

GOITRE EXOPHTALMIQUE (Maladie de Basedow).

Repos intellectuel, vie calme et réglée, à la campagne.

Éviter toute excitation, toute émotion. Défendre le café, le thé, le tabac, les liqueurs.

Traitement médical :

Modérer **l'excitation circulatoire** et combattre les **palpitations** avec les *bromures*, l'*aconit*, l'*antipyrine*.

Teinture de veratrum viride.. 10 gr.
(G. Sée.)

XX gouttes par jour, en 4 fois.

Vératrine.............. 10 centigr.
Poudre de guimauve. 4 gr.
Extrait de chiendent.. Q. S.
(Magendie.)

Pour 20 pilules ; 4 à 8 par jour.
Prescrire :

Poudre d'ipéca........... 35 centigr.
— de feuilles de di-
gitale........ 2 —
Extrait d'opium...... 25 milligr.
(Dieulafoy.)

Pour 1 pilule; 4 à 6 pilules par jour.

Pendant les paroxysmes : *glace* à la région précordiale ; prendre la potion suivante :

Poudre de feuilles de
digitale............ 15 centigr.
Eau bouillante........ 150 gr.
Sirop de belladone.... 10 —

1 cuillerée à soupe, toutes les heures.

Contre les sueurs profuses : Administrer la *belladone*.

Extrait aqueux de bel-
ladone............ 25 centigr.
Extrait de quinquina... 2 gr.

Pour 20 pilules ; prendre 3 à 6 pilules par jour.

Extrait aqueux de bel-
ladone............ 30 centigr.
Extrait de valériane... 4 gr.

Pour 30 pilules ; 3 à 6 par jour.

Extrait de belladone... } ãã 1 gr.
— de stramonium. }

Camphre............. } 50 centigr.
Opium .... }

Pour 100 pilules ; 5 à 10 pilules par jour.

Granules de *sulfate d'atropine* à 1/2 milligramme, 1 à 2 granules de 2 en 2 heures.

Contre le nervosisme et l'insomnie : *Bromure de potassium*, 3 à 6 gr. par jour.

Bromure de potassium. }
— de sodium.... } ãã 10 gr.
— d'ammonium. }
Eau .... 300 —

(1 gr. 50 par cuillerée à bouche) ; 2 à 4 cuillerées dans la journée.

Donner l'*antipyrine* : 1 gr., 3 fois par jour.

Contre le tremblement : donner l'*antipyrine*, 1 gr. trois fois par jour. **Combattre l'anémie** par les *ferrugineux*, l'*huile de foie de morue*, le *sirop d'iodure de fer*, le *quinquina*, l'*arsenic*.

Ne pas prescrire le fer dans le cours de formes aiguës ; il augmente les poussées congestives.

En cas de troubles gastriques : *Régime lacté*.

Contre les élévations de température : *Antipyrine, quinine*.

Pratiquer des injections quotidiennes de *duboisine*.

Sulfate de duboisine.... 1 centigr.
Eau de laurier-cerise... 20 gr.
(Dujardin-Beaumetz.)

Pour injections hypodermiques : 1 ou 2 par jour.

Médication thyroïdienne (Voy. *Goitre*).

Suc thyroïdien........ 2 à 6 gr.

de liquide pur en injections hypodermiques.

Pilules ou *tablettes* de thyroïdine à 1 centigr., 5 à 40 par jour en plusieurs fois.

Administrer tous les jours un lobe frais de thyroïde de mouton en *lavement* : écraser, broyer et piler le lobe thyroïde dans 300 gr. d'eau distillée ; filtrer, ajouter V à X gouttes de laudanum.

Surveiller le traitement et interrompre de temps en temps la médication.

Hydrothérapie : Douches froides en jet brisé, très courtes, commencer par les douches tièdes, puis douche écossaise.

Électricité : Recommander les *courants continus* (galvanisation) de la nuque à la partie inférieure du tronc, sur les yeux, la région précordiale et galvanisation du cordon cervical du grand sympathique ; séance de 5 minutes et plus.   (Joffroy et Achard.)

La *faradisation* peut aussi rendre des services. (Vigouroux.)

Eaux thermales : Néris, Saint-Sauveur, Divonne, Gérardmer, Saint-Honoré.

Traitement chirurgical :

Thyroïdectomie partielle : dans les cas de goitre pulsatile, *ligatures atrophiantes* des deux artères thyroïdiennes supérieures et d'une des artères thyroïdiennes inférieures. *Résection du grand sympathique cervical* ; exceptionnellement, *exothyropexie.*

En cas de goitre exophtalmique coïncidant avec des lésions des fosses nasales (hypertrophie de la muqueuse, polypes), commencer par le traitement de ces lésions.

GOMMES.

G. SCROFULO-TUBERCULEUSES.

Traitement général de la scrofule ou de la tuberculose.

Détruire le foyer tuberculeux par l'*extirpation*, le *raclage* avec destruction de la poche. Si le foyer est très étendu ou placé dans une région dangereuse, faire des *injections interstitielles*, avant que la tumeur soit ouverte ; injections avec l'un des mélanges suivants, après évacuation du pus :

Glycérine .... 20 gr.
Iodoforme............ 1 —

Éther................ 20 gr.
Iodoforme............ 1 à 2 —

G. SYPHILITIQUES.

Donner l'*iodure de potassium* seul, à la dose de 8 à 10 gr. par jour, ou associé au *biiodure de mercure*, 10 à 25 centigr. par jour.

Ne pas prescrire le *sirop de Gibert*, qui est médiocrement actif et contient trop peu d'iodure.

(Fournier.)

Quand la gomme est ouverte : *badigeonnages à la teinture d'iode* 2 à 3 fois par jour.

Pulvérisations avec :

Iodure de potassium. } ãã 4 gr.
Teinture d'iode.... }

Eau .... 200 —

(Fournier.)

Quand l'ulcération est déter-gée, suspendre le traitement et toucher légèrement au *nitrate d'argent*, tous les 4 ou 5 jours.

GOURME.

(Voy. *Eczéma, Impétigo, Phtiriase.*)

GOUTTE.

Régime mixte : Alimentation peu abondante ; conseiller les viandes blanches. Pas de gibier, d'œufs, de poissons de mer, de crustacés, de fromages trop avancés. Légumes en abondance, sauf l'oseille et les épinards. Fruits : fraises et raisins, seulement des fruits bien mûrs. Pas de café, ni de thé. Usage très modéré du vin : boire du vin blanc (de la Moselle), du vin de Bordeaux, pas de vin de Bourgogne ou d'autres vins rouges. Pas de vins mousseux, pas de bière, excepté la bière française, pas de cidre.

Couper le vin avec des eaux alcalines : Vichy, Vals, Alet.

Boisson : de préférence, eau.

Chez le goutteux obèse : Proscrire les féculents, les aliments gras.

Chez le goutteux glycosurique : Proscrire les matières sucrées, remplacer le pain par la pomme de terre. (Bouchard.)

Donner le *lait* en quantité modérée, comme alcalin et diurétique ; 1 *litre de lait pris en 2 ou 3 fois* entre les repas.

Régularité dans les repas, dans les garde-robes.

Bains tièdes ou aromatiques 2 fois par semaine. *Frictions. Massage. Hydrothérapie* tiède ou froide.

Exercices musculaires, surtout marche au grand air ; éviter avec soin une trop grande fatigue et le surmenage.

Éviter le froid humide, rechercher les *climats chauds et secs,* porter de la *flanelle.*

(P. Legendre.)

Contre l'attaque aiguë de goutte : Permettre le *lait* en petite quantité, si la crise n'est pas intense ; en dehors de cela, *maintenir le malade à la diète,* lui donner des *boissons abondantes,* fraîches au besoin : tisanes, eau d'orge, infusion de queues de cerises 10 p. 100, de pariétaire 2 p. 100.

Ajouter à l'eau du *carbonate de soude* ou de l'*acétate de potasse,* 2 gr. par litre.

(Bouchard.)

Prescrire :

Chiendent	20 gr.
Eau	1 litre.

Ajoutez :

Sirop de cinq racines..	100 gr.
Acétate de potasse.....	2 —

à prendre dans la journée.

Ou bien :

Infusé de cinq racines 60 p. 100	1000 gr.
Mellite scillitique	100 —
Acétate de potasse.....	2 —

à boire dans les 24 heures.

Alterner avec :

Eau d'Evian et de Vittel.	1 litre 1/2

et

Benzoate de lithine	20 centigr.

(Jaccoud.)

Pour 1 cachet, 3 par jour.

Ajouter en une seule fois la dose de lithine à l'eau de Vittel et boire par verrées. Continuer cette médication, pendant *5 jours.*

Mettre l'articulation atteinte dans le *repos complet,* la maintenir dans l'*immobilité absolue*; l'enduire d'un liniment calmant ou la *badigeonner de laudanum,* puis l'envelopper d'ouate recouverte d'une feuille de taffetas gommé. *Cataplasmes,* si le malade peut en supporter le poids.

Baume Tranquil	
Laudanum de Sydenham.	ãã 15 gr.
Huile de jusquiame.....	
Chloroforme	

Extrait de belladone.....	
— de jusquiame....	ãã 2 gr.
— d'opium........	
Chloroforme..............	10 —
Baume Tranquil..........	40 —

En cas de constipation : *Lavements,* pas de purgatifs.

Si au cinquième jour la fièvre a subi une rémission notable, si les douleurs ont diminué, si la fin de la crise est imminente, ne pas recourir à un autre traitement; permettre le *lait,* 1 litre dans les 24 heures, et quelques *fruits cuits.* (Bouchard.)

Si, au contraire, la fièvre et les douleurs persistent avec la même intensité, prescrire :

Bromhydrate de quinine.	10 centigr.	
Poudre de digitale.....	5	—
	(Jaccoud.)	

Pour 1 pilule, n° 15. 4 à 6 pilules, en 24 heures, selon l'intensité de la crise; continuer pendant 2 jours.

Ou bien :

Salicylate de soude......	10 gr.
Eau..................	150 —
	(G. Sée.)

Prendre 4 cuillerées (3 gr.) dans les 24 heures ; aller jusqu'à 4 gr.

Ne donner le *salicylate de soude* que si les reins ne sont pas malades; l'administrer aux goutteux diabétiques avec gros foie.

Faire prendre le *salicylate de lithine,* aux mêmes doses.

Contre les douleurs très vives : *chloral* 1 à 3 gr. dans les 24 heures.

Ne jamais prescrire d'*opium,* ni de *morphine.*

Si la température dépasse 40° :

Sulfate de quinine.....	50 centigr.

Pour **1** cachet. Prendre deux cachets à une heure d'intervalle, dans la seconde partie du jour (2 heures de l'après-midi).

En cas de vomissements : Faire sucer de la *glace.*

En cas de hoquet : Prescrire l'*eau chloroformée glacée :*

Eau chloroformée saturée.	60 gr.
— de menthe.........	20 —
— distillée	40 —

A prendre par cuillerées à dessert, de 1/4 d'heure en 1/4 d'heure.

En cas de douleurs épigastriques : Appliquer des *cataplasmes très chauds et sinapisés.*

S'il y a des complications bronchiques, pleurales, des congestions ou hémorragies pulmonaires, insister sur les *révulsifs thoraciques* (ventouses sèches et même scarifiées).

A partir du 10° ou 12° jour, quand l'accès devient traînant, commencer à prescrire le *colchique.* (Bouchard.)

Donner :

Teinture de colchique......	5 gr.

XXX à LX gouttes, en 2 à 3 fois par jour (1 gr. contient LIII gouttes).

13.

Vin de bulbes de colchique.   6 à 15 gr.
Eau distillée............. 120 —
(Bouchard.)

A prendre en 3 fois dans la journée, pendant 3 jours de suite. Ou bien :

Teinture de semences de colchique...........
Alcoolature de racines d'aconit............... } āā 10 gr.
Teinture de jalap composée ....
Teinture de quinine....

(Dujardin-Beaumetz.)

XX à XXX gouttes, le matin, à midi et le soir, dans un verre de tisane.

Teinture de semences de colchique............
Alcoolature de racinés d'aconit............ } āā 10 gr.
Teinture de gaïac.......
— de quinine.....

(Dujardin-Beaumetz.)

XX à XXX gouttes 3 fois par jour dans un verre de tisane. Ou encore :

Sulfate de quinine...... 15 centigr.
Extrait de digitale......   2 —
Extrait de semences de colchique...........   5 —
(Becquerel.)

Pour 1 pilule, n° 10 ; une pilule par jour pour commencer, puis 2 pilules.

Surveiller l'administration du colchique, pour voir s'il ne survient ni diarrhée, ni vomissements, ni sueurs profuses ou diurèse abondante, et le *manier très prudemment*.

Une fois la défervescence obtenue, s'il existe de la constipation : *purgatif* (sels neutres).

Sulfate de soude...... 20 à 30 gr.

A prendre en une fois, dans un verre d'eau, le matin à jeun.

Administrer la *strychnine* contre l'atonie intestinale et comme tonique.

En cas de goutte à répétitions successives : Même traitement que pour les accès traînants, prescrire le *colchique* associé à la *quinine*.

Bibromhydrate de quinine............... 10 centigr.
Poudre de digitale..
Extrait de semences de colchique..... } āā 5 —
(Jaccoud.)

Pour 1 pilule, n° 20, à prendre 1 à 2 pilules par jour.

Les pilules de *Becquerel*, de *Debout*, l'eau médicinale de *Husson*, la liqueur de *Laville*, les pilules de *Lartigue*, etc., sont des préparations d'un emploi nuisible et dangereux.   (Jaccoud.)

Dans la goutte chronique (pendant les époques intercalaires aux accès aigus) : traitement diététique et hygiénique. Prescrire les *sels de lithine* ; préférer le *benzoate* ou l'*iodure de lithium*.
(Bouchard.)

Médication alcaline : bicarbonate de soude, carbonate de potasse.

Donner les *alcalins aux doses habituelles* (bicarbonate de soude 3 à 6 gr. par jour), s'en abstenir chez les personnes âgées et chez celles qui ont une tendance à l'anémie.

Bicarbonate de soude...... 2 gr.

Pour 1 paquet, n° 20. A prendre un paquet dans un 1/2 litre de lait entre les repas, 2 fois par jour.

Dans la goutte chronique à poussées subaiguës, avec raideurs articulaires et concrétions tophacées, administrer l'*iodure de* *potassium* ou de *sodium*, à la dose de 80 centigr. à 1 gr. par jour, en 2 fois.

Continuer cette médication pendant des mois et des années, avec interruption de 6 à 10 jours par mois.

Benzoate de lithium.... 20 centigr.
Extrait de gentiane.) ãã Q. S.
Poudre de quassia..)

Pour 1 pilule, n° 100. A prendre au moment de chacun des 2 principaux repas, 2 pilules, entre les repas 2 fois par jour 1 pilule (4 à 6 pilules par jour, 60 centigr. à 1 gr. 50 de sel de lithium par jour); boire, après qu'on aura pris de ces pilules, un demi-verre d'eau alcaline.

Iodure de lithium...... 30 centigr.
Extrait de quassia..) ãã Q. S.
Poudre de guimauve)

Pour 1 pilule toluisée, n° 100. Prendre 2 pilules à chacun des 2 principaux repas et une pilule (2 fois par jour) entre les repas; après ingestion des pilules, boire un demi-verre d'eau alcaline. Interrompre pendant 8 à 10 jours par mois.

Pratiquer des injections hypodermiques d'*iodate de lithine*.

Iodate de lithine....... 50 centigr.
Eau distillée........... 10 gr.

2 seringues Pravaz par jour.
Ou bien :

Eau gazeuse antigoutteuse.

Bicarbonate de soude.. 50 centigr.
Carbonate de lithine... 30 —
Eau chargée d'acide
carbonique .... 500 gr.

A prendre dans la journée.

Sirop antigoutteux.

Iodure de lithium....... 5 gr.
Sirop de gentiane........ 195 —

(1/2 gr. par cuillerée à bouche.) 2 à 3 cuillerées dans la journée.
Ou encore :

Benzoate de lithine...... 2 gr.
Iodure de lithine..) ãã 3 —
Salicylate de lithine.)
Sirop d'écorces d'oranges
amères .... 195 —

(1 cuillerée à soupe contient 20 centigr. de benzoate, 30 centigr. d'iodure et de salicylate de lithine.) 2 à 3 cuillerées dans la journée.

Associer la lithine à l'iodure de sodium :

Carbonate de lithine...) ãã 10 gr.
Iodure de sodium.....)
Extrait de gentiane....) ãã 2 —
Poudre de gomme....)
— de réglisse........ 6 —

Pour 100 pilules; 3 à 6 par jour (chaque pilule contient 10 centigr. de lithine et d'iodure de sodium).

S'il y a tendance à l'anémie ou complication de diabète: Prescrire :

Carbonate de lithine.... 15 centigr.
Arséniate de soude..... 3 milligr.
Extrait de gentiane..... 5 centigr.
(P. Vigier.)

Pour 1 pilule, n° 100. 2 à 3 dans les 24 heures (interrompre pendant 2 jours tous les 15 jours).

S'il y a tendance à la néphrite :

Carbonate de lithine.) ãã 4 gr.
Benzoate de soude..)
Extrait de stigmates de
maïs.............. 8 —
Huile essentielle d'anis.. IV gouttes.
(Huchard.)

Pour 60 pilules : prendre 2 pilules au début de chaque repas, pendant 20 jours chaque mois; continuer le traitement pendant 1 à 3 ans.

Pendant qu'on interrompt la médication alcaline et l'administration de la lithine, prescrire le *benzoate de soude* à la dose de 1 gr. 50 centigr. par jour, surtout s'il y a tendance à la néphrite :

Benzoate de soude... 30 à 50 centigr.

Pour 1 cachet, n° 30 ; prendre 3 cachets par jour, au moment des repas.

Chez les malades pléthoriques (pléthore abdominale), avec **catarrhe intestinal** et **constipation**, prescrire la *médication alcaline* et la *lithine*, pendant *15 à 20 jours* ; après un repos de 2 jours, faire prendre tous les matins au réveil, pendant *10 jours*, une cuillerée à café de *sel de Carlsbad naturel* (cristallisé) préparé le soir dans un verre d'eau chaude, et pris froid au réveil. *Repos de 4 à 6 jours*, puis recommencer l'administration de la lithine et ainsi de suite.   (Jaccoud.)

Administrer aussi le soufre, la crème de tartre, la rhubarbe, les eaux purgatives minérales.

Soufre sublimé .... }		
Crème de tartre....... }	āā	20 gr.
Poudre de rhubarbe........		10 —
Oléosaccharure de fenouil...		5 —

En prendre une petite dose, 2 à 3 fois par jour, ou prendre le matin à jeun :

Eau d'Hunyadi-Janos....	1 à 2 grands verres.
— de Pullna...	1 grand verre.
— de Rubinat..	1 verre à bordeaux.
— de Villaca-bras.....	1 verre à bordeaux.

Contre la congestion hépatique : *Régime lacté ; calomel* à petites doses pendant 15 à 20 jours ; *antisepsie intestinale.*

Calomel..............	10 à 20 centigr.
Poudre de rhubarbe.	50 —

Pour 10 pilules, une tous les matins à jeun.

Naphtol β...........	15 gr.
Salicylate de bismuth...........	7 gr. 50 cent.

(Bouchard.)

Pour 30 cachets ; 3 par jour après les repas.

En cas de troubles dyspeptiques : Prescrire les excito-moteurs, la *strychnine*, les *amers*, les *eupeptiques.*

Teintures de {	quinquina. colombo... } āā	5 gr.
	gentiane... }	
	rhubarbe	3 —
	noix vomique.	2 —

(Huchard.)

Filtrer : XV à XX gouttes, dans un peu d'eau, avant le repas.

Extrait de quinquina gris.	10 gr.
Poudre de cannelle.......	Q. S.

Pour 100 pilules : 2 à 4 avant chaque repas.

Extrait alcoolique de noix vomique......	40 centigr.
Extrait de gentiane....	4 gr.
Poudre de quinquina..	Q. S.

Pour 40 pilules : 2 pilules avant chaque repas.

Eaux thermales : eaux sulfureuses contre-indiquées.

Dans la goutte aiguë :

Si le sujet est sanguin, bien conservé, avec congestion hépatique ou lithiase biliaire : *Vichy* (Grande-Grille).

Si le sujet est anémié, excité ; *Royal* (Saint-Mart).

Si le sujet est obèse, constipé, avec dyspepsie flatulente : *Carlsbad* (Sprudel).

Si le sujet est névropathe : *Néris, Luxeuil, Pougues.*

Dans la goutte chronique :

Si le sujet est en bon état : *Vichy, Bourbonne, Wiesbaden, Tœplitz.*

S'il y a anémie avec dépression, néphrite, accidents cardiaques : *Royat Saint-Victor*, *Ems*, *Sylvanès*, *Luxeuil*, et toutes les eaux bicarbonatées, chlorurées, ferrugineuses.

S'il y a déterminations articulaires sans état inflammatoire : *Boues de Dax*, et de *Saint-Amand*.

S'il y a cachexie : *Contrexéville*, *Vittel*, *Évian*, *Ragatz*.

S'il y a des concrétions tophacées : *Wiesbaden* (Hochbrunnen), *Baden-Baden*.

Dans certains cas avec constipation opiniâtre et congestion hépatique, conseiller une *cure de raisin* ou de *petit-lait* associée à l'exercice modéré.

G. SATURNINE.

Le traitement de l'accès de goutte saturnine aiguë n'offre pas d'indications particulières.

Dans l'intervalle des accès, s'adresser à la fois à la goutte et à l'intoxication saturnine. Activer la nutrition par les *bains chauds*, les *bains de vapeur*.

Les bains sulfureux seront proscrits ; utiles dans le saturnisme, ils sont nuisibles dans la goutte.

Comme médicament interne : *iodure de potassium* ou *sodium* à doses modérées.

Médication tonique et reconstituante.

En cas de néphrite saturnine concomitante : Régime lacté.

Contre l'anémie saturnine :

Iodure de potassium.....	1	gr.
Sirop d'iodure ferreux...	30	—
Julep simple...........	100	—

2 cuillerées à bouche par jour.

GRANULIE.

(Voy. *Phtisie*.)

GRAVELLE.

G. URIQUE.

Indications thérapeutiques : Diminuer l'acidité de l'urine, augmenter la quantité d'eau qu'elle renferme.

Même *régime alimentaire* que pour la goutte.

Médication alcaline : Eaux de Vichy (Hauterive, Célestins), Vals (Saint-Jean) et Alet, aux repas.

Administrer le *citrate*, l'*acétate* ou le *carbonate de potasse* ; préférer le *carbonate* ou *bicarbonate de soude* et les *sels de lithine*.

Carbonate de potasse...	20	centigr.

Pour 1 paquet, n° 20 ; faire dissoudre 1 paquet dans 1 litre d'eau légèrement alcaline (Alet), que le malade boit dans la journée.

Carbonate de potasse...	10	centigr.

Pour 1 cachet, n° 40. 2 par jour aux repas.

Bicarbonate de potasse.	30	centigr.

Pour 1 cachet, n° 60. 2 à 3 par jour.

Bicarbonate de potasse.			
Teinture de cannelle..	āā	1	gr.
— de vanille....			
Sirop simple............		10	—
Eau distillée.............		1000	—

Par verres, dans la journée.

Bicarbonate de soude... 50 centigr.

Pour 1 paquet, n° 100. 4 à 6 par jour, dans un verre d'eau, soit aux repas, soit entre les repas.

Bicarbonate de soude...... 4 gr.

Pour 1 paquet, à faire fondre dans un litre d'eau à boire dans la journée (eau de Vichy artificielle).

Bicarbonate de soude... 2 à 3 gr.
Teinture de vanille..... 1 —
Sirop................. 60 —
Eau .... 1000 —

A prendre dans les 24 heures (limonade alcaline française). Remplacer, selon le goût du malade, la teinture de vanille par celle de cannelle, les alcoolats de citron ou d'orange, à la dose de 1 gr.

Bicarbonate de soude.... 100 gr.
Acide tartrique pulvérisé. 60 —
Sucre en poudre........ 200 —
(Dujardin-Beaumetz.)

(A conserver dans un bocal bouché); 3 à 4 fois par jour, verser dans un verre d'eau une cuillerée du mélange et boire au moment de l'effervescence.

Pastilles de Vichy ou *tablettes* de bicarbonate de soude, 5 à 40 par jour.

Carbonate de soude........ 5 gr.
Extrait de gentiane..
Savon médicinal..... } ãã 3 —
Poudre de gingembre.

Pour 100 pilules : 6 à 10 par jour.

Boisson abondante.

Quand l'estomac est fatigué de bicarbonate : Prescrire le *citrate*, à une dose au moins double du bicarbonate (4 à 6 gr.).

Donner le *carbonate de lithine*, à la dose de 75 centigr. à 1 gr. par jour.

Carbonate de lithine...... 25 centigr.

Pour 1 paquet, n° 50; prendre 4 paquets par jour, pendant vingt jours, à chacun des 2 principaux repas, et 1 entre les repas, dans un verre d'eau de Seltz artificielle ou d'eau gazeuse naturelle.

Prescrire le *benzoate de soude*, à la dose de 30 à 50 centigr. par jour.

Benzoate de soude....... 3 gr.
Eau distillée........... 280 —
Sirop de cinq racines.... 20 —

2 à 3 cuillerées à bouche par jour (1 cuillerée contient 15 centigr.)

Eaux thermales :
S'il n'y a pas de goutte et si *l'état général est bon* : Vichy, Vals, Le Boulou, Saint-Alban, Sail, Celles, Royat, Pougues, Contrexéville, Capvern et Vittel.

En cas de dysurie : La Preste, Olette, Mahourat, Forges.

En cas de goutte : Martigny, Royat, Vichy (sanguins), Évian (excités), Aulus (constipés, sanguins), Carlsbad, Ischia, Castellamare de Stabia.

G. ALCALINE, AMMONIACALE.

Régime lacté. Balsamiques. Antisepsie des organes génito-urinaires.

Capsules d'*Huile de Harlem*, 2 capsules le soir au coucher, tous les 2 jours.

Térébenthine de Venise. } ãã 10 gr.
Extrait mou de quinquina
(Dujardin-Beaumetz.)

Pour 30 pilules; 3 pilules au déjeuner et au dîner.

Salol .... 50 centigr.

Pour 1 cachet, n° 20. Prendre 4 cachets par jour.

Lavages et irrigations vésicales antiseptiques.

Proscrire les alcalins.

Eaux thermales : La Preste, Contrexéville, Pougues, Saint-Alban, Évian, Capvern, Ems.

En cas de constipation : Châtel-Guyon, Saint-Galmier.

Si le sujet est vieux et débilité : Cransac, Bussang, Orezza, Passy.

G. OXALIQUE.

Suppression des boissons aromatiques, thé et café. Ne pas permettre les épinards, l'oseille, les tomates, les fruits acides, le pain de son.

Régime alimentaire mixte. Repousser l'usage exclusif des légumes.

Défendre de boire des vins mousseux, des bières trop pétillantes, des eaux gazeuses.

Alimentation variée et réparatrice.

Prescrire les *diurétiques*, les eaux *minérales diurétiques*, les tisanes :

Arenaria rubra.......... 30 gr.
(Dujardin-Beaumetz.)

Pour 1 litre d'eau. Faire une décoction.

Eau de Contrexéville..... 1 litre.

A prendre par verrées, dans la journée.

Lactose .... 100 gr.
(G. Sée.)

Dissoudre dans 1 litre d'eau ; à prendre dans la journée.

Queues de cerises.... ⎱
Chiendent............ ⎰ ãã 10 gr.
Racine de caïnca.......... 4 —
(Huchard.)

Pour 1 paquet à faire bouillir dans 1 litre d'eau.

Queues de cerises.... ⎱
Chiendient.......... ⎰ ãã 10 gr.
Pariétaire.............. 5 —

Pour 1 paquet à faire bouillir dans 1 litre d'eau ; filtrer et boire dans la journée.

GRIPPE.

Forme fébrile :

Sulfate de quinine...... 30 centigr.

Pour 1 cachet, n° 10 ; prendre 3 à 4 cachets par jour.

Antipyrine.............. 1 gr.

Pour cachet, n° 10 ; 2 à 3 par jour.

Antipyrine .... 75 centigr.
Bicarbonate de soude... 25 —
(Chauffard.)

Pour 1 cachet, n° 10 ; 3 par jour.

Antipyrine.......... 75 centigr.
Chlorhydrate de quinine. 25 —
(Dujardin-Beaumetz.)

Pour 1 cachet, n° 10 ; 2 par jour.

Quand l'élément névralgique prédomine, prendre 3 fois par jour, à 4 heures d'intervalle :

Bromhydrate de quinine.. 25 centigr.
(Huchard.)

et un granule de :

Aconitine cristallisée. un 1/4 de milligr.

(Un à deux granules par jour, à 12 heures d'intervalle.)

Contre la trachéo-bronchite :

Teinture d'aconit....... C gouttes.
Eau de laurier-cerise... 100 gr.
Sirop de tolu.......... 300 —
(Grasset.)

Plusieurs cuillerées à dessert dans les 24 heures.

En cas d'accidents pleuro-pulmonaires :

Alcoolature de feuilles d'aconit.......	1 gr. à 1 gr. 50 cent.
Sirop de codéine.......	20 gr.
Sirop de tolu..	40 —
Eau de tilleul..	120 —

1 cuillerée à bouche toutes les 2 heures.

Alcoolature de racines d'aconit..	XX à XXV gouttes.
Sirop de codéine.) — de tolu....)	ãã 20 gr.
Infusion de fruits pectoraux...........	100 —

Par cuillerées à dessert, dans la journée.

Poudre de Dower.... — de scille......	ãã 2 gr.
Sulfate de quinine....	

(Huchard.)

Pour 20 cachets, prendre 4 cachets par jour.

Chlorhydrate d'ammoniaque	ãã 25 centigr.
Soufre subl. et lavé.	

Pour 1 cachet, n° 12 ; prendre 1 cachet toutes les 2 à 3 heures (6 à 8 par jour).

Forme gastro-intestinale :
Purgatifs salins, quand il y a constipation ; *opium* et *antisepsie intestinale*, s'il y a diarrhée. Régime lacté.

Sulfate de quinine.......	2 gr.
Extrait d'opium.........	8 centigr.
Conserve de roses.......	Q. S.

Pour 8 pilules égales ; 4 pilules par jour.

Contre les vomissements et les douleurs épigastriques : eau gazeuse, lait glacé à l'eau de Vichy, puis :

Bicarbonate de soude.) Magnésie calcinée....) Salicylate de bismuth.)	ãã 30 centigr.

(Huchard.)

Pour 1 cachet, n° 10. 4 à 5 par jour.

Lavements froids, de préférence, additionnés d'une cuillerée à soupe de sulfate de soude.

Forme cardiaque avec état syncopal :
Café, thé, alcool. Infusion de digitale. Injections de caféine et d'éther.

Sulfate de quinine.) Citrate de caféine..)	ãã 25 centigr.

Pour 1 cachet, n° 10. 4 par jour.

Sulfate de quinine......	20 centigr.
Extrait aqueux de digitale..............	3 —

Pour 1 pilule, n° 12 ; 4 pilules par jour.

(Remplacer l'extrait aqueux par l'extrait alcoolique, à la dose de 0 gr. 02 centigr. par pilule.)

En cas d'asystolie aiguë par dilatation cardiaque, prescrire la *digitaline*, à la dose d'un demi-milligramme, un jour seulement ; puis donner la *convallarine*, le *strophantus*, la *caféine* et la *strychnine*.

En cas de prostration et adynamie : donner toutes les deux heures, en alternant régulièrement, 1 verre de lait chaud et un verre de grog, ou de champagne.

Prescrire les *toniques*, les *stimulants diffusibles :*

Extrait de quinquina..	3 à 4 gr.
Alcoolat de cannelle...	8 —
Cognac..............	30 à 80 —
Sirop d'éc. d'or. amères.	30 —
Vin rouge...........	100 —

1 cuillerée à soupe, toutes les 2 heures.

Extrait de quinquina...... 2 gr.
Teinture de cannelle....... 5 —
Acétate d'ammoniaque..... 10 —
Eau distillée de mélisse.... 120 —
Sirop d'éc. d'or. amères.... 30 —

1 cuillerée à bouche d'heure en heure.

Administrer la *strychnine* :

Sulfate de strychnine.. 5 centigr.
Eau distillée............ 150 gr.

2 à 3 cuillerées à café par jour.

Sulfate de strychnine... 1 centigr.
Eau distillée............ 10 gr.

Pour injections hypodermiques, 2 à 4 injections par jour.

Contre le délire : antipyrétiques, diurétiques, chloral, jusquiame, bromures.

Dans certains cas, *balnéation froide* ou *injection sous-cutanée de solution saline.*

Ne pas donner de salicylate de soude.

Hydrate de chloral........ 4 gr.
Bromure de sodium....... 3 —
Sirop de codéine......}
— de laurier-cerise.} ãã 20 —
Eau.................... 100 —

Ou bien :

Uréthane.............. 3 gr.
Antipyrine............ 2 —
Bromure de potassium.. 80 centigr.
Extrait de jusquiame... 10 —
Sirop de digitale....... 30 gr.
Eau de tilleul......... 90 —

1 cuillerée à bouche toutes les 3 heures, le restant en une fois le soir entre 8 et 10 heures.

Pendant la convalescence, fer, arsenic, strychnine, glycérophosphates, phosphure de zinc, kola, coca, valériane.

Valérianate de zinc...}
Extrait de quinquina.{ ãã 5 gr.
— de gentiane...}
— de noix vomique.. 50 centigr.

Pour 50 pilules égales ; 4 à 6 par jour.

Granules de strychnine, à 1 milligramme, 3 à 4 par jour.

Granules d'arséniate de strychnine à 1 milligramme, 4 à 8 par jour.

Phosphure de zinc... 80 centigr.
Poudre de réglisse... 1 gr. 90 cent.
Sirop de gomme..... 30 gr.

Pour 100 pilules, 2 à 6 par jour.
(Chaque pilule contient 8 milligrammes de phosphure, qui représentent 1 milligr. de phosphore actif).

Extrait alcoolique de kola. 15 centigr.
— de valériane...... 25 —
— de noix vomique.. 1 —
Poudre de valériane...... Q. S.

Pour 1 pilule ; 3 à 4 par jour.

Arséniate de soude.... 5 centigr.
Teinture de kola...}
— de coca...} ãã 100 gr.
(Grasset.)

2 cuillerées à café par jour ; après les repas.

Glycérophosphate de fer.... 5 gr.
Vin de quinquina au
malaga..........} ãã 200 —
Vin de kola........}
Sirop d'éc. d'or. amères... 100 —
(G. Lyon.)

1 verre à madère après le repas.

Phosphate de soude... 10 gr.
Arséniate de soude .... 10 centigr.
Eau .... 100 gr.
(G. Lyon.)

1 cuillerée à café à l'un des repas.

Séjour à la campagne, à la montagne. Hydrothérapie froide.

Repos intellectuel absolu, jusqu'à guérison complète.

GROSSESSE EXTRA-UTÉRINE.

Toutes les fois qu'on soupçonne une grossesse extra-utérine et à plus forte raison si le diagnostic est certain : intervenir par la *laparotomie.* (Pozzi.)

Voy. *Hématocèle.*

HÉMATÉMÈSE.

Immobiliser le malade. Ordonner le *régime lacté.*

Dans les cas graves, *alimentation par le rectum,* pendant 2 à 3 jours.

Donner la *glace,* d'une façon continue par petits fragments. Prescrire les *hémostatiques* : alun, acétate de plomb, perchlorure de fer, ergotine.

Perchlorure de fer. X à XX gouttes.

dans un demi-verre d'eau sucrée, par gorgées, toutes les 5 minutes.

Perchlorure de fer......	3 gr.
Eau de Rabel..........	2 —
Sirop d'opium..........	30 —
Eau...................	120 —

Par cuillerées à bouche, toutes les 5, puis toutes les 10 à 15 minutes.

Perchlorure de fer à 30°.	50 centigr.
Sirop simple..........	30 gr.
Eau distillée..........	100 —

A prendre en 3 fois, à 5 ou 10 minutes d'intervalle.

Acétate de plomb	5 centigr.
Poudre d'opium........	1 —
Sucre en poudre.......	50 —

Pour 1 cachet, n° 10 ; un toutes les heures, pendant trois heures de suite, puis un toutes les 2 heures.

Ergotine en potion et en injections sous-cutanées.

Ergotine	2 gr.
Sirop d'éc. d'or. amères..	50 —
Eau distillée...........	100 —

Prendre 2 cuillerées à bouche à la fois, puis 1 cuillerée à bouche toutes les 1/2 heures.

Ergotine	1 gr.
Hydrolat de laurier-cerise..	5 —

Injecter 1 seringue Pravaz toutes les 3 à 4 heures, le tout dans les 24 heures.

Ergotine	4 gr.
Acide gallique........	50 centigr.
Extrait thébaïque.....	10 —
Sirop de térébenthine..	30 gr.
Eau de tilleul........	120 —
	(A. Robin.)

1 c. à soupe toutes les 2 heures.

Pour calmer les douleurs et les vomissements : *Injection d'atropo-morphine* (1/4 de milligramme d'atropine, 1/2 à 1 centigramme de morphine).

Contre la syncope, marteau de Mayor, *nitrite d'amyle,* piqûres d'*éther,* flagellation et sinapismes aux jambes.

Contre l'anémie grave, injections intra-veineuses de *sérum artificiel* (eau salée 7 p. 1000) 1/2 à 1 litre.

Contre l'auto-intoxication, dans les cas de non-évacuation du tube intestinal : *lavements glycérinés*, grands lavements additionnés d'une cuillerée à bouche de *liqueur de Labarraque*.

A l'intérieur, donner :

Calomel............	}	ãã 30 centigr.
Jalap	}	
Magnésie hydratée......	1 gr.	
	(A. Robin.)	

Pour 1 paquet.

HÉMATOCÈLE.

H. PELVIENNE INTRA-PÉRITONÉALE.

Au début : application de glace sur l'abdomen et dans le vagin.

Repos absolu dans le décubitus dorsal. Donner du champagne, potion de Todd, limonade vineuse.

Calmer les **douleurs :**

Extrait d'opium.........	5 centigr.
— de belladone....	1 —
Beurre de cacao........	4 gr.

Pour 1 suppositoire, n° 5.

| Extrait thébaïque....... | 2 centigr. |
| Excipient .... | Q. S. |

Pour 1 pilule, n° 6. Une pilule toutes les heures, 3 à 5 par jour.

Administrer l'*ergotine* :

Ergotine.........	}	ãã 3 gr.
Sulfate de quinine.	}	
Extr. de jusquiame.	}	ãã 30 centigr.
Poudre de digitale.	}	

Pour 30 pilules : 6 par jour.

| Ergotine .... | 1 gr. |
| Eau distillée........... | 10 — |

2 seringues de Pravaz, 3 à 4 fois par jour.

Ergotine	2 gr.
Vin cordial...........	100 —
Sirop d'éc. d'or. amères..	30 —

Par cuillerées à bouche, d'heure en heure.

Vider régulièrement la vessie par le *cathétérisme*.

Contre la constipation : *lavements* émollients froids (guimauve, son), additionnés d'une cuillerée de glycérine neutre.

Si la collection fait saillie du côté du cul-de-sac de Douglas : incision vaginale, lavage antiseptique, drainage et tamponnement lâche avec la gaze iodoformée ou salolée, pendant 48 heures. Attirer le col de l'utérus en avant, placer l'index gauche dans le rectum et faire une incision suivant le grand axe de la tumeur.

Si la tumeur fait saillie du côté de l'abdomen : laparotomie.

Dans les cas graves : laparotomie d'emblée, injections intraveineuses de sérum artificiel.

H. EXTRA-PÉRITONÉALE.

Traitement médical, Voy. *Hématocèle intra-péritonéale.*

Traitement chirurgical : laparotomie sous-péritonéale.

H. VAGINALE TRAUMATIQUE.

Cas simples : Repos au lit, les bourses relevées, compresses résolutives.

Si l'épanchement est considérable, le vider par *ponction*.

Si on suppose la présence de caillots ou de fausses membranes : *ouvrir la poche largement*, la débarrasser des produits qui la recouvrent, suturer après drainage.

En cas d'hydro-hématocèle, ponction suivie d'*injection iodée*.

(Bouilly.)

H. DE LA VULVE: Voy. *Thrombus.*

HÉMATOCOLPOS.

Hématocolpos total et hématométrie partielle : incision très petite du vagin oblitéré ; dès que la collection est évacuée, incision cruciale, puis injection antiseptique faible, mais abondante (acide phénique 1 p. 100, sublimé 1 p. 5000). Tamponnement vaginal à la gaze iodoformée ou salolée, laissé 48 heures en place.

Injection quotidienne avec :

Permanganate de potasse.. 20 gr.
Eau .... 300 —

1 cuillerée à bouche pour 1 à 2 litres d'eau tiède.

Hématocolpos partiel et hématométrie partielle ou totale, poche sanguine profonde : Éviter l'urètre en plaçant un cathéter, éviter le rectum en y introduisant l'index gauche. Dissection lente jusqu'à la tumeur avec le bistouri. Puis ponction aspiratrice à l'aide du trocart.

Après évacuation du sang, tamponnement à la gaze salolée.

HÉMATOMES.

Au début : *compression énergique* avec pansement ouaté ou avec la *bande élastique* ; préférer la compression ouatée dans les cas où la peau menace de se mortifier, et dans ceux où il y a intérêt à maintenir une température constante autour de la région contusionnée.

Lorsque la collection s'est en partie résorbée et que tout phénomène inflammatoire a disparu, pratiquer des *frictions répétées,* du *massage.*

Si le foyer sanguin s'est enkysté, si les parois de la poche sont simples et les caillots mous : *ponction aspiratrice, lavage phéniqué* (2 à 5 p. 100), et *pansement compressif.*

Si la poche est épaisse et résistante : *énucléation* du foyer traumatique (hématome chronique).

HÉMATOMÈTRE.

Dilatation du col, au moyen de tiges de laminaire ou du dilatateur métallique de Sims.

Ou bien : *ponction avec un trocart,* puis agrandir l'orifice avec le bistouri ou les ciseaux. *Tamponnement utérin,* pendant 48 heures. Faire pendant 15 jours des *lavages répétés,* au moyen de la sonde intra-utérine avec une solution phéniquée à 1/2 p. 100 ou avec :

Naphtol β................. 10 gr.
Alcool .... } āā 100 —
Eau ....
(Pozzi.)

1 cuillerée à café, pour 2 litres d'eau bouillie.

En cas de métrite : *curettage.*

HÉMATOMYÉLIE.

Immobilisation absolue dans la gouttière de Bonnet. Matelas de caoutchouc. Soins de propreté, dans la zone génito-périnéale.

Proscrire la révulsion sur le ra-chis, sous quelle forme que ce soit, de peur de voir apparaître le *dé-cubitus aigu*.   (Marie.)

HÉMATOSALPINX.

Repos absolu. Expectation. Ré-vulsion.

Drainage utérin.

Massage avec prudence.

La *ponction* est dangereuse ; pré-férer la *salpingotomie*.   (Pozzi.)

HÉMATOTHORAX.

Médication symptomatique et causale (tuberculose aiguë, tumeur maligne).

Ne pas intervenir, si ce n'est dans les cas d'hématothorax trau-matique : *ponction aspiratrice, intervention systématique*.

Calmer la **douleur** et la **dys-pnée** par des injections de *mor-phine*.   (Netter.)

HÉMATURIE.

Traitement causal et sympto-matique.

Repos absolu dans le décubitus dorsal. Boissons adoucissantes et acidulées.

Prescrire les *astringents* et *l'ergot de seigle* :

Ergotine	2 gr.
Eau	150 —
Sirop de ratanhia	30 —

Par cuillerées à bouche, de 1/2 en 1¹/2 heure.

Ergotine	2 gr.
Extrait de ratanhia	4 —
Eau	150 —
Sirop d'opium	30 —

Par cuillerées à bouche, d'heure en heure.

Extrait de seigle ergoté.	āā 2 gr.
Acide tannique	
Eau	180 —
Sirop de digitale	30 —

Une cuillerée à bouche, toutes les heures.

Si les reins sont indemnes :

Capsules de santal, 6 à 8 par jour, en 2 doses.

Capsules de térébenthine à 0,20 centigrammes, 10 à 12 en 3 fois.

Perchlorure de fer	2 gr.
Eau distillée	120 —
Sirop de fleurs d'oranger.	40 —
— de chloral	āā 20 —
— de codéine	

1 cuillerée à bouche, toutes les heures.

En cas d'hémorragies vési-cales ou urétrales, prescrire le traitement indiqué ci-dessus, re-douter le *cathétérisme*, d'autant plus que l'hématurie est plus in-tense, pratiquer des *injections as-tringentes*, surtout au déclin de l'hématurie.   (Guyon.)

Chez les prostatiques, prati-quer le *cathétérisme*, en observant l'asepsie la plus sévère ; si la vessie est distendue, ne jamais la vider complètement et trop rapidement ; s'il survenait de l'hématurie par décompression, faire une *injection* *vésicale* de 100 à 200 cm. cubes d'une solution légèrement antiseptique, en abandonnant le liquide dans la vessie. Dans la plupart des cas, placer une *sonde à demeure.*   (Guyon.)

Hématuries survenant au cours d'une blennorragie : cesser les injections. (Mauriac.)

Chez les cancéreux et tuberculeux, *ne pas pratiquer le cathétérisme.*

HÉMÉRALOPIE ESSENTIELLE.

Alimentation reconstituante. Traitement tonique. Huile de foie de morue.

Vie au grand air.
Faire porter des *verres fumés.*
          (Trousseau.)

HÉMIPLÉGIE.

Électricité, dans les cas où il n'existe aucun phénomène inflammatoire. *Courants galvaniques*, pour agir surtout sur la nutrition des parties paralysées. *Courants faradiques*, pour faire contracter les groupes de muscles paralysés. *Massage. Douches.*
          (Dujardin-Beaumetz.)
Intérieurement : *strychnine*, granules à 1 milligramme, 4 à 8 par jour.

HÉMIPLÉGIE SPASMODIQUE.

Au début : *révulsifs* à la nuque, sur la tête. *Onctions et frictions mercurielles* (onguent gris) sur la tête, après avoir coupé les cheveux très courts. *Vessie de glace*, en permanence.

Purgatifs (dérivatifs).

Traitement antisyphilitique, même dans les cas non imputables à la syphilis.

S'il y a des convulsions : *bromure, camphre monobromé, chloral.*   (Comby.)

Dans quelques cas exceptionnels : *trépanation.*   (Sonnenburg.)

Après la période aiguë, quand il existe des mouvements choréiques dans les membres, pratiquer *l'élongation des nerfs.*
          (Benedikt.)

HÉMOGLOBINURIE.

Traiter l'**anémie** : *huile de foie de morue, sirop d'iodure de fer, arsenic, quinquina, ferrugineux. Alimentation fortifiante.*

Éviter les fatigues de tout genre; craindre le froid et l'humidité.

Séjour au lit, régime lacté.

Révulsion sur la région rénale : *ventouses sèches.*

Quand il existe de la **gravelle urique** ou **oxalique**, interdire les aliments riches en oxalates comme l'oseille, les tomates, les haricots verts, et ceux riches en matières extractives comme la charcuterie, le gibier, les fromages fermentés, les épices.

Prescrire le *benzoate de soude*,

pendant 15 jours par mois, à la dose de 1 à 2 grammes.

Bains salés ou *sulfureux*, sj l'état du malade le permet.

Chez les paludéens : Administrer la *quinine*, à la dose de 50 à 75 centigrammes, tous les jours pendant 2 à 3 mois.

Chez les syphilitiques : *traitement spécifique.*

> Biiodure de mercure... 30 centigr.
> Huile stérilisée......... 30 gr.

Injecter chaque jour 1 gramme de cette solution (adulte).

Dans l'hémoglobinurie pa-roxystique **à frigore**, éviter autant que possible la cause provocatrice, porter de la flanelle, pratiquer des frictions sèches et aromatiques.

Insister sur l'usage de *l'iodure de potassium*, 1 gramme par jour.

> Iodure de potassium..... 15 gr.
> Sirop d'écorces d'oranges
>   amères.............. 300 —

1 cuillerée à soupe, matin et soir, chez l'adulte ; 2 cuillerées à dessert par jour chez l'enfant.

Eaux thermales de *Contrexéville.*

HÉMOPÉRICARDE.

Hémopéricarde médical : traitement causal ; enrayer l'hémorragie menaçante.

Hémopéricarde chirurgical ; *ponction aspiratrice* ;

Lavage du péricarde, dans les cas d'hémopéricarde ouvert (plaie pénétrante par instruments tranchants, par armes à feu).

(A. Petit.)

HÉMOPHILIE.

S'abstenir rigoureusement de tout traumatisme opératoire (extraction de dent, circoncision).

Si l'opération est urgente, se servir du thermocautère et du galvanocautère.

En cas d'hémorragie spontanée, chercher à l'arrêter par les *astringents*, l'*ergotine*, les *irrigations chaudes* 50° à 55° ou *froides* 10°.

Chez les enfants :

Prescrire la potion suivante :

> Infusion de roses rouges. 100 gr.
> Sirop de roses..... ⎱ ãã 30 —
> — de cachou.... ⎰
> Extrait de ratanhia.... 2 —

> Eau de Rabel.......... XV gouttes.
> Alun pulvérisé......... 50 centigr.
>   (Cadet de Gassicourt.)

Administrer les toniques : *quinquina, fer, huile de foie de morue, sirop iodotannique* ;

> Sulfate de quinine...... 10 centigr.
> Extrait de quinquina. ⎱ ãã 5 —
> Protoxalate de fer... ⎰
>   (Comby.)

Pour 1 pilule, n° 10. Deux par jour.

Séjour à la campagne, aux bords de la mer (plages de la Méditerranée).

Eaux chlorurées sodiques, cure à *Luxeuil.*

HÉMOPTYSIE.

Repos absolu dans la position demi-assise, garder le *silence* et ingérer de petits fragments de *glace* ou des *boissons acides glacées* (limonades acides, eau de Rabel).

Eau de Rabel........ 4 gr.
Eau .... 100 —
Extrait thébaïque...... 10 centigr.

A prendre par cuillerées à soupe dans la journée, une toutes les heures.

Extrait de ratanhia.... 3 gr.
Eau................ 150 —
Extrait thébaïque...... 5 centigr.

1 cuillerée à bouche toutes les 1 à 2 heures.

Pour calmer les efforts de la toux : injection de *morphine*, 1/2 à 1 centigr.

Ou bien :

Extrait fluide d'hy-
  drastis canadensis. } ãã 15 gr.
Teinture d'hydrastis
  canadensis ......
Codéine.............. 40 centigr.

Prendre XX à L gouttes, 3 fois par jour. (Donner le premier jour 3 fois XX gouttes ; si l'hémoptysie continue, donner le second jour 3 fois XXX à XXXV gouttes et le troisième 3 fois XL à L gouttes.)

Injection sous-cutanée d'*ergotine* :

Ergotine.............. 1 gr.
Eau de laurier-cerise...... 5 —

Injecter 1 à 2 seringues de Pravaz, dans le grand fessier ou le deltoïde.

Ventouses sèches sur la poitrine, au niveau du point qui saigne.

Faire prendre :

Extrait de ratanhia.... 2 gr.
Eau de Rabel........ XV gouttes.
Alun en poudre....... 50 centigr.
Sirop de roses...... } ãã 30 gr.
  — de cachou.... }
Eau................ 100 —
      (Cadet de Gassicourt.)

Par cuillerées à bouche, de 1/2 en 1/2 heure.

Poudre de feuilles de
  digitale............ 50 centigr.
Eau chaude.......... 120 gr.

Faites infuser une demi-heure et ajoutez :

Ergotine.............. 2 gr.
Sirop de coings.......... 30 —

Par cuillerées à bouche, dans les 24 heures.

Donner la *digitaline cristallisée*, à la dose de 1 milligramme, prise en une seule fois.

Ou bien prescrire une des formules suivantes :

Extrait de ratanhia en
  poudre.............. 4 gr.
Seigle ergoté.......... 3 —
Poudre de digitale...... 50 centigr.
Extrait de jusquiame.... 25 —
      (Dujardin-Beaumetz.)

Pour 20 pilules : 4 à 6 par jour.

Acide tannique......
Extrait de seigle er- } ãã 1 gr. 20
  goté..............
Extrait d'opium........ 30 centigr.
Jus de réglisse.......... Q. S.

Pour 20 pilules, une toutes les 1 à 2 heures.

Acétate de plomb....... 3 centigr.
Opium pulvérisé....... 1 —
Sucre en poudre....... 50 —

Pour 1 paquet, n° 10, un toutes les 2 heures.

Acétate de plomb....... 3 centigr.
Poudre de digitale...... 3 —
Opium en poudre....... 15 milligr.
(Ewald.)

Pour 1 cachet, n° 10, un toutes les 2 à 3 heures.

Poudre de feuilles de digitale.............. 20 centigr.
Chlorhydrate de morphine............. 5 —
Alun en poudre..... } āā 2 gr.
Sucre............. }

Pour 5 paquets, un toutes les 2 heures.

Administrer l'*ipéca* ou le *tartre stibié à dose nauséeuse* (non vomitive).

Ipéca en poudre........ 10 centigr.
(Jaccoud.)

Pour 1 paquet, n° 20, un paquet de 1/4 d'heure en 1/4 d'heure jusqu'à provoquer un état nauséeux ; espacer alors les prises ; une toutes les 1/2 heures, toutes les 1 et 2 heures, en se réglant sur l'imminence du vomissement.

Tartre stibié.......... 30 centigr.
Julep gommeux....... 120 gr.
(Peter.)

Par cuillerées à soupe, toutes les deux heures, pendant 2 jours.

Si ce traitement échoue, s'adresser au *sulfate de quinine*, surtout dans les cas d'**hémoptysie fébrile**.

Sulfate de quinine...... 50 centigr.

Pour 1 cachet, n° 10, trois par jour.

Contre l'hémoptysie menstruelle des femmes tuberculeuses :

Bromure de potassium... 10 gr.
Teinture alcoolique de digitale............... L gouttes.
Eau .... 200 gr.

2 cuillerées à soupe par jour.

Chez les enfants : Appliquer des *sinapismes* aux jambes, aux mollets, *ventouses sèches* sur la poitrine ; faire quelques injections de *morphine*, 1 à 5 milligr. suivant l'âge.

Prescrire :

Ergotine .... 1 gr.
Sirop de ratanhia......... 30 —
Eau distillée de menthe... 70 —

Par cuillerées à soupe d'heure en heure.

Sirop de térébenthine..... 20 gr.
— de cachou...... } āā 10 —
— diacode........ }
Eau distillée........... 60 —
(Comby.)

Par cuillerées, de 2 en 2 heures.

Si l'hémoptysie continue : *Ipéca* 2 à 3 centigr., dans un peu d'eau sucrée, tous les 1/4 d'heure, puis toutes les demi-heures.

H. CARDIAQUE (affection mitrale).

Prescrire le *repos* absolu, le *régime lacté*.

Ne pas prescrire d'opium, ni de morphine (qui augmentent la congestion).

Capsules de térébenthine à 20 centigr., 10 à 20 par jour, en trois fois.

Ergotine associée à la *digitale* :

Poudre de feuilles de digitale................. 1 gr.

Faites infuser pendant une demi-heure dans:

Eau chaude............. 150 gr.
Ajoutez :
Extrait d'ergot de seigle.. 1 gr.
Sirop de ratanhia........ 30 —
Par cuillerées à bouche, dans la journée.

Contre la dyspnée : *Ventouses sèches*, *chloral* à petites doses, *bromure*.

HÉMORRAGIES.

H. CAPILLAIRE.

Irrigations d'eau froide ou très chaude, 45° à 55°. Lavages avec des liquides astringents. Perchlorure de fer. Cautérisations au fer rouge. Compression directe par un pansement antiseptique.

H. D'UN GROS VAISSEAU.

Compression directe sur la plaie remplie de tarlatane chiffonnée et tassée par de solides tours de bande, combinée à l'élévation du membre. *Compression indirecte* exercée au-dessus du foyer traumatique par un garrot, un tourniquet, la bande d'Esmarch.

Forcipressure avec abandon des pinces dans la plaie, pendant 48 à 72 heures, ou mieux suivie de ligature du vaisseau.

Si, dans un foyer contus, anfractueux, déchiqueté, on ne trouvait pas l'artère, la lier au-dessus de la solution de continuité.

(Reclus.)

H. CÉRÉBRALE.

Ne pratiquer la *saignée* que chez les apoplectiques pléthoriques, à la face vultueuse, au cœur vibrant et impulsif.

En général : *expectation armée*.

Laisser le malade tranquille dans la position demi-assise : mettre des *sinapismes* aux jambes, ou conseiller un *bain de pieds chaud et sinapisé*.

En cas de défaillance cardiaque, stimuler le myocarde.

Veiller aux fonctions de l'intestin et de la vessie. Application permanente de la *vessie de glace* sur la tête.

Après l'attaque : *Pilules d'aloès*, pour maintenir un état congestif du rectum ; *purgatifs drastiques*, en cas de congestion cérébrale.

Diète sèche, pour diminuer la pression vasculaire.

Iodure de potassium à la dose de 1 gr. par jour en 2 fois, pour combattre l'artério-sclérose.

Trinitrine, contre l'hypertension vasculaire (artérielle).

Solution alcoolique de
  trinitrine à 1 p. 100. XXX gouttes.
Eau distillée......... 300 gr.
    (Huchard.)

3 cuillerées à bouche par jour.

Contre l'hémiplégie consécutive, *électricité*, *massage*, commencés *le plus tôt possible* après l'ictus apoplectique. Injections de *strychnine*.

(Dujardin-Beaumetz.)

H. DE LA DÉLIVRANCE.

Indications thérapeutiques : 1° Débarrasser l'utérus du délivre et du sang qu'il contient ; 2° réveiller la contractilité utérine ; 3° s'opposer à l'afflux du sang dans l'utérus ; 4° combattre les effets immédiats et secondaires de l'hémorragie. (Charpentier.)

Si le placenta est retenu dans la matrice, l'extraire.

Si le placenta est décollé incomplètement et s'il y a *inertie utérine*, introduire la main dans l'utérus, compléter le décollement placentaire dès qu'il se produit des contractions, extraire le placenta. Si les adhérences placentaires sont trop fortes, enlever tout ce qu'on peut.

Faire, pendant les jours qui suivent, des injections intra-utérines antiseptiques.   (Charpentier.)

Si, en même temps que le délivre est retenu, il y a *spasme utérin* et *hémorragie* abondante : franchir l'orifice utérin et aller chercher le placenta.

Injections intra-utérines antiseptiques à 50°.

Si l'utérus est vide : *ergotine*, *massage* du globe utérin ; *strychnine* pour favoriser l'action de l'ergotine.   (Auvard.)

H. GASTRIQUE, Voy. *Hématémèse.*

H. GRAVIDIQUE.

Hémorragie vaginale ou cervico-utérine : *forcipressure, sutures, tamponnement.*

Hémorragie du corps de l'utérus : Voy. *Avortement* et *Placenta prœvia.*   (Auvard.)

H. INTESTINALE.

Repos absolu au lit. Alimentation : *lait glacé* par cuillerées, *boissons froides*, champagne glacé.

Application de *glace sur l'abdomen.* Injections sous-cutanées d'*ergotine* ou *de morphine. Astringents.*   (Courtois Suffit.)

En cas de collapsus : *vins alcooliques*, injections d'*éther* : injection intra-veineuse de *sérum artificiel* : 1/2 litre.

Ergotine	2	gr.
Sirop diacode	100	—
— de térébenthine	200	—
	(G. Sée.)	

Une cuillerée à bouche toutes les 2 heures.

Perchlorure de fer	4	gr.
Eau de Rabel	3	—
Sirop d'opium	30	—
Eau	120	—

Par cuillerées à bouche.

Perchlorure de fer desséché	1	gr.
Liqueur d'Hoffmann	7	—

(Teinture de Bestucheff) X gouttes dans un peu d'eau glacée et sucrée ; 3 à 4 fois, à 1/2 ou 1 heure d'intervalle.

Acétate de plomb	2	centigr.
Opium pulvérisé	1	—
Camphre pulvérisé	3	—

Pour 1 cachet, n° 10, un toutes les heures.

Alun	} āā 10	gr.
Sucre		
Opium	20	centigr.

Pour 20 paquets : un toutes les 1 à 2 heures.

Une fois l'hémorragie arrêtée, prescrire les pilules suivantes :

Extrait alcoolique d'hydrastis canadensis	3	gr.
Extrait alcoolique de jusquiame	30	centigr.
	(G. Sée.)	

Pour 30 pilules, 3 à 10 par jour, pendant 4 à 6 jours.

Chez les enfants :

Alun	1	gr.
Sirop de coings	20	—
Eau de cannelle	60	—

Par cuillerées à dessert toutes les heures.

H. PUERPÉRALE. Voy. *Avortement.*

H. RÉNALE. Voy. *Hématurie.*

H. UTÉRINE NON GRAVIDIQUE.

Hémorragie du col :
Immobilité, repos absolu au lit. Vessie de glace sur le ventre.

Compression, tamponnement antiseptique avec la gaze salolée ou iodoformée, imbibée de la solution suivante :

Alun.................... 5 gr.
Eau distillée............ 50 —

Injections vaginales chaudes à 50° légèrement antiseptiques.

Dans certains cas, pincer le col à l'aide de la pince de Museux et pratiquer la dilatation avec les bougies d'Hégar.

Hémorragie du corps de l'utérus :
Constater que l'utérus est vide. Boissons froides : champagne, bouillon.

Injections intra-utérines chaudes à 50°, faiblement phéniquées

1 p. 200. Injection sous-cutanée d'*ergotine* :

Ergotine.............. 1 gr.
Eau distillée.......... 10 —

2 seringues de Pravaz à la fois.

Ergotine............ } ãã 2 gr.
Sulfate de quinine... }
Extrait de jusquiame.... 20 centigr.
(Huchard.)

Pour 20 pilules : 4 à 8 par jour.

Teinture d'hydrastis canadensis .... 4 gr.
Elixir garus............ 20 —
Sirop simple............ 30 —
Eau .... 120 —
(Chéron.)

1 cuillerée à bouche, toutes les 2 heures.

Tamponnement vaginal ou *intra-utérin*, retiré après 24 à 36 heures.

Curettage, dans les cas de cancer, de fibrome, d'avortement, de polypes, d'endométrite fongueuse ou hémorragique.

H. VÉSICALE. Voy. *Hématurie.*

HÉMORROIDES.

Combattre la constipation : Laxatifs, massage, électricité, insister sur le régime végétarien.

Se méfier des drastiques, ne pas prescrire l'aloès (augmente la congestion des organes du bassin).

Magnésie calcinée.... } ãã 10 gr.
Fleur de soufre...... }
(Potain.)

Pour 20 cachets, un cachet tous les jours.

Extrait de cascara....... 20 gr.
Sirop de gingembre.. } ãã 15 —
Eau de laurier-cerise. }
Eau distillée........... 100 —
3 cuillerées à café par jour.

Extrait de rhubarbe.. } ãã 1 gr. 50
Poudre de rhubarbe. }
Extrait de belladone.... 15 centigr.

Pour 30 pilules, 2 par jour.

Eaux laxatives naturelles :

Hunyadi-Janos... } 1 grand verre.
Pullna.......... }
Rubinat........ }
Villacabras...... } 1 verre à bordeaux.
Carabaña. ...... }

Le matin à jeun.

Purgatifs salins : Sulfate de soude, 15 à 20 grammes.

Lavements froids, tous les matins.

Suppositoires à la glycérine.

Éviter les excès de table, les mets épicés et les boissons alcooliques.

Manger des légumes et des fruits ; conseiller les compotes et les pruneaux.

Éviter la station assise ; exercices musculaires, éviter la bicyclette.

Hydrothérapie méthodique.

Contre les phénomènes congestifs et la douleur :

Lavements quotidiens d'eau chaude à 45° ou 55° pris avec l'irrigateur placé sur la table de nuit à 50 ou 60 cent. au-dessus du plan du lit.

Appliquer sur les paquets variqueux des *compresses* de tarlatane, imbibée du même liquide ; ou bien la *vessie de glace* avec interposition de flanelle. (Reclus.)

Bains de siège chauds, matin et soir.

Prescrire l'*hamamelis virginica* ou le *capsicum annuum* :

Teinture d'hamamelis.....	20 gr.
Glycérine anglaise........	60 —

Une ou deux cuillerées à café par jour.

Extrait de capsicum annuum...............	20 centigr.
	(Vidal.)

Pour une pilule, prendre 4 à 5 de ces pilules par jour, moitié au repas du matin, moitié au repas du soir.

Conseiller les *onctions calmantes* :

Chlorhydrate de cocaïne.	30 centigr.
Extrait de ratanhia.....	2 gr.
Vaseline	20 —

Pour onctions, 2 fois par jour.

Extrait de belladone....	10 centigr.
Chlorhydrate de cocaïne.	20 —
Extrait de ratanhia..	} ãã 1 gr.
Tannin.............	
Vaseline	20 —

Pour onctions : 2 à 3 fois par jour.

Chlorhydrate de cocaïne.	25 centigr.
Antipyrine.............	1 gr. 50
Salol.................	1 gr.
Vaseline..............	15 —
Cire	Q. S.

Introduire dans l'anus, 3 fois par jour, gros comme une noisette.

En cas d'hémorroïdes internes : suppositoires calmants.

Onguent populeum.....	1 gr.
Extrait de jusquiame....	30 centigr.
Beurre de cacao.....	} ãã 2 gr.
Cire blanche........	
(Dujardin-Beaumetz.)	

Pour 1 suppositoire.

Chlorhydrate de cocaïne..	5 centigr.
Extrait de belladone.....	2 —
Beurre de cacao........	4 gr.

Pour 1 suppositoire.

En cas d'hémorragie profuse : Lavements froids 10° à 12° ou chauds 50°. Lavements aluminés 3 p. 100.

Extrait fluide d'hamamelis virginica.....	} ãã 50 gr.
Sirop d'écorces d'oranges amères........	
Teinture de vanille....	XX gouttes.

A prendre par cuillerées à café, une toutes les 2 heures.

S'il existe une ulcération :

Cautérisation au *nitrate d'argent* (crayon ou solution au 1/20).

Après la crise, pratiquer la *dilatation de l'anus*, en narcose, à l'aide des deux pouces introduits dans l'anus et écartés fortement jusqu'aux ischions, ou à l'aide d'un spéculum à valves (spéculum

14.

de Trélat), suivie d'*injection* dans les nœuds hémorroïdaires de I à III gouttes de *glycérine phéniquée* à 60 p. 100, l'aiguille introduite à distance, à travers la peau saine.

Conseiller aussi la *cautérisation ignée* ou l'*excision* au bistouri et aux ciseaux.

HÉPATITE SUPPURÉE.

(Abcès du foie).

Phase présuppurative : repos absolu, régime lacté, antisepsie intestinale, *calomel* à petites doses, (1 à 2 centigr. par jour) associé à la rhubarbe.

Révulsion locale : vésicatoire, pointes de feu.

Une fois l'abcès formé : *Ponction aspiratrice*, pour assurer et compléter le diagnostic, suivie de *l'incision directe de l'abcès* ; pour aborder la face convexe du foie, recourir à la *résection* du bord inférieur du thorax sans ouverture de la cavité pleurale ; attaquer les abcès postéro-supérieurs, par la voie *transpleurale*, avec résection d'une ou deux côtes sur une longueur de 6 à 7 cent.

(Chauffard.)

HERNIES.

H. ÉTRANGLÉE.

Pendant les premières 12 heures, recourir au *taxis*, s'il n'y a pas de signes d'inflammation, et à *une seule reprise*.

Dans la hernie inguinale étranglée, saisir le pédicule de la hernie de la main gauche, mettre la cuisse dans la flexion et l'abduction et faire des pressions soutenues et alternatives dans l'axe du canal inguinal.

Si le malade est très sensible et indocile, pratiquer le taxis en *narcose*.

Essayer les *pulvérisations d'éther*.

Si on échoue : *kélotomie*.

H. INGUINALE CONGÉNITALE.

Jusqu'à *cinq ans*, ne jamais faire l'opération de la cure radicale ; tenter la guérison par les bandages et les injections d'alcool.

De *5 à 15 ans*, le traitement par les bandages peut encore réussir.

(Berger.)

L'opération est indiquée en général dans les cas suivants :

1º Hernies congénitales compliquées d'ectopie testiculaire ;

2º Hernies irréductibles ;

3º Hernies réductibles incoercibles (par leur volume ou par les dimensions exagérées de l'anneau) ;

4º Hernies traitées avec persévérance par les bandages et augmentant cependant graduellement de volume ;

5º Toutes les fois que la hernie aura été le siège d'accidents d'étranglement ;

6º Vers la vingtième année ;

7º Hernies douloureuses.

(S. Duplay.)

H. OMBILICALE CHEZ L'ENFANT.

Bandage sans pelote ou bandage de corps au diachylon.

HERPÈS.

Saupoudrer avec :

Sous-nitrate de bismuth.... 4 gr.
Calomel............. } ãã 1 —
Oxyde de zinc........
(Fournier.)

Poudre d'amidon........ 10 gr.
Calomel............. } ãã 2 —
Oxyde de zinc.........

Après la formation de croûtes :
cataplasmes de fécule, pommades.

Calomel.............
Soufre sublimé........ } ãã 5 gr.
Eau de laurier-cerise...
Axonge .... 40 —

Pour onctions.

H. CIRCINÉ (trichophytie cutanée).

Teinture d'iode : Faire un badigeonnage par jour, pendant 3 jours ; faire un quatrième et dernier badigeonnage, deux jours après.

Ou bien :

Soufre précipité......... 2 gr.
Vaseline................ 20 —

Appliquer matin et soir.

Turbith minéral......... 1 gr.
Glycérolé d'amidon....... 30 —

Appliquer matin et soir.

Soufre précipité......... 4 gr.
Camphre.............. 1 —
Axonge .... 30 —

En onctions : 2 fois par jour.

Soufre sublimé et lavé.. 2 gr.
Sous-carbonate de potasse................ 50 centigr.
Axonge .... 30 gr.

En onctions : une fois par jour.

H. FACIAL (péribuccal).

En cas d'embarras gastrique : *purgatif* ; 25 à 30 gr. d'huile de ricin.

A la période de vésiculation, *poudres inertes* ; panser les croûtes avec une *pommade légèrement antiseptique :*

Salicylate de bismuth. } ãã 10 gr.
Oxyde de zinc.......
Glycérine .... 30 —

Onctions matin et soir.

H. GÉNITAL.

Traitement interne :
Alcalins, bicarbonate de soude, 2 à 4 gr. par jour. Eaux de Vals, de Vichy.
Arséniate de soude : 4 à 6 granules à 1 milligr. par jour en 2 fois.
Traitement local :
Si **l'herpès est humide :** Lotions avec une *solution phéniquée* à 1 p. 100, poudrer et faire un pansement avec :

Tannin................ 1 gr.
Sous-nitrate de bismuth.. 5 —
Amidon finement pulvér.. 100 —
(Besnier.)

Alun................. 2 gr.
Calomel.............. 5 —
Amidon finement pulvér.. 100 —

En cas d'ulcérations : Saupoudrer avec le mélange suivant :

Oxyde de zinc.........
Sous-nitrate de bismuth. } ãã 10 gr.
Iodoforme ou salol.....

Quand l'herpès est sec : Onctions matin et soir, avec de la vaseline boriquée ou bien avec :

Menthol.............. 0,50 à 1 gr. 50
Oxyde de zinc........ }
Poudre d'amidon..... } āā 10 gr.
Vaseline .... 50 —

Salol .... 2 gr.
Poudre d'amidon........ 4 —
Glycérine neutre........ 60 —

H. IRIS.

Quand il siège sur la muqueuse buccale : Collutoire avec :

Borate de soude......... 10 gr.
Glycérine............... 15 —
Eau de laurier-cerise..... 25 —
(Vidal.)

Gargarismes avec *chlorate de potasse*, gargarismes astringents.

S'il siège sur la muqueuse oculaire : Compresses avec le mélange suivant :

X gouttes d'*extrait de Saturne* pour une tasse à café d'eau tiède.

Ou bien :

Sous-acétate de plomb liquide................. 8 gr.
Alcoolat vulnéraire...... 20 —
Eau de roses........... 250 —

Pour compresses et lavages de l'œil malade.

H. ZOSTER. Voy. *Zona.*

HOQUET.

Avaler lentement quelques gorgées d'eau froide. *Glace* à l'intérieur.

Applications chaudes et révulsifs sur la région épigastrique. *Faradisation* du pneumogastrique et du phrénique. *Galvanisation* de l'épigastre.

Intérieurement : *Calmants*, *chloroforme*, *opium*, *cocaïne*, *menthol.*

Chloroforme............. 2 gr.
Sirop diacode........... 30 —
— de menthe........ 10 —
Huile d'amandes douces... 60 —

Par cuillerées à café, toutes les heures.

Eau chloroformée........ 60 gr.
Eau de menthe.......... 30 —
Sirop d'opium.......... 25 —

Par cuillerées à café de 1/4 en 1/4 d'heure, jusqu'à cessation du hoquet.

Chez l'enfant :

Chloroforme.......... XX gouttes.
Sirop de menthe...... 10 gr.

Sirop diacode........... 20 gr.
Huile d'amandes douces.. 60 —

Par cuillerées à café jusqu'à suspension du hoquet.

Prescrire les *antispasmodiques*, surtout s'il s'agit d'un névropathe.

Perles d'éther : 3 à 6 à la fois.

Pratiquer des injections sous-cutanées de *pilocarpine*, 1/2 à 1 centigr. :

Chlorhydrate de pilocarpine............... 10 centigr.
Eau distillée.......... 10 gr.

Injecter X gouttes, 3 ou 4 fois par jour.

Liqueur d'Hoffmann :

X à XX gouttes, plusieurs fois par jour.

Éther sulfurique........ 2 gr.
Eau distillée de menthe. }
— de tilleul.. } āā 60 —
Sirop diacode........... 30 —

Par cuillerées, toutes les heures.

Valérianate d'ammoniaque. 1 gr.
Sirop de menthe..... } āā 20 —
— d'éther........ }
Eau de tilleul.......... 120 —
Teinture de chanvre in-
dien............... X gouttes.
Essaye es *tractions rythmées*

de la langue ou la *traction prolongée.*

Dans les cas graves : *Cautè-
res au creux épigastrique, marteau de Mayor.*

HYDARTHROSE.

Au début : Badigeonner fortement à la *teinture d'iode* et faire
par-dessus une *compression énergique* avec un pansement ouaté
ou la bande élastique, en même
temps qu'une *immobilisation complète.*

Après quelques jours (2 à
4 jours) : Pratiquer des séances
de *massage*, répétées tous les jours
pendant 10 à 15 minutes.

**Si l'épanchement est très
abondant** : *ponction évacuatrice,*
suivie d'injection irritante.

Dans les cas à récidives ou
dans les cas rebelles, pratiquer la
*ponction, suivie d'injection irri-
tante* ou *l'arthrotomie* antiseptique, suivie ou non de drainage.

Ponctionner l'articulation par le
côté le plus accessible, à l'aide d'un
trocart de fort calibre ; par des
pressions modérées, faire sortir les
dépôts fibrineux avec le liquide ;
puis faire passer dans l'article une
abondante quantité de *solution
phéniquée à 5 p. 100* (2 litres) ; ne
cesser que lorsque le liquide injecté ressort clair.

On peut compléter l'opération
en injectant tous les jours une seringue Pravaz d'acide phénique
à 3 ou 5 p. 100. ,

Voy. *Arthrite traumatique* et
Entorse.

HYDRAMNIOS.

Cas aigus : Diurétiques, purgatifs, saignée. Ponction capillaire
à travers l'abdomen.

Si le liquide se reproduit et
s'il survient des troubles respiratoires ou circulatoires graves, provoquer l'avortement ou l'accouchement prématuré, au moyen de
la sonde de Krause (Voy. *Avortement*).

Cas chroniques : Commencer
par le traitement antisyphilitique.

Protoiodure de mercure. 5 centigr.
Extrait mou de quin-
quina............... 20 —
Extrait d'opium....... 1 —
Excipient............. Q. S.

Pour 1 pilule, n° 30 ; une pilule
tous les jours.

Iodure de potassium..... 20 gr.
Sirop d'éc. d'or. amères. 300 —

2 cuillerées à soupe par jour.
Pendant le travail :
1° **Cas légers**, *expectation.*
2° **Cas graves**, *rompre préma-
turément la poche des eaux*
ou perforer les membranes à la
partie moyenne de l'œuf avec
le trocart courbe de Meissner, si
la présentation est normale et si la
dilatation est grande comme une
pièce de 2 francs. (Auvard.)

HYDROCÈLE.

Hydrocèle simple : *Ponction, suivie d'injection iodée.*

Faire la ponction avec un trocart, prendre de la main gauche le scrotum à son insertion au pubis et énucléer la tumeur, soulevée et bien mise en lumière ; saisir le trocart de la main droite et limiter de l'index les 2 ou 3 centim. qu'on en veut enfoncer dans la vaginale, puis, d'un coup sec, le faire pénétrer à la partie antérieure et externe, point opposé à celui où se trouve d'ordinaire le testicule. Retirer le trocart et la canule restée à demeure, donner passage à la sérosité ; la cavité vidée, anesthésier la vaginale. Pour cela injecter dans la vaginale *5 à 10 centigr. de cocaïne en solution à 2 p. 100.*

Ou bien :

Pour les grosses hydrocèles :

Cocaïne	10 centigr.
Eau	20 gr.
	(Perier.)

Pour les moyennes :

Cocaïne	6 centigr.
Eau	10 gr.
	(Perier.)

Pour les petites :

Cocaïne	4 centigr.
Eau	5 gr.
	(Perier.)

Laisser la solution cocaïnisée dans la vaginale, pendant *5 à 6 minutes*, puis évacuer et injecter, jusqu'à ce que la séreuse soit distendue, *50 à 100 gr. de teinture d'iode*, employée soit iodo-iodurée, au quart, à la moitié, soit, de préférence, pure.

Malaxer le scrotum et, après *3 à 5 minutes*, laisser échapper au dehors le liquide irritant. On peut laisser quelques gouttes de teinture d'iode dans la séreuse.

(Reclus.)

Teinture d'iode	60 gr.
Iodure de potassium	2 —
Eau distillée	20 —
	(Chaput.)

Injecter une quantité suffisante pour remplir la cavité.

Injecter aussi du *sublimé à 1 à 2 p. 1000*, ou *4 centim. cubes d'acide phénique à 5 p. 100* que l'on abandonne dans la séreuse bien malaxée.

Hydrocèle multiloculaire : lorsque l'épanchement se complique de corps étrangers ou lorsque l'hydrocèle a récidivé et que les parois de la vaginale sont indurées et épaissies : *Incision antiseptique des bourses avec résection partielle de la vaginale.* (Reclus.)

HYDROCÉPHALIE.

Hydrocéphalie congénitale ou précoce : *Traitement antisyphilitique. Frictions mercurielles.*

Onguent napolitain frais	20 gr.
Essence de menthe	XX gouttes.

Diviser en 20 boîtes, une par jour pour une friction.

Frotter avec un gant de peau, pendant 5 minutes ; après la friction, appliquer une feuille de ouate.

Continuer les frictions pendant 3 semaines, puis suspendre 3 à 10 jours, pour reprendre et ainsi de suite.

Administrer l'*iodure de potassium*, 1 à 2 gr. par jour, ou le *sirop de Gibert*, 1 cuillerée à café dans du lait.

    Iodure de potassium.....   10 gr.
    Sirop de fleurs d'oranger. 100 —

2 à 4 cuillerées à café par jour.

Compression de la tête avec des bandelettes de diachylon ou un bonnet élastique, précédée par *la ponction évacuatrice* du liquide en excès.   (West.)

Trépanation, avec ponction suivie de drainage, ou d'*injection iodée* dans les ventricules.

                (Broca et Phocas.)

HYDRONÉPHROSE.

Avant de pratiquer la néphrectomie, établir une *fistule urinaire*.

Comme moyen palliatif : *Ponction simple antiseptique*.

En cas de suppuration : *In-ciser et évacuer* le pus par la voie lombaire ou abdominale.

Si le rein opposé est parfaitement sain et si le rein malade n'a pas contracté d'adhérences : *néphrectomie*.

HYDROPÉRICARDE.

Traitement de la maladie primordiale (tuberculose, paludisme, mal de Bright, sclérose pulmonaire, cachexie).

Révulsifs locaux : diurétiques, diaphorétiques.

En cas d'urgence, *paracentèse du péricarde.*   (A. Petit.)

HYDROPISIES.

(Voy. *Anasarque*.)

HYDRORRHÉE.

Repos au lit.

En cas de douleurs : *Lavements laudanisés,* XX à XXX gouttes, 2 à 3 fois par jour.

Injection hypodermique de *morphine* à 1 centigramme, 2 à 4 dans les 24 heures.

Prescrire :

    Teinture de viburnum
      prunifolium.......   XXX gouttes.
    Élixir garus........   20 gr.
    Sirop simple........   30 —
    Eau ....   100 —

Par cuillerées à soupe, toutes les 1 à 2 heures.

HYDROTHORAX.

Traitement de la maladie primordiale.

Révulsifs locaux : diurétiques, diaphorétiques.

En cas d'urgence, *ponction aspiratrice* ;

Ne jamais évacuer tout le liquide épanché ; répéter plutôt cette intervention à quelques jours d'intervalle.

HYGROMA.

Si l'hygroma est petit et récent : *Repos, badigeonnage à la teinture d'iode, compression; massage* après la période aiguë.

Dans l'hygroma chronique : *Vider la poche avec un trocart,* faire une *injection de teinture d'iode* ou un *lavage* de la poche avec une *solution phéniquée* à *5 p. 100,* bandage compressif.

Incision de la tumeur, suivie d'un *raclage* de la poche à la curette tranchante ; mettre les parties en contact après drainage, suturer.

Préférer l'*extirpation* de la tumeur.

HYPÉRÉMIE DE LA CAISSE DU TYMPAN.

Salicylate de soude...... 10 gr.
Ergotine .... 2 —
Eau .... 180 —
Sirop de réglisse........ 20 —

1 cuillerée à bouche toutes les heures.

HYPÉRESTHÉSIE DE L'ŒSOPHAGE.

(Voy. *Œsophagisme.*)

HYPERHIDROSE.

Bains de pieds froids astringents (infusion de feuilles de noyer ou alun, 10 gr. matin et soir).

Lotions avec :

Tannin................. 5 gr.
Eau-de-vie camphrée.... 200 —

Permanganate de potasse............. } ãã 1 gr.
Thymol .... }
Alcool................. 20 —
Eau distillée............. 200 —

Tous les trois jours, faire matin et soir, un *badigeonnage* avec :

Baume de Pérou........ 1 gr.
Acide formique .... 5 —
— trichloracétique... 1 —
Hydrate de chloral...... 5 —
Alcool .... 100 —

Perchlorure de fer...... 30 gr.
Glycérine .... 10 —
(Brocq.)

Acide chromique........ 5 gr.
Eau.................... 100 gr.

Pour badigeonnages (s'il n'y a pas de gerçures).

Saupoudrer l'intérieur des bas ou chaussettes et des chaussures avec :

Acide salicylique........ 3 gr.
Amidon................ 10 —
Talc................... 87 —

Acide salicylique........ 3 gr.
Thymol................ 15 centigr.
Tannin................. 3 gr.
Amidon................ 20 —
Talc................... 80 —

Intérieurement : *toniques, belladone, agaric*.

Agaric blanc pulvérisé. 10 centigr.
Extrait de belladone.... 1 —

Pour 1 pilule. N° 10. Une le matin et une dans l'après-midi.

Agaric blanc.......... } āā 1 gr.
Sulfate de quinine..... }
Extrait de gentiane.......... Q. S.

Pour 20 pilules. Deux le matin et deux le soir.

Extrait de belladone... 60 centigr.
Poudre de noix vo-)
  mique .... } āā 1 gr. 20
Poudre de fer ré-)
  duit...........)
Extrait de quinine..... Q. S.

Pour 60 pilules. Une à cinq, progressivement (enfants).
Porter des *chaussures d'étoffe*.

HYPERMÉTROPIE.

Prescrire des *verres convexes*, permettant la lecture prolongée sans fatigue, à la distance de 30 centimètres.

HYPERSYSTOLIE.

Calmer les palpitations, en mettant une *vessie de glace* sur la région précordiale.

Contre l'insomnie, *bromure de potassium*, 3 à 4 gr.; *chloral, sulfonal.*

En cas de congestion pulmonaire ou cérébrale, *purgatif drastique* (eau-de-vie allemande, 30 gr.).

Saignée et *trinitrine*. dans des cas spéciaux.

Solution de trinitrine
  à 1 p. 100........ XXX gouttes.
Eau. .... 300 gr.
        (Huchard.)

Prendre 3 cuillerées à bouche par jour.

HYPERTRICHOSE.

Rusma des Turcs :

Chaux vive.......... 15 gr.
Sulfure d'arsenic)
  (orpiment) ..... } āā 2 gr. 50
Amidon en poudre.)

Faire une pâte avec de l'eau chaude.
Appliquer pendant 10 à 15 minutes.
Électrolyse.

HYPERTROPHIES.

H. DES AMYGDALES.
Chez les enfants scrofuleux:
Huile de foie de morue, sirop iodotannique, sirop d'iodure de fer, 2 à 3 cuillerées à bouche par jour.
Séjour au bord de la mer ou cure

aux eaux thermales de Salies-de-Béarn, Salins, Bourbonne, Bourbon-Lancy, Uriage, Luchon, Bagnères-de-Bigorre, La Bourboule.
Insufflations quotidiennes astringentes.
En cas d'hypertrophie et d'a-

mygdalite lacunaire : *Discission* ou *ignipuncture* avec le galvano-cautère ou la pointe courbe du thermo-cautère système Paquelin ; 3 à 4 séances, à 10 ou 15 jours d'intervalle.

Amygdalotomie :

1° Au *bistouri* : Badigeonner l'amydagle avec une solution de cocaïne à 1 p. 20, choisir un bistouri boutonné à lame étroite, saisir l'amygdale avec une pince de Museux, la tirer hors de sa loge, abaisser la langue avec les branches de la pince, introduire le bistouri entre l'amygdale et la base de la langue et couper lentement, en sciant de bas en haut.

2° A l'*amygdalotome*, s'il s'agit d'un enfant. Opérer le plus long-temps possible après les poussées aiguës (4 à 6 semaines au moins) pour éviter une hémorragie trop abondante.

En cas d'hémorragie in-quiétante : Toucher la surface cruentée d'abord avec une solution forte de cocaïne, puis avec un pinceau de coton imbibé de *perchlorure de fer*, ou avec le thermo-cautère au rouge sombre. Au be-soin recourir à la *compression digitale prolongée* de la carotide. Combattre l'hémorragie légère qui suit toute amygdalotomie par des *gargarismes chauds* (45° à 50°), tenant en solution de l'antipyrine, de l'alun, du perchlorure de fer très dilué.

3° A l'*anse galvanique*, lorsque l'on veut être tout à fait à l'abri de l'hémorragie.

Contre l'inflammation consé-cutive à cette intervention et en cas de dysphagie, conseiller les *gargarismes chloralés* à 1 p. 100, pratiquer des badigeonnages d'*huile* mentholée au 1/30, et faire garder en permanence dans la bouche des morceaux de *glace*.

En cas de grosse amygdale pharyngée, opérer d'abord cette dernière. (Lubet-Barbon.)

H. DE L'AMYGDALE PHA-RYNGÉE.

Ablation radicale et complète avec la curette tranchante spé-ciale. (Ruault.)

H. DU CŒUR.

Hypertrophie de croissance : *Gymnastique méthodique*, por-tant surtout sur les bras et des-tinée à dilater le thorax rétréci.

Contre les palpitations : *Repos physique et moral* ; exception-nellement, administration des *bromures* et de la *digitale*.

Bromure de potassium.⎫ ãã 5 gr.
Iodure de potassium...⎭
Sirop d'éc. d'or. amères... 200 —
(Comby.)

1 cuillerée à dessert matin et soir.

H. au cours des affections valvulaires : Respecter le travail d'hypertrophie, mais le modérer pour retarder le plus possible la dégénérescence. (C. Paul.)

Prescrire l'*iodure de potassium*.

H. consécutives aux affec-tions mitrales, compliquées de congestions et d'hydropisies, re-courir aux *modérateurs*, aux *to-niques* du cœur. (C. Paul.)

Poudre de digitale..... ⎫ ãã 2 gr.
— de scille....... ⎭

Pour 40 pilules ; 2 à 6 par jour.

Iodure de potassium....... 10 gr.
Teinture de digitale...} ãã 12 —
— de jusquiame.}
Sirop de salsepareille composé.................. 100 —

1 cuillère à café, matin et soir.

Valérianate de caféine. 1 gr. 50
Eau-de-vie .... 20 gr.
Sirop de café........ 200 —

2 cuillerées à bouche par jour.
Chez l'enfant :

Poudre de digitale.....} ãã 1 gr.
— de scille.......}
Nitrate de potasse........... 2 —
Sucre en poudre............ 8 —
(Descroizilles.)

en 24 paquets, 1 par jour, pendant 3 jours, interrompre pendant 4 à 8 jours et recommencer.

H. consécutive aux affections aortiques : Combattre l'anémie par les *ferrugineux* (*Tartrate de potasse et de fer* : 30 à 60 centigr. par jour ; *Perchlorure de fer* : L à LX goûttes par jour, en 2 ou 3 fois.) (C. Paul.)

Liqueur de Fowler.... 1 gr. 50
Pyrophosphate de fer
citro-ammoniacal ... 3 gr.
Sirop de fleurs d'o-
ranger .... 60 —
Sirop simple........ 260 —
(C. Paul.)

1 à 2 cuillerées à bouche, par jour.

En cas d'artériosclérose, d'athérome de l'orifice de l'aorte : Donner en outre l'*iodure de potassium*, 50 centigr. à 1 gr. par jour ; si la lésion est d'origine syphilitique, porter la dose à 3 gr. (C. Paul.)

H. consécutive au rétrécissement de l'artère pulmonaire : Redouter la phtisie, re-

noncer au fer, prescrire le *chlorure de sodium*, l'*arsenic*, l'*huile de foie de morue.* (C. Paul.)

Soigner la diathèse : arthritisme ; syphilis.

H. DE LA PROSTATE.

Régime sobre ; exclure l'alcool, les épices, les viandes noires, proscrire les excès de tout genre.

Restreindre les heures de sommeil, ne permettre que 6 à 8 heures de lit.

Promenades courtes et répétées ; faire précéder le coucher d'un temps d'exercice. Éviter les refroidissements, les excès vénériens ou même le coït.

Donner l'*iodure de sodium*, à la dose de 50 centigr. à 1 gr. par jour, pendant des mois et des années entières.

Combattre la constipation, mais ne pas prescrire d'aloès ni de drastiques ; *lavements chauds.*

Veiller à ce que le malade n'ait pas de retenues volontaires ; lui conseiller de vider sa vessie toutes les 3 heures. Ne pas administrer de narcotiques.

Première période (congestion sans rétention), insister sur les prescriptions hygiéniques.

Donner la *noix vomique*, IV à VI gouttes de teinture à chacun des principaux repas, et contre la congestion ; *ergotine*, 15 à 20 centigr., pendant plusieurs jours, jusqu'à 2 et 4 semaines consécutivement.

Ne pas pratiquer de cathétérisme.

Deuxième période (rétention incomplète) : Évacuer par la sonde toute vessie incapable de se vider comlpètement. Répéter le *cathétérisme une ou plusieurs* *fois par jour*, selon le cas.

Troisième période (rétention avec distension et regorgement) : Il est nécessaire de pratiquer le *cathétérisme*, en observant les règles de l'antisepsie et de l'asepsie les plus rigoureuses. Faire les premières évacuations lentement, graduellement et sans vider complètement la vessie.

Après le cathétérisme évacuateur, injecter et abandonner dans la vessie 30 à 100 centimètres cubes de solution boriquée à 5 p. 100. (Guyon.)

En cas de rétention complète avec impossibilité d'introduire la sonde, recourir à la *cystotomie hypogastrique temporaire*.

(Poncet.)

Traitement curatif : *Résection des canaux déférents*, pratiquer cette opération au début de la seconde période. *Électroponction* des lobes hypertrophiés.

Ne recourir aux opérations sanglantes sur la prostate que dans des cas exceptionnels (lorsque la vessie a conservé sa contractilité).

H. DE LA RATE.

Protoiodure de fer.........	5 gr.
Sulfate de quinine... ⎫	ãã 1 —
Miel............... ⎭	
Poudre de réglisse........	Q. S.

Pour 50 pilules : 6 à 18 par jour, en 3 fois.

Extrait de jusquiame...	3 gr.
Fer porphyrisé.........	2 —
Iode...............	50 centigr.
Iodure de potassium....	2 gr.

Pour 50 pilules : 2 à 6 par jour, en 2 à 3 fois.

Arsenic, surtout chez les vieux paludéens, anémiques et cachectiques.

HYPOAZOTURIE.

Repos physique et moral, exercice modéré.

Régime diététique reconstituant, frictions sèches. Hydrothérapie tiède, boissons tièdes stimulantes et abondantes, lavements quotidiens tièdes d'eau salée à 7 p. 1000. Injections sous-cutanées de *sérum artificiel*.

(Tédenat et Reynés.)

HYPOPYON.

Pratiquer la *paracentèse* ou *ponction* de la chambre antérieure.

Voyez *Kératites*.

(Trousseau.)

HYSTÉRIE.

Défendre à une mère hystérique, à grandes attaques, d'allaiter son enfant, confier l'enfant à une nourrice saine et le faire élever à la campagne.

Chez les enfants agités, nerveux et à intelligence bizarre, craindre le développement de l'hystérie ; fortifier leur corps par la vie à la campagne, les exercices, la gymnastique, l'hydrothérapie. Eviter d'exciter les sens et l'imagination ; pas de spectacles, de soirées, de réunions mondaines, de veilles, de lectures frappant l'imagination.

Éviter le séjour au bord de la mer et les bains de mer.

En cas d'arthritisme :

Arséniate de soude..   3 à 6 centigr.
Sirop de quinquina.   400 gr.

Pendant 15 jours, avant chaque repas, 1 cuillerée à soupe ; interrompre pendant 6 jours et reprendre.

Iodure de potassium.   12 gr. 50 centigr.
Eau distillée........   125 —

1 à 2 cuillerées à café, avant le dîner, dans 1/4 de verre d'eau de Vichy.

Cure à *Lamalou*, *Royat*, *Plombières* et *Ragatz*.

En cas de scrofulo-tuberculose :

2 à 4 cuillerées d'*huile de foie de morue*, par jour ; *sirop iodotannique*.

Arséniate de soude : granules à 1 milligramme, 3 à 5 par jour.

Eaux thermales de *Royat, Saint-Sauveur, Bagnères-de-Bigorre*.

En cas d'anémie :

Protoxalate de fer......   15 centigr.
Phosphate de soude....   20   —
                          (Hayem.)

Pour 1 cachet, N° 50, prendre 1 cachet au milieu de chaque repas.
Après le repas : .

Acide chlorhydrique offi-
  cinal ....   XII gouttes.
Sirop de limons........   20 gr.
Eau ....   180 —
                          (Hayem.)

1 cuillerée à bouche après chacun des 2 principaux repas.

Préparations arsenicales : arséniate de fer. *Suralimentation.*

Contre l'anorexie rebelle et les vomissements continus : Lavage d'estomac et gavage ; vésicatoire à l'épigastre, électricité.

Respecter les vomissements qui s'accompagnent d'anurie.

Contre le nervosisme, les *migraines,* les « *algies* » de tout genre, prescrire le bromure de potassium aux malades robustes ; mais s'en abstenir le plus possible.

Bromure de strontium. ⎱ ãã 10 gr.
     — de potassium. ⎰
Eau distillée........ ....   300 —
                          (Charcot.)

1 cuillerée à bouche matin et soir, dans une tasse d'infusion d'anis ou de tilleul et de camomille.

Ou bien :

Extrait de chanvre. ⎱
  indien.........⎰ãã   6 centigr.
Extr. de jusquiame. ⎰
Bromure de sodium. ⎱ãã   6 gr.
Hydrate de chloral. ⎰
Julep gommeux.......   120 —

Bains tièdes et prolongés. Électricité statique (franklinisation).

Administrer la coca, le kola, le maté, la valériane, la strychnine ; pratiquer des injections hypodermiques arsenicales.

Arséniate de soude....   25 milligr.
Teinture de kola. ⎱ ãã 125 gr.
    — de coca. ⎰

2 à 4 cuillerées à dessert par jour.

Arséniate de strychnine..   15 milligr.
Extrait fluide de valériane.   40 gr.
Teinture de kola... ⎱ ãã   25 —
    — de coca... ⎰
Sirop de quinquina......   400 —

3 à 4 cuillerées à bouche par jour.

En cas d'insomnie : sulfonal, 1 à 2 grammes, en cachets, le soir.

Contre les paroxysmes douloureux : antipyrine, phénacétine, exalgine.

Contre les arthralgies : effleurage, hydrothérapie.

Contre l'excitation génitale :

Bromure de camphre... 25 centigr.
Extrait de valériane.... 20 —

Pour 1 pilule. N° 30. 6 à 10 pilules par jour (4 à 6 le soir au coucher).

Contre les accès spasmodiques :

Éther sulfurique.......... 1 gr.
Sirop d'opium ...:..... ⎫
 — de fleurs d'o- ⎬ ãã 15 —
  ranger...... ⎭
Eau de menthe........... 15 —
Eau distillée......... ... 100 —

1 cuillerée à bouche toutes les 1/2 à 1 heure.

Valérianate d'ammoniaque.. 1 gr.
Sirop de menthe..... ⎫ ãã 20 —
 — d'éther........ ⎭
Teinture de chanvre indien. X gouttes.
Eau de tilleul............. 120 gr.

1 cuillerée à bouche, toutes les heures.

Valérianate d'ammo-
 niaque...,......... 2 gr.
Extrait de jusquiame. 40 centigr.
 — de belladone.. 20 —
 — et poudre de
  valériane... Q. S.

Pour 40 pilules : prendre 2 pilules en une fois, 10 à 12 par jour.

Musc .... ⎫ ãã 50 centigr.
Camphre........ ⎭
Extrait de valériane..... 1 gr.
 — d'opium,...... 5 centigr.
Poudre de castoréum... Q. S.

Pour 10 pilules : 2 à la fois, 10 par jour.

Teinture de chanvre indien..... 2 gr.
 — d'asa fœtida..... ⎫
 — de castoréum éthé- ⎬ ãã 5 gr.
  rée........ ⎪
 — valériane éthérée. ⎭

V à X gouttes plusieurs fois par jour.

Perles d'éther, 3 à 6 à la fois.
Inhalations d'éther, surtout contre le spasme glottique.

Contre les contractures : massage, mouvements forcés ; narcose avec compression active sur le membre malade.

Contre les paralysies : Électricité faradique, galvanique, statique. Hydrothérapie locale et générale.

Sulfate de strychnine. 3 à 4 centigr.
Eau.............. 150 gr.

1 cuillerée à café avant chaque repas, dans un peu de bière ou de sirop.

Contre les troubles de la sensibilité : métallothérapie, application d'aimants.

Pendant l'attaque d'hystérie : suggestion verbale, inhalations d'éther, de nitrite d'amyle (V à X gouttes sur un mouchoir). Desserrer les vêtements, aspersion d'eau froide, flagellation avec une serviette mouillée.

Appliquer les doigts sur les paupières fermées du malade, afin d'obtenir le sommeil hypnotique.

Compressions des zones spasmofrénatrices ; compression énergique de la région ovarienne jusqu'à cessation des phénomènes spasmodiques. Chez l'homme. compression de la région correspondant à la région ovarienne chez la femme.

Electricité, un pôle sur le front, l'autre sur un point quelconque du corps ; intervertir le courant, intensité 10 milliampères.

Traitement psychique. L'hystérie est une *maladie mentale*, la soigner en conséquence.

1° Éloignement du lieu où s'est développée l'hystérie.

2º Séparation des personnes atteintes ;

3º Suppression des visites de parents ou d'amis ;

4º Recherche de l'idée consciente ou subconsciente qui préside aux accidents (frayeur, émotion, souvenir d'une scène pénible, terrifiante).

Dans quelques cas, mettre en œuvre le sommeil hypnotique sous l'influence duquel le malade étend son champ de conscience.

5º Modification ou destruction de l'idée à l'état de veille ou dans le sommeil hypnotique.

6º Convaincre le malade de la curabilité de sa maladie et de l'efficacité absolue des moyens employés. (Brissaud.)

Hypnotisme :
Endormir le malade par la fixation du regard ; une fois le sommeil obtenu (ou tout au moins l'état suggestible), ordonner la disparition de la manifestation symptomatique.

Ovariotomie : seulement dans les cas où il existe des lésions bien déclarées des annexes.

Eaux thermales : Néris, Saint-Sauveur, Luxeuil, Royat, Lamalou, Bagnéres-de-Bigorre, Evian, Ragatz.

ICTÈRES.

I. BÉNIN (catarrhal, infectieux, émotif, simple).

Régime lacté ; pour faciliter la digestion du lait, *l'écrémer* et ajouter 4 grammes de *bicarbonate de soude* par litre. Eaux alcalines.

En cas de diarrhée, faire prendre 6 à 10 grammes de *carbonate de calcium* dans le lait.

Pendant la convalescence : œufs, purées de lentilles, de haricots, de pois, peu de viande. Proscrire toutes les boissons alcooliques, jusqu'à guérison complète.

(Chauffard.)

1º *Antisepsie intestinale.*
Le premier jour, administrer le *calomel :*

Calomel......... } āā 0,50 à 1 gr.
Sucre en poudre. }

Pour 5 paquets, un toutes les 1/2 heures.

Ou bien les *salicylates de naphtol* et *de bismuth,* le *salol,* qui s'éliminent par la bile.

(Chauffard.)

Salicylate de naphtol.. } āā 30 centigr.
Salol............... }

Pour 1 cachet, Nº 12. 6 à 8 par jour.

Salicylate de bismuth.. } āā 30 centigr.
Salol .... }

Pour 1 cachet, Nº 12. 6 à 8 par jour.

Naphtol-β............. }
Salicylate de bismuth.. } āā 30 centigr.
Rhubarbe........... }

Pour 1 cachet, Nº 12. 6 à 8 par jour.

Benzonaphtol........ } āā 30 centigr.
Salicylate de bismuth. }

Pour 1 cachet, Nº 12. 6 à 8 par jour.

2º *Rétablir la perméabilité biliaire.*

Purgatifs salins répétés :
Sulfate de soude, 15 à 25 grammes pour une fois, à prendre tous les 4 à 8 jours.

Sel de Carlsbad. 20 grammes, en une fois, à prendre tous les 4 à 8 jours.

Où bien :

Sulfate de soude........ 25 gr.
Bicarbonate de soude.... 6 —
Sirop de rhubarbe....... 25 —
Eau distillée........... 200 —
(Frerichs.)

Par cuillerée à bouche, toutes les heures.

Sel de Carlsbad........ 200 gr.

1 cuillerée à café dans un verre d'eau, tous les matins à jeun.

Sulfate de soude.... }
Bicarbonate de soude. } āā 20 gr.
(Bozzolo.)

Prendre 1 cuillerée de ce mélange, toutes les 1/2 heures, dans un verre d'eau tiède.

En cas de constipation :

Racine de rhubarbe... 1 à 4 gr.
Faites infuser dans :
Eau distillée........... 180 gr.
Filtrez et ajoutez :
Bicarbonate de soude.... 10 gr.
Sirop de menthe........ 25 —

Une cuillerée à bouche toutes les 2 heures.

S'il y a de la congestion du foie :

Calomel.................. 1 gr.
Extrait de rhubarbe....... 3 —
Poudre de rhubarbe....... Q. S.

Pour 50 pilules : 1 à 3 par jour.

Calomel............... 20 centigr.
Aloès .... 2 gr.

Pour 20 pilules : 1 pilule tous les matins.

Podophyllin.,..... 1 gr. 25 centigr.
Aloès.,.......... 5 gr.
Gomme-gutte..... 2 gr. 50 centigr.

Pour 50 pilules : 1 à 2 par jour.

Calomel................ 10 centigr.
Sublimé.............. 2 milligr.
Excipient............. Q. S.

Pour 1 pilule. No 10. 1 à 4 par jour.

Évonymine........... 10 centigr.
Conserve de roses..... Q. S.

Pour 1 pilule. No 12. 1 à 3 par jour.

Lavements d'eau froide à 15° ou 18°, de 1 à 1 1/2 litre, pris tous les matins ou deux fois par jour, gardés pendant 5 à 10 minutes.
(Chauffard.)

En cas de fièvre :

Salicylate de soude. 3 à 6 gr. en potion.

Salol.............. 3 à 6 gr. en cachets.

(Ne pas prescrire ces deux médicaments, si les reins sont malades.)
Contre le prurit cutané : grands bains tièdes avec 500 gr. de *carbonate de soude*.
Si la vésicule biliaire est très distendue : *Electrisation* de la vésicule biliaire ; un pôle devant, l'autre derrière ; courant faradique court, mais fort.
Chez l'enfant (dans la seconde enfance).

Le premier jour :

Calomel................ 30 centigr.
Scammonée........... 50 —
Sucre de lait pulvérisé.. 4 gr.

En 10 prises, une toutes les les 1/2 à 1 heure (8 à 10 ans).
Puis tous les 6 à 8 jours, donner un purgatif salin :

Sulfate de soude......... 10 gr.
Sirop de groseilles....... 40 —
Eau.................... 60 —

A prendre en une fois, le matin à jeun.

Citrate de magnésie....... 10 gr.
Sirop de framboises...... 40 —
Eau .... 60 —

A prendre à jeun.

Eau de *Vichy* ou de *Vals*, 200 à 250 grammes (un verre de table) par jour, associée à la *diète lactée*.

Tous les 2 jours, *bain tiède* de 20 minutes avec :

Carbonate de soude..... 150 gr.
Amidon................ 500 —
(Comby.)

Si l'ictère persiste, *grands lavements d'eau froide* à 18° (500 à 800 grammes), pris tous les matins ou 2 fois par jour.
(Comby.)

Instituer l'*antisepsie intestinale* :

Benzonaphtol........ .. 25 centigr.
Bicarbonate de soude.⎫ ãã 10 —
Magnésie..........⎭
(Comby.)

Pour 1 cachet. Nº 12, prendre 6 cachets par jour (ou bien en poudre avec du lait ou de l'eau sucrée).

Donner les *cholagogues* : rhubarbe, podophylline.

Rhubarbe.............. 1 gr.
Sucre en poudre.......... 5 —

Pour 5 paquets : 1 à 2 par jour.

Podophyllin............ 5 centigr.
Alcool rectifié........ 5 gr.
Sirop de guimauve..... 95 —

1 cuillerée à café par jour.

En cas d'ictère récidivant chronique : cure aux eaux de Vichy, Pougues, Vals.

Régime lacté mitigé : 3 litres de lait par jour, œufs, peu de viande maigre, purées de lentilles, haricots, pois, légumes, compotes de fruits.

Antisepsie intestinale : salol. 1 gr. 50 centigrammes par jour, en 5 cachets.

Vie au grand air. Gymnastique.

Contre les démangeaisons : *bains de vapeur*.

Purgatifs et *diurétiques*, selon le besoin.

I. GRAVE.

Contre l'invasion microbienne : *calomel*, 1 centigramme tous les matins, ou *salicylate de naphtol, de bismuth, salol, benzonaphtol* à doses fractionnées et souvent répétées. (Chauffard.)

Salol................ 25 centigr.

Pour 1 cachet. Nº 10, à prendre dans les 24 heures.

Benzonaphtol......... 20 centigr.

Pour 1 cachet. Nº 10, à prendre dans la journée.

Salicylate de naphtol.⎫ ãã 15 centigr.
— de bismuth.⎭

Pour 1 cachet. Nº 10, à prendre dans les 24 heures.

Salol...........⎫
Benzonaphtol......⎬ ãã 20 centigr.
Bicarbon. de soude.⎭

Pour 1 cachet. Nº 10, à prendre dans la journée.

Diète liquide, *régime lacté* (4 grammes de bicarbonate de soude par litre de lait); *boissons abondantes* et *stimulantes. Tisanes* de camomille, de tilleul.

Extrait aqueux de quinquina. 4 gr.
Alcoolat de cannelle.......... 10 —
Sirop de menthe......⎫ ãã 20 —
— d'éther.........⎭
Eau distillée de tilleul....... 120 —

1 cuillerée à soupe toutes les 2 heures.

15.

Contre la fièvre :

Sulfate de quinine...... 30 centigr.

Pour 1 cachet. N° 10 ; prendre 2 à 3 cachets par jour.

Chlorhydrate de quinine.. 25 centigr.

Pour 1 cachet. N° 10 ; prendre 3 cachets par jour.

La destruction des matières azotées étant troublée, recourir à la *médication oxydante* :

Benzoate de soude........ 2 gr.
Eau de fleurs d'oranger... 20 —
Eau distillée de tilleul.... 80 —
Sirop de térébenthine..... 40 —

Par cuillerée à bouche, toutes les 2 heures.

Injections sous-cutanées d'*essence de térébenthine ozonisée et diluée*. (Carreau.)

Inhalations d'oxygène.

En cas d'auto-intoxication profonde et de phénomènes nerveux graves : injections sous-cutanées de *sérum artificiel*, 1/2 à 1 litre, répétées 2 à 3 fois dans les 24 heures, si besoin.

En cas d'*hémorragies* :

Perchlorure de fer..... C gouttes

dans un grand verre d'eau sucrée, 1 cuillerée à dessert de 1/4 d'heure en 1/4 d'heure.

Ergotine .... 2 gr.
Eau .... 80 —
Sirop de raifort :.... } ãã 30 —
  — de quinquina.. }

Par cuillerées à bouche, toutes les heures.

I. DES NOUVEAU-NÉS.

Bains tièdes, 2 fois par jour.

Donner, après chaque tétée, quelques gouttes d'*eau de chaux, de Vichy, de Vals.*

Frictions sur l'hypocondre droit avec :

Bicarbonate de soude..... 5 gr.
Iodure de potassium...... 2 —
Vaseline .... 20 —
Lanoline .... 10 —
                    (Comby.)

Contre la constipation : *huile d'amandes douces* (1 cuillerée à café, le matin à jeun).

En cas de syphilis :

Onguent napolitain..... 20 gr.
Essence de menthe..... XX gouttes.
                    (Comby.)

En 20 boîtes : une par jour, en frictions. (Continuer pendant 20 jours, cesser pendant 8 à 10 jours.)

Ou, *bains de sublimé* (1 gramme par bain, baignoire en bois ou émaillée).

Faire suivre la cure mercurielle, par une cure ioduré :

Iodure de potassium..... 5 gr.
Sirop de fleurs d'oranger. 100 —

1 cuillerée à café, matin et soir, dans du lait.

I. BRONZÉ HÉMATURIQUE.
(*Maladie de Winckel.*)

Mettre l'enfant dans la couveuse, le gaver, lui faire inhaler de l'oxygène.

I. SYPHILITIQUE.

Période secondaire : Traitement mixte antisyphilitique. Laxatifs légers.

Biiodure de mercure.. 25 centigr.
Iodure de potassium.. 25 gr.
Sirop de salsepareill.. 500 —

2 cuillerées à bouche par jour.

Période tertiaire : *frictions mercurielles*, 4 grammes chaque fois, répétées tous les jours. Insister sur l'*iodure de potassium*, 3 à 4 grammes par jour.

Iodure de potassium.... 30 à 40 gr.
Sirop d'éc. d'or. amères.. 500 —
4 cuillerées à bouche par jour.

ICHTYOSE.

Frictions avec un corps gras :

Goudron................ 2 à 3 gr.
Vaseline............... 20 —
(Descroizilles.)

Goudron .... 40 gr.
Axonge benzoïnée....... 100 —
(Lailler.)

Huile de cade......... 10 gr.
— d'amandes douces. 20 —
(Descroizilles.)

Lotions bi-quotidiennes avec :

Glycérine parfumée.... 100 gr.
Eau................... 1000 —
(Fournier.)
Tous les 3 jours, frictions avec savon noir mêlé de pierre ponce, suivies d'un *grand bain prolongé de son, d'amidon* ou de *glycérine* (100 grammes de glycérine pour 50 litres d'eau dans chaque), ou bain chaud avec 300 grammes de *carbonate de soude.*

Enveloppement avec la toile de caoutchouc, *sudorifiques* (jaborandi).

Intérieurement : *huile de foie de morue, sirop d'iodure de fer, arsenic, quinquina.*

Cure thermale à *la Bourboule, Challes, Barèges, Luchon, Saint-Gervais, Uriage.*

ICTUS LARYNGÉ.

Bromure de potassium, opium, belladone. *Antipyrine*: 3 grammes dans les 24 heures.

Résection de la luette, extirpation de polypes du nez ou du larynx.

IDIOTIE.

En cas de microcéphalie : *craniectomie.* (Lannelongue.)
En cas d'absence du corps thyroïde : injections de *suc thyroïdien*, ingestion de pilules de *thyroïdine* ou de *thyroïde fraîche*, crue.

Traitement dans des maisons spéciales, par les *méthodes pédagogiques de Bourneville.*

ILÉUS.

(Voy. *Occlusion intestinale.*)

IMPALUDISME.

(Voy. *Fièvres intermittentes.*)

IMPERFORATION DE L'ANUS.

En cas de simple accolement des bords de l'anus, détruire l'ad-hérence avec la sonde cannelée.
S'il existe un opercule cutané

permettant d'apercevoir le méconium par transparence, inciser.

Si la région anale n'offre aucune saillie, recourir à une opération en règle : incision couche par couche sur la ligne médiane, chercher au fond de la plaie une tumeur saillante et fluctuante. Si on la trouve, l'inciser, puis saisir chaque lèvre de la plaie avec une pince et, l'intestin vidé, le suturer à la peau. Si on ne trouve pas l'ampoule rectale, pratiquer un anus artificiel.   (Tillaux.)

IMPERFORATION DE L'HYMEN.

(Voy. *Hématocolpos.*)

IMPÉTIGO.

Faire tomber les croûtes avec des *cataplasmes de fécule refroidis* ou avec des *pulvérisations tièdes.*

Enduire la surface mise à nu avec :

Acide borique............ 3 gr.
Glycérolé d'amidon ou vaseline.................. 30 —
          (Gaucher.)

Salol.................... 3 gr.
Glycérolé d'amidon ou vaseline .... 30 —
          (Comby.)

Acide borique.......... 5 gr.
Tannin................. 1 —
Vaseline. .... 100 —

Tannin................. 2 gr.
Calomel............... 1 —
Glycérolé d'amidon. ... 30 —
          (Vidal.)

Acétate de plomb cristallisé. 1 gr.
Acide salicylique.......... 2 —
Oxyde de zinc............ 20 —
Axonge.............. (àà 50 —
Vaseline .... (

Appliquer, matin et soir.

Après résolution de toute inflammation :

Acide borique............ 1 gr.
Onguent de Vigo.......... 5 —
Vaseline................. 30 —
          (Besnier.)

Étendre sur un linge fin et appliquer sur la surface malade.

En cas d'impétigo généralisé : *Bains antiseptiques.*

Contre l'impétigo scrofuleux : Faire tomber les croûtes avec des *cataplasmes de fécule* ou des *pulvérisations.*

Appliquer l'emplâtre suivant en petits morceaux :

Minium.......... 2 gr. 50 centigr.
Cinabre.......... 1 gr.
Emplâtre diachylon. 20.—
          (Vidal.)

Renouveler le pansement tous les jours, en faisant, avant chaque pansement, une lotion avec une *solution d'alcool camphré.*

Intérieurement, donner l'huile de foie de morue, le sirop iodotannique, l'arsenic ou la *liqueur de Donovan* :

Iodure d'arsenic....... 20 centigr.
Biiodure de mercure.. 40 —
Iodure de potassium... 4 gr.
Eau distillée......... 125 —

Pour enfants de 1 à 3 ans, V à X gouttes progressivement ; 2 fois par jour aux repas.

Pour enfants de 4 à 10 ans, X à XV gouttes progressivement, 2 fois par jour aux repas.

(Éviter l'usage des substances acides).

INCONTINENCE D'URINE.

Chez les rétrécis (incontinence diurne, cessant par le décubitus horizontal), supprimer l'obstacle urétral.

Chez les prostatiques (incontinence nocturne au début), lutter contre la stagnation urinaire.

I. D'URINE ESSENTIELLE CHEZ LES ENFANTS.

Traitement de l'onanisme, de la vulvo-vaginite, des oxyures, du phimosis.

Recommander la *sobriété*, le *rationnement des liquides*, surtout le soir.

Traiter l'état général ; anémie, lymphatisme, nervosisme. En cas de diathèse urique, donner les alcalins. *Hydrothérapie* méthodique mitigée.

Coucher l'enfant, pendant un mois, *le siège relevé par un coussin*, de préférence sur un *lit dur*.

Procurer au malade quelques nuits sèches, en le réveillant pour uriner à l'heure où le besoin d'uriner devrait se faire sentir; ou bien en diminuant la profondeur du sommeil par du café, du thé pris le soir en petite quantité et en exagérant la sensibilité de l'urètre postérieur par de simples sondages ou légères cautérisations faites au niveau de la portion membraneuse. Instiller V gouttes d'une solution de nitrate d'argent à 1 p. 150 ou 1 p. 200.

S'il y a de l'irritabilité vésicale : Prescrire le bromure de potassium, la belladone.

Bromure de potassium....		10 gr.
Eau de menthe.......	ãã	200 —
Sirop d'éc. d'oranges..		

Prendre 2 cuillerées, le soir au coucher, et 1, le matin au réveil, dans du lait.

Extrait de belladone..	ãã	1 centigr.
Poudre de belladone.		
Glycérine..............		Q. S.

Pour 1 pilule, prendre progressivement 1 à 5 pilules par jour.

Extrait de belladone.....		5 centigr.
Camphre........ .	ãã	1 gr.
Castoréum..........		

(Fauvel.)

Pour 10 pilules, une tous les soirs.

On bien *atropine*, en granules de 1/4 à 1/2 milligr. donnés le soir, jusqu'à 1 1/2 et 2 milligr., après 8 ans.

Essayer le *valérianate d'ammoniaque* :

Valérianate d'ammoniaque.	1 gr.
Sirop de menthe.........	30 —
Eau de tilleul...........	120 —

1 cuillerée à bouche, le soir au coucher : 10 cent. de sel.

Quand la cause est d'origine psychique (cas les plus fréquents) : Traitement hygiénique et psychothérapique de l'hystérie. *Suggestion, simple sondage de l'urètre; électrisation externe* de la région vésicale (courants galvaniques ou faradiques, un pôle au périnée, l'autre sur l'hypogastre) ou bien traitement par le *cordon anti-somnambulique* : prendre un lacet de 2 mètres de longueur, l'attacher par une de ses extrémités à la main gauche du sujet, faire sortir le cordon par la partie antérieure du lit; attacher à son autre extrémité un sac contenant

50 gr. de sable sec pour obtenir une légère traction. Si l'incontinence se reproduit, placer le lendemain, 100 gr. de sable dans le sac, et même plus s'il le faut, pendant les jours suivants. Une fois la traction suffisante pour réveiller le malade quand il doit uriner, continuer son application pendant quelques jours, diminuer ensuite progressivement la force de traction.

En cas d'atonie du sphincter, prescrire la *noix vomique*, la *strychnine*, l'*ergotine*, l'*électrisation*, le *massage*.

Extrait de noix vomique.. 20 centigr.
Oxyde noir de fer.....⎫
Poudre de quassia....⎬ āā 3 gr.
Sirop d'absinthe......... Q. S.
(Grisolle.)

Pour 20 pilules. 1 à 3 par jour.

Teinture de noix vomique..⎫
— de rhus aromatica.⎬ āā 5 gr.

V à X gouttes le soir, en se couchant.

Sulfate de strychnine . 1 centigr.
Eau .... 8 gr.
Sirop simple.... ..... 192 —

2 à 8 cuillerées à café par jour, selon l'âge.

En cas de symptômes d'empoisonnement par la strychnine, donner à l'enfant du café noir.

Essayer l'*ergotine*.

Ergotine.............. 10 centigr.
Poudre de fève de Saint-Ignace.............. 5 —

Pour 1 pilule, une matin et soir.
(Picard.)

Ergotine................ 1 gr.
Poudre de réglisse...⎫
Sirop ....⎬ āā Q. S.

Pour 10 pilules, 2 à 5 par jour.

Électrisation interne : introduire dans l'urètre une boule métallique, aller jusque dans la vessie et la retirer ensuite de la quantité nécessaire pour amener son talon au niveau de la portion membraneuse. Accrocher à la sonde le fil conducteur d'une petite pile à induction et appliquer, audessus du pubis, le pôle positif. Le courant doit être assez faible et les intermittences pas trop rapprochées. Durée de la séance 2 à 5 minutes. (Guyon.)

Massage : Mettre le patient dans la position de la taille, introduire le doigt dans le rectum et masser le col de la vessie à cinq ou six reprises.

Essayer aussi le traitement suivant : *Obstruer, au moment du coucher, l'orifice préputial avec du collodion;* si l'enfant ne se réveille pas, on trouve le lendemain le prépuce distendu par un peu d'urine; s'il se réveille avec le besoin d'uriner, il peut enlever lui-même son obturateur.
(Powers.)

Envoyer les malades à *Contrexéville, Évian*.

INDIGESTION.

Chez l'enfant :
Vomitif.

Poudre d'ipéca....... 50 centigr.

Pour 1 paquet à prendre en

2 fois, dans un peu d'eau sucrée (enfants de 2 à 3 ans).

Poudre d'ipéca....... 50 centigr.

Pour 1 paquet. N° 2, à prendre

à intervalles de 5 minutes (4 à 12 ans).

Faire boire quelques gorgées d'une tisane chaude, pour favoriser les vomissements.

S'il s'est écoulé plus de 3 à 4 heures après le repas, donner un *purgatif*.

> Scammonée.......... 20 centigr.

Pour une prise, à prendre dans un peu de lait sucré (enfants de 2 à 3 ans).

> Scammonée.......... 50 centigr.

Pour une prise, à prendre dans un peu de lait sucré (6 à 12 ans).

> Huile de ricin....... } ãã 15 gr.
> Sirop de gomme.... }
> Essence de menthe..... II gouttes.

A prendre en 1 ou 2 fois (4 à 8 ans).

> Huile de ricin......... 15 gr.
> Infusion de café....... 100 —
> Jaune d'œuf........... nº 1.
> (Comby.)

En 1 fois (4 à 10 ans).
Cataplasme de farine de lin bien chaud sur le ventre, réchauffer les membres inférieurs.

Faire prendre du bouillon dégraissé et du lait écrémé.

En cas de selles fétides : *Antisepsie intestinale.*

INFARCTUS URIQUES.

(Voy. *Lithiase rénale.*)

INFILTRATION D'URINE.

Incision hâtive, pratiquée sur la ligne médiane inférieure, dans toute son épaisseur, de la naissance des bourses à l'anus.

Ouvrir largement la poche urineuse et ne s'occuper que plus tard de l'urètre.   (Guyon.)

INFLUENZA.

(Voy. *Grippe.*)

INSERTION VICIEUSE DU PLACENTA.

(Voy. *Hémorragies puerpérales* et *Placenta prævia.*)

INSOMNIE.

Chez les enfants :
En cas de troubles digestifs et si l'enfant tette, *réglementer les tétées*, donner au milieu de chaque tétée une cuillerée à café d'*eau de chaux* ou *de Vals dégourdie*, prescrire des laxatifs légers.

Si l'enfant est sevré, surveiller sa nourriture, écarter les spiritueux, le café, le thé, pas d'excès de liquides. Réduire le repas du soir au minimum (une tasse de lait, un œuf à la coque). Donner les amers, le vin de rhubarbe.

En cas de constipation : Donner un lavement purgatif.

Follicules de séné....... 5 gr.
Faire infuser dans :
Eau bouillante......... 100 gr.
Ajoutez :
Sulfate de soude........ 2 gr.
Miel de mercuriale...... 20 gr.

En cas de nervosisme . *Bromure de potassium* ou *lavement de valériane.*

Racine de valériane...... 1 gr.
Faire infuser dans :
Eau bouillante.......... 100 gr.
Passer et ajouter :
Asa fœtida............. 10 gr.
Jaune d'œuf........... nº I.
(Comby.)
Pour un lavement.

Bromure de potassium.
à 2 mois........	5 à 10 cent.
de 3 mois à 6 mois.	20 —
de 6 mois à 1 an.	30 à 40 —
de 1 an 1/2 à 2.	1 à 3 gr.

(J. Simon.)

Si l'insomnie est causée par une douleur :

Hydrate de chloral
au-dessous de 1 an...	30 cent.
à 1 an..............	50 —
de 1 an 1/2 à 2 ans..	60 —
à partir de 2 ans....	1 gr.

(J. Simon.)

Sirop de codéine, chez les enfants *de plus d'un an*, 5 à 10 gr. par jour.

Antipyrine, chez les enfants de 4 à 5 ans, 50 centigr.
(J. Simon.)

Laudanum de Sydenham
jusqu'à 6 mois..	1/2 goutte.	
de 6 mois à 1 an.	1 —	
de 1 an à 2 ans.	2 —	en doses fraction.
de 2 ans à 3 ans.	3 —	
de 4 ans à 5 ans.	5 à 6 —	

(J. Simon.)

Prescrire le lavement suivant :

Antipyrine........ } āā 20 centigr.
Hydrate de chloral.. }
Bromure de potassium.. 50 —
Eau de laitue........ 60 gr.
Jaune d'œuf......... nº I.

Administrer l'*uréthane* :

Uréthane............ 20 centigr.
Eau de tilleul......)
— de fleurs d'or.. } āā 20 gr.
Sirop simple.....)

1 cuillerée à dessert, toutes les heures (enfants de 3 à 6 ans).

Uréthane............. 1 gr.
Sirop de fleurs d'oranger. 20 —
Eau distillée.......... 80 —
(Demme.)

1 cuillerée à café toutes les demi-heures (3 à 5 ans).

Chez l'adulte :

Bromure de potassium. } āā 20 gr.
Hydrate de chloral.... }
Extrait de chanvre in-
dien.............. } āā 20 centigr.
Extrait de jusquiame.. }
Eau distillée........... 100 gr.

1 cuillerée à café toutes les heures.

Hydrate de chloral...... 2 à 4 gr.
Sirop de codéine....... 15 —
Eau de laurier-cerise.... 10 —
Eau distillée.......... 100 —

A prendre en 1 ou 2 fois, à 1/2 heure d'intervalle.

Sulfonal............. 50 centigr.

Pour 1 cachet. Nº 6, à prendre 1 cachet de 1/2 en 1/2 heure.
(Inefficace en cas de douleurs violentes chez les cardiaques et les brightiques.)

Chloralose........... 40 centigr.
(Richet.)

Pour 1 cachet. Nº 2. Prendre 1 cachet et un second 1 heure après. (Pas chez les névropathes; bien toléré par les cardiaques.)

Paraldéhyde............ 2 à 4 gr.
Eau de fleurs d'oranger. } āā 30 —
Eau de menthe....... }
Sirop simple.......... 25 —
(Audhoui.)

A prendre en 2 fois à 1/4 d'heure d'intervalle.

Paraldéhyde............ 15 gr.
Teinture de vanille...... 3 —
Eau distillée............ 250 —
(Dujardin-Beaumetz.)

1 cuillerée à bouche (1 gr.) dans un grog au kirsch ; jusqu'à 3 et 4 cuillerées à 1/2 heure d'intervalle.

Uréthane.............. 30 gr.
Eau distillée.......... 100 —
(Huchard.)

3 à 4 cuillerées à café à prendre le soir, dans une tasse d'infusion de feuilles d'oranger.

Hypnone....... VI à VIII gouttes.
Glycérine....... 2 gr.
Looch blanc..... 40 —
(C. Paul.)

A prendre en 1 fois, au moment de se coucher.

Lavements :

Hydrate de chloral.... 2 à 5 gr.
Eau .... 50 —
(Dujardin-Beaumetz.)

A ajouter à 1 verre de lait, dans lequel on battra un jaune d'œuf.

Paraldéhyde.......... 2 à 4 gr.
Jaune d'œuf.......... n° I.
Eau de guimauve..... 120 gr.
(Keraval.)

Pour 1 lavement.

Chez les névropathes : Préférer le *bandage de corps humide*, envelopper le malade des aisselles aux cuisses avec des linges trempés dans de l'eau tiède, recouvrir ensuite ces linges d'une large bande de toile imperméable et appliquer par-dessus une pièce de flanelle ou une couverture de laine.

INSUFFISANCES.

I. DE L'AORTE.

Hygiène : Supprimer toute fatigue ; *éviter* toute augmentation de travail pour le cœur. Repos relatif. Régime alimentaire régulier, repas peu copieux. Proscrire les boissons alcooliques ou excitantes, le thé, le café, ainsi que le tabac. Éviter les émotions morales, les changements brusques de température. Combattre soigneusement la constipation.

Si la lésion, bien que compensée, suit une marche progressive, surtout si elle coexiste avec de l'artériosclérose : usage prolongé de l'*iodure de potassium.*

Iodure de potassium..... 15 gr.
Eau .... 250 —

1 cuillerée à bouche (1 gr. de sel) après les deux principaux repas. Continuer pendant les 3 premières semaines de chaque mois.

S'il y a des crises douloureuses :

Solution alcoolique
de trinitrine à
1 p. 100.......... XXX à XL gouttes.
Eau distillée....... 300 gr.
(Huchard.)

3 cuillerées à bouche dans les 24 heures (ne pas dépasser XII gouttes par jour).

Bromhydrate de cicutine
cristallisé.......... 1 gr.
Sirop simple.......... 900 —
(Dujardin-Beaumetz.)

2 cuillerées à dessert par jour (10 à 30 gr.)

Bromhydrate de cicutine
cristallisé.......... 30 centigr.
Eau de menthe........ 50 gr.
Eau distillée.......... 250 —
(Dujardin-Beaumetz.)

2 cuillerées à dessert par jour.

Contre les palpitations, les crises dyspnéiques, l'éréthisme cardiaque :

Bromure de potassium...	15 gr.
Eau distillée............	250 —

(Dujardin-Beaumetz.)

1 cuillerée à bouche, dans 1 tasse de lait.

Bromure de potassium...	20 gr.
Teinture de digitale.....	2 —
Eau distillée............	300 —

1 à 3 cuillerées à soupe par jour.

Ou bien, **au moment des paroxysmes** : injections de *morphine*.

Régime lacté pendant quelques jours, laxatifs légers.

En cas d'aortite subaiguë : Révulsifs locaux, ventouses scarifiées, vésicatoires, pointes de feu.

S'il y a des troubles digestifs (avec dyspnée) : régime lacté.

S'il y a rupture de compensation : *caféine*, de préférence en injections hypodermiques :

Benzoate de soude.	3 gr.
Caféine..........	2 gr. 50 centigr.
Eau distillée.....	Q. S. pour 10 cmc.
Ac. phénique.....	II gouttes.

(1 seringue de Pravaz contient 25 centigr. de caféine ; 0,75 à 2 gr. par jour) ; 3 à 6 seringues par jour.

S'il se forme un précipité blanc, mettre le flacon au bain-marie, avant de pratiquer l'injection.

Si les reins sont indemnes :

Salicylate de soude.....	3 gr.
Caféine..............	4 —
Eau distillée.... Q. S. pour 10 cmc.
Ac. phénique.........	II gouttes.

(Bozzolo.)

1 seringue Pravaz contient 40 centigrammes.

Caféine............	0,75 à 1 gr.
Benzoate de soude.......	1 —
Eau de tilleul...........	30 —
— de laitue...........	60 —
Sirop de cinq racines....	30 —

A prendre dans les 24 heures.
Ou bien :

Caféine.............	
Benzoate de soude....	} ãã 7 gr.
Eau................	250 —

1 à 2 cuillerées par jour (1 cuillerée à bouche contient 50 centigr. de caféine).
Ou bien :

Caféine.............	
Benzoate de soude....	} ãã 5 gr.
Vin de Frontignan......	500 —

3 à 6 petits verres par jour.

Prescrire la *digitale*, le meilleur tonique du myocarde.

Chez les enfants :

Feuilles de digitale..	5 à 10 centigr.
Eau chaude..........	150 gr.
Sirop simple..........	20 —

A prendre dans la journée.
Ou bien :

Teinture alcoolique de digitale.

Au-dessous de trois ans..	V à X gouttes.
De trois à cinq ans......	X à XV —
De cinq à huit ans......	XX —

Extrait de digitale.

Au-dessous de trois ans.	1 à 2 centigr.
De trois à cinq ans......	5 —
De cinq à huit ans......	10 —

Sirop de digitale.

Au-dessous de deux ans.	1 à 2 cuil. à café.
De trois à quatre ans..	3 à 4 —

Chez l'adulte :

Feuilles de digitale.	1 gr. 50 centigr.
Eau chaude.....	180 gr.

Faire infuser, ajouter :

Sirop simple..........	20 gr.

1 cuillerée à soupe toutes les deux heures.

Poudre de feuilles de
digitale .... 50 centigr.
Eau chaude .... 120 gr.
Sirop de digitale ...... 30 —

Faire infuser une 1/2 heure.
(Jaccoud.)

A prendre dans la journée.

Granules de digitaline : à
0 gr. 001, 1 à 4 par jour.

Digitaline cristallisée soluble dans le chloro-
forme .... 1 centigr.
Alcool à 90° .... 9 gr.
Glycérine neutre .... 6 —

XV à XX gouttes, trois fois par
jour.

Administrer la digitale et la digitaline, par *périodes de 4 jours*
espacées par des périodes de 4 autres jours, pendant lesquels on
pourra administrer les autres toniques :

Extrait de feuilles et de
fleurs de convallaria .... 15 gr.
Sirop de cinq racines .. } āā 120 —
— d'éc. d'oranges .. }

1 cuillère à bouche le matin, à
midi et le soir.
Ou bien :

Extrait de strophantus. 1 milligr.

Pour 1 pilule, à prendre 2 à 4
par jour.
Ou bien :

Sulfate de spartéine ..... 30 centigr.
Sirop de tolu .... 30 gr.
Eau de tilleul .... 70 —
(G. Sée.)

3 cuillerées à bouche par jour
(1 cuillère contient 5 centigr.).

**Pendant la période de trou-
bles de compensation :** Repos
au lit, diète légère, régime lacté.
**Contre les bourdonnements,
vertiges, étourdissements, anémie cérébrale,**
Opium ; injection de *morphine*
ou d'*atropo-morphine.*
**Contre l'anémie des aorti-
ques :**

Pyro-phosphate de fer
citro-ammoniacal .. 3 gr.
Liqueur de Fowler .. 1 gr. 50 centigr.
Sirop de fleurs d'o-
ranger .... 60 gr.
Sirop simple .... 260 —
(Constantin Paul.)

1 à 2 cuillerées par jour :
Contre les syncopes :
Nitrite d'amyle, V gouttes en
inhalations.

**I. DE L'ARTÈRE PULMO-
NAIRE.**
Rien de particulier, au point de
vue thérapeutique ; instituer le
traitement général des lésions valvulaires.

I. MITRALE. Voy. *Insuffisance
aortique.*

I. MYOCARDIQUE (maladie infectieuse, auto-intoxication, in
toxication myocardique).
Prescrire les substances vasculaires et cardio-vasculaires pures,
nitrite d'amyle et *caféine.*
**En cas de maladie infectieuse
aiguë,** *purgation.*
Administrer aussi la *strychnine*
et la *spartéine associées* (voie hypodermique).

INTERTRIGO.

(Voy. *Érythème.*)

INVAGINATION INTESTINALE.

S'abstenir de purgatifs, prescrire les *narcotiques, chloral, laudanum, morphine* en injections.

Chez l'enfant :

Laudanum de Sydenham. I à II gouttes.
Eau.............. 50 à 100 gr.

Pour 1 lavement, ne répéter ce lavement que chez les enfants âgés de plus de 3 ans.

Sirop de chloral....... 100 gr.

1 cuillerée à café, de 2 en 2 heures.
Injections sous-cutanées de morphine, à 1/2 milligr., répétées toutes les 3 à 4 heures.

Faire mettre la *vessie de glace* sur le ventre.

Chez l'adulte : Donner l'opium à hautes doses :

Extrait thébaïque...... 1 centigr.
Excipient............ Q. S.

Pour 1 pilule. N° 20. 10 à 15 et 20 pilules par jour.

En cas d'obstacle siégeant sur le gros intestin, ajouter à l'opium les *injections rectales* ou le *lavement électrique* ; dès que l'insuccès de ces moyens thérapeutiques est montré, intervenir chirurgicalement.

Voy. *Occlusion intestinale.*

IRITIS.

Instiller de l'*atropine.* En cas de douleurs violentes, sangsues aux tempes ; antipyrine.

Si la chambre antérieure est distendue et si les douleurs sont très vives au niveau du cercle ciliaire, faire la *paracentèse de la cornée.*

Pansement compressif.

Contre l'iritis syphilitique : Frictions avec *onguent napolitain.* A l'intérieur, *iodure de potassium,* 4 à 8 gr.   (Tillaux.)

Sulfate d'atropine....... 5 centigr.
— de zinc......... 5 —
Eau distillée.......... 10 gr.

Instiller I à IV gouttes dans l'œil malade, plusieurs fois par jour (2 à 4 fois).

Sulfate neutre d'atropine. 3 centigr.
Eau distillée............ 5 gr.
                    (Trousseau.)

Collyre, 2 à 4 instillations par jour.

En cas de phénomènes toxiques généraux produits par l'atropine, substituer aux collyres précédents le suivant :

Sulfate neutre de duboisine .... 2 centigr.
Eau distillée........... 5 gr.
                    (Trousseau.)

IRRITABILITÉ DE L'UTÉRUS GRAVIDE.

Repos au lit pendant une durée de temps, variable suivant le cas.
Lavements laudanisés (XX gouttes par lavement), 1 à 3 fois par jour.
Extrait thébaïque à l'intérieur.

Extrait thébaïque........ 1 centigr.
Excipient.............. Q. S.

Pour 1 pilule. N° 12, 3 à 5 pilules par jour.

Prescrire la *teinture de viburnum prunifolium* à 1/3, XXX à

L gouttes en lavement dans les 24 heures.

> Teinture de viburnum
>   prunifolium .... 2 à 3 gr.
> Elixir de Garus .... 30 —
> Eau distillée .... 120 —

1 cuillerée à soupe, toutes les 2 heures.

> Teinture alcoolique de vi-
>   burnum prunifolium à
>   1/5 .... 10 gr.
> Teinture de chanvre indien. 5 —

X à XV gouttes, toutes les 2 à 4 heures.

Éviter les rapports sexuels et toute excitation génésique.

KÉRATITES.

K. INTERTISTIELLE SYPHI-LITIQUE.

Iodure de potassium 4 à 6 gr. par jour; frictions mercurielles (enfants 1 gr., adulte 4 à 6 gr. par friction).

K. SUPPURÉE.

Donner issue au pus.

Si le foyer occupe **seulement la cornée**, l'ouvrir largement avec un couteau de Graefe.

S'il y a **hypopyon**, diviser la cornée dans son tiers inférieur.

Si le **pus** est **épais**, l'extraire avec la curette.

Mettre ensuite sur l'œil des compresses chaudes et légèrement antiseptiques.

K. ULCÉREUSE.

Au début, quand il n'existe qu'une phlyctène, si elle siège à la limite du limbe scléro-cornéen, la toucher légèrement avec la pointe du crayon de *nitrate d'argent*.

Plus tard, quand y a ulcération, s'opposer aux synéchies antérieures; instiller tous les jours :

> Sulfate d'atropine ... 5 centigr.
> Eau distillée .... 10 à 20 gr.

Si l'on craint la perforation de l'œil remplacer l'atropine par l'*ésérine* (5 centigr. sur 20 à 10 gr. d'eau).

Introduire dans l'œil :

> Oxyde de zinc .... 2 gr.
> Axonge .... 30 —

Mettre le malade dans l'*obscurité*. Maintenir sur l'œil des compresses trempées dans l'*eau chloralée* ou légèrement *cocaïnisée*, si le blépharospasme est intense.

K. VASCULAIRE.

Combattre la cause.

Contre le pannus, toucher vivement avec un crayon de *nitrate d'argent* effilé, les gros troncs vasculaires.

KYSTES.

K. DU FOIE (HYDATIQUES).

Si la ponction exploratrice fait écouler un liquide clair : *Ponction aspiratrice* strictement aseptique, suivie d'une *injection intrakystique parasiticide*.

Si la ponction donne issue à un liquide trouble ou purulent : *Ouverture large* du kyste, *lavages antiseptiques, drainage*.

Pratique des ponctions :

Faire la ponction avec une aiguille assez fine (nº 2 de l'aspirateur Dieulafoy) ou avec un trocart et enlever tout le liquide contenu dans la poche kystique. Procéder lentement. Remplacer le liquide évacué par une *quantité notablement moindre d'une solution antiseptique qu'on retire par aspiration au bout d'une dizaine de minutes.*

Se servir de la *liqueur de Van Swieten*, 60, 80 et 100 gr. au maximum; après l'avoir retirée, laver très soigneusement, à deux reprises, la cavité kystique avec de l'eau stérilisée et salée.

Ou bien injecter 15 à 20 gr. de *sublimé* au 1 p. 1000, et les abandonner dans la poche.

(Mesnard, Baccelli, Debove.)

Il est plus prudent d'employer soit la *solution de sulfate de cuivre* à 5 p. 100, soit l'eau naphtolée sursaturée.

(Chauffard, Jubel-Renoy, Merklen.)

Naphtol β................	1 gr.
Alcool à 90°.............	10 —
Eau distillée chaude.	Q.S. p.f. 100 c.c.

Au moment de s'en servir, plonger le flacon dans un bain-marie et chauffer la seringue. Retirer la solution injectée, au bout de 10 à 15 minutes.

Ou encore se servir du mélange hydaticide suivant :

Extrait mou de fougère mâle...............	} ãã 2 gr.
Liqueur de potasse....	
Eau distillée............	24 —
	(Pavy.)

Après l'opération, faire une *compression soignée* de l'abdomen avec ouate et bandage de corps. Repos absolu pendant au moins 4 à 5 jours.

K. DE LA GLANDE VULVO-VAGINALE.

Fendre le kyste sur toute sa hau-teur, évacuer le contenu. Lavage avec solution phéniquée à 3 p. 100. Toucher ensuite la face interne du kyste avec une solution de chlorure de zinc à 5 à 10 p. 100. Inutile de suturer. (Tillaux.)

K. A GRAINS RIZIFORMES

Faire une incision verticale unique sur la saillie formée, au-dessus du ligament annulaire (poignet), ou bien deux incisions, l'une dans la paume, et l'autre à l'avant-bras. Placer la bande d'Esmarch. Évacuer le liquide et les grains libres, et gratter la membrane kystique à la curette; arracher les grains encore adhérents et détruire jusque dans ses couches profondes les nodules tuberculeux. Lavage abondant avec une solution antiseptique faible, suivi d'un second lavage à l'acide phénique à 5 p. 100 ou à la solution de chlorure de zinc au 10°. Drainage. (Lejars.)

L'*extirpation de la poche* est une opération longue et délicate.

(Tillaux.)

K. DE L'OVAIRE.

Traitement chirurgical seul rationnel : *ovariotomie.* Intervenir le plus tôt possible.

Si l'ovariotomie est contre-indiquée (affections organiques graves, mauvais état général) : traitement palliatif médical et ponction du kyste par la paroi abdominale.

Pratiquer la *ponction*, toutes les fois que l'on pourra soulager la malade, surtout en cas de dyspnée.

Prescrire le port d'une *ceinture abdominale hypogastrique.*

Administrer les *toniques* : quinquina, kola, coca, iodure de fer, arséniate de fer. *Laxatifs légers* souvent répétés. *Lavements* émollients.

K. DU POUMON (HYDATIQUES).

Ponction évacuatrice, suivie d'une injection intrakystique parasiticide (voy. *Kystes du foie*). Évacuer très lentement.

Pneumotomie (pleuro-pneumotomie).

K. SÉBACÉS (LOUPES).

Grande incision, *énucléation* du kyste. Lavage soigneux avec sublimé à 1 p. 1000; suture au crin de Florence ou à la soie. Ne drainer que les très grosses loupes.

Gaze iodoformée et pansement ouaté compressif.

(Lucas-Championnière.)

K. SYNOVIAUX.

Ponction évacuatrice, suivie d'injection iodée. Préférer l'*extirpation totale* de la poche. Lorsque l'ablation totale est difficile ou dangereuse, se contenter de la résection partielle des parois, suivie de cautérisation de la poche au chlorure de zinc à 1/10. (Chaput.)

K. DU VAGIN.

La ponction ou l'incision sont insuffisantes; préférer l'*extirpation* complète ou partielle.

Pour faciliter la dissection de ces tumeurs, vider le kyste et le remplir de blanc de baleine que l'on solidifie par l'application de glace.

En cas d'extirpation partielle, toucher le fond du kyste avec une solution phéniquée à 10 p. 100 ou chlorure de zinc à 5 ou 10 p. 100. Tamponner à la gaze iodoformée.

(Pozzi.)

LARYNGITES.

L. AIGUË.

Repos, séjour dans un appartement à température constante (18°), observer le silence presque absolu.

Envelopper le cou d'ouate ou de flanelle; mettre de la teinture d'iode ou un cataplasme sinapisé. *Pédiluves* très chauds et sinapisés.

Inhalations de vapeur d'eau, additionnée de *teinture de benjoin* (1 cuillerée à café pour un verre d'eau) pour calmer l'irritation.

Benzoate de soude......	6 gr.
Alcoolature de racines d'aconit..........	XXX gouttes.
Eau de laurier-cerise..	10 gr.
Sirop de tolu........	60 —
— de codéine.....	30 —
Eau	60 —

(Ruault.)

Par cuillerées à bouche, toutes les 1 à 2 heures.

Benzoate de soude.......	15 gr.
Sirop de codéine........	50 —
— de térébenthine....	50 —
— de tolu..........	125 —
— de bourgeons de sapin...........	125 —

1 cuillerée à bouche, toutes les 2 heures, dans une tasse de tisane chaude. (Ruault.)

Chez les enfants.

Teinture de belladone.	
— de racines d'aconit.....	} āā 10 gr.

(Comby.)

X gouttes, matin et soir, dans une tasse de lait tiède ou une tasse d'infusion sucrée de fleurs pectorales, de bourrache, de capillaire, des quatre fruits.

En cas de toux fréquente :

Teinture de racines d'a-conit...............	V gouttes.
Oxyde blanc d'antimoine.	50 centigr.
Sirop de codéine........	5 gr.
Julep gommeux.........	60 —

Par cuillerées à café, de 2 en 2 heures.

A la période de coction, favoriser l'expectoration par les *balsamiques* (goudron, térébenthine, tolu).

L. CHRONIQUE.

Combattre la douleur; diminuer la dysphagie spasmodique; modifier les lésions. Repos de la voix. Proscrire le tabac, l'alcool, le séjour dans des locaux mal aérés et où se trouve de la poussière.

Traiter avant tout les lésions du nez et du pharynx nasal, s'il en existe. (Ruault.)

Dans les formes catarrhales simples, applications, à l'aide d'un petit tampon de coton hydrophile fixé à un instrument approprié, de *nitrate d'argent* ou de *chlorure de zinc* en solution.

Nitrate d'argent......	1 gr.
Eau distillée.........	20 à 30 —

Chlorure de zinc.....	1 gr.
Eau distillée........	50 —

Tannin.............	10 gr.
Glycérine...........	100 —

Alun..............	10 gr.
Glycérine...........	100 —

Acide phénique......	6 à 10 gr.
Glycérine...........	100 —

Dans les formes catarrhales sèches : Pulvérisations alcalines, inhalations de vapeur d'eau et emploi du naphtol *sulforiciné.*

Naphtol..............	10 gr.
Sulforicinate de soude...	100 —
	(Ruault.)

Acide phénique.........	10 gr.
Suforicinate de soude....	10 —
	(Ruault.)

Dans les formes hypertrophiques : Emploi de moyens chirurgicaux.

En cas de laryngite granuleuse, applications locales de solutions *iodo-iodurées fortes*, répétées et exécutées avec quelque vigueur sous forme de frictions.

Iode métallique........	60 centigr.
Iodure de potassium....	6 gr.
Glycérine...........	30 —

Iode métallique........	1 gr.
Iodure de potassium....	1 —
Glycérine........	20 à 30 —

Faire précéder ces applications de l'ablation des saillies ou du moins de leur abrasion avec les pinces coupantes laryngiennes.

(Ruault.)

(Voy. *Laryngite syphilitique* et *Laryngite tuberculeuse.*)

Eaux thermales de Challes, Eaux-Bonnes, Cauterets, Mont-Dore, Bagnères-de-Bigorre.

L. OEDÉMATEUSE (Voy. *OEdème de la glotte.*)

L. STRIDULEUSE.

Même traitement que pour la laryngite aiguë : teinture d'iode, *cataplasme sinapisé* au-devant du cou; pédiluves très chauds sinapisés, bottes de ouate aux jambes.

Boissons chaudes; potions antispasmodiques et expectorantes.

Bromure de sodium.......	1 gr.
Sirop de chloral.........	20 —
— de tolu............	30 —

A prendre en 3 fois dans la nuit dans une tasse de lait chaud avec un jaune d'œuf (enfants de 2 ans).

Bromure de potassium....	1 gr.
Sirop de belladone.......	10 —
— d'éc. d'oranges.....	30 —

Par cuillerées à café, dans la journée.

Alcoolature de racines d'aconit............	V gouttes.
Sirop de codéine.......	3 à 5 gr.
— de fleurs d'oranger..........	20 —
Hydrolat de laitue......	60 —

Par cuillerées à café, d'heure en heure (enfants de 2 à 4 ans).

Musc	20 centigr.
Sirop de tolu..........	25 gr.
Eau de tilleul.........	60 —

(Descroizilles.)

4 à 6 cuillerées à café par jour.

Chloroforme...........	X gouttes.
Glycérine.............	5 gr.
Sirop de tolu....... }	ãã 20 —
Eau .... }	

Par cuillerées à café, de 1/2 en 1/2 heure, au moment de l'accès.

Alcoolature de racines d'aconit... }	
Teinture de belladone .... }	ãã V à X gouttes.
Sirop de chloral........	10 gr.
— de fleurs d'oranger.	20 —
Eau de tilleul.........	120 —

Par cuillerées à dessert de 1/2 en 1/2 heure (enfants de 2 à 4 ans).

Diminuer l'intensité des accès, en faisant vivre le malade dans une *atmosphère chargée de vapeur d'eau*, additionner l'eau, que l'on maintient en ébullition, de :

Teinture de benjoin......	10 gr.
Essence de feuilles d'eucalyptus............	5 —
Alcool rectifié..........	80 —
Eau distillée...........	100 —

Abréger l'accès, par *l'application au-devant du cou de compresses de tarlatane imbibées d'eau très chaude* et renouvelées à mesure qu'elles commencent à se refroidir ; se servir aussi dans le même but d'une éponge.

(Graves, Trousseau.)

En cas d'asphyxie menaçante : *tractions rythmées de la langue, trachéotomie.*

L. SYPHILITIQUE.

Défendre l'usage du tabac et des liqueurs alcooliques.

Traitement général spécifique ; à la période secondaire, insister sur le *mercure* ; à la période tertiaire, sur l'*iodure de potassium*.

Faire tous les 4 jours des applications locales, au moyen d'un large porte-ouate, en évitant d'agir avec violence et d'excorier la muqueuse, de solutions de *nitrate d'argent*, ou de *solutions iodo-iodurées*.

Nitrate d'argent......	1 gr.
Eau distillée........	20 à 30 —

Iode....................	1 gr.
Iodure de potassium......	1 —
Eau distillée............	15 —

Attouchements des plaques muqueuses avec de l'*acide chromique au 5e*.

Déterger les ulcérations (période tertiaire) le mieux possible, à l'aide de *pulvérisations antiseptiques tièdes*, répétées deux à trois fois par jour, pendant 5 à 10 minutes, avec une solution de *sublimé* très faible 1 p. 10 000 ou 15 000.

Toucher de temps en temps les ulcérations avec la *solution iodo-iodurée.* (Ruault.)

L. TUBERCULEUSE.

Traitement général de la phtisie pulmonaire.

Forme catarrhale : Applications des topiques suivants :

Créosote................ 1 gr.
Alcool................. 4 —
Glycérine .... 60 —

Acide lactique........ 40 à 80 gr.
Glycérine............ 20 à 60 —

Formes infiltro-ulcéreuses : *Évidement* des régions ulcérées, et ablation aussi complète que possible des tissus infiltrés, à l'aide de curettes tranchantes, de pinces emporte-pièces, de cuillers tranchantes.

Cautériser ensuite les parties cruentées avec l'*acide lactique* ou le *chlorure de zinc*, en solutions concentrées. (Ruault.)

Acide phénique........ 1 à 5 gr.
— lactique........ 2 à 15 —
Glycérine............ 20 —

Pour cautérisations intralaryngiennes, à pratiquer après avoir anesthésié le larynx avec une solution de cocaïne à 10 ou 20 p. 100.

(Se servir au début de glycérine ne contenant qu'une petite dose d'acide phénique et d'acide lactique, puis augmenter progressivement jusqu'à la limite indiquée.)

Formes scléreuses et végétantes : *Ablation* de la plus grande partie possible de tissus malades, *cautérisation* de la surface cruentée, ou bien applications de *naphtol* ou *phénol sulforiciné*. (Ruault.)

Acide phénique....... 10 à 40 gr.
Sulforicinate de soude. 100 —

Naphtol β........... 10 gr.
Sulforicinate de soude. 100 —

Renouveler ces applications topiques tous les jours ou tous les 2 jours, les associer aux *curettages*

pratiqués et repris tant qu'il reste des tissus malades abordables.

(Ruault.)

Dans toutes les formes de phtisie laryngée, soumettre les malades aux *pulvérisations antiseptiques* répétées. Se servir de solutions de *phénol* à 1 p. 1000, de *sublimé* à 1 p. 5000. Pratiquer les pulvérisations avec un petit pulvérisateur à vapeur de Siegle devant lequel se place le malade respirant largement, la bouche grand ouverte et la langue hors de la bouche. Faire 2 ou 3 pulvérisations, de 5 minutes de durée, par jour. (Ruault.)

En cas de dysphagie douloureuse : Applications de *glycérine phéniquée* à 5 p. 100, de *phénol sulforiciné* à 25 à 40 p. 100, faites peu de temps avant les repas. Badigeonnages avec une solution de *cocaïne* à 10 p. 100. Injection de *morphine*.

En cas de poussée inflammatoire aiguë (suppurative) et **de douleur** : Pulvérisations antiseptiques chaudes. Faire au-devant du larynx des applications de *compresses imbibées d'eau à la température la plus élevée que le malade puisse supporter*, recouvrir ensuite d'une cravate de taffetas gommé assez large pour empêcher le refroidissement. Pour la nuit, remplacer les compresses par une *cravate de ouate*.

En cas d'œdème de la glotte avec dyspnée : Saignée locale, 3 sangsues au-devant du cou.

Vésicatoire volant rectangulaire haut de 6 cent., large de 3 à 4 cent.

En cas d'asphyxie : Ponctionner avec la lancette pharyngienne la région où l'on soupçonne la présence de pus ou *trachéotomie*.

LÈPRE.

A l'intérieur : *huile de chaulmoogra* ; commencer par V gouttes le matin et V gouttes le soir, avant ou après le repas. Augmenter de IV à VI gouttes par jour, jusqu'à CXX à CC gouttes par jour en 3 ou 4 fois. Continuer à cette dose pendant 2 à 3 jours. Donner l'huile dans du thé chaud, de l'infusion de menthe ou en capsules.

Extérieurement, pour ramollir les tubercules, faire des onctions avec :

Huile de chaulmoogra...	2 à 4 gr.
Paraffine..............	1 —
Vaseline...............	5 —

Pommades corrosives (sulf. de cuivre). Thermocautère. Raclage à la curette. Opérations plastiques.

(Brocq.)

LEUCÉMIE OU LEUCOCYTHÉMIE.

Prescrire l'*arsenic*, à doses croissantes jusqu'à l'apparition des symptômes d'intoxication (picotements du nez, sécheresse de la bouche, rougeur des yeux). Diminuer alors la dose pour la maintenir aux limites de l'apparition des phénomènes toxiques.

Faire prendre la *liqueur de Fowler*, à la dose initiale de VI gouttes en 3 fois ; augmenter la dose d'abord d'une goutte par jour, puis d'une goutte tous les 2 à 3 ou 4 jours. (A. Gilbert.)

En cas de troubles digestifs, recourir à l'injection hypodermique quotidienne d'un demi à 1 cent. cube de liqueur de Fowler modifiée par la substitution d'eau de laurier-cerise à l'eau de mélisse.

Acide arsénieux..........	1 gr.
Carbonate de potasse.....	1 —
Eau distillée............	95 —
Eau de laurier-cerise......	3 —

Pour injections hypodermiques.

Chez les enfants : V à X gouttes par jour de liqueur de Fowler, dans un peu de lait.

Injections sous-cutanées de V à VI gouttes de la liqueur de Fowler modifiée.

Faire prendre aux enfants, matin et soir, un des paquets suivants :

Chlorhydrate de quinine.	3 centigr.
Fer réduit.............	3 —
Poudre d'eucalyptus....	25 —

(Hénoch.)

Pour 1 paquet. N° 30.

Chez tous les malades, prescrire les *toniques :* iodure de fer, quinquina. Bains salés. Douches. Eaux de la Bourboule, Uriage. *Organothérapie :* 100 gr. par jour de moelle osseuse rouge d'un jeune veau, prise crue dans du lait ou de la soupe.

LEUCOPLASIE BUCCALE.

Suppression de toutes les causes d'irritation locale : cesser de fumer.

Gargarismes alcalins, émollients.. Intérieurement : *alcalins.* Cautérisations à l'*acide chromique* au 5°.

Raclage de la plaque leucoplasique. Cautérisation au *thermo* ou *galvano-cautère*. A la seconde période (état papillomateux) : intervention chirurgicale, *décortica-* | *tion* de la langue au thermo-cautère ou *amputation*.

En cas de syphilis: Traitement spécifique.   (Le Dentu.)

LEUCORRHÉE.

1° *Traitement général*.

En cas de chlorose: Protoxalate de fer, 20 centigr. en cachets de 10 centigr. avant chaque repas; sirop d'iodure de fer, ou :

Teinture de Mars tartarisée.............. } āā 5 gr.
Gouttes amères de Baumé :.............

VI à X gouttes, avant chaque repas.

Eaux minérales de Forges, Bussang, Renlaigue.

En cas d'herpétisme: Arséniate de soude, 2 à 5 milligr. par jour.

Eaux de la Bourboule, Cauterets, Uriage, Luxeuil.

En cas de névropathie: *Hydrothérapie;* pilules Blancard (iodure de fer) 2 à 3 par jour. Toniques.

Eaux minérales : Néris, Capvern, Pougues.

En cas de scrofule : Huile de foie de morue, iodure de fer, sirop iodo-tannique.

Eaux minérales de Salies, Salins, Luchon.

2° *Traitement local*.

(Voir *Vulvite, Vaginite, Endocervicite catarrhale, Ectropion des lèvres du col, Métrite, Endométrite, Salpingite, Fibromes, Cancer du col et du corps de l'utérus.*)

Prescrire des injections *émollientes* (décoctions de racine de guimauve, de graines de lin, de pavots),

des injections *astringentes* (sulfate de cuivre, alun) et des injections *antiseptiques*.

Sulfate de cuivre..... 30 à 50 gr.

En 10 paquets, 1 paquet pour 2 litres d'eau.

Alun..................... 40 gr.
Sulfate de zinc.......... 40 —

En 10 paquets, 1 paquet pour 2 litres d'eau.

Ou bien décoction de *feuilles de noyer* (60 gr. dans 1 litre d'eau), ajouter acide *tannique*, 2 gr.

Borate de soude..... } āā 100 gr.
Bicarbonate de soude. }

En 10 paquets, 1 paquet pour 2 litres d'eau.

Acide phénique....... } āā 200 gr.
Alcool............. }
Essence de verveine... XX gouttes.

1 cuillerée à soupe, pour 1 litre d'eau.

Sublimé.......... 25 à 50 centigr.
Acide tartrique..... 1 gr.

Pour 1 paquet. N° 20, 1 paquet pour 2 litres d'eau.

Permanganate de potasse. 10 gr.
Eau..................... 300 —

1 cuillerée à soupe pour 1 litre d'eau.

Employer le *lysol :* 1 cuillerée à dessert pour 2 litres d'eau.

Contre la leucorrhée des *femmes enceintes, femmes obèses et vieilles femmes :*

Bicarbonate de soude... 1000 gr.

1 à 2 cuillerées à bouche pour 2 litres d'eau tiède; prendre 2 injections par jour.

Chez les petites filles: Lavages fréquents avec une décoction de feuilles de noyer, 30 gr. pour 500 gr. d'eau.

Ou bien :

Alun................. } ãã 5 gr.
Sulfate de zinc........ }
Eau.................... 1 litre.

Pour lavages, 3 fois par jour.

Bichlorure de mercure.. 50 centigr.
Eau.................... 1 litre.

Pour lotions, une fois par jour. Cautériser avec:

Nitrate d'argent...... 1 gr.
Eau .... 4 à 100 —

Pour cautérisations : tous les 2 à 3 jours.

Faire des *injections intravaginales* avec cette même solution, à l'aide d'une poire en caoutchouc, munie d'une fine canule.

LICHEN.

L. AGRIUS (*prurigo congénital* de Hébra).

Toniques, amers, huile de foie de morue, arsenic.

Bains émollients à 33° ou 35°, tous les deux jours. Au début, onctions graisseuses. Onctions d'*huile de foie de morue* additionnée de *menthol* à 10 p. 100 ; de *goudron* au quart, puis pur ; d'*huile de cade* mélangée au glycérolé d'amidon (1 pour 3), puis pure. Pommade au *naphtol* à 5 p. 100 ; à l'*acide phénique* et au *menthol* à 1 p. 60 à 1 p. 40.

(Fournier.)

En cas de prurit : Enveloppements dans le caoutchouc ou dans l'ouate : au moment des poussées cutanées, donner la *quinine* (50 à 70 centigr. par jour) associée à la teinture de *belladone* (VI à XII gouttes par jour).

(Brocq.)

Calomel................. 1 gr.
Tannin................. 3 —
Vaseline............... 30 —
(Hardy.)

Pour onctions, 2 fois par jour.

Cyanure de potassium.. 10 centigr.
Axonge .... 30 gr.

Pour onctions contre les démangeaisons.

Médication thyroïdienne : pastilles, pilules ou injections :

Thyroïdine purifiée.....10 centigr.
Kaolin............... 3 gr.
Vanilline............. 1 centigr.
Mucilage de gomme adragante............... Q. S.

30 pilules ; 1 à 2 par jour (enfants).

Thyroïdine purifiée..... 2 centigr.
Eau distillée.......... 10 gr.
Acide phénique........ 2 milligr.

Pour injections. Tous les jours, une seringue de Pravaz (enfants).

Envoyer les arthritiques aux eaux de *la Bourboule*, les scrofuleux aux eaux sulfureuses de *Luchon, Cauterets, Salies-de-Béarn* ; lorsque les deux diathèses se trouvent combinées, conseiller les eaux d'*Uriage, Saint-Honoré, Saint-Gervais*.

L. SIMPLE.

Régime alimentaire sévère, boissons émollientes, purgatifs légers.

Traitement général. Calmer le système nerveux ; donner les pré-

parations de valériane, l'asa fœtida, le castoréum, l'antipyrine et
les bromures.

Combattre l'*arthritisme* ou tout
autre état diathésique. (Brocq.)

Prescrire l'*arsenic* :

Arséniate de soude..... 10 centigr.
Eau de laurier-cerise... 5 gr.
(Besnier.)

Mettre une goutte de cette solution dans une demi-seringue
Pravaz et injecter profondément
dans les masses musculaires, augmenter la dose, peu à peu, sans
dépasser 3 milligr. à la fois, répétée
2 à 3 fois par jour.

Acide arsénieux....... 5 centigr.
Eau distillée......... 125 gr.
(Hardy.)

1 à 2 cuillerées à bouche, par
jour.

Ou bien :

Arséniate de soude..... 10 centigr.
Teinture de belladone.. L gouttes.
Eau de laurier-cerise... 50 gr.
Eau distillée......... 200 —
(Brocq.)

1 à 3 cuillerées à café, à la fin
des 2 principaux repas.

Conseiller une cure aux eaux de
la Bourboule; lorsque l'état du
système nerveux est vraiment
mauvais : Néris, Ragatz, Schlangenbad, Bains, Luxeuil, Bagnères-
de-Bigorre. (Brocq.)

Faire 2 fois par jour des onctions avec :

Acide tartrique.......... 1 gr.
Glycérolé d'amidon....... 20 —
(Vidal.)

Huile de cade......... 5 à 10 gr.
Glycérolé d'amidon....... 30 —
(Vidal.)

Ou mieux avec :

Acide phénique...... 0,50 à 1 gr.
Oxyde de zinc........... 10 —
Lanoline .... } ãã 20 —
Vaseline ....

En cas d'inflammation : *cataplasmes de fécule.*

Contre le prurit : *Grands
bains d'amidon,* ajouter 1 à 2 li-
tres de vinaigre par bain.

Intérieurement, teinture de *belladone* VI à XII gouttes par jour ;
acide phénique en pilules :

Acide phénique........... 2 gr.
Térébenthine de Venise.... 1 —
Magnésie calcinée........ Q. S.

Pour 40 pilules : à prendre 2 pilules, 4 à 8 fois par jour.

Donner aussi le *chlorhydrate*
ou le *bromhydrate de quinine,*
soit à hautes doses, soit à doses
modérées et fractionnées.
(Brocq.)

(Voyez *Prurit.*)

LITHIASE.

L. BILIAIRE
Voyez *Colique hépatique.*

Traitement hygiénique ; *régime
alimentaire:* usage très modéré
d'aliments gras, régime plutôt herbacé qu'animal, quantité strictement nécessaire d'aliments fécu-
ents ou sucrés; éviter les substances riches en cholestérine, telles
que les cervelles, le boudin, les
jaunes d'œufs. Repas espacés, réguliers, peu copieux. Pas de boissons gazeuses, sucrées ou fortement
alcooliques; éviter les eaux sélé-
niteuses. Boire 1 litre de lait par
jour entre les repas.

Vie active et au grand air, exercices physiques, stimulations cutanées.

Intérieurement : *alcalins, lithine, benzoate de soude.*

Benzoate de lithine..... 3 à 5 gr.
Bicarbonate de soude...   10 —
Sirop de fumeterre.. }
Eau distillée........ } āā 200 —

2 à 4 cuillerées à soupe, par jour.

Ajouter à 1 litre de lait 4 gr. de *bicarbonate de soude;* à prendre dans la journée.

Faire boire de *l'eau de Vichy* ou *de Vals* aux repas, ou bien *eau de Vichy artificielle :* 4 gr. de qicarbonate de soude par litre d'eau.

Cures thermales : au premier rang : *Vichy,* source de la Grande-Grille, puis *Vals.* Sous l'influence de la cure, dès les premiers jours, 'dΩpétit reparaît et les digestions se régularisent ; souvent vers le huitième ou dixième jour, une crise de colique hépatique, franche ou ébauchée, se produit, et un peu plus tard les phénomènes de saturation thermale, avec fatigue, sensibilité hépatique, etc.

Placer presque au même rang que Vichy les eaux de *Carlsbad* et *Marienbad,* particulièrement indiquées chez les sujets pléthoriques, obèses, ou à constipation habituelle.

Si ces eaux sont trop énergiques et amènent de fréquentes coliques : *Pougues, Sermaize, Bourbon-Lancy, Montmirail* (source verte), *Martigny, Contrexéville.*

(Chauffard.)

En cas d'amaigrissement progressif, de crises incessantes à répétition, d'inflammation de la vésicule et des voies biliaires avec menaces de suppuration, d'enclavement calculeux persistant, d'ictère chronique, ou de fistule biliaire défectueuse, pratiquer la *cholécystotomie,* la *cholécystectomie* ou la *cholécystentérostomie.*

Ces opérations sont contre-indiquées en cas de *péritonite généralisée,* de *pyléphlébite* (se traduisant par l'ascite), de *septicémie.* L'âge avancé des malades ne constitue pas une contre-indication à l'intervention chirurgicale.

(Galliard.)

Modifier le tempérament arthritique par *l'iodure de potassium* à la dose de 80 centigr. à 1 gr. par jour, pris pendant des mois.

L. URINAIRE.

Voyez *Colique néphrétique, Gravelle ammoniacale, oxalique, urique.*

LOCHIES FÉTIDES.

(Voy. *Fétidité des lochies, Fièvre puerpérale.*)

LOMBRICS.

(Voy. *Ascarides.*)

LOUPE.

(Voy. *Kystes sébacés.*)

LUMBAGO.

Localement : Révulsifs, applications chaudes, frictions excitantes :

Chloroforme................ 10 gr.
Alcool camphré....... } ãã 100 —
Alcoolat de Fioravanti. }

Ventouses scarifiées.
Intérieurement: *Antipyrine,* 3 gr. *salicylate de soude* (4 à 6 gr.), *jaborandi.*
Prescrire l'infusion suivante :

Feuilles de jaborandi....   4 gr.
Macérer 12 heures dans :
Alcool..................   10 gr.
Infuser ensuite dans :
Eau bouillante.........   150 gr.
Edulcorer avec :

Sirop simple............   25 gr.
(A. Robin et Londe.)

A prendre en une seule fois, le matin, à jeun.

Chez les enfants de 10 à 15 ans, réduire la dose à 1 gr. 50 centigr.

En cas de douleur intense et persistante : Injection de *morphine.*

Pratiquer au niveau des reins des frictions avec la pommade salicylée :

Acide salicylique.... }
Lanoline.......... }
Essence de térében- } ãã 10 gr.
    thine.......... }
Axonge................   80 —
(Bourget.)

(Voy. *Myalgie.*)

LUPUS.

L. VULGAIRE TUBERCULEUX.
Traitement général de la phtisie. Lavages quotidiens des parties malades avec :

Bichlorure de mercure...   1 gr.
Alcool................   100 —
Eau..................   900 —
(Brocq.)

Faire des applications d'*emplâtre de Vigo.* Si les tissus sont trop enflammés, substituer à cet emplâtre l'*emplâtre rouge de Vidal :*

Minium.............   2 gr. 50
Cinabre.............   1 gr. 50
Diachylon...........   26 gr.
(Vidal.)

Pratiquer des *cautérisations ignées,* soit avec la pointe fine, soit avec la grille du galvanocautère, et surtout des *scarifications linéaires quadrillées* assez profondes pour atteindre les limites du mal. Ces scarifications, faites tous les 8 jours, assouplissent beaucoup le tissu de cicatrice consécutif, quand il sera trop induré et trop irrégulier.

Préférer le *grattage à la curette tranchante,* suivi de cautérisation au thermocautère ou d'application de pommades caustiques.

Acide lactique........ } ãã 2 gr.
    — pyrogallique... }
Lanoline............ } ãã 10 —
Vaseline............ }

Si le lupus est bien limité : *ablation sanglante.*

L. ÉRYTHÉMATEUX.
Topiques à base d'agents *réducteurs* (résorcine, acide pyrogallique, acide lactique).

Acide pyrogallique....... 8 gr.
Vaseline................ 40 —
Amidon en poudre....... 8 —

Résorcine.......... 20 à 30 gr.
Vaseline........... } ãã 50 —
Lanoline...........

Iode métallique....... 3 à 4 gr.
Iodure de potassium... 8 —
Eau distillée......... 30 —
(Hardy.)

Appliquer avec un pinceau sur les points malades :

Si le lupus érythémateux est fixe : Faire des scarifications linéaires quadrillées ou des cautérisations avec le galvanocautère ; dépasser en surface les limites de la néoplasie et arriver, en profondeur à ses dernières limites.

(Brocq.)

LYMPHADÉNIE.

1° *Traitement arsenical* :
(Pour l'administration de l'arsenic, voy. *Leucémie*.)
Pratiquer des *injections intraparenchymateuses de liqueur de Fowler dédoublée*, à la dose de 1 à 2 seringues de Pravaz par jour, dans les ganglions, lorsqu'il s'agit de lymphadénie glanglionnaire, dans la rate quand on a affaire à une lymphadénie splénique, et des injections sous-cutanées, s'il s'agit d'un mycosis fongoïde. Répéter les injections tous les deux jours.
Prescrire l'huile de foie de morue, l'iode, l'iodure de fer, le quinquina.
Hydrothérapie.

Ingestion quotidienne de *moelle osseuse* de veau, prise crue, à la dose de 100 gr.
2° *Traitement chirurgical* :
Lymphadénie ganglionnaire : Pas de traitement chirurgical.
(Quénu.)
Lymphadénie liénale aleucémique (simple) : Proposer la splénectomie.   (Spencer Wells.)
Lymphadénie leucémique : La mort survient inévitablement ; ne pas intervenir.
(Péan, Czerny.)
Lymphadénie testiculaire : Récidive à bref délai, ne pas intervenir.   (Reclus.)

LYMPHADÉNOME.

Donner la *liqueur de Fowler*, commencer par la dose initiale de VI à VIII gouttes ; augmenter jusqu'à faire prendre LX *gouttes par jour*.
Faire, dans les tumeurs, des *injections interstitielles de liqueur de Fowler dédoublée*, répétées tous les deux jours ; injecter progressivement 1/2 à 2 seringues de Pravaz par jour.   (Reclus.)

LYMPHANGITE AIGUË.

Bains antiseptiques permanents. Pulvérisations phéniquées. Application de compresses de tarlatane, imbibées de liqueur de Van Swieten et recouvertes d'une toile imperméable.

En cas d'abcès : *Inciser* largement, *drainer*, tout en continuant les bains.
En cas de lymphangite gangreneuse, *cautérisation au thermocautère*.

LYMPHATISME.

Même traitement que pour la *scrofule*, avec l'atténuation que comporte la moindre intensité des symptômes.

Insister sur l'usage de l'huile de foie de morue, du sirop d'iodure de fer, du sirop antiscorbutique, du sirop iodotannique.

Bains salés.

Vie à la campagne.

Conseiller les eaux thermales de : *la Bourboule*, *Bourbon-l'Archambault*, ou *Saint-Nectaire*; s'il n'y a que du lymphatisme, celles de *Royat*, du *Mont-Dore*, si le lymphatisme coïncide avec l'angine granuleuse, le catarrhe naso-pharyngien ; celles de *Forges-les-Eaux*, si l'anémie est prédominante. (Comby.)

MACROGLOSSIE.

Ignipuncture profonde.

Ligature atrophiante des linguales.

Excisions cunéiformes. Amputation de tout ce qui dépasse.
(A. Broca.

MAL DE BRIGHT.

(Voy. *Néphrite chronique*.)

MAL DE MER.

Teinture de chloroforme composée : XX à LX gouttes dans de l'eau sucrée.

(Chloroforme 2 centim. cubes, alcool 8 centim. cubes, teinture de gingembre 10 centim. cubes.)

Chloral : 2 à 4 gr., en potion dans les 24 heures.

Chlorhydrate de cocaïne.. 50 centigr.
Alcool................. Q. S.
Eau distillée........... 150 gr.

1 cuillerée à café toutes les deux heures.

Chlorhydrate de cocaïne. } āā 1 centigr.
Extrait d'opium........ }
Poudre de réglisse..... Q. S.

Pour 1 pilule. N° 10. Une toutes les 2 heures.

Rester étendu.

Boire du champague frappé par gorgées.

MAL DE POTT.

Immobilisation de la partie malade et *immobilité* du sujet, pendant six mois au minimum. Le séjour au lit ne suffit pas par lui-même à procurer une immobilisation complète, il faut y joindre l'usage d'un appareil : *gouttière*

de Bonnet, *corset plâtré de Sayre*, *extension continue*, réalisée au moyen de deux pièces dont l'une prend appui sur le bassin, l'autre sur l'extrémité céphalique.

Les *révulsifs* sont inutiles.

Permettre aux malades de se

lever lorsque toute douleur aura disparu ; leur faire porter un *corset en cuir moulé*, ou un *corset plâtré*. Autoriser quelques tentatives de marche sur des *béquilles*.

S'il se forme des abcès : *ponction, injection d'éther iodoformé, incision, raclage*.

Bonne hygiène, séjour à la campagne, au bord de la mer ; *eaux chlorurées sodiques* (Bourbon-l'Archambault, Bourbonne-les-Bains, Salies).

Alimentation tonique et reconstituante.

Médication antiscrofuleuse ; huile de foie de morue, phosphate de chaux, iodure de fer. (Kirmisson.)

MALADIE D'ADDISON.

Médication antiscrofulo-tuberculeuse : huile de foie de morue, iodure de fer, arsenic ; créosote, gaïacol. Alimentation soutenue, préparations de quinquina.

Contre les vomissements : eau chloroformée, créosote, eau-de-vie, boissons effervescentes et glacées ; éther, inhalations d'oxygène.

A la période asthénique : Électricité.

Injections de *tuberculine* (un dixième de milligr. à 1 centigr.).

Injections d'*extrait de capsules surrénales*.

(Langlois et d'Arsonval.)

MALADIE DE BASEDOW. (Voy. *Goitre exophtalmique*.)
— DE BEARD. (Voy. *Neurasthénie*.)

MALADIE DE FRIEDREICH.

Suspension. Électricité. Antipyrine. Pointes de feu le long de la colonne vertébrale. *Douches.*

Eaux de *Lamalou, Balaruc, Dax.*

Nitrate d'argent........	1 centigr.
Kaolin	10 —
Eau distillée..........	Q. S.

Pour 1 pilule : en prendre 2 par jour. (Comby.)

MALADIE DE LITTLE (tabès dorsal spasmodique infantile).

Favoriser la diminution des phénomènes spasmodiques, par l'éducation spéciale des membres, le massage, la gymnastique. (P. Marie.)

MALADIE DE PARKINSON. (Voy. *Paralysie agitante*.)

MALADIE DE PARROT (pseudo-paralysie syphilitique).

Traitement général de la syphilis héréditaire ; frictions avec l'*onguent gris* (1 à 2 gr. par jour) ou bains de sublimé, pris tous les jours ou tous les 2 jours.

Sublimé.............	1 gr.
Chlorure de sodium......	10 —
Eau	100 —

Pour 25 à 30 litres d'eau tiède. (Baignoires en bois, en faïence

émaillée.) Durée du bain 45 minutes. Plus tard *sirop de Gibert :* 1 cuillerée à café dans un peu de lait, ou *iodure de potassium :* 50 centigr. à 1 gr. par jour dans du lait sucré.   (Comby.)

MALADIE DE RAYNAUD. (Voy. *Gangrène symétrique.*)
— **DE REICHMANN.** (Voy. *Dyspepsies gastriques irritatives.*)
— **STOKES-ADAMS.** (Voy. *Brachycardie.*)

MALADIE DE THOMSEN.

Massage, gymnastique, douches, électricité. Éviter l'exposition au froid, recommander l'exercice musculaire modéré.   (Hallion.)

MALADIE DE WERLHOF. (Voy. *Purpura.*)
— **DE WINCKEL.** (Voy. *Ictère hématurique des nouveau-nés.*)

MAMMITE OU MASTITE INFECTIEUSE.

(Voy. *Abcès du sein.*)

MASTODYNIE.

Traitement général de l'hystérie. *Compression énergique* (bande élastique) du sein douloureux pendant la crise.

Électricité galvanique pendant les intervalles. *Hydrothérapie* *méthodique*, avec persévérance. Intérieurement : *nervins, antispasmodiques.* (Antipyrine, exalgine, valérianate d'ammoniaque.)

En cas de douleurs persistantes : *amputation du sein.*

MASTURBATION.

S'il y a phimosis : *circoncision.*

S'il existe des oxyures : *lavements d'eau salée 10 p. 100, soufre, santonine.*

Dans les cas graves chez les jeunes filles : *clitoridectomie.*   (Lawson Tait.)

Dans les cas invétérés : *suggestion hypnotique.*   (A. Voisin.)

Chez les enfants nerveux : *douches froides, bains sulfureux, bromure de potassium* (1 à 2 gr. le soir).   (Comby.)

Chez les anémiques : *fer, extrait de quinquina, arsenic.*

MÉLÆNA.

(Voy. *Dysenterie, Hémorragie intestinale.*)

M. DES NOUVEAU-NÉS.

Ergotine	20 à 30 centigr.
Extr. de ratanhia	2 à 4 gr.
Julep gommeux	30 —

Par cuillerées à café tout les 1/4 d'heure.

Ou bien administrer le *perchlorure de fer* à la dose de III

V gouttes, dans 30 gr. de lait ou d'eau sucrée ; répéter cette dose tous les 1/4 d'heure ou toutes les deux heures. Espacer et diminuer la durée des tétées. Réchauffer l'enfant.

MÉNINGISME.

En cas d'apyrexie, rechercher et combattre l'hystérie ; prescrire les antispasmodiques.

Au cours d'une maladie infectieuse, combattre l'intoxication générale par les boissons abondantes, les purgatifs, les diurétiques, les injections de solution saline et la saignée.

(Bozzolo.)

MÉNINGITE.

M. AIGUË.

Régime lacté. *Vessie de glace* sur la tête. Frictions avec *onguent napolitain simple* ou *belladoné* 15 à 20 p. 100. Purgatifs : *calomel, eau-de-vie allemande.* Intérieurement : *iodure de potassium,* 2 à 4 gr.

Contre l'hyperthermie : *antipyrine, quinine* (2 gr.).

Contre l'agitation, l'insomnie, le délire : *chloral, morphine, bromures ;* ou bien *bains tièdes* (25° à 30°) ou *froids* (15° à 20°).

Chez les enfants :

Calomel................	30 centigr.
Scammonée.............	10 —
Sucre de lait..........	4 gr.

(H. Roger.)

Faire 10 paquets : un paquet d'heure en heure, jusqu'à ce qu'on ait 2 selles.

Iodure de potassium....	50 centigr.
Sirop de fleurs d'oranger.	25 gr.
Eau distillée..........	60.—

(Comby.)

Par cuillerée à café, d'heure en heure.

Bromure de potassium..	2 gr.
Iodure de potassium...	1 —
Teinture de valériane...	XX gouttes.
Sirop d'écorces d'oranges................	40 gr.
Eau distillée..........	100 —

1 cuillerée à dessert, d'heure en heure.

Mettre les malades dans une chambre obscure, à l'abri de tous les bruits et de toutes les causes d'excitation.

Ne jamais donner en même temps le calomel et l'iodure de potassium.

M. CÉRÉBRO-SPINALE.

Même traitement que pour la *méningite aiguë.*

M. TUBERCULEUSE.

Chez les jeunes enfants, la syphilis pouvant être en cause, commencer toujours par le traitement mixte : *frictions mercurielles* 1 à 2 gr. par friction, *iodure de potassium* 1 gr. par jour.

(Grancher.)

Dans les cas où la tuberculose est clairement en cause : *lavements créosotés,* injections sous-cutanées de *gaïacol,* ou d'*iodoforme.*

Créosote.............	50 centigr.
Jaune d'œuf,..........	N° 1.
Huile d'olive..........	100 gr.

Pour un lavement (enfants de 2 à 3 ans).

Créosote............ 1 gr. 50 à 2 gr.
Jaune d'œuf........ N° 1 à 2.
Huile d'amandes douces. } āā 100 gr.
Eau................ }

Pour un lavement (adulte).

Iodoforme............. 1 gr.
Gaïacol............... 5 —
Huile d'olive stérilisée.... 100. c.c.

Injecter tous les jours 1/2 à 1 seringue de Pravaz, chez les enfants; 1 1/2 à 2 seringues, chez l'adulte.

Contre la fièvre : antipyrine, quinine.

Contre l'agitation et l'insomnie : chloral, opium, bromures alcalins.

Contre la constipation : calomel, drastiques.

Contre l'excitation cérébrale intense et l'hyperthermie excessive : balnéation froide.

Alimenter le malade le plus possible; le laisser reposer dans le silence et l'obscurité.

MÉNOPAUSE (Age critique).

Repos du corps et de l'esprit. Exercices modérés au grand air, promenades. Éviter les veillées, les théâtres. Supprimer les rapports sexuels fréquents. Défendre l'emploi de l'eau froide pour la toilette vulvo-vaginale, et pour les bains de pieds. Interdire les bains froids en général et les bains de mer.

Conseiller les *bains tièdes* à 30° ou 32° (bains de son ou d'amidon) pris tous les 2 jours.

Régime alimentaire : éviter les mets épicés, les liqueurs, le thé, café, le vin pur.

Combattre la *constipation* : purgatifs salins.

Médication tonique : arsenic, fer, strychnine, arséniate de strychnine, 2 à 3 milligr. par jour; arséniate de fer, 6 à 12 milligr.; kola, coca, quinquina.

Teinture de Fowler....... 10 gr.

Prendre II à III gouttes aux principaux repas ; augmenter tous les jours d'une goutte jusqu'à XX gouttes par jour, puis diminuer tous les jours d'une goutte jusqu'à II gouttes par jour, et interrompre pendant 3 à 6 jours et reprendre.

Arséniate de strychnine } āā 1 milligr.
   —   de fer....... }
Extrait et poudre de gentiane................. Q. S.

Pour 1 pilule, n° 100; 2 à 4 par jour, en trois fois, aux repas.

S'il y a excitation du système nerveux, névralgies, troubles psychiques : bromures, valériane, valérianate d'ammoniaque; sulfonal; bains tièdes prolongés; enveloppement dans le drap mouillé.

MÉNORRAGIES.

(Voy. *Hémorragies utérines, Avortement, Métrite, Fibromes, Cancer de l'utérus.*)

MENSTRUATION DÉFECTUEUSE
ET DOULOUREUSE

chez les jeunes filles (12 à 16 ans).

En cas de retard ou de défectuosité des règles, donner :

Sommités d'armoise.
Racine de valériane.
Absinthe .... } ãã 10 gr.
Feuilles d'ambroisie
   du Mexique......
Safran............... 50 centigr.

Prendre 4 gr. de cette tisane et les faire infuser dans un litre d'eau bouillante ; sucrer et donner 3 à 4 tasses par jour.

Ou bien :

Huile essentielle de rue. }
—   de sabine. } ãã V gouttes.
Eau de fleurs d'oranger.. 10 gr.
Sirop de safran........ 20 —
Eau distillée d'armoise... 100 —

A prendre par cuillerées, dans la journée.

Contre les douleurs :

Extrait fluide de viburnum
   prunifolium............ 10 gr.

XX à XXV gouttes, quatre fois par jour dans du lait.

MENTAGRE

(Voy. *Folliculite.*)

MÉTÉORISME

(Voy. *Flatulence, Tympanite.*)

MÉTRITES.

M. AIGUË.

Repos absolu au lit, dans le décubitus dorsal, le siège légèrement relevé par un coussin.

Cataplasmes laudanisés, et onctions sur le ventre avec *baume tranquille* ou :

Extrait d'opium...... }
—   de belladone.. } ãã 1 gr.
Vaseline............. }
Lanoline............. } ãã 15 —

Suppositoires calmants :

Extrait d'opium........ 5 centigr.
Beurre de cacao........ 4 gr.

Pour 1 suppositoire, n° 10, 2 à 3 par jour.

Compresses de Priessnitz : Tremper dans l'eau fraîche un essuie-main plié en deux, le tordre, de façon qu'il ne dégoutte plus et l'appliquer sur la peau nue de l'hypogastre ; puis l'envelopper de toutes parts d'une couverture de flanelle ou de caoutchouc.

Injections vaginales chaudes et prolongées : l'injection ou irrigation chaude doit être prise par la femme couchée sur le bord du lit, les jambes soutenues de chaque côté par une table ou une chaise, le bassin un peu élevé. Placer, pour plus de commodité, une alèze ou une large pièce de tissu imperméable sous le siège, la replier sur les bords, en gouttière, et la faire plonger inférieurement dans un récipient.

Employer pour chaque irrigation de 4 à 10 *litres* d'eau, à la *température de 45° à 50°*; répéter l'injection *deux à trois fois par jour*; quand elle est terminée, enfoncer deux doigts dans le vagin et déprimer fortement la fourchette, pour faire écouler l'eau qui y est accumulée.

Avant de commencer l'injection, *enduire soigneusement de vaseline le vestibule du vagin, la vulve et le périnée.*

Aussitôt après l'irrigation, introduire un *tampon glycériné* laissé en place pendant 8 heures (pendant l'intervalle d'une irrigation à l'autre).

(Emmet et Pozzi.)

Donner, deux fois par jour, des *irrigations rectales chaudes*, à 45° ou 50°, prises lentement avec un irrigateur placé à 50 cent. de hauteur au-dessus du plan du lit et gardées le plus longtemps possible.

Comme auxiliaires : prescrire des *grands bains généraux tièdes et prolongés.*

Si l'état aigu persiste : Émissions sanguines locales, *scarifications sur le col*, 8 à 12 piqûres, pratiquées avec un scarificateur spécial ou un bistouri ordinaire où l'on enroule une bandelette de diachylum, de manière à ne laisser libre qu'un centimètre de la lame, et suivies d'une irrigation tiède et antiseptique. (Pozzi.)

Acide phénique.....	} āā 100 gr.
Alcool à 90°........	

1 cuillerée à bouche pour 1 litre d'eau.

Répéter cette opération, tous les deux jours.

Combattre la constipation par des *laxatifs légers* (pas d'aloès).

M. AIGUË BLENNORRAGIQUE.

Traiter la vaginite et l'endométrite, qui s'entretiennent mutuellement.

Contre la vaginite : *Injections chaudes de sublimé* à 1 p. 4000, de *chlorure de zinc* 1 p. 100 ou de *permanganate de potasse*; répéter ces irrigations 4 à 8 fois par jour.

Permanganate de potasse.	15 gr.
Eau distillée...........	300 —

2 cuillerées à bouche pour 1 litre d'eau.

Dans l'intervalle qui sépare les injections, placer dans le vagin et entre les lèvres de la vulve des tampons de *glycérine à la résorcine* ou à *l'ichtyol.*

Résorcine	10 gr.
Glycérine neutre........	100 —

Ichtyol.................	20 gr.
Glycérine neutre........	80 —

Contre l'endométrite : *Curettage*, suivi de *cautérisation intra-utérine* avec la solution suivante, appliquée avec de la ouate enroulée autour d'un hystéromètre.

Chlorure de zinc........	2 gr.
Eau distillée...........	20 —

Ou bien :

Injection intra-utérine d'une solution faible de nitrate d'argent :

Nitrate d'argent........	5 centigr.
Eau distillée...........	30 gr.

(A. Guérin.)

Injections intra-utérines *phéniquées* à 2 p. 100, *sublimées* de 1 p. 5000 à 1 p. 1000.

M. AIGUË EXFOLIATRICE (dysménorrhée membraneuse).

Curettage.

(Fritsch et Pozzi.)

M. AIGUË PUERPÉRALE.
(Voy. *Fièvre puerpérale.*)

M. CHRONIQUE CATAR-RHALE.

Immobilisation du ventre avec une *ceinture abdominale* en coutil, en tissu élastique, ou simplement avec une large bande de flanelle faisant deux fois le tour du bassin, un peu obliquement de haut en bas.

Proscrire toute fatigue, tout effort violent; interrompre les rapports sexuels.

Combattre la constipation, par le choix des aliments (légumes verts, pain de seigle, pruneaux). par les purgatifs doux (eaux minérales laxatives de Sedlitz, Pullna, Birmenstorf, Hunyadi-Janos, à faible dose le matin à jeun). Magnésie, rhubarbe, au moment des repas (pas d'aloès ni de drastiques). Lavements émollients, pris le matin au lever.

Stimuler la nutrition générale par les *toniques;* chez les femmes à tempérament lymphatique : huile de foie de morue, phosphate de chaux; chez les arthritiques : préparations d'arsenic; chez presque toutes, prescrire fer, arséniate de fer, iodure de fer, associés au quinquina et à la rhubarbe.

(Pozzi.)

Enfin *eaux thermales;* à prescrire seulement si le travail de résolution est en pleine activité et si la circulation de l'utérus a repris son cours normal; pour le choix de la station thermale, tenir compte de la maladie dyscrasique, qui donne à la lésion utérine son cachet particulier.

Pour les scrofuleuses : Eaux chlorurées sodiques, Salins, Salies-de-Béarn, Bourbonne, Bourbon-Lancy, Lamotte; eaux chlorurées-sulfurées d'Uriage; eaux chlorurées-bicarbonatées de la Bourboule.

Eaux bromo-iodurées; eaux arsenicales chlorurées.

A la période d'état de la scrofule, sources sulfureuses : Luchon, Cauterets, Ax, Bagnols, Amélie, le Vernet, Olette, Eaux-Bonnes, Barèges, St-Honoré.

Pour les arthritiques : Eaux bicarbonatées sodiques et calciques.

Si la malade à des accidents de phléthore, des troubles gastro-intestinaux, lithiase biliaire, obésité : Vals, Vichy, Brides, Uriage, Pougues, St-Léger, Châtel-Guyon.

S'il y a quelques menaces de manifestations articulaires, quelques phénomènes d'irritabilité : Néris, Luxeuil, Ussat, Plombières.

Pour les herpétiques : Eaux arsenicales, eaux sulfureuses, eaux sulfurées, chlorurées.

Dans les cas de métrite et de périmétrite torpides : La Bourboule.

S'il y a des accidents d'irritabilité : Mont-Dore, St-Gervais, Cauterets, St-Sauveur.

Pour les chloro-anémiques : Eaux ferrugineuses de Bussang, Forges, Renlaigue, la Bauche.

Les *bains de mer* conviennent aux métrites qui s'accompagnent de chlorose, de débilité ou de scrofule.

Ils sont contre-indiqués toutes les fois qu'il existe de l'*arthritisme* et du *nervosisme*.

Traitement local.
Injections vaginales à 45°, prises matin et soir.

Sublimé..............	50 centigr.
Acide tartrique........	1 gr.

Pour 1 paquet; 1 paquet pour 2 litres d'eau.

Acide borique : 2 cuillerées à soupe par litre d'eau.

Tannin : 1 cuillerée à soupe par litre d'eau.

Alun : 1/2 cuillerée à soupe par litre d'eau. (Pozzi.)

Sulfate de cuivre.........	30 gr.

En 10 paquets; 1 paquet pour 2 litres d'eau.

1° **Métrite du col** : Introduire dans la cavité du col un *crayon médicamenteux* iodoformé, salolé, ou au sulfate de cuivre.

Iodoforme..............	20 gr.
Gomme arabique......	
Amidon pur..........	ãã 2 —
Glycérine neutre......	

Pour 10 crayons intra-utérins.

Sulfate de cuivre........	20 gr.
Farine de seigle.........	15 —
Gomme adragante.......	5 —

Pour 20 crayons intra-utérins.

Pansement tous les 2 ou 3 jours avec le porte-topique garni de ouate, imbibée de *teinture d'iode pure*, de *solution normale de perchlorure de fer* ou de :

Résorcine	20 à 40 gr.
Glycérine neutre......	200 —
Créosote pure..........	4 gr.
Glycérine neutre.........	16 —

Ichtyol.............	ãã 20 gr.
Glycérine neutre.....	

Attouchement de la cavité cervicale avec un bourdonnet de ouate trempé dans l'*éther iodoformé* à 10 p. 100.

Insuffler sur le col un des mélanges suivants :

Poudre de salol......	
— de tannin.....	ãã 10 gr.
— d'alun	
Salol..............	
Iodoforme..........	ãã 10 gr.
Tannin.............	

Appliquer ensuite un tampon de ouate hydrophile ou de gaze salolée.

Injections interstitielles, dans le col, au moyen d'une seringue à long piston, avec la solution :

Créosote de hêtre.....	
Glycérine à 30°.....	ãã 10 gr.
Alcool.............	

(Auvard.)

Traiter un jour une lèvre, le lendemain l'autre lèvre; 4 à 5 piqûres sur chaque lèvre, en injectant quelques gouttes chaque fois.

Contre les ulcérations : Traiter l'endométrite; attouchements avec *teinture d'iode, nitrate d'argent* 1 à 2 p. 100, *acide nitrique faible* (non fumant), *acide chromique au 5ᵉ* (se méfier d'une intoxication), *chlorure de zinc au 10ᵉ, acide pyroligneux* : verser une certaine quantité d'acide pyroligneux dans un spéculum cylindrique de Fergusson, après avoir enchâssé le col. Laisser le col immerger quelques minutes dans ce bain légèrement caustique; répéter cette manœuvre 3 fois par semaine, et 10 à 12 fois en tout.

Scarifications du col, avec le

scarificateur ou la herse de Doléris.

Curettage du col, avec la curette tranchante, *hersage de la cavité cervicale.*

Opération de Schrœder.

2° Métrite du corps de l'utérus : Combattre la *douleur*, repos au lit, bains généraux chauds, injections vaginales et rectales chaudes. Lavements laudanisés. Cataplasmes chauds, compresses de Priessnitz.

Onctions abdominales avec :

Extrait d'opium	2 gr.
— de belladone	1 —
Vaseline	} ãã 20 gr.
Onguent populéum	}

Suppositoires calmants :

Extrait d'opium	2 centigr.
— de belladone	1 —
Beurre de cacao	4 gr.

Pour 1 suppositoire, 2 à 3 par 24 heures.

Appliquer chaque jour un tampon de ouate hydrophile imbibé de :

Laudanum de Sydenham	5 gr.
Huile de jusquiame	} ãã 20 —
Salol	}
Glycérine neutre à 30°	200 —

Frictions lombaires, en se couchant, avec :

Chloroforme	10 gr.
Éther	15 —
Alcool camphré	90 —

Chloroforme	} ãã 15 gr.
Teinture thébaïque	}
Alcoolat de Fioravanti	150 —

Chloroforme	)
Camphre	} ãã 4 gr.
Extrait de belladone	}
Laudanum de Rousseau	)
Huile de jusquiame	200 —

Traitement avec les *crayons médicamenteux*, comme pour la métrite du col.

Nettoyer la cavité de l'utérus, par le *tamponnement utérin*, à l'aide d'une lanière de 75 centim. de long sur 2 à 3 centim. de large que l'on tasse dans la cavité utérine, comme si l'on plombait une dent creuse. Enlever ensuite la lanière et recommencer 2, 3 ou 4 fois la même manœuvre, de manière à bien nettoyer l'utérus. (Fritsch.)

Ou bien *balayage au tampon et écouvillonage de la cavité utérine.* Absterger la cavité utérine à l'aide d'un bâtonnet, au bout duquel est enroulée une petite quantité de coton hydrophile. Brosser l'intérieur de la cavité utérine avec des écouvillons de crin plus ou moins durs. Le tampon et écouvillon peuvent être chargés de substances médicamenteuses.

(Doléris.)

Créosote de hêtre pure	10 gr.
Glycérine neutre	90 —

Chez les nullipares, où l'orifice externe est très étroit et s'oppose à la sortie des produits de sécrétion et à l'introduction de tout instrument dans la **cavité interne**, avoir recours à un *très petit débridement de l'orifice externe*, fait crucialement, avec des ciseaux couchés sur le plat ou un bistouri boutonné, en entamant le pourtour du col d'un centimètre environ. (Pozzi.)

Injections caustiques, pratiquées avec la seringue de Braun, de *teinture d'iode pure*, de *perchlorure de fer*, de *glycérine créosotée à 1/3* (pendant que l'on pousse l'injection intra-utérine, faire une large irrigation vaginale).

Préférer le *curettage de la matrice*, suivi d'un traitement général approprié et d'un traitement local aux injections caustiques.

3° Métrite hémorragique : Injections prolongées d'*eau très chaude* à 50° ; *ergot de seigle*, extrait fluide d'*hydrastis canadensis*, XX gouttes 3 fois par jour.

Ergotine .... ⎫
Sulfate de quinine.. ⎭ ãã 4 gr.
Extr. de jusquiame. ⎫
Poudre de digitale.. ⎭ ãã 40 centigr.

(Huchard.)

Pour 40 pilules, 5 à 10 par jour.

Hydrastine............. 5 centigr.
Excipient.............. Q. S.

(Falk.)

Pour 1 pilule, 4 par jour.

Tamponnement vaginal, avec des tampons de coton aluné (la gaze iodoformée ordinaire est trop perméable). (Pozzi.)

Traitement curatif : *curettage, castration, hystérectomie vaginale*.

Dans la métrite hémorragique des vieilles femmes, ou *métrite par artériosclérose* avec ménorragie, l'ergotine échoue bien souvent, ainsi que le curettage, insister sur le *repos prolongé* dans le décubitus horizontal pendant la période ménorragique ; décongestionner l'utérus, et pratiquer le tamponnement vaginal.

Dans le cas de fortes ménorragies suivies d'anémie, essayer le curettage, ou pratiquer l'*hystérectomie d'emblée*.

4° Métrite douloureuse chronique : *Scarifications du col*, pour évacuer les petits kystes superficiels et profonds qui criblent parfois le col utérin.

Pansements antiphlogistiques, résolutifs et antiseptiques, consistant en badigeonnages à la *teinture d'iode*, suivis de l'application du *tampon glycériné iodoformé ou ioduré* (5 p. 100 d'iodure de potassium).

Tamponnement complet ou columnisation du vagin, faite pendant que la malade garde la position genu-pectorale. Laisser les tampons en place 4 à 5 jours,

(Bozeman et Taliaferro.)

Injections vaginales et rectales chaudes (45° à 50°).

Amputation et résection du col (opération de Schrœder, d'Emmet).

(Martin, Simon, Pozzi.)

5° Métrite et déviation utérine : Traiter d'abord la déviation utérine par les *pessaires* ou l'*opération chirurgicale* la plus apte à corriger la déviation de l'utérus.

(Voy. *Antéflexion, Antéversion, Rétroflexion, Rétroversion* et *Prolapsus de l'utérus.*)

MÉTRORRAGIES.

(Voy. *Hémorragie utérine, Avortement, Fibrome, Cancer de l'utérus, Métrite.*)

MIGRAINE.

Contre l'accès :

Migrainine............. 8 gr.
Eau distillée........... 20 c.c.

Injecter 2 à 4 centim. cubes.

Dans l'intervalle des accès :

Arséniate de soude.... 3 à 5 milligr.
Extrait de chanvre indien. 1 centigr.
— de belladone...,... 2 —

Pour 1 pilule, 2 pilules par jour.

Prescrire aussi le *valérianate de zinc*, 25 centigr. en 2 fois.

Traitement hygiénique et diététique du neuro-arthritisme. Hydrothérapie tiède et froide.

Voy. *Céphalalgie.*

En cas de migraine angiospasmodique :

Huile volatile de fenouil... 15 gr.
Nitrite d'amyle.......... 5 —

Respirer V à X gouttes de ce liquide versées sur un mouchoir, jusqu'à l'apparition de la rougeur de la face.

M. OPHTALMIQUE.

Bromure d'ammonium.
  — de potassium. } āā 10 gr.
  — de sodium...
Eau .... 300 —
(Charcot.)

(1 gr. 50 par cuillerée à bouche), Prendre :

3 cuillerées du mélange la première semaine.

4 cuillerées du mélange la seconde semaine.

5 cuillerées du mélange la troisième semaine.

(Charcot.)

Ou bien prescrire l'*extrait thébaïque* en pilules de 2 centigr. chacune, à la dose initiale de 3 pilules par jour, portée progressivement à 12 pilules par jour. Administrer ces hautes doses d'extrait thébaïque, jusqu'à cessation complète des accès, puis diminuer lentement.

(Gilles de la Tourette.)

MILIAIRE ET ÉRUPTIONS SUDORALES.

Si le temps est chaud et sec, ne pas trop couvrir les malades.

Conseiller de porter des vêtements légers, et de ne pas abuser des liquides, pour empêcher les sueurs profuses.

Prescrire des *bains amidonnés* et des *poudrages* avec l'amidon, le talc, le lycopode, l'acide borique.

(G. Thibierge.)

Voy. *Suette miliaire.*

MOLLUSCUM CONTAGIOSUM.

(Voy. *Acné varioliforme.*)

MORPHINOMANIE.

1. *Quand le médecin fait les injections :*

1º Ne pas cesser subitement les injections;

2º Diminuer graduellement la dose ;

3º Ne pas donner la morphine pure, mais combinée à l'atropine;

4º Diminuer la dose de morphine et augmenter celle d'atropine, jusqu'à ce que les effets

de cette dernière prédominent.

(Dujardin-Beaumetz.)

2. *Si la morphine est entre les mains du malade : Suppression complète* de la morphine, lorsqu'on peut le faire dans les conditions de surveillance et d'attention nécessaires. (Magnan.)

Les accidents produits par la suppression nécessitent quelquefois l'administration de l'opium à l'intérieur, mais ne devront jamais être combattus par des médicaments auxquels les malades pourraient s'habituer.

S'il existe des accidents nerveux, pratiquer des injections de *duboisine :*

Sulfate de duboisine ....   5 milligr.
Eau distillée bouillie ....   20 gr.

(Chaque centimètre cube renferme 1/4 de milligr. de duboisine.) 1 à 3 seringues Pravaz dans les 24 heures.

Où bien, *diminution lente et progressive*, en administrant les toniques du cœur : *spartéine, trinitrine.* (Jennings et Ball.)

En cas d'insomnie : *bromure de sodium*, à la dose de 2 gr. le soir; répéter la dose si nécessaire.

Si l'estomac est irrité ou si la diarrhée prédomine : *salicylate de bismuth*, à la dose de 1 gr. 50 dans du lait, 3 fois par jour, et avant chacun des repas, II à V gouttes du mélange suivant, prises dans de l'eau sucrée :

Teinture d'iode.......
Acide phénique....... } ãã 4 gr.
Alcool à 90°.........

Contre la dépression : Donner des *stimulants*, mais avec prudence et seulement à doses modérées. Champagne sec frappé, vin de coca, strychnine.

Recourir à *l'isolement*, si c'est nécessaire, sans quoi laisser le malade se distraire et s'amuser. Pratiquer le *massage* et *l'électricité.* (Dujardin-Beaumetz.)

MORSURES.

M. DE CHIENS ENRAGÉS.

Faire immédiatement saigner les morsures les plus profondes comme les plus légères, par des pressions suffisantes, et laver le plus possible à grande eau ; puis pratiquer le plus promptement possible une *cautérisation énergique*, avec du caustique de Vienne, du beurre d'antimoine, du chlorure de zinc et surtout avec le *fer rouge.* Tout morceau de fer, chauffé au rouge, peut servir à pratiquer ces cautérisations.

Ne pas se servir d'ammoniaque (alcali volatil) ni des différents alcools, qui sont complètement inefficaces.

Cela fait, recourir, sans aucun délai, à la *vaccination Pasteurienne.*

(Dujardin-Beaumetz.)

M. DE VIPÈRES ET SERPENTS VENIMEUX.

Pratiquer une ligature du membre, faire saigner la plaie, appliquer des ventouses ou pratiquer des succions, pour favoriser la sortie du sang.

Cautériser au fer rouge, au chlorure de chaux, au chlorure de zinc, à la potasse caustique en crayons.

Laver les plaies avec :

Hypochlorite de chaux...   1 gr.
Eau bouillie...............   60 —

Chlorure d'or...........   1 gr.
Eau distillée...........   100 —

Ou employer une solution de *permanganate de potasse* à 1 p. 1000 ou 1 p. 500, et pratiquer des injections sous-cutanées de ce même sel en solution à 1 à 5 p. 100, au nombre de 5 à 10 seringues de Pravaz, injectées en amont des plaies.

Prescrire une potion diaphorétique ammoniacale :

Acétate d'ammoniaque.... 10 gr.
Hydrolat de cannelle..)
— de menthe... } āā 50 —
Sirop d'éther........)

1 cuillerée à bouche, toutes les heures.

Injection de *sérum antivenimeux* : 10 centim. cubes (représentant 20,000 unités). Si le serpent mordeur appartient à une espèce très dangereuse, ou lorsque l'intervention est tardive, injecter 2 ou 3 doses simultanément.

MORT DU FŒTUS pendant la grossesse.

Si l'œuf est intact et si le travail est commencé, faire l'*antisepsie* aussi complète que possible; éviter la rupture prématurée de l'œuf.

Si la poche se rompt, faire sur-le-champ une *injection vaginale*.

Si le travail marche lentement, hâter l'expulsion de l'œuf, *injection intra-utérine chaude*,

Si le décollement du placenta tarde, *injections intra-utérines*

chaudes toutes les 1/2 heures, décollement manuel.

En cas de rétention partielle ou totale des membranes : *injections intra-utérines, intervention manuelle, curettage.*

Si l'œuf est ouvert et le travail commencé : Accélérer le travail le plus possible; *irrigations chaudes* vaginales et intra-utérines;

Ballon de Champetier de Ribes.

(Pinard.)

MOUCHES VOLANTES.

S'il n'existe aucune maladie oculaire : Repos, verres fumés, combattre la congestion cérébrale, administrer un purgatif.

S'il existe des altérations du corps vitré : Instituer le traitement de l'affection génératrice (myopie, syphilis). (Trousseau.)

MUGUET.

Traiter la maladie initiale, combattre l'état cachectique.

Prescrire :

Bicarbonate de soude.. 5 à 10 gr.
Eau bouillie.......... 100 —

Toucher 6 fois par jour les parties malades avec un pinceau trempé dans cette solution.

Ou bien employer l'*eau de chaux*.

Si la gorge est prise : faire

boire de l'*eau de Vichy;* chez les enfants, en donner 2 cuillerées à café avant et après chaque tétée.

(Comby.)

Se servir des collutoires suivants :

Borate de soude........ 10 gr.
Miel rosat............. 20 —

Borax............... 4 gr.
Sirop de mûres......... 30 —

(Hanot.)

Borate de soude...... } ãã 5 gr. Bicarbonate de soude.. } Glycérine.............. 20 — Chlorure de zinc........ 1 gr. Eau distillée........... 100 —	Permanganate de potasse. 1 gr. Eau distillée........... 200 — Ou pratiquer des attouchements à la *liqueur de Van Swieten*. (Vidal.)

MYALGIE (Rhumatisme musculaire).

Contre la forme aiguë: Donner le *salicylate de soude* (4 à 6 gr. par jour) et l'*antipyrine* (2 à 3 gr.).

Contre la forme subaiguë ou chronique: Ne pas prescrire le salicylate, donner de préférence l'*antipyrine*.

En cas de torticolis et de lumbago aigus: Administrer le *jaborandi*, lorsqu'il n'existe pas de lésions cardiaques ou pulmonaires. Faire prendre au malade le matin à jeun et en une seule fois une infusion préparée avec 4 gr. de feuilles de jaborandi que l'on aura fait macérer d'abord pendant 8 à 12 heures dans l'alcool et infuser ensuite dans 150 gr. d'eau bouillante; faire garder le lit au malade; renouveler le lendemain la médication si la guérison n'est pas survenue. (A. Robin et Londe.)

Chez les enfants de 10 à 15 ans: Réduire la dose à 1 gr. ou 50 centigr.

Conseiller les *frictions excitantes* avec le liniment ammoniacal camphré, un mélange térébenthiné ou le baume de Fioravanti.

Faire des frictions ou des pulvérisations, avec le mélange suivant:

Alcoolat de mélisse... } ãã 10 gr. — de Fioravanti. } Menthol .... 0,50 à 1 gr. 50 (Capitan.)	

Recourir aussi aux *applications très chaudes* sous forme de flanelle chaude, sacs de sable chauffés, cataplasmes sinapisés, ou bien encore aux *ventouses* sèches ou scarifiées et à la *réfrigération* par les pulvérisations de chlorure de méthyle.

Contre la douleur intense et persistante: Injection de *morphine*.

Après la période aiguë: *Bains de vapeur* simples ou térébenthinés; *bains d'étuve sèche; douches chaudes*.

Séjour aux eaux de Bourbon-Lancy, Luchon, Aix-les-Bains, Plombières.

MYCOSIS FONGOÏDE.

(Voy. *Lymphadénie*.)

MYÉLITE.

M. AIGUË.

Au cours d'une affection rhumatismale: *Salicylate de soude*.

Au cours d'une fièvre typhoïde: *Antisepsie intestinale, balnéation froide*.

Au cours d'une fièvre palustre: *Quinine*.

Au cours d'une maladie infectieuse : *Traitement mixte* par l'iodure de potassium et le mercure.

Révulsifs sur la région de la colonne vertébrale : pointes de feu, vésicatoire, ventouses scarifiées. Injections sous-cutanées d'*ergotine*, 20 à 25 centigr. pendant plusieurs jours de suite, à la période aiguë.

Ergotine	2 gr. 50
Eau distillée	Q. S. p. f. 10 c. c.

Injecter 1 seringue par jour, pendant plusieurs jours de suite (injections profondes).

Surveiller attentivement le rectum et la vessie ; propreté absolue du malade et du lit ; s'opposer à la production d'eschares.

Ne pas appliquer l'*électricité* pendant les périodes initiales.

M. CHRONIQUE.

Révulsion sur la région de la colonne vertébrale. *Courants* continus et intermittents. *Hydrothérapie. Toniques* hygiéniques et toniques médicamenteux : glycérophosphate, arsenic, strychnine.

Granules d'*arséniate de strychnine* à 1 milligr., 3 à 6 par jour, en plusieurs fois.

Strychnine	2 centigr.
Alcool à 40°	40 cent. cub.
Eau	60 gr.

Prendre au début une demi-cuillerée à café au repas de midi, pendant 2 ou 3 jours, puis une cuillerée à café pendant le même laps de temps et ainsi de suite en augmentant tous les 3 ou 4 jours d'une demi-cuillerée à café jusqu'à 3 ou 4 cuillerées par jour.

En cas de syphilis : *Traitement spécifique intense.*

En cas de myélite à marche envahissante (post-infectieuse) : *iodure de potassium et mercure.*

Dans les autres cas : *Iodure de potassium, nitrate d'argent, phosphure de zinc.*

Nitrate d'argent	1 centigr.
Kaolin	10 —
Eau distillée	Q. S.

Pour 1 pilule : 2 par jour.

Phosphure de zinc en poudre fine	80 centigr.
Poudre de réglisse	1 gr. 90
Sirop de gomme	30 centigr.
	(Vigier.)

Pour 100 pilules : 3 à 5 par jour (5 pilules représentant 40 milligr. de phosphure ou 5 milligr. de phosphore actif).

Contre les douleurs : *Antipyrine, exalgine, antifébrine, opium.*

Eaux minérales ferrugineuses, chlorurées sodiques, sulfureuses.

MYOCARDITE.

M. AIGUË.

Révulsifs sur la région précordiale, dès le début (ventouses scarifiées, vésicatoires, pointes de feu).

Soutenir les forces du malade au moyen des toniques : *quinine, quinquina, alcool, acétate d'ammoniaque, éther.* (A. Petit.)

Contre la dilatation cardiaque et le collapsus : injections de *caféine, digitale, strychnine.*

(A. Petit.)

Si les reins sont normaux :

Salicylate de soude	3 gr.
Caféine	4 —
Eau distillée	Q. S. p. f. 10 c. c.
Acide phénique	II gouttes.
	(Bozzolo.)

(1 seringue Pravaz contient 40 centigr. de caféine), 2 à 4 seringues par jour.

Si les reins sont malades :

Benzoate de soude........ 3 gr.
Caféine................. 2 gr. 50
Eau distillée....... Q. S. p. f. 10 c. c.
Acide phénique........ II gouttes.
(Bozzolo.)

(1 seringue Pravaz = 0,25 de caféine); 3 à 8 seringues par jour (0,75 à 2 gr. de caféine). S'il se forme un précipité blanc, mettre le flacon au bain-marie, avant de pratiquer l'injection.

Pendant la convalescence : Éviter les mouvements brusques, les efforts, la station verticale prolongée, les émotions vives.

(A. Petit.)

M. CHRONIQUE.

Interdiction de l'usage des *alcools*, du *tabac*, suppression de toute *intoxication chronique; hygiène sévère* pour les goutteux, les diabétiques, les brightiques.

Éviter le *surmenage cardiaque* par influences morales ou physiques. (A. Petit.)

Lutter contre l'**artériosclérose** par l'*iodure de potassium* (1/2 à 1 gr. par jour).

Combattre l'**hypertension artérielle** par le *régime sec* ou la diminution des boissons et la *trinitrine*.

Contre la douleur, prescrire le *bromure*.

Si des phénomènes d'**asthénie cardio-vasculaire et de dilatation ventriculaire** entrent en scène : insister sur le *repos complet* et recourir à la *digitale* et à la *caféine*, à la *strychnine* ou à l'*ergotine* selon le cas.

(A. Petit.)

Chez les artérioscléreux : Prescrire :

Sulfate de spartéine.... 50 centigr.
Iodure de sodium...... 5 gr.
Eau distillée.......... 100 —

Une cuillerée à café, au commencement de chaque repas.

Extrait de strophantus. 1 centigr.
Iodure de sodium..... 5 gr.
Eau distillée.......... 100 —

Une cuillerée à café, au commencement de chaque repas.

MYOSITE SCLÉREUSE OU OSSIFIANTE.

Iodure de potassium associé ou non à l'*arsenic*.

Eaux thermales *arsenicales, sulfureuses*. (Lejars.)

MYRINGITE.

M. AIGUË.

Sangsues, 4 à 6 devant le tragus.

Bains d'oreille chauds (40° à 50°) de 10 minutes de durée, souvent répétés :

Acide borique........... 2 gr.
Laudanum.............. 6 —
Eau distillée........... 60 —

Pour bains d'oreilles : faire

chauffer à 45° et verser par cuillerées à bouche dans l'oreille, toutes les 3 minutes.

Dans les intervalles : cataplasmes, compresses chaudes sur l'oreille; instillations d'une solution de cocaïne à 1/20. Huile chloroformée, laudanum.

Intérieurement : purgatif, antipyrine, exalgine.

Après la phase d'acuité : Lavages tièdes à l'eau boriquée, instillations astringentes.

    Sulfate de cuivre........ 1 gr.
    Eau distillée............. 30 —

Pour instillations, X gouttes à la fois.

M. CHRONIQUE.

Huile de foie de morue, iodure de potassium, iodure de fer, arsenic.

Lavages répétés 2 fois par jour, à l'eau boriquée tiède ; instillations astringentes, insufflations de poudres astringentes.

MYXŒDÈME.

Traitement thyroïdien : injections hypodermiques de suc thyroïdien, à la dose de 1 gr. à 6 gr. de liquide pur.

Ingestion de glande thyroïde de mouton prise crue dans du bouillon ou en sandwich : un lobe quotidiennement pendant 5 à 7 jours, puis un lobe tous les deux jours pendant 2 ou 3 semaines ; surveiller attentivement l'effet.

(P. Marie.)

Prescrire aussi les tablettes de thyroïdine.

Compléter par une cure à Aix-les-Bains avec massage.

NÆVUS.

(Voy. *Angiomes.*)

NÉPHRITES.

N. AIGUË.

Chez les enfants.

Lait, donné chaud, froid, cru, bouilli, coupé avec de *l'eau de Vichy*, avec un peu d'*infusion de café*, et additionné de *lactose*, 30 à 60 gr. par litre, si l'on veut augmenter ses effets diurétiques.

Donner le lait par fractions régulièrement espacées : *une tasse toutes les deux heures.*

Après quelques jours à quelques semaines de régime lacté rigoureux, permettre un peu de *viande de porc*, un peu de *blanc de poulet*, quelques *légumes ou féculents bien cuits* (purée de haricots, lentilles, bouillie au gruau de blé, de riz, d'avoine, d'orge).

Faire prendre du *koumys*, du *kéfir*. (Comby.)

Faciliter la diurèse avec les *boissons abondantes*, les *tisanes*, la *diurétine*, la *lactose*, en cas d'asthénie cardiaque, par la *digitale*, la *caféine ;* en cas d'anurie, par les *lavements froids répétés.*

(P. Le Gendre.)

    Uva ursi.............. 10 gr.
    Eau bouillante........ 1000 —
    Sirop d'extrait de stig-
      mates de maïs....... 100 —

(Comby.)

Donner 3 tasses de cette tisane diurétique, par jour.

    Diurétine............. 2 gr.
    Eau distillée......... 60 —
    Sirop de menthe....... 40 —

Par cuillerées à soupe de 2 en 2 heures.

Ou encore :

    Benzoate de soude...... 1 gr.
    Eau de fleurs d'oranger... 10 —
    Sirop de cinq racines..... 40 —

A prendre en une fois dans un peu de lait.

S'abstenir de vésicatoires à la cantharide; *révulsion rénale* au moyen de pointes de feu, ventouses sèches ou scarifiées.

Antisepsie intestinale et *purgatifs* donnés à plusieurs jours d'intervalle :

Benzo-naphtol ...... } āā 20 centigr.
Bicarbonate de soude. }
(Comby.)

Pour 1 paquet, un paquet toutes les 2 heures dans 1 cuillerée de lait sucré.

Calomel............... 10 centigr.
Scammonée............ 30 —

En 3 prises, une toutes les demi-heures.

Huile de ricin...... } āā 15 gr.
Sirop de gomme.... }
(Blache.)

Agir sur la peau par les *enveloppements humides*, les *couvertures chaudes*, les *bains d'air chaud*, le *jaborandi*.

Nitrate de pilocarpine... 10 centigr.
Eau distillée............ 10 gr.
(Damaschino.)

Pour injections sous-cutanées; injecter une demi-seringue de Pravaz à la fois, une ou deux fois par jour, pendant quatre à six jours.

(Éviter la *pilocarpine*, s'il existe de la faiblesse du cœur ou de l'abattement général.)

S'il y a des vomissements, de la dyspnée ou d'autres symptômes urémiques: *Lavage d'estomac;* insister sur les *inhalations d'oxygène*, le *lait*, les *purgatifs*, et faire *scarifier 6 ventouses* à la région lombaire.

Sulfate de soude......... 10 gr.
Follicules de séné....... 10 —
Eau bouillante.......... 200 —
(Comby.)

Pour un lavement.

Si les phénomènes urémiques ne s'amendent pas: *Lavage de l'organisme* à l'aide des injections sous-cutanées d'eau salée (7 p. 1000), 1/4 à 1/2 litre à la fois, répétées 2 à 4 fois par jour suivant le besoin.   (Sahli.)

Chez l'adulte.

Régime lacté exclusif pendant 10 à 15 jours au moins, faire prendre 3 à 4 litres de lait par jour, par doses régulières, toutes les deux heures et par petites quantités à la fois.

Si le lait produit de la diarrhée, y ajouter du *bismuth;* de la *magnésie,* s'il produit de la constipation.   (Huchard.)

Pour faciliter la digestion du lait, l'additionner de *4 gr. de bicarbonate de soude* par litre; pour augmenter son action diurétique, ajouter 100 gr. de *lactose* à la quantité totale de lait que le malade doit boire en un jour.

Pendant l'évolution d'une néphrite scarlatineuse (5 à 6 semaines), continuer sans interruption ce mode de traitement.

Après la période aiguë et dangereuse de la néphrite, **s'il n'y a pas d'accidents dyspnéïques:** *Régime faible, mixte,* avec précaution.

Permettre les viandes légères, blanches, bien cuites et non faisandées; des poissons d'eau douce bouillis, à chair fine. OEufs cuits. Légumes bien cuits ou en purée (purée de haricots, de lentilles, bouillie au gruau de blé, riz, orge, avoine).

S'abstenir de bouillon, de poissons de mer, de crustacés, de charcuterie, de gibier, de mets épicés, de fromages faits, de boissons alcooliques.

Suivre ce régime, pendant plusieurs mois à 1 an.

Tisanes, boissons abondantes.

Queues de cerises..... ⎫
Chiendent........... ⎬ ãã 5 gr.
Racine de caïnca......... 2 —

Pour 1 paquet, faire bouillir pendant un 1/4 d'heure et jeter sur :

Uva-ursi........... ⎫
Pariétaire.......... ⎬ ãã 4 gr.
Arenaria rubra....... ⎭

Laisser infuser, jusqu'à refroidissement, passer, et ajouter :

Benzoate de soude...... 1 à 2 gr.
(Huchard.)

A boire dans la journée.

Lactose.............. 100 gr.
(G. Sée.)

A dissoudre dans un litre d'eau, à boire dans la journée.

Diurétine........... 3 gr.
Eau .... 120 —
Sirop de cinq racines.... 30 —

Par cuillerée à bouche, dans la journée.

Théobromine .... 50 centigr.

Pour 1 cachet ; 4 à 8 par jour, pendant 3 à 4 jours.

Théobromine .... 3 à 4 gr.
Sirop de menthe....... 20 —
Eau distillée.......... 100 —

Par cuillerées à soupe dans les vingt-quatre heures.

En cas d'hématurie :

Tannin.......... 1 à 2 gr.
Sirop de menthe....... 30 —
Eau distillée.......... 100 —

1 cuillerée à bouche toutes les heures.

Perchlorure de fer. XV à XX gouttes.
Sirop simple........... 30 gr.
Eau distillée........... 100 —

1 cuillerée à bouche toutes les heures.

Augmenter la diurése par les *lavements froids*, répétés, 2 à 3 fois par jour ; les administrer en cas d'anurie.

Diaphorétiques : Bains d'air chaud ; se servir d'étuves en communication avec le lit du malade ; la tête du malade doit rester complètement découverte ; en cas de congestion faire des compresses froides sur le cou et la tête.

Prescrire le *jaborandi*, la *pilocarpine.*

Feuilles de jaborandi....   3 gr.
Faites infuser dans :
Eau chaude............ 250 gr.
Passez et ajoutez :
Sirop de cinq racines....   30 gr.

A prendre 1 cuillerée à bouche toutes les heures.

Chlorhydrate ou nitrate
  de pilocarpine........ 10 centigr.
Eau bouillie.......... 10 gr.

Pour injections sous-cutanées, une seringue Pravaz à la fois.

Proscrire le *jaborandi* et la *pilocarpine*, en cas de congestion pulmonaire, de menace d'œdème pulmonaire et de phénomènes asthéniques.

Faire des *enveloppements humides* (drap mouillé, par-dessus enveloppement dans une couverture de laine), placer des boules chaudes au contact de la couverture et laisser le malade ainsi enveloppé jusqu'à forte sudation.

Pratiquer de la *révulsion* à la région lombaire : *sinapismes, ventouses scarifiées, pointes de feu.*

Donner des *purgatifs drastiques* : jalap, scammonée.

Scammonée............ 1 gr.
Poudre de jalap........ 50 centigr.

Pour 1 paquet : à prendre le matin à jeun.

Eau-de-vie allemande. } āā 15 à 20 gr.
Sirop de nerprun.... }

A prendre en une fois.

En cas d'insuffisance ou d'asthénie cardiaque et d'anurie : Digitale, strophantus, caféine, strychnine.

Teinture alcoolique de digitale...... } A prendre XXX à XL gouttes par jour en 2 à 3 fois.
Teinture éthérée de digitale........ }

Granules de digitaline cristallisée, à 1/4 de milligr., quatre granules dans les 24 heures.

Granules de digitaline amorphe, à 1/2 milligr. ; quatre granules dans les 24 heures.

Régler l'action cardiaque et augmenter la diurèse, en prescrivant les pilules suivantes :

Poudre de scille.......
— de scammonée. } āā 1 gr.
— de feuilles de digitale..... }

(Lancereaux.)

Pour 2 pilules : prendre 4 pilules dans la journée, en augmentant la dose jusqu'à 6 ou 8, puis cesser durant plusieurs jours, pour les reprendre si la diurèse et la régularité des battements cardiaques ne sont pas suffisantes.

Administrer la *caféine*.

Caféine...............
Benzoate de soude..... } āā 5 gr.
Eau............. Q. S. p. f. 20 c. c.

3 à 6 centimètres cubes par jour

Teinture de semences de strophantus au 20e...... 10 gr.

Prendre XX à XXV gouttes, par jour, en 4 à 5 fois.

En cas de dyspnée intense, vomissements, menaces d'urémie, pratiquer une *saignée*, et le lavage de l'organisme, au moyen des injections sous-cutanées d'*eau salée stérilisée* au 7 p. 1000 ; 1/2 à 1 litre à la fois.

Inhalations d'*oxygène*. Injections hypodermiques d'*éther*, toutes les 1/2 heures.

En cas d'hydropisies considérables : *Drainage capillaire* avec les aiguilles de Southey ; *ponctions aspiratrices* de la plèvre, du péritoine, du péricarde.

(A. Brault.)

Après la période aiguë : voy. *Néphrite chronique.*

N. CHRONIQUE.

Indications thérapeutiques : Réduire au minimum les toxines qui peuvent exister dans les aliments ; *empêcher* les toxines de se former dans le tube digestif ; *accroître* la sécrétion rénale et *augmenter* les sécrétions intestinales, surtout en cas d'insuffisance rénale : *stimuler* la peau. (Huchard.)

Régime : Permettre un peu de viande de porc bien cuite, blanc de poulet, poissons d'eau douce à chair fine bouillis, bœuf à la mode, veau en gelée, volaille en daube, poule au riz. Œufs très cuits (œufs brouillés, omelettes crèmes). Féculents à l'état de purée (purée de pomme de terre, de haricots, de lentilles, revalescière, racahout, pâtes alimentaires, nouilles, macaronis, bouillie au gruau de blé, de riz, de maïs, d'orge, d'avoine).

Légumes verts très cuits (purée de carotte, de navets, de julienne, petits pois, haricots verts, épinards, salades cuites, céleris au jus).

Fruits en compote, sauf les fraises et le raisin.

Boissons: *lait coupé d'eau de Vichy*, et *vin blanc léger* coupé largement avec une eau alcaline.

Pas de vin pur, pas d'eau-de-vie, pas de liqueur, pas de bière.

Défendre les poissons de mer, les mollusques, les crustacés, le gibier, le bouillon, les conserves, la charcuterie, les fromages faits, les viandes saignantes, l'oseille, les tomates, les aubergines, les asperges.

Soins de la peau: Bains tièdes et chauds, pas d'hydrothérapie.

Séjour dans un climat à température chaude et constante; éviter tout refroidissement; conseiller le port de flanelle sur la peau.

Conseiller le *massage*, les *frictions sèches* au gant de crin.

Exercices modérés, promenades en plein air sans fatigue.

(Dujardin-Beaumetz.)

De temps en temps, *purgatifs*:

Eau-de-vie allemande..... 15 gr.
(Huchard.)

Ou bien:

Eau de Hunjadi-Janos.. 1 à 2 verres.
(Huchard.)

Antisepsie intestinale:

Benzo-naphtol...... 30 à 50 centigr.

Pour 1 cachet: 3 cachets par jour, au moment des repas.

Agir sur la lésion rénale, à l'aide du *tannin*, de l'*iodure de sodium*, du *perchlorure de fer*, du *lactate de strontium*:

Acide gallique............ 10 centigr.
Excipient et glycérine... Q. S.

Pour une pilule: 3 à 4 par jour.

Lactate de strontium..... 25 gr.
Sirop d'écorces d'oranges
    amères............... 100 —
Eau distillée........... 300 —

4 à 5 cuillerées à bouche par jour.

Iodure de sodium..... 10 à 20 gr.
Sirop d'écorces d'oranges. 400 —

2 cuillerées à bouche par jour (pendant 20 jours chaque mois).

Alterner l'usage de l'iodure de sodium avec celui de la *trinitrine* (III à VI gouttes de la solution au 100e, pendant dix jours chaque mois).

Prescrire le sirop d'iodure de fer, de quinquina ou iodo-tannique.

Eaux thermales: Contrexéville, Aulus, Vichy.

Voy. *Urémie*.

N. SYPHILITIQUE.

N. syphilitique secondaire aiguë: Traitement mercuriel.

N. syphilitique tertiaire chronique: Traitement ioduré ou mixte.

NERVOSISME.

Défendre toute excitation extérieure; pas de veille, pas de soirée, pas de théâtre, pas de réunion nombreuse, pas de surmenage intellectuel et physique, pas de lecture émouvante.

Éviter les bains de mer, le séjour excitant des plages, préférer la campagne ou la montagne à l'altitude moyenne (600 à 800 m.).

Repas réguliers et sobres; défendre le vin pur, le champagne, les liqueurs, le café, le thé et l'usage du tabac.

Combattre la constipation par les lavements ou les laxatifs ; donner les amers contre l'anorexie.

Faire prendre quotidiennement un *bain tiède prolongé*, si le malade s'en trouve bien.

Traitement hydrothérapique méthodique, longtemps prolongé ; commencer le traitement par l'hydrothérapie tiède, puis passer progressivement aux douches froides.

En cas d'agitation diurne : Prescrire les *bromures*.

Contre l'insomnie : donner le *sulfonal*, le *chloral*, le *paraldéhyde* ou bien conseiller l'*enveloppement dans le drap mouillé*, au moment du coucher.

Chez les enfants :

Bromure de potassium...	5 gr.
Sirop d'écorces d'oranges amères...............	100 —

Une cuillerée à dessert, matin et soir.

Bromure de potassium.	
— de sodium ...	ãã 1 gr.
— d'ammonium.	
Sirop de chloral.........	10 —
— de codéine.........	20 —
Eau chloroformée........	40 —
— de tilleul...........	80 —
— de fleurs d'oranger...	10 —

2 à 4 cuillerées à café, par jour.

Séjour à Néris, Luxeuil, Bagnères-de-Bigorre, Bagnères-de-Luchon.

NEURASTHÉNIE (Maladie de Beard).

1° Traiter la diathèse neuro-arthritique : alcalins, arsenicaux, hydrothérapie.

2° Supprimer la cause occasionnelle (surmenage intellectuel, passions, dépressions, intoxication chronique).

3° Traitement hygiénique : exercices, hydrothérapie, massage, électricité.

4° Traitement moral ; suggestion, isolément.

5° Traitement pharmaceutique par les toniques, surtout ceux du système nerveux (kola, coca, quinquina, strychnine, valériane), et par les médicaments pouvant produire la sédation de certains troubles déterminés (bromures, hypnotiques, antispasmodiques, nervins analgésiques).

6° Alimentation reconstituante, riche en phosphates : œufs, poissons, céréales, lait, cervelle. Administrer les phosphastes solubles, les glycéro-phosphates. Combattre la constipation, stimuler la digestion.

7° Défendre les veilles, les fatigues physiques, les excès de toutes sortes, éviter les émotions, les excitations de tout genre.

Ne pas faire rester inoccupés les neurasthéniques capables d'une certaine activité physique et intellectuelle (l'oisiveté et la solitude leurs sont défavorables). Établir une grande variété dans leurs occupations, dans leurs travaux.

(Beard.)

Conseiller les *exercices physiques* dans la neurasthénie produite par le surmenage intellectuel, dans la *cérébrasthénie*, et dans toutes les formes légères.

Insister sur le *repos* chez les

neurasthéniques déprimés et dans le cas d'asthénie neuro-musculaire prononcée.   (Weir-Mitchell.)

Les *voyages*, les *déplacements incessants* sont en général peu profitables aux neurasthéniques.

L'hydrothérapie est le mode de traitement le plus efficace de la neurasthénie, mais elle ne doit pas être mise en œuvre d'une façon banale et uniforme.

Ne jamais débuter par l'hydrothérapie froide d'emblée.

Prescrire les *douches* et les *bains tièdes ou chauds* à 35°, dans les périodes d'excitation, dans le cas d'insomnie persistante.

L'hydrothérapie froide est indiquée dans tous les cas où les phénomènes d'épuisement, d'asthénie prédominent ; donner la douche froide à 16° en jet, en pluie ou à colonne.

Faire prendre une douche froide en jet, tous les matins, de 10 à 30 secondes de durée, sans toucher la tête ; immédiatement après la douche, *bain de pieds chaud*.

Pratiquer le *massage* chez les neurasthéniques affaiblis, dans la *myélasthénie*, lorsqu'il existe des phénomènes de dépression.

Employer l'*électricité* sous forme d'électricité statique (franklinisation) ou de faradisation générale ; ces procédés thérapeutiques généraux sont profitables à la plupart des neurasthéniques.   (Vigouroux.)

Contre les divers symptômes de la neurasthénie, les « algies » de tout genre, appliquer localement le courant faradique avec le balai électrique.   (Erb.)

Traitement moral : convaincre le malade qu'il n'existe pas chez lui de lésion organique irrémédiable, que sa maladie est curable par un traitement bien conduit et suffisamment prolongé ; se bien garder de lui déclarer qu'il est un malade imaginaire.

Pour pouvoir exercer l'influence morale nécessaire, éloigner le malade de son milieu habituel, lui imposer l'*isolement* qui sera complet et durable. Le malade doit être placé hors de sa maison et de sa famille, séparé en un mot de l'entourage moral et matériel, au milieu duquel s'est développée sa maladie.   (Charcot.)

Prescrire :

Strychnine.............	2 centigr.
Alcool à 40°...........	40 c. c.
Eau	60 gr.

Prendre au début une 1/2 cuillerée à café dans de la bière au repas de midi, pendant 2 ou 3 jours, puis 1 cuillerée à café pendant le même laps de temps et ainsi de suite, en augmentant tous les 3 ou 4 jours d'une 1/2 cuillerée à café, jusqu'à 3 à 6 cuillerées par jour.

Extrait de quinquina....	5 gr.
— de kola..........	5 —
— de rhubarbe......	2 gr. 50
— de noix vomique.	50 centigr.

Pour 100 pilules, 2 à chaque repas.

Arséniate de soude.....	5 centigr.
Teinture de coca...	aa 50 gr.
— de kola....	

          (Grasset.)

1 cuillerée à café, après les deux principaux repas.

Extrait fluide de coca.	aa 30 gr.
— de kola.	
Eau distillée........	
Glycérine..............	10 —

1 cuillerée à café, au moment du déjeuner.

Arséniate de strychnine.   2 centigr.
Extrait fluide de valé-
riane...............   40 gr.
Teinture de coca... } āā 40 —
— de kola.... }
Sirop de quinquina....   300 —

A prendre 2 cuillerées à bouche par jour ou 3 cuillerées à dessert.

Feuilles de coca........   10 gr.

Faites infuser dans :

Eau..................   180 gr.

Ajoutez :

Sirop d'écorces d'oranges.   20 gr.

3 à 8 cuillerées à bouche, par jour.

Administrer les *glycérophos-phates* en cachets ou en sirop.

Glycéro-phosphates { de chaux.......   30 centigr. / de soude.... / de potasse... } āā 10 — / de magnésie. / de fer.......   5 —
Poudre de fève de St-Ignace.   3 —

(A. Robin.)

Pour 1 cachet. N° 20, prendre 2 cachets par jour.

Glycéro-phosphates { de chaux......   6 gr. / de soude...... / de potasse.... } āā 2 — / de magnésie... / de fer.......   1 —
Teint. de fève de St-Ignace. XXX gouttes.
— de kola...........   10 gr.

(A. Robin.)

2 à 3 cuillerées à bouche, par jour.

Combattre les **phénomènes asthéniques, l'amyo-asthénie et stimuler la nutrition générale** par les injections sous-cutanées de *sérum artificiel* :

Phosphate de soude pur.   10 gr.
Sulfate de soude pur...   5 —
Chlorure de sodium pur.   2 —
Acide phénique neigeux.   50 centigr.
Eau distillée........   100 gr.

(Huchard.)

Injecter 2 fois par semaine 5 à 10 gr.

Si les accès spasmodiques prédominent :

Valérianate d'ammoniaque.   1gr.
Sirop de menthe...... } āā 20 —
— d'éther........ }
Eau de tilleul...........   120 —
Teinture de chanvre indien. X gouttes.

5 cuillerées à bouche par jour, une toutes les 1 à 2 heures.

Valérianate d'ammoniaque.   3 gr.
Extrait fluide de valériane.   25 —
Teinture de coca....... } āā 40 —
— de kola....... }
Sirop de quinquina......   350 —

3 cuillerées à dessert par jour.

En cas d'excitation nerveuse, d'insomnie :

Bromure de potassium..)
— d'ammonium.. } āā 10 gr.
— de sodium....)
Eau..................   300 —

2 à 3 cuillerées par jour, pendant 2 à 3 mois.

Bromure de potassium. } āā 20 gr.
Hydrate de chloral... }
Extrait de chanvre in-
dien........ } āā 20 centigr.
— de jusquiame.)
Eau distillée........   100 gr.

1/2 à 1 cuillerée à café toutes les heures, jusqu'à obtention de sommeil.

Camphre monobromé......   3 gr.
Extrait de quassia........   2 —
Sirop de belladone........   Q. S.

(Blocq.)

Pour 30 pilules, 3 à 4 par jour.

Sulfonal...........   50 centigr.

Pour 1 cachet. N° 4, à prendre 1 cachet de 1/2 en 1/2 heure, 2 heures avant de se coucher.

Bain tiède prolongé, pris immédiatement avant le coucher, ou bien *enveloppement humide* (4 à 5 bandes de 20 centim. de large et 5 mètres de long, trempées dans de l'eau à 35°, enroulées depuis la base du cou jusqu'aux pieds y compris ; endosser par-dessus une chemise de flanelle. Ou encore remplacer cet enroulement par un maillot en laine, strictement ajusté au corps, et humidifié dans de l'eau à 35°).

Contre la céphalée persistante : *arsenic* en injections hypodermiques (liqueur de Fowler, de Pearson) ou solution *phospho-arsenicale* suivante :

Arséniate de soude......	20 centigr.
Phosphate de soude....	1 gr.
Sulfate de soude........	2 —
Eau stérilisée..........	20 —

Injecter X gouttes par jour, augmenter progressivement jusqu'à XXX gouttes, en 2 fois (ne pas malaxer la peau après l'injection).

En cas de palpitations : *Bromures* à la dose de 3 à 5 gr. par jour.

Compresses froides ou *sac de glace* sur la région précordiale.

Sirop thébaïque.........	30 gr.
Teinture de lobélie......	X gouttes.
Eau...................	100 gr.

1 cuillerée à soupe, 3 fois par jour.

N. ABDOMINALE.

Combattre la constipation par des laxatifs légers, des lavements pris régulièrement tous les matins.

En cas de dilatation ou de gastrite, traitement approprié.

S'il y a hypochlorhydrie ou hyperchlorhydrie, instituer le traitement de la dyspepsie atonique ou irritative.

En cas d'atonie intestinale, prendre avant chaque repas VI à VIII gouttes de la mixture :

Teinture de badiane......	} āā 3 gr.
— de noix vomique.	
Liqueur d'Hoffmann.......	1 —

(Potain.)

Ou un *granule de strychnine* à 1 milligr. ; prescrire :

Arséniate de soude.....	6 centigr.
Teinture de noix vomique.	6 gr.
— de coca....	} āā 30 —
— de kola....	
— de rhubarbe....	40 —
Extrait de valériane.....	20 —
Vin de gentiane...	} āā 150 —
— de rhubarbe...	

1 cuillerée à bouche au début des deux principaux repas.

En cas d'algies viscérales (gastralgie, entéralgie, etc.), *faradisation* superficielle de l'abdomen avec le balai. (Erb.)

Extrait de belladone.	} āā 1 centigr.
Poudre de belladone.	

(Potain.)

Pour 1 pilule. 2 à 3 par jour.

Valérianate d'ammoniaque.	1 gr.
Extrait de jusquiame......	60 centigr.
— de belladone......	20 —
Poudre de valériane......	Q. S.

Pour 40 pilules toluisées, 1 à 2 pilules à la fois, 6 à 8 par jour.

Dans certaines formes graves avec tendance à la stase gastrique ou à la périodicité, recourir au *lavage de l'estomac*.

N. GÉNITALE.

1° Première période (Pollutions nocturnes, éjaculations hâtives, sensibilité excessive de la verge, du scrotum).

Prescrire :

Camphre monobromé.	25 centigr.

Pour 1 cachet. N° 50, 6 par jour, dont les 2/3 de la dose quotidienne, le soir au coucher.

Cocaïnisation légère de l'urètre : solution à 2 p. 100, une injection matin et soir.

Contre l'hyperexcitabilité du centre éjaculateur, se manifestant par une émission trop rapide du sperme pendant le coït, appliquer l'électrode positive sous forme d'une plaque de 10 centim. de long sur 6 de large à la région lombaire de la moelle et une électrode carrée de 10 centimètres de côté à l'épigastre ou à la main du patient; faire agir pendant 5 à 7 minutes un courant de 5 à 10 milliampères; 6 à 12 séances répétées quotidiennement suffisent pour amener la guérison dans les cas récents; mais si l'affection est invétérée, faire agir le courant directement sur la région prostatique au moyen d'une sonde introduite dans l'urètre et figurant le pôle positif. Courant de 2 à 3 milliampères, séances quotidiennes de 5 minutes de durée. Avant de retirer la sonde, avoir soin d'intervertir le courant et de faire agir pendant un court espace la cathode.

2° **Seconde période** (érections incomplètes, impuissance, spermatorrhée), administrer les toniques à haute dose; hydrothérapie, douche périnéale, électricité, bain électrique, massage.

(Althaus.)

Contre la spermatorrhée :

Citrate de cornutine.....	3 centigr.
Craie préparée..........	3 gr.
Gomme adragante........	6 —

(Bozzolo.)

Pour 20 pilules, à prendre 2 à 4 par jour.

Frictions lombaires avec :

Huile de muscade....	} ãã ō gr.	
Essence de girofle....	}	
Alcoolat de Fioravanti.	} ãã 90 —	
— de genièvre..	}	

Contre la parésie du centre éjaculateur : Employer le même procédé que pour l'hyperexcitabilité du même centre avec la différence, qu'au lieu du pôle positif calmant, c'est le pôle négatif excitant qu'on applique, soit sur la moelle lombaire, soit, pour les cas invétérés, dans la partie prostatique de l'urètre. (Althaus.)

Contre la parésie du centre de l'érection : Appliquer l'électrode positive au niveau de la moelle lombaire et promener l'électrode négative sur la verge, les bourses et le périnée. (Althaus.)

Contre l'impuissance sexuelle cérébrale où psychique : Appliquer sur chaque apophyse mastoïde une électrode circulaire de 5 centimètres de diamètre et laisser passer pendant 5 minutes un courant de 2 à 3 milliampères, puis placer sur l'occiput une électrode de 15 centimètres de long sur 9 centimètres de large qui figure le pôle positif pendant que la main du malade repose sur l'électrode négative carrée mesurant 10 centimètres de côté; faire agir un courant de 2 à 3 milliampères; au bout de 3 minutes, intervertir le courant et galvaniser pendant 3 autres minutes, le pôle négatif correspondant alors à l'occiput. (Althaus.)

Cure aux eaux thermales de *La Bourboule, Mont-Dore, Royat, Néris, Lamalou, Ragatz, Uriage, Luchon, Salies, Pougues.*

NÉVRALGIES.

Chez les paludéens : Quinine (chlorhydrate).

Chez les syphilitiques : Traitement spécifique, *iodure de potassium*.

Chez les chloro-anémiques : Toniques, fer, et surtout arsenic ; hydrothérapie.

Chez les névropathes : Bromures, toniques du système nerveux ; kola, coca, strychnine, valériane, antispamodiques, électricité, hydrothérapie méthodique.

Chez les rhumatisants chroniques : Prescrire les *iodures alcalins*, la *teinture d'iode*, l'*arsenic* et les différentes préparations de *glande thyroïde* pendant les périodes d'accalmie.

Antipyrine : 1 à 2 gr. à la fois, 4 à 6 gr. par jour.

Antifébrine : 30 à 40 centigr. à la fois, 2 gr. par jour.

Phénacétine : 50 centigr. à la fois, 2 gr. par jour.

Exalgine : 35 à 40 centigr. à la fois, 1 gr. par jour.

Révulsion : sinapismes, liniments irritants, vésicatoires, pointes de feu.

Camphre	3 gr.
Acide acétique	} āā 15 —
Essence de térébenthine	

Réfrigération : au chlorure d'éthyle ou de méthyle ; en stypages, à l'aide de tampons de coton.

Liniments et pommades calmantes :

Chloroformé	4 gr.
Extrait d'opium	1 —
Alcoolat de Fioravanti	15 —
Baume tranquille	40 —

Extrait de belladone	4 gr.
— de jusquiame	6 —
— d'opium	2 —
Axonge	50 —

(Guéneau de Mussy.)

Pour frictions, 2 à 3 fois par jour.

Extrait de belladone	3 gr.
— thébaïque	2 —
— de jusquiame	2 —
Onguent populéum	30 à 50 —

Pour frictions, 2 fois par jour.
Injections loco dolenti de :

Antipyrine	6 à 10 gr.
Chlorhydrate de cocaïne	15 centigr.
Eau distillée	10 gr.

(G. Sée.)

Injecter une seringue à la fois, 2 à 4 par jour.

Ou bien pratiquer des injections profondes (sciatique) avec :

Chloroforme	20 gr.

Injecter 2 à 3 gr. à la fois, 5 à 10 gr. par jour (surveiller l'apparition de l'albuminurie).

Contre les névralgies rebelles, avec douleurs intenses accompagnées d'insomnie, administrer les *hypnotiques*, pratiquer des *injections de morphine*.

Extrait de belladone	60 centigr.
— de jusquiame	} āā 1 gr.
— de stramonium	
Hydrolat de laitue	2 —
— de laurier-cerise	12 —

(Liégard.)

A prendre V à XV gouttes, 3 fois par jour.

Extrait d'opium....... ⎫
— de belladone... ⎬ ãã 1 gr.
— de datura...... ⎭

Eau distillée de laurier-cerise.................. 12 gr.

F. dissoudre et filtrez; prendre VI à XX gouttes, 3 fois par jour.

Extrait d'opium........ 30 centigr.
— de jusquiame... 60 —
Poudre de cannelle..... Q. S.

Pour 30 pilules, 4 à 8 pilules par jour.

Codéine cristallisée...... 1 centigr.
Poudre de guimauve..... 1 —
Miel................... Q. S.

Pour 1 pilule, une, deux à la fois, 5 à 10 par jour.

Sulfate neutre d'atropine. 1 centigr.
Chlorhydrate de morphine............... 10 —
Eau distillée de laurier-cerise............... 20 gr.
(Dujardin-Beaumetz.)

Injecter 2 à 3 seringues de Pravaz par jour.

N. PAR ANÉMIE CÉRÉBRALE.

Opium à l'intérieur, *injections de morphine* 1/2 à 1 centigr.
(Dujardin-Beaumetz.)

N. CONGESTIVE INTERMITTENTE DES ARTHRITIQUES, N. FACIALE.

Granules d'aconitine cristallisée à 1/4 de milligr., 4 granules dans les 24 heures :

Aconitine cristallisée.... 1 milligr.
Sulfate de quinine...... 2 gr.
Sirop de quinquina..... Q. S.

Pour 8 pilules. 3 à 5 pilules dans les 24 heures.

N. FACIALE ÉPILEPTIFORME.

Hyoscine............. 2 milligr.
Eau acidulée............ 10 c. c.
(Lannois.)

1 centim. cube, 4 jours de suite, suivis de 4 jours de repos.

N. FRONTALE ET SUPRA-ORBITALE.

Chlorhydrate de morphine. 5 centigr.
Sucre en poudre........ 1 gr.
(Raimbert.)

Poudre à priser.
Applications de *menthol*, extérieurement.

N. INTERCOSTALE.

Révulsion : cataplasme sinapisé, vésicatoire. *Antipyrine* en cachets ou en injections locales.

N. NASO-FRONTALE.

Badigeonnages intra-nasaux avec une solution de *cocaïne* 1/20.
(Bozzolo.)

N. PLANTAIRE.

Badigeonnages à la *teinture d'iode*, *pédiluves sinapisés ou sulfureux.*

N. REBELLE AUX ANTIPÉRIODIQUES.

Instituer le traitement mixte par *l'iodure de potassium*, 1 gr. par jour, et le *salicylate de soude*, 2 gr. par jour; recourir en même temps à la *galvanisation* des points douloureux.

N. TESTICULAIRE.

Traitement général de l'hystéro-neurasthénie. Compression continue au niveau de l'anneau inguinal externe.

Extrait de belladone... ⎫
— de jusquiame.. ⎬ ãã 4 gr.
Glycérine............... 30 —

3 frictions par jour.

N. UTÉRINES (Voy. *Dysménorrhée*).

Eaux minérales.

Chez les *anémiques*, Luxeuil; chez les *lymphatiques*, Bourbon-Lancy, la Bourboule; chez les *arthritiques*, Royat, Bagnères-de-Bigorre, Vals.

Névralgies *gastro-intestinales :* Plombières.

Névralgies de l'appareil *génito-urinaire :* Bains.

Névralgies accompagnant le *rhumatisme chronique :* Dax.

Contre les névralgies rebelles à tout traitement médical : *élongation du nerf, névrotomie, névrectomie.*

NÉVRITES.

Rechercher et supprimer la cause qui a déterminé la névrite (intoxications, infections, cachexies, dyscrasies, diabète).

Combattre les troubles immédiats consécutifs à la névrite, calmer les douleurs par les *médicaments antinévralgiques* et les injections de *morphine.*

Révulsion, cautérisations.

Prescrire des *bains chauds* prolongés.

Combattre l'insomnie, la constipation, la formation de rétractions fibro-tendineuses.

En cas de paralysie du voile du palais et d'anesthésie du larynx : Alimentation artificielle à l'aide de la *sonde œsophagienne.*

En cas de troubles cardiaques : *caféine, éther, strychnine.*

Après la période aiguë : favoriser la restauration des tissus par un régime alimentaire fortifiant; par l'usage des toniques, des préparations martiales et arsenicales, du kola, de la coca et de la strychnine.

Sulfate de strychnine... 4 centigr.
Eau distillée.......... 10 gr.

Injecter 2 fois par jour une demi-seringue de Pravaz.

Quand la nature de la névrite est indéterminée : Prescrire l'iodure de sodium, 1 gr. par jour, ou pratiquer des injections d'iode, 1 centigr. par jour.

Hydrothérapie : douches tièdes, douches écossaises, douches froides, bains sulfureux.

Electrothérapie : Si la contractilité faradique est abolie ou notablement diminuée, employer les *courants voltaïques,* en promenant une des électrodes ou toutes les deux sur les parties atteintes; courants d'intensité moyenne au début.

Si la contractilité subsiste, *courants faradiques* à intermittences peu fréquentes; séances de 5 à 10 minutes, tous les 2 jours.

Employer dans le même but les *étincelles électriques* des machines statiques.

Pratiquer la *flagellation,* les *frictions excitantes,* le *massage.*

NOMA.

Détruire complètement le foyer à l'aide du *thermo-cautère.*

Antisepsie buccale rigoureuse. Toniques, alcool.

OBÉSITÉ.

Établir avant d'entreprendre le traitement, s'il s'agit d'un obèse par excès ou d'un obèse par défaut. (A. Robin.)

Si l'urée et les phosphates sont en excès : Ne pas instituer le *traitement oxydant*, donner les boissons en abondance.
(A. Robin.)

Chez l'obèse par défaut : *Réduction de boissons.*
(A. Robin.)

Accélérer le mouvement nutritif et l'oxydation des graisses : par les occupations professionnelles, les voyages, les stimulations cutanées, les frictions sèches et aromatiques ; prescrire l'hydrothérapie, les bains froids, les bains de mer froids, ou les bains salés chauds.

Faire prendre des bains chauds de 30 minutes, élevés graduellement de 37° à 39°.

Prescrire les exercices musculaires pris à jeun ; la marche, les promenades quotidiennes, la gymnastique, l'escrime, la danse, la bicyclette. Limiter les heures de sommeil : 6 à 8 heures.

Administrer les carbonates alcalins : bicarbonate de soude.

Activer les fonctions du foie par l'emploi des sels neutres : sulfate de soude et de magnésie, carbonate de soude, eaux purgatives de Châtel-Guyon, Brides, Carlsbad, Kissingen, Marienbad.

Empêcher le dépôt de nouvelles quantités de graisse, par un bon régime alimentaire.
(P. Legendre.)

Commencer le traitement par une *cure de réduction ;* prescrire par jour et pendant 20 jours sans interruption 1,250 gr. de lait et 5 œufs répartis sur cinq repas.

Combattre la constipation par les laxatifs et les lavements.

Cette période de 20 jours terminée, permettre une alimentation plus variée, peu de graisses, encore moins de féculents, pas du tout de sucre. (Bouchard.)

Toutes les viandes sont permises, mais il ne faut pas aboutir à la diète carnée, insister sur les légumes verts et les fruits cuits.

Boire peu, éviter les boissons alcooliques et sucrées.

Régime de Dujardin-Beaumetz. Le malade doit peser tous les aliments et se limiter aux poids suivants :

Premier déjeuner à 7 ou 8 heures : 25 gr. de pain ; 50 gr. de viande froide (jambon ou autre) ; 200 gr. de thé léger sans sucre.

Deuxième déjeuner à midi : 50 gr. de pain (pas trop de mie) ; 100 gr. de viande ou de ragoût ou deux œufs ; 100 gr. de légumes verts ; salade ; 15 gr. de fromage ; fruits à discrétion.

Dîner à 7 heures : pas de soupe ; 50 gr. de pain ; 100 gr. de viande ou de ragoût ; 100 gr. de légumes verts ; salade ; 15 gr. de fromage ; fruits à discrétion.

Réduction des boissons (si l'on a affaire à un obèse par excès, ne pas réduire la quantité des liquides) ; réduction à leur minimum des féculents ; défense absolue de la pâtisserie, des confitures et des aliments sucrés.

Proscrire l'alcool, les liqueurs, l'eau-de-vie, la bière.

Permettre le vin blanc léger pris avec modération (1/2 verre de vin) aux deux principaux repas et coupé d'une eau alcaline : Vichy, Vals, Alet.

Permettre un peu de café noir après le déjeuner.

Intérieurement prescrire l'*iode* et les *iodures alcalins* :

Iode métallique........... 10 centigr.
Iodure de potassium... 10 gr.
Eau................. 300 —

2 cuillerées à bouche par jour aux repas.

Pratiquer des injections intramusculaires profondes avec :

Iode pur............. 50 centigr.
Iodure de potassium.... 1 gr.
Eau distillée.......... 10 —

Injecter de 1/3 à 2 seringues Pravaz par jour en augmentant progressivement ; suivant l'âge et la tolérance du malade.

Appliquer la *médication thyroïdienne*, en surveillant attentivement les effets de ce mode de traitement :

Administrer l'*extrait de corps thyroïde* : 10 à 40 centigr. par jour en pilules, faire prendre un lobe de *corps thyroïde de mouton* pendant 4 à 6 jours, puis un tous les deux jours : prescrire les *pastilles comprimées de thyroïdine* à 20 centigr. ; chez les enfants, pendant la 1re semaine, donner un quart de pastille à 1 pastille, la 2e semaine, une demi-pastille et la 3e semaine, trois quarts à une pastille. Chez l'adulte, donner progressivement une demi-pastille à trois pastilles par jour.

Faire des *injections hypodermiques de thyroïdine purifiée* :

Thyroïdine purifiée... 2 à 5 centigr.
Eau distillée.......... 10 gr.
Acide phénique concentré................. 2 milligr.

Pour injections hypodermiques ; tous les jours une seringue de Pravaz.

Thyroïdine purifiée..... 10 centigr.
Kaolin............... 3 gr.
Vanilline............. 1 centigr.
Mucilage de gomme adragante ..... Q. S. p. pilules n° XXV.

2 à 4 pilules par jour (donner dans une bouteille en verre).

OCCLUSION INTESTINALE.

Au début, s'il n'existe pas d'asthénie cardiaque, si le pouls est encore fort et régulier, et qu'il n'y a pas de symptômes de péritonite, administrer un *purgatif huileux* ou *salin* : 30 gr. d'huile de ricin : 30 gr. de sulfate de soude ou de magnésie.

Pas de drastique violent ; tout au plus : 15 à 20 gr. d'eau-de-vie allemande.

Placer une *vessie de glace* sur le ventre, ou faire des *pulvérisations d'éther*, pour exciter les contractions de l'intestin.

A l'intérieur, *infusion de café noir*, *strychnine* pour stimuler l'intestin.

Si le purgatif reste sans effet : *lavements d'eau froide*, *lavements purgatifs*, *entéroclysme*, en cas de compression de l'extrémité inférieure du gros intestin, faire pénétrer le tube employé au-dessus de l'obstacle.

Essayer avec prudence les *dou-*

ches gazeuses par l'anus avec un siphon d'eau de Seltz et une sonde œsophagienne poussée aussi haut que possible.

Ou bien *lavement électrique*, si l'état général du malade est encore bon : se servir de courants galvaniques, de 10 à 15 milliampères d'intensité, introduire le pôle négatif, avec une électrode spéciale, dans l'intestin ; appliquer le pôle positif sur l'abdomen. Faire plusieurs séances de 20 minutes chacune. Avoir soin d'interrompre le courant de temps en temps.

Contre la douleur et s'il y a péritonite : *Opium* à haute dose, *injections de morphine.*

Contre les vomissements : *La-vage d'estomac à l'eau naphtolée.*

Le plus souvent le traitement de l'occlusion intestinale devra être *chirurgical* (laparotomie, gastrotomie, entérotomie, résection intestinale, anus contre nature).

Si l'obstacle réside dans la lumière de l'intestin, intervenir chirurgicalement, lorsque les moyens précédents auront échoué.

Si l'obstacle réside dans la paroi de l'intestin ou en dehors de l'intestin (cancers, masses tuberculeuses, rétrécissements traumatiques ou ulcéreux, brides, hernie intra-abdominale, tumeurs des organes génitaux internes chez la femme), il est préférable de pratiquer la *laparotomie d'emblée.*

ODONTALGIE.

_ *Extraction* de la dent, si elle est très malade.

Calmer la douleur en mettant, dans le creux de la dent, un petit tampon de coton hydrophile imbibé de :

Chloroforme..........	
Teinture d'opium......	ãã 1 gr.
Créosote	
Chloral	ãã 3 gr.
Camphre............	
Cocaïne..............	50 centigr.

ŒDÈMES.

OE. DE LA GLOTTE.

Purgatif drastique. Pédiluves sinapisés. Vésicatoire au-devant du larynx. Pulvérisations astringentes : ·

Alun................	ãã 5 gr.
Tannin..............	
Extrait de ratanhia......	10 —
Eau	500 —

Pour pulvériser 6 fois par jour avec un pulvérisateur à vapeur ou à main.

Applications de cataplasmes sinapisés au cou ; ventouses scari-fiées, sangsues. Scarifications de la muqueuse œdématiée. Trachéotomie.

OE. PULMONAIRE.

Prévenir l'apparition de l'œdème chez les malades prédisposés, en les prémunissant contre le refroidissement brusque.

Surveiller l'alimentation, qu'il y ait ou non de l'albumine dans les urines.

Agir, une fois l'œdème survenu, énergiquement et sans retard.

Pratiquer une *saignée générale*

de 200 à 300 gr., quelle que soit la cause de l'œdème, puis couvrir la poitrine de *ventouses sèches*.

Faire prendre au malade des *stimulants diffusibles* (boissons alcooliques, champagne), prescrire la *caféine* en injections sous-cutanées :

    Caféine................. 2 gr. 50
    Benzoate de soude....... 3 gr.
    Eau distillée........... 6 —

(Faire la solution à chaud); injecter 3 à 6 seringues de Pravaz dans les vingt-quatre heures.

Dans quelques cas, donner l'*ergot de seigle* à titre de médicament vaso-constricteur :

    Poudre de seigle ergoté.   4 gr.
    Liqueur anodine d'Hoff-
      mann................   6 —
    Julep gommeux........   125 —
                           (Renaut.)

Une cuillerée de demi-heure en demi-heure, puis d'heure en heure.

S'il existe de la bronchite diffuse, prescrire :

    Ipéca.................. 1 gr. 50

Pour 2 paquets, à prendre à 10 minutes d'intervalle.

Contre l'état parétique des bronches, recourir à la *strychnine* :

    Sulfate neutre de strych-
      nine................ 10 centigr.
    Eau .... 10 gr.

Injecter une demi-seringue (adultes).

S'il existe de l'albuminurie et de l'insuffisance rénale : Recourir à la *saignée générale*, aux *ventouses scarifiées*, aux *diurétiques* (caféine par voie hypodermique ; digitale, diurétine, théobromine en potion), et aux *purgatifs drastiques* :

    Calomel.......... }
    Scammonée .... } āā 50 centigr.

Pour 2 paquets, à prendre à un quart d'heure d'intervalle.

En cas d'œdème se produisant instantanément au cours des fièvres éruptives et principalement de la rougeole, recourir, pour décongestionner rapidement le poumon. *aux bains froids*.

Contre l'œdème subaigu par asthénie cardiaque : Donner la *digitale*, à la dose de 0,30 centigr. par jour, pendant cinq jours de suite.

La digitale est contre-indiquée, s'il existe un *rétrécissement mitral serré;* dans ce cas, combattre la congestion pulmonaire par les ventouses sèches et les cataplasmes sinapisés.

En cas d'œdème diffus ou généralisé : Voy. *Anasarque*.

ŒSOPHAGISME.

Cathétérismes répétés avec des olives de plus en plus grosses ; enduire les olives du cathéter avec :

    Chlorhydrate de cocaïne. 20 centigr.
    Eau de laurier-cerise. }
    Glycérine.............. } āā 10 gr.

Administrer les antipasmodiques: *valérianate d'ammoniaque, bromure de camphre* (6 à 10 capsules par jour), bromure de potassium (3 à 5 gr.). Hydrothérapie : douches froides, drap mouillé.

OLIGURIE DES CARDIAQUES (par congestion passive).

Poudre de feuilles de di-
gitale............. 60 centigr.

Faire infuser dans :

Eau chaude........... 150 gr.

Ajouter :

Iodure de potassium... ⎫
Acétate de potasse..... ⎬ ãã 2 gr.
Ergotine .... ⎭
Sirop de cinq racines..... 30 —

1 cuillerée à bouche toutes les quatre heures ; augmenter la dose si la diurèse ne se produit pas après 36 heures.

ONANISME.

(Voy. *Masturbation.*)

ONGLE INCARNÉ.

Repos. Soins de toilette (section des ongles, bains de pieds). Chaussure large et à semelles épaisses. Cautériser les plaies, en introduisant tous les jours entre l'ongle et la chair un petit bourdonnet de coton hydrophile trempé dans le *perchlorure de fer liquide*.

Si le mal s'aggrave : Destruction partielle ou totale de l'ongle avec sa matrice à l'aide du bistouri ; employer l'une des deux méthodes suivantes :

1º Provoquer l'anesthésie locale, sectionner l'ongle et les parties molles sous-jacentes jusqu'à l'os sur la ligne médiane. Commencer l'incision un peu en arrière de la matrice de l'ongle, et faire une incision parallèle, un peu en dehors du bourrelet. Ces deux incisions sont réunies par deux autres transversales. Enlever le rectangle de tissu ainsi formé. Rapprocher les bords de la plaie. Pansement compressif à l'iodoforme. (Trélat.)

2º Obtenir l'anesthésie locale, introduire à plat une branche de ciseaux, puis la redresser et diviser l'ongle vers sa partie moyenne. L'arracher ensuite par un mouvement de torsion et de traction. Puis enlever la matrice de l'ongle au bistouri, à la curette, ainsi que le bourrelet qui en recouvrait le bord. Lavage antiseptique, pansement à l'iodoforme. (Tillaux.)

OPHTALMIE DES NOUVEAU-NÉS.

Dans les cas légers et tardifs (septième ou huitième jour) : Irrigations répétés 4 fois par jour, avec les solutions antiseptiques tièdes suivantes :

Naphtol α........... 25 centigr.
Eau distillée bouillie.. 1000 gr.

Permanganate de po-
tasse............ 35 centigr.
Eau distillée bouillie.. 1000 gr.

Employer 2 litres de solution par injection, à la température de 25º, et en élevant l'irrigateur à 40 ou 50 centim. au-dessus de la tête du malade. Un aide écarte les paupières, pendant que l'opérateur injecte le liquide.

Dans les cas graves : Continuer les irrigations précédentes, en les multipliant (6 à 8 fois par jour) et pratiquer en outre des cautérisations avec :

Nitrate d'argent........ 20 centigr.
Eau distillée.......... 10 gr.

Appliquer, matin et soir, ce collyre avec un pinceau de blaireau, après avoir pratiqué une irrigation. Neutraliser immédiatement avec l'eau salée l'excès de nitrate d'argent.

Se servir également d'un *crayon de nitrate d'argent mitigé* avec le nitrate de potasse à parties égales.

Faire, 2 fois par jour, des *instillations de sulfate d'atropine* :

Sulfate d'atropine...... 5 centigr.
Eau distillée.......... 10 gr.

Instiller I goutte, 2 fois par jour.

Dans l'intervalle des cautérisations et des irrigations, appliquer sur l'œil ou sur les yeux des *compresses boriquées*.

S'il n'y a qu'un œil malade, protéger l'autre, à l'aide d'un *pansement occlusif* avec ouate hydrophile et taffetas gommé.

En cas d'ulcère de la cornée : Continuer les irrigations au permanganate de potasse, se servir de la pommade iodoformée au 1/50 :

Iodoforme finement pulv. 20 centigr.
Vaseline.............. 10 gr.
(Valude.)

Si l'on craint la perforation de l'œil : Remplacer l'atropine par l'*ésérine* :

Sulfate d'ésérine....... 5 centigr.
Eau distillée.......... 10 gr.

Si l'inflammation devient chronique : Attouchements de la muqueuse avec un *cristal d'alun*.
(Valude.)

ORCHITES.

O. AIGUË.

Repos au lit, les bourses relevées contre le pubis. *Purgation* dès le début.

Cataplasmes, compresses trempées dans l'eau additionnée d'extrait de Saturne. Onctions avec l'*onguent napolitain*, ou des *pommades calmantes*.

Extrait de belladone...)
— de ciguë....... } āā 4 gr.
— de jusquiame..)
Axonge.............. 30 gr.

En cas d'inflammation intense : Application continue de *glace*.

Intérieurement : *Antithermi-*

ques et *analgésiques* ; antipyrine, exalgine, salicylate de soude et quinine à dose massive (1 gr. 50 centigr. par jour, en 2 ou 3 fois).

Le moyen le plus efficace est la *compression* : appliquer le testicule malade contre la cuisse et le comprimer avec une bande de toile serrée uniformément. Préférer la bande élastique, très modérément serrée.

Emploi du suspensoir de Jullien.
(Reclus.)

O. SYPHILITIQUE.

S'il s'agit d'une **syphilis jeune** : *iodure de potassium* de 2 à 6 gr. par jour progressivement et *mer-*

cure intérieurement ou en frictions.

S'il s'agit d'une **vieille vérole** : l'*iodure* seul suffit, le donner à la dose de 6, 8 et 10 gr.

En cas de gomme suppurée et de fistules prescrire aussi l'*iodure*.

Contre le fongus : Excision, abrasion, cautérisation des masses exubérantes, mais seulement dans les cas rebelles à l'iodure.

(Reclus.)

O. TUBERCULEUSE.

Traitement général de la phtisie. Eaux chlorurées sodiques : Salies-de-Béarn.

Si l'épididyme seul est atteint :

Repos, antiphlogistiques, ouvrir les abcès, cautériser les fistules.

Recourir aux injections d'*éther iodoformé* (quelques gouttes) à 10 p. 100.

Injections de *napthol camphré* en plein foyer caséeux ou de *chlorure de zinc* à 1/20, au pourtour du noyau.

Selon les cas, *raclage* à la curette tranchante, ou enlever l'épididyme malade, en respectant le testicule.

Si le testicule est pris, que les foyers tuberculeux et que les abcès se succèdent, pratiquer la *castration*.

(Reclus.)

OREILLONS

Repos à la chambre. Purgation.

Envelopper les parties malades de coton, faire mettre des cataplasmes laudanisés. Faire quelques onctions avec le *baume tranquille*, la *pommade belladonée*.

En cas de fortes douleurs, agitation, insomnie :

Hydrate de chloral.....	50 centigr.
Sirop de fleurs d'oranger........... ⎫	
Eau de menthe...... ⎭	āā 30 gr.

(Comby.)

A prendre le soir, en se couchant (enfants).

Hydrate de chloral....	50 centigr.
Lait tiède............	100 gr.

(Comby.)

Pour un lavement (enfants).

Contre la fièvre : Donner la *quinine*, chez l'adulte, 1 gr. à 1 gr. 50 centigr. dans l'espace d'une heure : chez les enfants 30 à 60 centigr. en cachets, en suppositoires, ou dans du café sucré.

Contre l'hyperthermie avec délire, ataxie, adynamie : Recourir à la *balnéation froide*, chez l'adulte (20° à 25°), à la *balnéation tiède* chez les enfants (25° à 30°).

Prescrire :

Teinture de musc...... ⎫	
— de valériane.. ⎭	āā X gouttes.
Bromure de potassium....	1 gr.
Sirop de menthe........	40 —
Eau distillée............	80 —

Par cuillerées, d'heure en heure (enfants 3 à 6 ans).

Si la face est très congestionnée : Purgatif, bain de pieds sinapisé.

Après la période aiguë : Onctions avec une des pommades suivantes :

Iode métallique........	10 centigr.
Iodure de potassium....	1 gr.
Lanoline........... ⎫	
Vaseline........... ⎭	āā 10 —

Onctions 2 fois par jour.

Ichtyol..................... ⎫ āā 3 gr.	Onctions 3 fois par jour.
Iodure de plomb...... ⎬	**En cas de suppuration** : Incision.
Chlorhydrate d'ammonia-	
que.................... 2 —	Pendant toute la durée de la
Axonge.............. 30 —	maladie: *antisepsie buccale.*

ORGELET.

Cataplasmes ; compresses boriquées chaudes jusqu'à la période de maturité, puis *incision* avec la pointe d'une lancette.

Appliquer pendant quelques jours sur le bord des paupières la pommade suivante :

Précipité jaune........ 10 centigr.
Vaseline.............. 20 gr.

(Panas.)

En onctions, matin et soir.

Dans les cas d'orgelet à répétition : Rechercher la cause ; prescrire les *arsenicaux.*

OSTÉOMALACIE.

Améliorer la nutrition générale; faciliter les fonctions digestives.

Alimentation riche en phosphates et en sels minéraux facilement assimilables: œufs, céréales, lait.

Prescrire le fer, le quinquina, le phosphore, les phosphates, l'huile de foie de morue.

Si ces moyens échouent, pratiquer la *castration* ovarienne.

Si la femme est grosse depuis peu de temps et si la maladie a une marche progressive : *avortement provoqué.*

(Auvard.)

OSTÉOMYÉLITE AIGUË.

Combattre l'intoxication générale (alcool, quinine, diurétiques). Prescrire les toniques.

Au début des accidents : *Incision du périoste*, dans toute l'étendue de la zone enflammée.

Si la maladie locale est vieille de quelques jours : *Incision large*, couper tous les tissus couche par couche (en dehors, lorsqu'il s'agit de la cuisse). *Inciser* et *débrider le périoste*, dans toute l'étendue de la zone enflammée ; *trépanation* dans la bulbeuse et dans la diaphyse pour ouvrir le canal médullaire.

En cas de suppuration très abondante, de diaphyse dénudée sur une vaste étendue et de nécrose de l'os : *extraire* la diaphyse ou l'épiphyse de sa gaine périostée, et pratiquer la *résection* de la partie mortifiée.

En cas de suppuration des articulations voisines : *arthrotomie.*

Si l'état général est très mauvais et s'allie à un état local des plus graves : *Amputation.*

(Lannelongue.)

OSTÉO-PÉRIOSTITE DES MAXILLAIRES.

Prescrire les *narcotiques. Cataplasmes chauds.*

En cas de dent cariée ou de chicot : *avulsion* en pleine périostite.

En cas de dent cariée et obturée : *enlever le plombage* et antiseptiser la pulpe dentaire, ou bien sacrifier la dent.

En cas d'abcès : *incision large.*

En cas de nécrose : *séquestrotomie, curage* de l'os, tamponnement à la gaze iodoformée.

(Chaput.)

OTALGIE.

Bains chauds du conduit auditif et du pavillon (décoction de guimauve additionnée de laudanum).

Instiller dans l'oreille :

Baume tranquille..........	8 gr.
Méthylal	2 —

Instiller quelques gouttes et placer un petit tampon de coton.

Ou bien introduire dans le conduit auditif un petit tampon de coton hydrophile, imbibé du mélange suivant :

Extrait de belladone....	10 centigr.
Chlorhydrate de cocaïne.	50 —
Vaseline...............	20 gr.

OTITES.

O. EXTERNE ECZÉMATEUSE, IMPÉTIGINEUSE.

Pendant la vésiculation et le suintement : *poudres absorbantes.*

Quand les croûtes sont formées : *cataplasmes de fécule froids; bains d'amidon* avec modération.

Pendant la desquamation : *pommades :*

Oxyde de zinc	2 gr.
Axonge	30 —
Huile d'amandes.........	40 gr.
Menthol.................	1 —

Calomel.................	2 gr.
Axonge.................	30 —

Lavages et instillations astringentes : solution de *sulfate de cuivre* au 1/30, *alun* au 3/30.

Dans les cas d'impétigo du conduit auditif, prescrire des irrigations de sublimé à 1 p. 2000 ou 1 p. 1000.

Dans le cas de furoncle du conduit auditif, verser tout au début, dans le conduit, un peu d'*alcool camphré.* Aseptiser le conduit auditif, en y introduisant des tampons imbibés de :

Liqueur de Van Swieten.	} āā 10 gr.
Glycérine	

Chez les scrofuleux : traitement général (Voy. *Eczéma scrofuleux, Scrofule*).

O. EXTERNE SOUS-PÉRIOSTIQUE.

Au début, antiphlogistiques et calmants.

Quand la tuméfaction mastoïdienne est manifeste, inciser profondément.

Faire une *incision* de 4 centimètres de longueur à 1 centimètre en arrière du sinus auriculo-mastoïdien, pour éviter l'artère auriculaire ; pénétrer jusqu'à l'os.

(Tillaux.)

O. MOYENNE CATARRHALE.

Éviter le froid, les climats humides, pas de séjour au bord de la mer.

Insufflations de poudres astringentes dans le pharynx.

Discission, ignipuncture ou amputation des amygdales hypertrophiées. Commencer par l'ablation radicale de l'amygdale pharyngée, si elle est hypertrophiée.

Traitement général du lymphatisme, de l'arthritisme (huile de foie de morue, arsenic). Cure aux eaux thermales de Royat, du Mont-Dore.

Localement : *douches d'air* par le procédé de Politzer ; *cathétérisme* de la trompe d'Eustache.

Au moment des poussées aiguës : *sudorifiques.*

    Nitrate de pilocarpine... 10 centigr.
    Eau distillée.......... 10 gr.

Pour injections sous-cutanées ; chez l'adulte, une seringue à la fois ; chez les enfants, 1/2 seringue de Pravaz ; pendant 1 à 3 jours.

O. MOYENNE AIGUË.

Antiphlogistiques, sangsues, ventouses. Purgation. Gargarismes antiseptiques.

Bains d'oreille chauds :

    Acide borique.......... 4 gr.
    Laudanum de Sydenham.. 10 —
    Eau................... 100 —

Chauffer une cuillère à bouche de ce mélange et la verser dans l'oreille ; répéter ce bain toutes les 1 à 2 heures.

Dans l'intervalle des bains : *cataplasmes chauds, instillations* de baume tranquille.

    Baume tranquille.......... 8 gr.
    Méthylal............... 2 —

Pour instillations.

    Acide phénique........ 50 centigr.
    Chlorhydrate de cocaïne. 1 gr.
    Glycérine............ 10 —

Intérieurement : *antithermiques, analgésiques, calmants, hypnotiques.*

En cas de douleurs persistantes et d'épanchement dans la caisse, pratiquer l'*incision* ou la *paracentèse du tympan*, après avoir nettoyé le conduit auditif avec la liqueur de Van Swieten et versé une solution de cocaïne à 1 p. 5 dans le conduit, pendant 10 minutes. Inciser dans la région subombilicale du tympan, dans le quadrant antérieur ou postéro-inférieur.

Placer une petite mèche de gaze iodoformée ; lavages antiseptiques, deux à trois fois par jour, si la suppuration est intense.

O. MOYENNE CHRONIQUE (otorrhée).

Médication antiseptique : irrigations quotidiennes avec les solutions suivantes : eau phéniquée 1 p.100 ; sublimé 1 p.1000 ; créoline 2 p.100 ; résorcine 2 p.100 ; ou bien applications directes d'iode. Après chaque irrigation, sécher entièrement le conduit auditif.

Médication modificatrice : solutions concentrées de *nitrate d'argent*, progressivement de 1/50 à 1/10. Cautérisations au crayon de nitrate d'argent, ou avec une perle de ce sel fondue au bout d'une tige métallique. Toujours cocaïniser la muqueuse, avant de pratiquer une cautérisation. Les instillations sont insuffisantes, mieux vaut donner un vrai bain modificateur, en remplissant le conduit auditif avec la solution de nitrate d'argent, pendant 5 à 10 minutes.

Enduire de vaseline tout le conduit, le pavillon et la peau avoisinante. (Lermoyez.)

Ou encore verser dans l'oreille cocaïnisée de *l'alcool* à 95° *chauffé* (Coëtoux) ou additionné de tannin :

Tannin.............. 10 à 25 gr.
Alcool pur............. 100 —

Insufflations de *poudres astringentes* :

Nitrate d'argent......
Talc................. } āā 5 gr.
Lycopode...........

Dans la forme tuberculeuse : instillations d'*acide lactique* 20 à 50 p. 100.

Quand les médications précédentes sont restées **insuffisantes ;** quand le stylet fait constater des **lésions osseuses,** des points dénudés, des **séquestres ;** quand il existe un **cholestéatome** ou des complications du côté des cellules mastoïdiennes : *intervenir chirurgicalement.*

(Schwartze, Zaufal, Luc.)

OVARITE CHRONIQUE.

Repos prolongé au lit (six semaines à six mois).

Combattre la constipation par les *purgatifs* salins répétés, l'huile de ricin ; les *lavements* glycérinés ou huileux.

Appliquer des *compresses de Priessnitz,* recouvertes de flanelle et de toile caoutchoutée, allant de l'ombilic à mi-hauteur des cuisses.

Onctions sur le ventre avec :

Ichtyol.............
Lanoline........... } āā 15 gr.

Révulsifs sur l'hypogastre : vésicatoires volants, pointes de feu.

Révulsifs sur la région lombosacrée : ventouses scarifiées, sinapismes.

Massage suédois d'après la méthode de Thure-Brandt.

Traitement tonique : quinquina, kola, coca, arséniate de fer.

Cure aux eaux de Salins, Salies-de-Béarn, Luxeuil.

Si l'ovaire est gros, sclérokystique et prolabé dans le Douglas : *ovariotomie.*

OXYURES.

Intérieurement : santonine, calomel, fleur de soufre.

Santonine.............. 1 centigr.
Calomel............. 2 —
Sucre blanc........... 50 —
(Demme.)

Pour 1 paquet ou cachet ; 3 paquets le matin, à une heure d'intervalle, pendant 3 jours.

Santonine............. 10 centigr.

Pour 1 paquet, à prendre à jeun ; et immédiatement après :

Calomel............. 50 centigr.

Pour 1 paquet, à prendre dans un peu de lait.

Fleur de soufre......... 50 centigr.
Miel................. 20 gr.
(West.)

A prendre en une fois le matin à jeun, pendant 3 à 4 jours.

Localement : *lavements* d'eau salée 10 p. 100 ; d'eau vinaigrée 1/2 à 1/3 ; d'eau savonneuse 1 p. 100, ou bien :

Asa fœtida	3 gr.
Jaune d'œuf	N° 1.
Eau	120 gr.

Sulfure de potasse	40 centigr.
Eau	150 gr.

Faire prendre ces lavements à l'enfant, après qu'il aura été à la selle, et les lui faire garder le plus longtemps possible.

Continuer le traitement pendant une à deux semaines, terminer par un *purgatif* (15 grammes de sulfate de soude).

Se servir aussi des suppositoires suivants :

Onguent napolitain	5 centigr.
Beurre de cacao. Q.S.p.suppositoire.	

(Barthez et Sanné.)

Introduire, tous les matins, dans l'anus un de ces suppositoires.

OZÈNE.

(Voy. aussi *Coryza chronique*.)

O. CASÉEUX.

Injections fréquentes. Extraction de la masse caséeuse avec une curette.

Cautériser énergiquement après le curage.

Au besoin détacher le nez, en incisant dans le sillon naso-labial et en renversant le nez sur le front.

O. SYPHILITIQUE.

Traitement spécifique : *iodure de potassium*.

Calomel à la vapeur	
Précipité rouge	} āā 4 gr.
Acide borique finement pulvérisé	15 —

F. S. A. une poudre impalpable ; à priser 6 à 8 fois dans la journée.

PALPITATIONS.

Au cours des affections cardiaques : repas réguliers et peu copieux ; combattre la constipation, défendre l'usage du tabac et prescrire les toniques du cœur.

Chez les anémiques : traitement de la chloro-anémie.

Chez les artério-scléreux : repos physique, pas d'alcool, pas de tabac, régime et hygiène appropriés.

A la première période, prescrire les iodures et la trinitrine.

A la seconde période (période troublée), employer la *digitale* :

Teinture alcoolique de digitale	10 gr.

XX à XXX gouttes par jour, pendant trois à quatre jours de suite.

Ou bien :

Poudre de digitale	
— de scille	} āā 2 gr.
Extrait de genièvre	Q. S.

Pour 40 pilules : 4 à 8 par jour.

Chez les cachectiques et les phtisiques :

Poudre de digitale	
Pilules de cynoglosse	} āā 5 gr.
opiacé	

Pour 50 pilules : 2 à 4 par jour.

En cas de palpitations de croissance : repos moral et physique ; supprimer l'usage de l'alcool, du thé, du café, favoriser les digestions gastriques et l'évacuation intestinale. Prescrire l'iodure de fer, le phosphate de chaux, le bromure d'or.

Bromure d'or............ 5 centigr.
Eau distillée............ 250 gr.
(C. Paul.)

1 cuillerée à soupe aux repas.

Chez les dyspeptiques (dyspepsie atonique, flatulente, dilatation d'estomac, constipation chronique). Voy. le traitement indiqué à ces différents articles.

Chez les neurasthéniques : recourir aux antispasmodiques et aux modificateurs de la nutrition générale. Voy. *Neurasthénie.*

Éviter le bord de la mer et les hautes altitudes, les bains de rivière, de vapeur, l'hydrothérapie froide.

Bains tièdes, de 28° à 30°, pendant cinq minutes, suivis de friction et de promenade.

Courants continus : pôle positif au niveau des points douloureux.

Lotions froides sur la région du cœur. Sac de glace ou pulvérisations d'éther, sur la région précordiale.

En cas de palpitations réflexes (vers intestinaux, troubles de la menstruation chez les jeunes filles), instituer le traitement approprié.

PALUDISME.

(Voy. *Fièvre intermittente.*)

PANARIS.

P. SUPERFICIEL.

Bains antiseptiques ; *excision aux ciseaux* de l'épiderme soulevé. Pansement antiseptique, répété tous les jours.

P. SOUS-CUTANÉ.

Au début : cataplasmes, bains locaux chauds et prolongés. Incision dès le troisième ou quatrième jour, après anesthésie locale. Faire suivre l'incision d'un bain antiseptique prolongé. Si l'on soupçonne la suppuration de la gaine, faire une incision en haut et en bas du doigt, surtout s'il s'agit du pouce et du petit doigt.

Si le doigt est transformé en éponge purulente : *amputation.*
(Bouilly.)

P. PÉRIOSTIQUE.

A partir du quatrième jour après le début du mal, quand il n'y a eu aucune rémission dans les douleurs, il faut inciser. L'incision doit aller jusqu'à l'os. Si l'opération est faite du sixième au huitième jour, l'incision doit occuper toute la pulpe du doigt. Sur les premières et deuxièmes phalanges, il ne faut pas inciser sur la ligne médiane, car on diviserait la gaine des tendons. Mais si on incise après le quatrième jour, la gaine des tendons participant à l'inflammation, l'incision doit être faite sur la ligne médiane. (Desprès.)

P. NERVEUX.

Enveloppement des doigts après

avoir mis un *liniment au lauda-num et au chloroforme*. Applications irritantes sur la région cervicale et le trajet des nerfs (teinture d'iode, pointes de feu, vésicatoires).

A l'intérieur : *valérianate d'ammoniaque et quinine.* (Brocq.)

PARALYSIES.

P. AGITANTE (maladie de Parkinson).

Hyoscyamine et arsenic, en injections sous-cutanées.

(Charcot et Eulenburg.)

Chanvre indien, associé à l'opium. (Gowers.)

Ne pas prescrire la strychnine et l'ergot de seigle. (Charcot.)

Électricité statique ou courants galvaniques.

Cure du fauteuil trépidant.

(Charcot.)

Chlorhydrate ou iodhy-
  drate d'hyoscine...... 1 centigr.
Eau distillée.......... 10 c. c.

Injecter une seringue Pravaz dans les 24 heures (1 à 2 milligrammes).

Ne pas laisser vivre les malades dans l'oubli et la retraite ; les entourer au contraire de soins assidus ; les entretenir des événements du jour, s'intéresser à eux ; les plaindre. Tout cela est pour eux non seulement un soulagement, mais un besoin.

Faire travailler passivement leurs membres et leur esprit, car ils ne sont pas des ramollis.

(Brissaud.)

P. ALCOOLIQUE. Voy. *Névrites.*

P. DIPHTÉRITIQUE. Voy. *Névrites.*

P. FACIALE A FRIGORE.

Quand la contractilité faradique est conservée : *faradisation.*

Si elle est très affaiblie : *courants continus ou faradisation.*

Si elle a disparu : *courants continus.*

Séances quotidiennes de 5 à 10 minutes.

Frictionner avec :

Huile de camomille....... 30 gr.
Alcool camphré.......... 10 —
Térébenthine .... 5 —

Chez un syphilitique : Traitement mixte.

Chez les scrofuleux : huile de foie de morue iodée.

P. GÉNÉRALE PROGRESSIVE.

Instituer, chez tout paralytique général, une période régulière de *traitement spécifique* (*mixte*).

(Charcot et Fournier.)

Ne pas donner l'iodure à trop haute dose. (G. Ballet.)

Révulsion sous toutes ses formes : pointes de feu, badigeonnages iodés à la nuque, etc.

Prescrire un traitement composé de l'emploi alternatif de l'*iodure de potassium ou de sodium* pendant 15 jours (2 à 4 gr. par jour), suivi de l'administration de *composés arsenicaux* pendant 15 autres jours (granules d'arséniate de soude à 1 milligr., 4 à 8 par jour).

En même temps *purgatifs légers* souvent répétés, particulièrement ceux à base d'*aloès*.

Comme calmants : *bromures.*
(G. Ballet et P. Blocq.)

P. INFANTILE AIGUË (polio-
myélite antérieure aiguë).

Au début : recourir aux *révulsifs, ventouses sèches* sur la colonne vertébrale, *pointes de feu,
vésicatoires* en lanière sur les
gouttières vertébrales.

Purgatif léger.

Ergotine en potion ou en injections sous-cutanées :

Ergotine .... 1 gr. 50
Eau distillée bouillie.... 10 gr.

Injecter une seringue Pravaz 2
à 3 fois par jour, pendant plusieurs jours de suite.

Envelopper *d'ouate* les membres paralysés.

Chlorhydrate de *quinine*, à dose
assez élevée : 30 à 50 centigrammes par jour, en 2 fois.

Prescrire la *teinture de ciguë
et d'aconit* en potion :

Teinture de ciguë...... } ãã V gouttes.
— d'aconit...... }
Eau de laurier-cerise...... 5 gr.
Sirop de fleurs d'oran-)
ger .... } ãã 40 —
Eau distillée.........)
(J. Simon.)

Par cuillerées à café, de 2 en 2
heures.

Après la période aiguë (seconde période), *frictions chaudes
et stimulantes* :

Baume de Fioravanti..... 100 gr.
Alcoolat de lavande...... 50 —
Teinture de noix vomique. 20 —
Vin rouge du Midi...... 100 —
Teinture de gentiane.. (ãã 25 —
— de romarin..)
Ammoniaque liquide.... 10 —
Teinture de cantharides.. X gouttes.
(J. Simon.)

Courants continus de faible intensité (5 à 10 milliampères), le
pôle positif sur la colonne vertébrale, le négatif sur le membre
paralysé ; séances quotidiennes de
5 à 10 minutes.

A l'intérieur : *noix vomique* ou
strychnine, glycérophosphates.

Teinture de noix vomique. 10 gr.
(Comby.)

Une goutte 5 fois par jour, dans
un peu de lait ; pendant 8 jours
consécutifs. Suspendre pendant
une semaine, et recommencer.

Sirop de sulfate de strych-
nine.................. 20 gr.
Eau de menthe.......... 80 —
(Comby.)

Une cuillerée à café, matin et
soir, pendant 8 jours, puis 8 jours
d'interruption, et ainsi de suite.

Chez les enfants plus âgés :

Sulfate de strychnine. 1 à 2 centigr.
Phosphate de soude... 5 gr.
Eau.................. 100 —
(Legendre.)

1 à 3 cuillerées à café, par jour,
selon l'âge des enfants (6 à 10
ans).

*Bains sulfureux, bains salés,
frictions stimulantes générales.*

A la troisième période, insister sur l'*électrisation* (courants
interrompus et continus), pendant
plusieurs mois de suite. *Massage.
Bains salés.*

Recourir à la chirurgie et aux
appareils orthopédiques pour corriger les déformations.

Manœuvres de *gymnastique*
avec appareils spéciaux.

**En cas de pied bot paraly-
tique** : bottines à tuteurs pour
prévenir les déviations, mais une

fois celles-ci établies, pratiquer, selon le cas, des ténotomies, le redressement forcé, l'opération de Phelps, la tarsotomie postérieure et l'arthrodèse tibio-tarsienne, pour éviter la reproduction de la déviation. (Legendre.)

Envoyer les enfants à la mer, à Salies-de-Béarn, Salins, Balaruc, Bourbonne, Bourbon-l'Archambault, Bourbon-Lancy, Saint-Amand, Dax, Aix, Luchon.

Alimentation fortifiante; faire prendre l'huile de foie de morue, le phosphate de chaux.

P. PSEUDO-HYPERTROPHIQUE.

Courants faradiques et continus, dès le début. Massage. Douches chaudes et sulfureuses. Bains salés. Conseiller Aix-les-Bains.

Donner l'arsenic, l'huile de foie de morue, le quinquina.
(Comby.)

P. RADICULAIRE OBSTÉTRICALE.

Frictions stimulantes (baume opodeldoch, eau-de-vie camphrée). Bains salés, massage. Courants interrompus et continus.

Quand on emploie les *courants continus*, appliquer le pôle positif au-dessus du point d'Erb (tubercule carotidien) et le négatif sur les muscles paralysés. L'intensité du courant ne dépassera pas 10 à 20 milliampères. (Comby.)

P. SATURNINE.

A l'intérieur : iodure de potassium.

Bains sulfureux. Électricité : courants continus. (C. Paul.)

Voy. *Névrites*.

PARAMÉTRITE.

Période aiguë : repos absolu. Cataplasmes laudanisés. Lavements laudanisés. Onctions abdominales avec :

Extrait de belladone......	1 gr.
— d'opium..........	2 —
Vaseline................	25 —
Onguent napolitain.......	5 —

Soutenir les genoux de la malade à l'aide de coussins.

Vessie de glace en permanence sur le bas-ventre (interposer de la flanelle).

Opium à l'intérieur :

Extrait thébaïque........	3 centigr.
— de belladone.....	5 milligr.
Excipient..............	Q. S.

Pour 1 pilule, n° 12, une matin et soir.

Laxatifs légers : rhubarbe : 50 centigrammes ; citrate de magnésie, 10 à 30 grammes.

Lavements de guimauve, d'eau savonneuse ou de glycérine.

En cas de douleurs persistantes : applications de *compresses de flanelle* imbibées d'*essence de térébenthine ou d'alcool* et recouvertes de taffetas gommé.

Ventouses scarifiées sur le bas-ventre. *Sangsues* au périnée (8 à 12). *Scarifications* du col.

S'il se forme un abcès, pratiquer, suivant les cas, la *ponction* ou l'*incision* par le vagin, ou encore l'incision par la voie périnéale, pelvienne ou sacrée.

Après la période aiguë (paramétrite chronique) :

Révulsifs sur l'hypogastre (pointes de feu, badigeonnages de teinture d'iode, vésicatoires volants).

Enveloppements humides permanents (compresses de Priessnitz).

Appliquer tous les 2 jours sur le col un tampon d'ouate hydrophile imbibé de :

Ichtyol.................	10 gr.
Glycérine neutre........	200 —

Iodure de potassium.....	8 gr.
Glycérine	100 —

Ou bien pratiquer des badigeonnages du col et des culs-de-sac vaginaux avec :

Teinture d'iode..........	10 gr.
Glycérine neutre........	30 —

Injections vaginales chaudes et abondantes, de 4 à 8 litres chacune, la femme étant couchée sur le dos ; faire prendre aussi tous les jours : une *injection rectale chaude* avec l'irrigateur élevé à 50 centimètres au-dessus du plan du lit. Prendre cette injection très lentement et la garder le plus longtemps possible.   (Reclus.)

A l'intérieur : *iodure de potassium* (2 grammes par jour), sirop d'*iodure de fer.*

Traiter les **résidus d'exsudats** et les **adhérences pelviennes** par le *massage* d'après la méthode de Thure-Brandt: séances de 5 à 15 minutes d'abord tous les 2 jours, puis tous les jours. Masser d'abord la périphérie de l'exsudat.

Eaux minérales de Salins, Salies, Luxeuil, Néris, Plombières, Saint-Sauveur.

PARAPHIMOSIS.

Réduction immédiate : repousser le gland en arrière avec les doigts, pendant que la verge est attirée en avant; graisser d'abord le gland.

Combattre le gonflement œdémateux par l'application d'une bande roulée ou de caoutchouc.

Si on n'obtient pas la réduction et s'il y a de **violentes douleurs** ou des **menaces de gangrène,** débrider l'anneau constricteur en plusieurs points avec des ciseaux ou un bistouri, conduit sur une sonde cannelée.

(Bouilly.)

PELADE.

Raser le cuir chevelu et le *laver* tous les matins avec de l'eau de savon chaude, du savon à l'ichtyol, au goudron, et faire une *lotion* avec :

Biiodure de mercure...	20 centigr.
Bichlorure de mercure.	1 gr.
Alcool à 90°..........	40 —
Eau..................	250 —
	(Quinquaud.)

Quand les cheveux ont repris une longueur suffisante, *épiler* aussi loin que l'on trouve des poils peu adhérents et dépourvus de leur gaine normale. Épiler autour des plaques.

Faire sur tous les points malades, ou, quand ils sont trop étendus, sur quelques-uns d'entre eux, une *friction* avec un des liquides suivants :

Acide acétique.......	
Chloroforme.........	} āā 10 gr.
Eau distillée........	} (Besnier.)

Agiter fortement avec le pinceau avant de s'en servir.

Teinture de cantharides. ⎱
Chloroforme.......... ⎰ ãã 10 gr.
Teinture de Baumé.... ⎱
Alcoolat de Fioravanti.. ⎰

(Besnier.)

Teinture d'iode....... ⎱ ãã 10 gr.
Chloroforme........ ⎰

(Besnier.)

Ammoniaque .... 5 gr.
Essence de térébenthine.. 25 —
Alcool camphré........ 100 —

Le soir, mettre sur les plaques une des pommades suivantes :

Soufre.......... ⎱ ãã 2 à 4 gr.
Turbith minéral.... ⎰
Huile de bouleau....... 10 —
Vaseline............. 30 —

(Besnier.)

Résorcine .... ⎱ ãã 1 gr.
Acide salicylique...... ⎰
Soufre précipité........ 10 —
Vaseline............. 100 —

(Besnier.)

Quand les poils follets commencent à repousser, cesser l'épilation, la rasure et la révulsion énergiques. Couper le duvet aux ciseaux 2 fois par semaine; continuer les savonnages de la tête et l'application des pommades ci-dessus indiquées.

Contre les pelades étendues, faire des frictions avec :

Bichlorure de mercure. 10 centigr.
Essence de térében- ⎱
thine .... ⎰ ãã 10 gr.
Camphre.......... ⎰
Alcool............. 100 —

Pour frictions quotidiennes.

PELVI-PÉRITONITE.

Sangsues (10 à 24) sur le ventre ou *ventouses scarifiées*.

Vessie de glace en permanence sur le ventre (interposer une flanelle).

Onctions abdominales avec :

Extrait de belladone.. ⎱ ãã 2 gr.
— d'opium...... ⎰
Onguent napolitain... ⎱ ãã 15 —
Vaseline........... ⎰

Opium à l'intérieur :

Sirop thébaïque........ 30 gr.
Eau de laurier-cerise .... 4 —
Sirop simple.......... 20 —
Hydrolat de tilleul....... 180 —

1 cuillerée à soupe, toutes les 2 heures.

Extrait thébaïque........ 2 centigr.
Excipient............. Q. S.

Pour 1 pilule : 3 à 6 dans les 24 heures.

Lavements au chloral (2 à 3 grammes) ou *laudanisés* (XX à XXV gouttes de laudanum de Sydenham).

Injections de morphine à 1 centigramme, 2 à 6 injections dans les 24 heures.

Contre la fièvre :

Antipyrine............ 50 centigr.
Bromhydrate de quinine. 20 —

Pour 1 cachet, n° 4. A prendre dans la journée.

Ou bien : sulfate de *quinine* 1 gramme à 2 grammes, pris en l'espace de 2 heures, par cachets de 50 centigrammes.

En cas de vomissements : boissons glacées, champagne, lait, grogs.

Contre la constipation : lavements émollients (guimauve, graines de lin, pavot), laxatifs légers :

19.

limonade au citrate de magnésie 30 à 40 grammes, rhubarbe 50 centigrammes.

S'il existe des phénomènes généraux graves avec tuméfaction rétro-utérine ou abdominale : large incision par le vagin (cul-de-sac de Douglas) ou par la paroi abdominale.

En cas d'affection grave des annexes avec suppuration : laparotomie (salpingotomie, ovariotomie), ou hystérectomie vaginale avec ouverture et évacuation de toutes les poches accessibles au doigt.

En cas d'abcès multiples entourant plus ou moins l'utérus : castration utérine de Péan.

Après la période aiguë : *pointes de feu*, tous les 3 jours. *Irrigations* vaginales et rectales chaudes (40° à 50°). *Massage* abdomino-génital.

Séjour aux eaux minérales alcalines, sulfureuses ou chlorurées sodiques, suivant les indications : Pougues, Contrexéville, Plombières, Bagnères-de-Bigorre, Luxeuil, Salins, Salies-de-Béarn, Néris, Saint-Sauveur, Luchon, Ussat, Royat.

PELVIVICIATIONS.

Jeune fille à marier ou femme mariée non enceinte. *Bassin de 5 centimètres :* mariage ou grossesse contre-indiqués; prévenir la malade que l'opération césarienne seule permettra d'extraire un enfant vivant et viable.

Bassin de 6 à 9 centimètres : la malade pourra avoir des enfants vivants et viables, en provoquant l'accouchement, en pratiquant la symphyséotomie ou en appliquant le forceps selon le degré du rétrécissement pelvien.

(Auvard.)

Femme enceinte. *Bassin de 5 centimètres :* provoquer l'accouchement à 7 ou 8 mois et pratiquer en outre la symphyséotomie.

Bassin de 7 à 9 centimètres : recourir à l'accouchement provoqué à la fin du 7e mois pour un bassin de 7 centimètres, à la fin du 8e mois pour un bassin de 8 centimètres, ou laisser la grossesse aller à terme et pratiquer la symphyséotomie. (Pinard.)

Femme atteinte d'une maladie mortelle : sacrifier les intérêts de la mère à ceux de l'enfant, que l'on sauvera par l'accouchement provoqué et la symphyséotomie ou par l'opération césarienne pratiquée au terme de la grossesse ou quelques minutes après la mort de la mère.

Si le fœtus est mort : s'abstenir de toute intervention, attendre l'expulsion naturelle. (Auvard.)

Femme en travail. *Bassin de 5 à 7 centimètres :* symphyséotomie, embryotomie, opération césarienne.

Si le fœtus est mort : embryotomie.

Si la mère est mourante et le fœtus bien portant : symphyséotomie, opération césarienne.

Bassin de 7 à 9 centimètres : forceps, extraction manuelle, symphyséotomie. (Auvard.)

PEMPHIGUS.

Traitement général. Chez l'adulte, arséniate de soude (4 à 6 milligrammes par jour), arséniate de fer, de quinine.   (Hardy.)

Chez le nouveau-né :

Bromhydrate de quinine. 10 centigr.
Beurre de cacao........ 2 gr.
                          (Comby.)

Pour 1 suppositoire, n° 10, 1 matin et soir.

P. BULLEUX DES NOUVEAU-NÉS.

Même traitement que pour une brûlure (onctions avec la vaseline salolée, poudres absorbantes, enveloppement avec le coton stérilisé).

Pas de bains, ni de compresses émollientes.

P. SYPHILITIQUE.

Traitement de la syphilis héréditaire (Voy. *Syphilis héréditaire*).

P. CHRONIQUE.

Traitement local antiseptique, pommades et poudres antiseptiques.

Eaux de la Bourboule ; si elle ne réussit pas, Royat, Challes, Uriage.

PÉRICARDITE.

P. AIGUË.

Repos au lit dans la position demi-assise.

Révulsion : teinture d'iode, pointes de feu, ventouses scarifiées, vésicatoire sur la région précordiale.

Sac de glace en permanence.

Intérieurement : sulfate ou chlorhydrate de *quinine*, 1 gramme à 1 gr. 50 centigrammes par jour.

En cas de péricardite rhumatismale : *salicylate de soude*, 4 à 6 grammes en potion.

Contre l'éréthisme cardiaque du début (douleurs précordiales, tachycardie), donner la *digitale* associée à l'*aconit :*

Teinture de digitale....... 6 gr.
 — de racines d'aconit. 4 —

X gouttes, 3 à 4 fois par jour.

En cas d'asthénie cardiaque, stases veineuses, menaces d'asystolie : *digitale* et *strychnine.*

Sulfate de quinine...... 20 centigr.
Poudre de digitale...... 10 —

Pour 1 cachet, n° 8, à prendre 4 à 5 cachets par jour.

Administrer les *toniques diffusibles* : quinquina, acétate d'ammoniaque, alcool.

Acétate d'ammoniaque... 5 gr.
Extrait mou de quinquina. 3 —
Eau distillée de mélisse.. 120 —
Sirop de punch........ 30 —

1 cuillerée à bouche, toutes les heures.

Si le pouls reste faible et s'il y a des menaces syncopales, préférer la *caféine* et l'*éther*, en injections :

Caféine................ 2 gr. 50
Benzoate de soude...... 3 gr.
Eau distillée........ Q. S. p. 10 c. c.

Injecter 3 à 6 seringues de Pravaz par jour (1 c. c. contient 25 centigrammes de caféine).

En cas d'insomnie : *ch'oral*

avec prudence, *sulfonal, chloralose.*

Chloralose........ 20 à 25 centigr.

Pour 1 cachet, n° 2, à prendre un cachet et un second 1/2 heure après, si le premier n'a pas eu d'effet.

Contre la dyspnée nerveuse, avec angoisse, agitation, douleurs vives : *opiacés, injections de morphine* ; se méfier de leur action chez les sujets dont les contractions myocardiques sont faibles et précipitées.

En cas de dyspnée par congestion passive des poumons : *cataplasmes sinapisés, ventouses* ; *saignée* chez les pléthoriques.

En cas de cyanose avec dilatation cardiaque et menace de suffocation : *saignée déplétive* ; *digitaline, strychnine.*

Lorsque l'épanchement est constitué : *vésicatoires* répétés, *diurétiques, purgatifs drastiques.*

Poudre de digitale.....
— de scille....... āā 3 centigr.
— de scammonée.
Excipient et glycérine... Q. S.
(Comby.)

Pour 1 pilule ; 2 à 3 par jour (enfants de 10 à 15 ans).

Nitrate de potasse...... 2 gr.
Poudre de digitale...... 1 —
Extrait de scille........ 50 centigr.
— de genièvre..... Q. S.

Pour 20 pilules, 10 à 12 par jour.

Baies de genièvre....... 10 gr.
Faites infuser dans :
Eau bouillante.......... 200 gr.
Ajoutez :
Nitrate de potasse...... } āā 2 gr.
Acétate de potasse..... }
Oxymel scillitique....... 30 —
Sirop de cinq racines.... 35 —
(Millard.)

A prendre dans la journée.

Si l'épanchement est abondant : *ponction du péricarde,* pratiquée dans le 4e, 5e ou 6e espace intercostal, à environ 6 centimètres du bord gauche du sternum. Évacuer le liquide très lentement.   (Dieulafoy.)

En cas d'épanchement purulent : *incision* et *drainage du péricarde,* suivis de *lavages antiseptiques* du foyer.

(Rosenstein, West.)

P. CHRONIQUE.
Révulsion prolongée, au niveau de la région précordiale.
Toniques et reconstituants.
Iodure de potassium à titre d'altérant et de résolutif.
La thérapeutique dépendra de l'état de dégénérescence du myocarde ; les indications à remplir seront celles des affections organiques du cœur.   (A. Petit.)

PÉRIOSTITES.

P. AIGUË INFECTIEUSE (typhique).
Au début : *Antiphlogistiques, cataplasmes ; sac de glace* en permanence.
Incision hâtive ; *large incision de l'abcès, grattage,* et suivant l'ancienneté de la lésion, l'étendue de la dénudation, pratiquer le *décapage, l'ablation* de la couche osseuse dénudée.

(A. Poncet.)

P. ALBUMINEUSE.
L'incision et le *grattage* à la curette suffisent.

S'il y a un séquestre, l'extraire ; employer la gouge et le maillet, pour *décaper* et *abraser* l'os dénudé. (A. Poncet.)

PÉRIMÉTRITE, PÉRIMÉTRO-SALPINGITE.

(Voy. *Abcès pelviens, Paramétrite, Pelvipéritonite, Salpingite.*)

PÉRITONITES.

P. AIGUË.

Ne pas donner de purgatif.
Immobiliser l'intestin, à l'aide de l'*opium* :

Extrait thébaïque..... 2 centigr.
Excipient............ Q. S.

Pour 1 pilule, 4 à 8 par jour.
Chez les enfants : Prescrire l'opium à doses fractionnées, associé au calomel et à l'ipéca :

Poudre de Dower.... 80 centigr.
Extrait d'opium...... 20 —
Calomel............ 1 gr.
(Descroizilles.)

Pour 20 paquets ; 4 à 6 par jour (enfants de 7 à 10 ans).
Chez l'adulte : Si les pilules d'opium n'étaient pas gardées (vomissements), faire des injections de *morphine* : 2 à 15 centigr. par 24 heures.
Au début : Application de 6 à 20 *sangsues* sur l'abdomen ; préférer la vessie de *glace* tenue en permanence (interposer une flanelle).
Onctions abdominales avec l'*onguent napolitain belladoné* à 3 p. 30 ou la *pommade iodée*. Application de *collodion élastique*.
Bains tièdes prolongés à 32° ou 34°, dès que l'état du malade le permet.
Régime : Ne faire prendre que des *liquides glacés* (eau glacée, lait, champagne, grogs) par cuillerées à bouche, tous les 1/4 d'heure ou toutes les 1/2 heures.

Contre le hoquet : Eau chloroformée, chloral, glace intérieurement et extérieurement, chloroformisation à la reine.

Eau chloroformée saturée. 60 gr.
Eau de menthe.......... 20 —
Eau distillée........... 40 —

Par cuillerées à dessert de 1/4 d'heure en 1/4 d'heure, jusqu'à effet.
Contre les vomissements : Champagne frappé, injections de morphine avec adjonction de 1/4 à 1/2 milligr. d'atropine.
En cas de vomissements fréquents : Utiliser le rectum pour administrer la boisson en donnant, 3 fois par jour, un *lavement de 150 gr. d'eau* additionnée d'opium, ou bien prescrire les lavements nutritifs suivants :

Lait......... 1 verre.
Jaune d'œuf.. n° I.
Peptone sèche. 2 cuillerées à dessert.
Laudanum de
  Sydenham.. XX gouttes.

Pour 1 lavement, 2 à 3 par jour.

Bouillon de bœuf........ 200 gr.
Jaunes d'œuf.......... n° III.
Peptone sèche.......... 10 gr.
Chlorure de sodium...... 3 —

Pour 1 lavement, 2 à 3 par jour.

Jaune d'œuf......... n° II.
Peptone sèche...... 10 à 20 gr.
Vin............... 120 —
Bouillon........... 250 —
(Jaccoud.)

Pour 1 lavement, 2 par jour.

En cas de constipation : Lavements émollients avec modération ; jamais de purgatifs.

Contre le météorisme : Pulvérisations d'éther sur l'abdomen, badigeonnages au collodion élastique.

En cas d'épanchement abondant gênant la respiration : Ponction évacuatrice assez copieuse pour soulager le malade, ne jamais évacuer complètement tout le liquide.

Dans les péritonites suraiguës, par plaies perforantes de l'intestin ou par perforation intestinale au cours d'un ulcère de l'estomac ou d'une appendicite ; *traitement chirurgical dès le début,* laparotomie d'emblée.

P. CHRONIQUE.

Traitement de la cause déterminante : tumeurs abdominales, alcoolisme, mal de Bright, cardiopathies.

Révulsifs ; vésicatoires volants, pointes de feu.

Contre l'ascite : *Paracentèse.*

Régime lacté ; alimentation de digestion facile.

Soutenir les forces des malades avec les *toniques.* (Courtois-Suffit.)

P. ENKYSTÉE, PARTIELLE (purulente).

Ouvrir largement la poche, en incisant les parois abdominales couche par couche ; lavage de la poche, drainage avec drain volumineux, remplacé par de plus petits drains, à mesure que l'écoulement diminue.

Traitement médical presque nul. (Tillaux.)

P. TUBERCULEUSE.

Traitement général de la phtisie.

Ioduré de potassium.... 10 gr.
Sirop d'écorces d'oranges. 200 —

1 cuillerée à bouche, matin et soir.

Créosote .... 10 gr.
Huile de foie de morue.. 500 —

2 à 3 cuillerées à bouche, par jour.

Bains sulfureux, eaux minérales *iodo-bromurées : arséniate de soude.*

Suralimentation : 100 gr. de poudre de viande par jour ; œufs, lait, céréales.

Localement : badigeonnages à la *teinture d'iode, pointes de feu,* onctions calmantes.

Traitement chirurgical :

1° *Ponction évacuatrice,* suivie d'*injection de naphtol camphré* (3 à 4 gr.), contre-indiquée dans le cas de cachexie ou d'albuminurie. (Rendu.)

2° Ponction évacuatrice, suivie d'*injection d'air* (3 à 5 litres).

3° Ponction évacuatrice ; enlever à l'aide de l'aspirateur la plus grande quantité de liquide possible, puis pratiquer le *lavage du péritoine.* Se servir d'eau boriquée bouillie, refroidie jusqu'à 39° ou 40°. Cesser le lavage, lorsque le liquide ressort complètement clair. (Debove.)

En cas de péritonite diffuse, forme ascitique : Préférer la *laparotomie* suivie de lavage du péritoine à l'eau naphtolée à 40°, puis d'un second lavage à l'eau boriquée bouillie et enfin d'une nouvelle irrigation naphtolée. (König.)

Chez la femme : *Cœliotomie vaginale* simple, suivie de drainage ou associée à la laparotomie, dans les cas à forme ascitique.

En cas de péritonite circonscrite : Inciser au niveau de la collection.

Si le contenu de la poche est purulent : Nettoyer la paroi interne avec des lavages à l'eau bouillie, à la liqueur de Van Swieten. Retirer avec des éponges le pus concrété, les fausses membranes molles ou sphacélées.

Si les parois de l'abcès sont **tomenteuses**, les toucher avec la solution de chlorure de zinc 10 p. 100.

Si la cavité est petite, la bourrer de gaze iodoformée.

Si elle est grande, faire quelques points de suture et drainer avec des mèches de gaze iodoformées.   (Routier.)

PÉRITYPHLITE AIGUË (Appendicite).

APPENDICITE PERFORANTE AVEC PÉRITONITE DIFFUSE, SURAIGUË.

Laparotomie médiane, suivie du lavage aseptique (eau salée, boriquée, naphtolée) et de la toilette, aussi complète que possible, de la cavité péritonéale.

APPENDICITE PERFORANTE AVEC PÉRITONITE LOCALISÉE ET SUPPURATION CIRCONSCRITE.

Incision de la collection, dès que les signes de localisation se seront montrés, en général du 3° au 4° jour. Évacuer le pus, laver la cavité, réséquer l'appendice s'il se présente, le laisser s'il est enfoui au milieu d'adhérences ; compléter par un large drainage.

APPENDICITE AIGUË SIMPLE, SANS PERFORATION, ET APPENDICITE PERFORANTE AVEC PÉRITONITE LOCALISÉE ET ADHÉRENCES, SANS SUPPURATION (pérityphlite aiguë).

Traitement médical (Voy. *Péritonite aiguë*), proscrire les purgatifs et les émissions sanguines.

Médication *opiacée et réfrigérants*.

Administrer 1 centigr. d'extrait thébaïque, toutes les heures, jusqu'à 15 ou 20 centigr. par jour, pour un adulte ; 6 à 10 centigr., pour un enfant de 10 à 15 ans.

Appliquer la *glace en permanence* sur la région cæcale.

Immobilité complète, diète sévère : alimentation liquide, boissons glacées prises par petites quantités (cuillerées à soupe tous les 1/4 d'heure).

Lavements d'eau, quand la soif est vive ; *lavements nutritifs.*

En cas d'aggravation progressive, pendant 36 ou 48 heures, ou de **persistance** d'accidents généraux **graves** pendant plus de 48 heures avec **empâtement profond** dans la fosse iliaque et induration de la paroi du cæcum dont la percussion démontre la vacuité, *intervenir chirurgicalement.*

(Roux, Reclus, Berger.)

Si les phénomènes généraux et les symptômes locaux s'amendent : Continuer le traitement médical, jusqu'à guérison complète et n'intervenir que 4 à 6 mois après que celle-ci est établie, par *l'excision de l'appendice à froid,* pour éviter la récidive.   (Roux.)

P. CHRONIQUE.
Combattre la constipation : eaux

de *Plombières*; à défaut de Plombières, *Châtel-Guyon*, *Kissingen*.

APPENDICITE A RECHUTE.
Excision à froid de l'appendice.
(Treves, Roux.)

APPENDICITE FAMILIALE.
Combattre l'arthritisme : alcalins, arséniate de soude, eaux de Plombières, Bourbon-Lancy. Quand il existe de la *dyspepsie*, du *ballonnement*, des *gastro-entéralgies*, des *alternatives de diarrhée* et de *constipation*; cure aux eaux de la Bourboule, Royat, Vichy, Pougues, Châtel-Guyon, Kissingen, Carlsbad.

PERLÈCHE.

Badigeonnages à la *teinture d'iode*, tous les 2 jours.
Cautérisations au *sulfate de cuivre*, à l'*acide lactique* ou au *nitrate d'argent*.

PESTE BUBONIQUE.

Traitement général des grandes pyrexies.
Sérothérapie, par le *sérum antipesteux de Yersin*.

PHARYNGITE CHRONIQUE GRANULEUSE.

Traitement général :
Huile de foie de morue à haute dose.
Sirop d'iodure de fer, sirop iodo-tannique, sirop antiscorbutique.
Alimentation réparatrice, séjour au grand air, à la campagne, au bord de la mer; redouter les climats froids et humides.
Cure aux *eaux sulfureuses* d'Enghien, Saint-Honoré, Challes, Cauterets, Eaux-Bonnes, ou aux eaux *arsenicales* de la Bourboule, du Mont-Dore.
Chez les jeunes scrofuleux et lymphatiques, prescrire :

Iodure de sodium. 1 gr.50 centigr. à 2 gr.
Bromure de sodium.........   5 —
Chlorure de sodium......... 10 —
Eau distillée................ 100 —

1 cuillerée à café le matin, dans une tasse de lait.
Traitement local : Gargarismes et pulvérisations à domicile avec les eaux minérales précédemment indiquées, insufflations et gargarismes astringents.
Attaquer directement les granulations avec les liquides suivants, en badigeonnages quotidiens :

Teinture d'iode..........   5 gr.
Glycérine..............   10 —

Teinture d'iode.... } ãã 10 gr.
Glycérine .... }

Acide lactique..... } ãã 10 gr.
Glycérine .... }

Nitrate d'argent..........   1 gr.
Eau distillée...........   50 —

Préférer le mélange :

Acide phénique.........   1 gr.
Iode métallique.........   2 —
Iodure de potassium.....   4 —
Glycérine............... 100 —
(Mandl.)

Si ces procédés échouent, et surtout si les granulations sont grosses et nombreuses, recourir au *galvanocautère*.

PHIMOSIS.

Circoncision. Excision du prépuce, en laissant un excès de muqueuse.

Fendre celle-ci sur la face dorsale du gland, en évitant d'aller jusqu'au fond du sillon balano-préputial. Conserver avec soin le frein.

Suturer la muqueuse à la peau et panser avec une compresse de gaze iodoformée.

(Lucas-Championnière.)

PHLÉBITE.

Repos absolu. Tenir le membre dans la *position horizontale*, protégé par un cerceau ; l'*envelopper d'ouate* et appliquer avec précaution un *liniment chloroformé* ou une *pommade iodo-iodurée.*

Contre la fièvre : Sulfate de *quinine.*

En cas de septicémie :

Injections sous-cutanées de teinture d'iode ou de trichlorure d'iode :

Iodure de potassium... 5 gr.
Eau distillée........... 50 —
Iode.................... 50 centigr.

Pour injections sous-cutanées, 5 à 10 seringues Pravaz par jour.

Enveloppements humides permanents avec des compresses de tarlatane, imbibées de solutions phéniquées ou hydrargyriques.

Ouvrir les collections purulentes.

Quand on craint l'infection générale : *Désinfection directe du foyer veineux,* ouvrir la veine en suppuration, la laver avec une solution antiseptique.

PHLEGMATIA ALBA DOLENS.

Tenir le membre dans la position horizontale ou légèrement élevée.

En cas de phlébite double, employer la gouttière de Bonnet.

Enveloppement ouaté ; pas d'onctions, tout au plus badigeonnages d'*onguent napolitain.* Comme résolutif : *chlorhydrate d'ammoniaque,* 10 gr. pour un litre d'eau.

Éviter tout effort musculaire, atténuer tous les mouvements, même pour la toilette.

Antisepsie intra-utérine (Voy. *Fièvre puerpérale*). Sulfate de *quinine* à haute dose.

Lait, jus de viande, alcool, toniques.

Contre les accidents pulmonaires : *Ventouses sèches.*

Permettre à la malade de se lever un mois après la dernière poussée.

Si l'œdème persiste pendant longtemps : Pour éviter tout danger d'embolie, faire porter des *bas élastiques.*

(Tarnier.)

PHLEGMON DIFFUS.

Larges débridements, suivis de bains antiseptiques.

Faire des *incisions précoces*, comprenant toute l'épaisseur du derme et du tissu conjonctif malade ; les faire longues, nombreuses et rapprochées de 4 à 5 centim. l'une de l'autre.

Fendre hardiment l'aponévrose, si elle a la teinte verdâtre.

Pratiquer, de préférence, ces larges débridements au *thermo-cautère* ; enfoncer la pointe rougie entre les incisions.

S'il y a des clapiers ou des phlegmons profonds, placer des drains.

Puis placer le membre, pendant plusieurs heures, dans un *bain chaud antiseptique (eau phéniquée* à 1 p. 100).

Au sortir du bain, envelopper le membre de *compresses humides*, trempées dans un liquide antiseptique.

Lorsque les tissus bourgeonnent : *Pansement compressif.*

Si les grandes incisions sont insuffisantes : *Amputation.*

(Reclus.)

PHTIRIASE.

P. du corps : Bains sulfureux ou mercuriels. Frictions au savon noir. Poudre de *staphysaigre*. Désinfection des vêtements.

P. de la tête : Couper les cheveux ras. Faire des savonnages avec du savon noir. Lotions avec l'alcool camphré, avec le sublimé à 1 p. 500, avec le vinaigre chaud, suivies de lavages avec de l'eau saturée de soude :

    Bichlorure de mercure.   20 centigr.
    Eau de Cologne......   100 gr.

En frictions biquotidiennes.

Employer l'*onguent napolitain* en frictions, dans les cas où il n'existe pas de lésions cutanées très étendues.

Prescrire aussi :

    Naphtol-β..............   5 gr.
    Alcool à 60°............   1 litre.

Pour frictions (sur la tête, les aisselles, le pubis, pas au scrotum).

P. du pubis : Raser les poils. Frictions à l'*onguent napolitain.*

Lotions avec :

    Sublimé................   1 gr.
    Vinaigre ....   300 —
                            (Brocq.)

Lavages avec *l'eau saturée de soude.*

P. des paupières :

    Précipité jaune......   20 centigr.
    Vaseline ....   10 gr.

Enduire matin et soir le bord libre des paupières, avec gros comme un pois de cette pommade.

Panser les croûtes et les éruptions avec :

    Acide borique........ }
    Oxyde de zinc........ } ãã 3 gr.
    Vaseline...............   30 —

PHTISIE.

I. *Médications réputées bacillicides.*

A. *Créosote.* Administrer la créosote par la voie stomacale, la voie rectale, la voie bronchique, la voie dermique, la voie hypodermique.

1° Créosote par la *voie stomacale* : dose quotidienne, 75 *centigr.* à 1 *gr.* 50.

Créosote de hêtre .... 10 gr.
Poudre de savon amygdalin
  séchée à l'étuve.......... 25 —
(Bouchard.)

Pour 100 pilules, à prendre 10 à 15 pilules par jour.

Créosote de hêtre. .... 4 gr.
Baume de tolu............. 7 —
Térébenthine de mélèze..... 1 —
Acide benzoïque........... Q. S.
(Bouchard.)

Pour 80 pilules, à prendre 10 pilules par jour (50 centigr. de créosote).

Préférer les deux formules suivantes :

Créosote de hêtre..... 35 à 50 gr.
Huile de foie de morue. Q. S. p. 1 litre.
(Bouchard.)

1 à 2 cuillerées, matin et soir. (Chaque cuillerée contient 50 à 75 centigr. de créosote.)

Créosote de hêtre.   13 gr. 50 centigr.
Teinture de gentiane...... 30 gr.
Alcool à 80°............. 250 —
Vin de Malaga..... Q. S. p. 1 litre.
(Bouchard.)

5 à 8 cuillerées à bouche par jour, chaque cuillerée dans un verre d'eau (1 cuillerée contient 20 centigr. de créosote).

La créosote doit être donnée *immédiatement après les repas et sous une forme diluée* ; ne jamais la prescrire à jeun, ni sous forme de capsules ou de pilules. *Administrer de préférence la créosote (ou le gaïacol) par la*

voie stomacale, c'est par cette voie qu'elle se montre le plus active : donnée à la dose journalière de 75 centigr. à 1 gr., elle agit d'une façon puissante sur les divers microorganismes, ferments et levures, qui se développent généralement dans un estomac manquant d'acide chlorhydrique. Sous cette influence, l'appétit renaît et le malade, mieux nourri, lutte plus facilement contre la marche toujours envahissante de la tuberculose.   (Bourget.)

2° Créosote par la *voie rectale* : dose quotidienne, 2 à 4 *gr.*

Créosote pure de hêtre... 2 à 4 gr.
F. dissoudre dans :
Huile d'amandes douces.   25 gr.
Émulsionnez avec :
Jaune d'œuf.............   n° 1.
Ajoutez :
Eau .... 200 gr.
(Reuillet.)

Pour 1 lavement, à prendre le soir au coucher.

Créosote rectifiée....   1 à 3 gr.
Eau distillée........   100 à 300 —
(Chabaud.)

Pour 1 lavement, agiter avant de s'en servir.

Pour avoir moins de véhicule et plus de remède actif, ajouter à la formule précédente un peu d'alcool :

Créosote rectifiée.......   3 gr.
Alcool à 80° (cognac).....   10 —
Eau distillée...........   200 —

Pour 1 lavement, agiter avant de s'en servir.

Donner, selon les indications, 2 ou 3 lavements dans la journée. Le malade peut préparer lui-même la solution ; XVIII gouttes, c'est-à-dire

1 gr. de créosote (XXXIV gouttes avec le compte-gouttes de pharmacie), se dissolvent entièrement dans 120 gr. d'eau tiède.

3° Créosote par la *voie bronchique* : en *inhalations* avec le flacon à deux tubulures, contenant une solution hydro-alcoolique à 10 p. 100.   (C. Paul.)

Pulvérisations de créosote (pulvérisateur à vapeur), dans la chambre du malade, pendant plusieurs heures, chaque jour, en se servant de la solution suivante :

Créosote...............	10 gr.
Alcool.................	200 —
Glycérine	20 —
Eau...................	770 —
	(Tapret.)

(Les inhalations de créosote désinfectent, dans une certaine mesure, les foyers tuberculeux ; elles les mettent surtout à l'abri d'une infection secondaire trop intense).

4° *Inhalations de vapeurs créosotées sous pression :* placer le malade dans une cloche de 12 mètres cubes ; comprimer l'air à un tiers ou une moitié d'atmosphère. L'air, avant d'être poussé dans la cloche à l'aide d'une pompe foulante, traverse un barboteur contenant 5 litres de créosote, puis un autoclave rempli de copeaux de hêtre, imbibés de créosote.

Séances quotidiennes de 4 heures de durée.   (Tapret et G. Sée.)

5° Créosote par la *voie cutanée*, frictions créosotées sur toute la partie supérieure du tronc avec :

Créosote............	} āā	5 gr.
Essence de térébenth.	}	
Lanoline ....:	} āā	25 —
Axonge	}	
Huile d'olive........	}	

6° *Créosote par la voie hypo-*dermique : Injecter en une séance la solution suivante :

Créosote pure de hêtre	1 gr.
Cocaïne..........	1 centigr.
Huile d'olive pure stérilisée	8 centim. cubes.
	(A. Josias.)

Pratiquer ces injections, tous les 2 jours pendant 2 mois, et les reprendre ensuite après un repos plus ou moins prolongé.

7° *Injections intra-trachéales d'huile créosotée :* 2 gr. d'une solution créosotée à 20 p. 100. Répéter ces injections tous les jours, une fois.   (Dor.)

Indications et contre-indications de la créosote : Administrer la créosote à tout phtisique apyrétique, ou même aux phtisiques chez lesquels la fièvre est inconstante et revient sous forme de crises, séparées par un intervalle apyrétique plus ou moins long.

La créosote est contre-indiquée chez les phtisiques fébriles, mais cette règle n'est pas absolue.

Les hémoptysies et l'albuminurie ne constituent pas des contre-indications formelles ; mais s'il existe l'une de ces deux complications, administrer des doses de créosote deux fois moindres que celles indiquées et observer attentivement l'effet de cette médication.

Les tuberculeux éréthiques ne tolèrent pas bien la créosote.

          (A.-B. Marfan.)

Ne jamais instituer de *traitement intensif par la créosote* (ou le gaïacol), consistant en injection, inhalation, friction et lavement, c'est ajouter à l'intoxication des toxines tuberculeuses un empoisonnement par un corps chimique.   (Bourget.)

B. *Gaïacol.*

Gaïacol................. 1 à 2 gr.
Alcool à 90°........... 20 —
Eau distillée........... 180 —
(Sahli.)

A prendre dans la journée, en 3 fois.

Gaïacol .... 13 gr.
Teinture de gentiane. 30 —
Alcool à 90°........ 190 —
Vin de Xérès....... Q. S. p. 1 litre.

2 à 6 cuillerées à bouche par jour. (1 cuillerée à bouche contient 0,20 centigr. de gaïacol.)

Gaïacol.......... 2 gr. 50 centigr.
Iodoforme....... 50 —
Huile d'olive sté- ⎫
rilisée .... ⎬ āā Q. S. p. 50 c. c.
Vaseline liquide. ⎭
(Picot.)

Débuter par une injection de 1 centim. cube pendant 4 jours, puis 2 centim. cubes. Au bout de quelques jours, injecter 3 centim. cubes.

Gaïacol pur.......... ⎫
Huile d'amandes dou- ⎬ āā 25 gr.
ces stérilisée à l'étuve. ⎭
Chlorhydrate de cocaïne.. 50 centigr.
(Diamantberger.)

Débuter par une demi-seringue tous les 2 jours, pendant une ou deux semaines, puis une demi-seringue tous les jours, ensuite une seringue tous les 2 jours, puis tous les jours.

C. *Essences volatiles et substances balsamiques :* Essence de térébenthine, terpine, essence de myrte ou myrtol, menthol, thymol, eucalyptol, baume du Pérou, camphre, acide benzoïque.

Tous ces médicaments sont en général mal tolérés par l'estomac ; administrer les essences et les balsamiques par la *voie sous-cutanée* ou à l'aide d'*inhalations*, dans le but de diminuer l'expectoration et d'améliorer la bronchite infectieuse non spécifique concomitante.

Ces médicaments n'agissent pas sur le bacille de la tuberculose, ni ne modifient le processus bacillaire.

Employer des inhalations pratiquées à l'aide d'un flacon barboteur, dans lequel pénètrent deux tubes, rempli à moitié d'un mélange balsamique comme le suivant :

Créosote de hêtre........ 10 gr.
Baume du Pérou........ 25 —
Térébenthine suisse....... 30 —
Teinture d'eucalyptus. ⎧ āā 15 —
— de benjoin.. ⎨
Essence de térébenthine.. 100 —
(Marfan.)

Ou bien introduire dans un flacon inhalateur, de la capacité d'un litre, le liquide suivant :

Essence de térébenthine. 350 gr.
— d'aspic........ 100 —
Iodoforme.............. 10 —
Éther sulfurique .... 20 —
(Dethil.)

Faire plusieurs inhalations par jour ; chaque séance de 15 à 20 minutes de durée.

Pratiquer aussi des injections sous-cutanées de *baume du Pérou* en émulsion, ou d'*huile camphrée* au 1 p. 10 ou au 1 p. 4 : injecter 2 gr. de la solution tous les 2 jours, pendant quatre ou cinq jours, puis interrompre pendant quelques jours, pour reprendre ensuite.
(Alexander et Huchard.)

D. *Iode et ses composés :* Médicaments indiqués dans la phtisie apyrétique, pour favoriser l'expectoration, et dans la phtisie fibreuse pour diminuer la dyspnée.

(G. Séc.)

Employer l'iode ou les iodures avec prudence, pour éviter les poussées congestives autour des foyers tuberculeux.

Prescrire : 1 à 2 gr. d'*iodure de potassium* par jour ; XV à XX gouttes de *teinture d'iode* ; 2 à 5 centigr. d'*iode pur* :

Iode pur.............	25 milligr.
Extrait de noyer......	20 centigr.

Pour 1 pilule ; 2 par jour, aux repas.

Ou bien se servir du *sérum ioduré* de Renzi :

Iodure de potassium....	3 gr.
Iode pur..............	1 —
Chlorure de sodium....	6 —
Eau distillée.........	1000 —

3 à 4 cuillerées à soupe, dans une tasse de lait, 3 à 6 fois par jour.

II. *Médications modificatrices de l'organisme du phtisique.*

A. *Régime de vie : repos* et *aération permanente*, dans des *sanatoria* comme Göbersdorf (Silésie), Falkenstein (Taunus), Davos (Engadine), Vernet (Pyrénées-Orientales), Leysin (canton de Vaud).

Le régime de vie adopté dans les sanatoria peut être appliqué dans les installations particulières ; il suffit de disposer d'un appartement à chambres vastes, d'un jardin et d'une guérite de bain de mer capitonnée et ouverte sur une de ses faces.

Le *repos* sera physique, intellectuel et moral.

Le phtisique doit se reposer *au grand air*, le jour dans une *véranda ouverte* ; la nuit dans une chambre *aux fenêtres ouvertes* ; il doit bien se couvrir et ne *jamais souffrir du froid*.

Ce régime de vie est contre-indiqué dans les deux cas suivants : *phtisique irrémédiablement perdu* et *phtisique présentant des accidents aigus*.

Si le malade ne veut pas s'enfermer dans un sanatorium, l'envoyer vivre dans le *climat* qui convient le mieux à son état.

Climats d'altitude ou à *basse pression barométrique* : stations comprises entre 1000 et 1900 mètres, possédant une action fortifiante, reconstituante et stimulante (Leysin 1300 m., Davos-Platz 1556 m., Samaden 1748 m., Saint-Moritz 1855 m.).

Indications : prédisposés à la phtisie ; phtisiques commençants mais apyrétiques ; phtisiques qui portent une caverne limitée et qui n'ont pas de fièvre.

Contre-indications : phtisiques ayant habituellement de la fièvre, ou des lésions étendues, de la tuberculose intestinale, de l'emphysème ; phtisiques dans la phase consomptive ; sujets atteints de phtisie fibreuse. (Jaccoud.)

Climats de plaine, à pression barométrique moyenne, ou peu inférieure à la moyenne : stations montueuses ou non, dont l'altitude est inférieure à 400 mètres, et ayant une influence sédative et calmante. Madère, Alger, Palerme, Pise, Catane, Égypte, Méran (Tyrol), Montreux, Lugano, Pau, Arcachon, Biarritz, Amélie-les-Bains, Hyères, Cannes, Menton, San Remo, la Spezia, rives méditerranéennes de la Grèce, de l'Espagne, du Portugal, du Maroc, et les îles Canaries.

Indications : Phtisies fébriles ; phtisies à la période de ramollissement ; phtisies à poussées aiguës de bronchite, de congestion, de pneumonie ; phtisies fibreuses, phtisies accompagnées d'emphysème ; phtisies laryngées et tuberculoses intestinales ; phtisies avec lésions pulmonaires étendues, phtisies à la période consomptive.

(Jaccoud.)

Contre la phtisie au début : Conseiller au malade, pendant l'été, un séjour dans une *station thermale*, où il se reposera, vivra au grand air et ne fera qu'un minimum de traitement thermal. L'envoyer à La Bourboule, au Mont-Dore, aux eaux sulfureuses faibles des Pyrénées, particulièrement aux Eaux-Bonnes.

B. *Régime alimentaire :* Viandes, œufs, graisses, lait, peu de féculents, et encore moins de légumes verts.

Comme boisson, préférer au vin le thé légèrement alcoolisé, la bière, ou le lait additionné de cognac.

C. *Stimulation cutanée :* Prescrire les *frictions* à tous les malades ; tous les matins ou tous les soirs, si le phtisique a des sueurs nocturnes. Frictionner rapidement le corps avec de l'alcool de lavande ou de l'essence de térébenthine, puis faire une friction sèche avec des gants de flanelle ou une serviette rude. (Bouchard.)

Les *lotions*, fraîches, vinaigrées ou salées, sont utiles aux phtisiques qui ont une légère fièvre vespérale, ou une atonie générale de l'organisme, avec refroidissement fréquent des membres inférieurs. Se servir d'eau, à la température de 20° à 30° ; durée de la lotion ou de l'immersion : 15 à 20 secondes.

Conseiller les *douches froides,* de 4 à 10 secondes de durée, seulement au début de la phtisie, quand il n'existe pas de fièvre.

(Jaccoud.)

D. *Huile de foie de morue,* à la dose de 4 à 12 cuillerées à soupe, par jour.

Ne pas prescrire l'huile de foie de morue chez les phtisiques dyspeptiques ou fébricitants ; lui préférer la glycérine.

E. *Glycérine,* à la dose de 40 gr. par jour.

```
Glycérine................  40 gr.
Rhum ou cognac...........  10 —
Essence de menthe........  I goutte.
                              (Jaccoud.)
```

A prendre en 3 fois dans la journée, aux repas ou dans l'intervalle des repas.

```
Glycérine ...........}
Sirop d'iodure de fer.}  ãã  100 gr.
  — de morphine (ou
        de chloral)......  200 —
                              (Frémy.)
```

2 à 3 cuillerées à bouche, dans la journée.

F. *Arsenic :* le prescrire à doses peu élevées.

L'arsenic est contre-indiqué chez les tuberculeux *alcooliques*, à *gros foie*, chez ceux qui présentent des troubles *gastro-intestinaux* ou qui sont sujets aux *hémoptysies*.

Administrer l'arsenic pendant 3 jours par semaine ou pendant 15 à 20 jours par mois, mieux encore pendant une période de 10 jours, suivie d'une période de 10 jours de repos et ainsi de suite. Donner 3 à 4 *granules d'arséniate de soude* à 1 milligr. ; ou 2 à 4 *granules de Dioscoride* par jour :

Acide arsénieux...... 10 centigr.
Mannite pure .... 4 gr.
Miel pur .... Q. S.

Pour 100 granules.

Après 20 jours, suspendre pendant 10 jours, puis reprendre.

Ou bien :

Arséniate de soude.. 5 centigr.
Eau distillée........ 300 gr.
(Marfan.)

2 cuillerées à soupe par jour, aux repas.

Arséniate de soude...... 5 centigr.
Teinture de noix vomique. 4 gr.
Vin de gentiane au
  malaga.........
Vin de colombo.... } ãã 100 —
  — de rhubarbe...
(D'Heilly.)

2 cuillerées à bouche, par jour.

Liqueur de Fowler...... 1 gr.
Teinture de noix vomique. 2 —
Sirop de goudron....... 300 —
(Bucquoy.)

1 cuillerée à soupe avant les 2 principaux repas (1 gr. de liqueur de Fowler = 10 milligr. d'acide arsénieux).

Créosote de hêtre...... 15 gr.
Alcool.............. 100 —
Sirop de sucre....... 100 —
Vin de Bagnols....... 300 —
Arséniate de soude.... 60 milligr.

1 cuillerée à soupe, aux deux principaux repas.

Donner l'eau arsenicale de la *Bourboule*, à la dose de 1 verre à bordeaux, tous les jours.

Envoyer les malades aux eaux arsenicales du *Mont-Dore* (1050 m.).

G. *Préparations phosphorées calciques* : Prescrire le *lait phosphaté* (lait d'une vache qui absorbe tous les jours 80 gr. de phosphate de chaux ou d'une chèvre qui en absorbe tous les jours 30 gr.).

Se servir de l'*huile phosphorée* à 1 p. 1000, associée à l'huile de foie de morue créosotée :

Créosote de hêtre............. 15 gr.
Huile phosphorée à 1 p. 1000.. 30 —
Huile de foie de morue....... 300 —
(Marfan.)

1 cuillerée à bouche, à chaque repas.

Administrer le *phosphate de chaux* en cachets, à la dose de 2 à 3 gr.; les *phosphates de soude et de potasse* :

Phosphate de soude..... 6 gr.
  — de potasse.... 3 —
Sirop d'écorces d'oranges
  amères.............. 60 —
Vin de Bagnols........ 200 —
(Dujardin-Beaumetz.)

1 verre à bordeaux aux repas.

Ou bien les solutions d'*hypophosphite de chaux*, de *chlorhydrophosphate* ou de *lactophosphate de chaux*.

Hypophosphite de chaux. 5 gr.
Sirop de sucre......... 450 —
  — de fleurs d'oranger. 50 —

2 cuillerées à bouche par jour.

Lactophosphate de chaux... 10 gr.
Teinture de fenouil........ 10 —
Sirop de sucre............ 400 —

4 à 8 cuillerées à bouche par jour.

Prescrire aussi les *glycérophosphates* en cachets :

Glycérophos- (chaux......... 30 centigr.
phates de   { soude ...
              { potasse...} ãã 10 —
              { magnésie
              (fer......... 5 —
Poudre de fève de Saint-Ignace................. 3 —
(A. Robin.)

Pour 1 cachet, n° 20. Prendre 2 cachets par jour.

Pour soutenir la nutrition, administrer le *chlorure de sodium* en solution, associé à l'arséniate de soude ou à une préparation phosphatique :

Chlorure de sodium....... 10 gr.
Bromure de sodium........ 5 —
Iodure de so-
    dium..... 1 gr. à 1 gr. 50 centigr.
Eau distillée. 100 gr.

(Potain.)

1 cuillerée à café, le matin à jeun dans une tasse de lait :

Crème de lait fraîche.... 100 gr.
Iodure de potassium.
Bromure de potas-{ aa   5 centigr.
    sium ....
Chlorure de sodium..... 1 gr.

(Trousseau.)

Pour une dose, à prendre le matin.

Faire boire par jour, *1 litre de lait* additionné de *2 gr. de chlorure de sodium.*

III. *Traitement symptomatique.*

1° **FIÈVRE.**

Prescrire l'*antipyrine*; à doses fractionnées et décroissantes (1 gr., 0,75 centigr., 0,50 centigr.), soit en cachets, soit en potion.

(Grasset.)

Si la fièvre débute à 2 heures de l'après-midi et cesse vers 7 heures du soir sans dépasser 38° : la couper par 0,75 centigr. d'antipyrine, pris à 3 heures et demie.

Si la fièvre atteint 38° à 3 heures et 38°,5 à 6 heures, donner 0,75 centigr. d'antipyrine à 11 heures du matin et 0,75 centigr. à 3 heures de l'après-midi.

Si la fièvre atteint 38°,5 à 4 heu-

res et 39° à 6 heures, porter la dose à 1 gr.

Si la fièvre se prolonge jusqu'à 9 heures du soir, donner 1 gr. d'antipyrine à 11 heures du matin et répéter la dose à 2 heures 1/2 et à 6 heures.

Quand la fièvre débute dans la matinée et ne présente qu'une courte rémission nocturne, il est à peu près inutile d'administrer l'antipyrine.   (G. Daremberg.)

Donner l'*acétanilide*, à doses quatre fois moindres, et la *phénacétine*, à doses deux fois moindres.

Prescrire en outre l'*aération permanente* aussi large que possible, de préférence le plein air, associé au régime du *repos absolu*, dans la station allongée.

Prescrire l'*acide salicylique* en nature, par cachets de 50 centigr. pris tous les 1/4 d'heure, jusqu'à une dose totale de 2 à 3 gr. Avec chaque cachet, faire prendre un grand verre d'eau aiguisée de 2 ou 3 cuillerées à café de cognac.

Employer l'*alcool* sous forme de vin de Hongrie, à la dose de 1 ou 2 grands verres pris une heure avant le moment présumé de l'accès.

Essayer les *injections sous-cutanées de liqueur de Fowler* :

Solution arsenicale de
    Fowler............. 2 gr.
Eau distillée.......... 10 —
Chlorhydrate de cocaïne. 5 centigr.

(Ladendorf.)

Injecter, une fois par jour, d'abord une 1/2 seringue, puis dès le troisième jour, une seringue entière de la solution.

Contre le malaise qui accompagne l'accès fébrile : Conseiller les *lotions* fraîches.

Contre la fièvre hectique :

Sulfate de quinine...... 2 gr.
Poudre de feuilles de di-
 gitale .... 20 centigr.
Extrait de gentiane..... Q. S.

Pour 20 pilules : 4 à 5 par jour.

Insister sur les *inhalations* faites avec des mélanges d'antiseptiques volatils (eucalyptol, myrtol, thymol, menthol, phénol, gaïacol, huiles volatiles). (Bourget.)

Chez les enfants, opposer à la fièvre tuberculeuse l'*acétanilide*, administrée aux doses suivantes :

De 2 à 4 ans.   5 centigr. à 75 milligr..
De 5 à 11 ans.   10 —   à 20 centigr.
De 12 à 15 ans. 20 —   à 30 —
(Demme.)

Ou bien, employer la *phénacétine*, dont les doses sont environ doubles de celles de l'acétanilide, à savoir :

De 2 à 4 ans..   10 à 20 centigr.
De 5 à 11 ans.. 20 à 40 —
De 12 à 15 ans.. 50 à 70 —
(Demme.)

2° TOUX.

Respecter la toux produite par la présence des sécrétions dans l'arbre bronchique.

Ne combattre la toux irritative que si elle est intense et trouble le sommeil ; prescrire l'*opium*, la *morphine*, l'*eau de laurier-cerise*, l'*alcoolature de racines d'aconit*.

Extrait d'opium...... 10 centigr.
 — de belladone. 5 —

Pour 10 pilules : 1 à 2 à la fois, 4 à 6 par jour.

Bromoforme........ 10 gr.

V gouttes, plusieurs fois par jour, dans une infusion chaude.

Ou bien recourir à l'*injection sous-cutanée d'eau pure stéri-* lisée, pratiquée dans la région sous-claviculaire ou cervicale, le plus près possible des points où les malades localisent les picotements qui précèdent la toux.
(Landouzy.)

En cas d'expectoration difficile : Prescrire la *terpine* ou les *inhalations d'eau chaude aromatisée avec un peu de teinture de benjoin* :

Terpine .... 5 gr.
Térébenthine........ 2 —
Poudre de guimauve. 1 gr. 50 centigr.
Acide benzoïque..... 2 gr.
Magnésie .... 1 gr. 50 centigr.

Pour 60 pilules : 8 à 10 par jour.

Terpine .... 5 gr.
Glycérine ....
Alcool à 95°..... } ãã 70 —
Sirop de miel....
Vanilline............ 2 centigr.
(P. Vigier.)

2 à 3 cuillerées à dessert par jour, dans une tasse d'infusion de guimauve.

3° HÉMOPTYSIES.

Voy. *Hémoptysies*.

4° SUEURS NOCTURNES.

Granules de sulfate
 d'atropine...... à 1/2 milligr.

Prendre 2 à 3 granules dans la soirée, de 2 en 2 heures.

Poudre d'agaric blanc.. 30 centigr.

Pour 1 cachet, à prendre au moment du coucher.

Agaric blanc pulvérisé.. 15 centigr.
Extrait d'opium........ 2 —
(Rayer.)

Pour 1 pilule : 2 pilules le soir.

Ergotine .... 1 gr.
Eau distillée......... } ãã 2 —
 — de laurier-cerise. }
            (Tenneson.)

Injecter le tout, une demi-heure avant l'apparition de la sueur.

Tellurate de soude.... 5 centigr.
Excipient .... Q. S.
            (Neusser.)

Pour 1 pilule : à prendre dans la soirée.

Tellurate de soude... 20 centigr.
Alcool à 90°......... 50 gr.

A prendre 1 cuillerée à café, matin et soir, dans de l'eau sucrée.
Employer aussi :

Phénacétine. 50 centigr., 3 fois p. jour.
Acétate de thalline. 10 centigr. en pil. le soir.
Acide camphorique. 2 gr., en cachets.
Iodhydrate d'hyoxine. 1/2 à 1 milligr. par jour.
Ext. fluide d'hydrastis canadensis. XXX gouttes le soir.

Frictions générales faites le soir.
Coucher la *fenêtre ouverte*.

5° DOULEURS THORACIQUES.

Révulsion loco dolenti (sinapismes, ventouses, pointes de feu, vésicatoires).

Antipyrine, si le mal ne cède pas à la révulsion.

Compresse échauffante : Appliquer loco dolenti une serviette mouillée, sur laquelle on place une flanelle pliée en trois et par-dessus le tout une vaste feuille de taffetas gommé ou de toile cirée ; fixer le tout par un grand bandage de corps.

6° DYSPNÉE.

Opium, injections de morphine, inhalations d'oxygène.

Sirop de morphine. } ãã 100 gr.
 — d'éther...... }

A prendre 2 à 4 cuillerées à bouche du mélange.

Combattre la dyspnée spéciale de l'emphysème accompagnant la phtisie fibreuse, par l'*iodure de potassium* à la dose de 1 gr. 50 centigr. à 2 gr. par jour, associé à 5 centigr. d'extrait thébaïque.
            (G. Sée.)

Aérothérapie. Surveiller attentivement l'usage de ces deux médications.

Contre l'oppression qui résulte d'une phlegmasie intercurrente, instituer le traitement indiqué au paragraphe 7°. *Congestions et inflammations broncho-pulmonaires intercurrentes.*

7° CONGESTIONS ET INFLAMMATIONS BRONCHO-PULMONAIRES INTERCURRENTES :

User des *antithermiques* d'après les indications données au paragraphe 1° : *fièvre*, des *expectorants*, et des *révulsifs*.

Pour les *expectorants*, administrer le *chlorhydrate d'ammoniaque*, l'*acétate d'ammoniaque* et surtout le *benzoate d'ammoniaque* :

Acétate d'ammoniaque... 10 gr.
Eau de fleurs d'oranger.. 30 —
 — de tilleul.......... 120 —
Sirop de guimauve...... 60 —

Par cuillerées à bouche, toutes les heures.

Chlorhydrate d'ammoniaque........... 15 centigr.
Soufre sublimé éthéré. 25 —
Extrait d'érysimum.. Q. S.

Pour 1 bol : un toutes les heures.

Benzoate d'ammoniaque. 25 centigr.

Pour un cachet : 1 toutes les heures.

Se servir aussi des *préparations d'antimoine*, du *kermès*.

Tartre stibié........ 10 centigr.
Sirop diacode....... 30 gr.
Julep gommeux..... 100 —
(Bucquoy.)

1 cuillerée à soupe toutes les 2 heures, sauf au moment des repas.

Éviter pendant cette médication de faire prendre au malade des tisanes ou des boissons abondantes. Après la 2e ou la 3e cuillerée de potion, il survient parfois des vomissements, de la diarrhée ; mais la tolérance ne tarde pas à s'établir, la fièvre s'abaisse, la congestion diminue, l'appétit renaît.

Continuer cette médication pendant un mois, en abaissant la dose de tartre stibié à 5 centigr.

Cesser la médication, si la diarrhée ou l'état nauséeux persistent.

Pratiquer la révulsion temporaire à l'aide d'un *vésicatoire volant* de petites dimensions, ou d'une *mouche de Milan*.

Donner l'*ipéca à dose vomitive*, quand il existe un encombrement bronchique et une menace de bronchite capillaire.

8° PHTISIE AVEC POULS RAPIDE.

Administrer la *digitale*.

9° CHLORO-ANÉMIE TUBERCULEUSE INITIALE.

Séjour à la montagne ; oxalate de fer, iodure de fer, arsenic.

Protoxalate de fer.. 15 à 20 centigr.

Pour 1 cachet, 1 aux deux principaux repas.

Sirop d'iodure de fer...... 300 gr.

2 cuillerées à soupe par jour.
Arséniate de fer : granules à 1 milligr., 3 à 6 granules par jour.
Arséniate de soude : granules à 1 milligr., 3 à 6 granules par jour.

10° TROUBLES GASTRIQUES.

Donner contre l'**hyperchlorhydrie**, le *bicarbonate de soude*, à la dose de 2 à 3 gr. au moment des paroxysmes douloureux ; alimentation très azotée (viande, œufs et lait), pauvre en végétaux, particulièrement en féculents.

La dyspepsie commune des phtisiques, liée à l'**hypochlorhydrie** et à l'**inertie stomacale**, sera combattue comme suit :

1° 1/2 verre à 1 verre d'eau de Vichy, une demi-heure avant les repas.

2° Au commencement du repas, craie lavée ou magnésie calcinée :

Magnésie calcinée.... 30 centigr.

Pour 1 prise : en prendre 2 à 3 au commencement des repas.

3° Régime alimentaire, ni uniforme, ni systématique ; aliments excitants, épicés et de haut goût, viandes froides, charcuterie, poissons, légumes secs décortiqués ; ne pas prescrire les aliments acides ou assaisonnés avec du vinaigre, la salade. Koumys, képhir.

4° Boissons chaudes abondantes et stimulantes, comme le thé, ou bien alcoolisées par l'addition de liqueurs. Pas de vin, de bière, de boissons gazeuses ou glacées.

(G. Sée.)

Donner aussi la *strychnine* :

Strychnine.......... 2 centigr.
Alcool à 40°......... 40 c. c.
Eau distillée......... 60 gr.

Prendre au début une 1/2 cuillerée à café, au repas de midi, pendant 2 ou 3 jours, puis 1 cuillerée à café pendant le même laps de temps, et ainsi de suite, en augmentant tous les 3 ou 4 jours d'une demi-cuillerée jusqu'à 3 à 4 cuillerées à café par jour.

Dans le cas de fermentations stomacales anormales : *lavage d'estomac.*

Contre l'anorexie :

Teinture de quinquina.. ⎫
—   colombo... ⎬ āā 5 gr.
—   gentiane... ⎭
—   noix vomique.... 3 —
               (Marfan.)

X à XV gouttes avant les deux principaux repas.

Ou bien :

Extrait de quinquina.⎫ āā 5 gr.
—   de kola......⎬
—   de rhubarbe..   2 gr. 50 cent.
—   de noix vomique........   50 —

Pour 100 pilules. 2 à chaque repas.

11° TOUX GASTRIQUE, vomissements et douleur qui suivent l'ingestion des aliments.

Anesthésier la muqueuse gastrique avec :

Alcool rectifié........ ⎫
Teinture d'iode...... ⎬ āā 5 gr.
Acide phénique pur.. ⎭
               (Marfan.)

V à VI gouttes, dans un peu d'eau, au commencement de chaque repas.

Menthol................   5 gr.
Créosote de hêtre........   4 —
Alcool rectifié..........   10 —

VI gouttes, au début des repas dans de l'eau (1/2 grand verre).

Si les vomissements persistent, *lavage d'estomac,* suivi de *gavage.*

IV. *Traitement adapté aux diverses formes de la phtisie.*

1° Phtisie avec apyrexie habituelle : Vie à l'air et au repos.

Vin créosoté ou lavement créosoté. Régime alimentaire indiqué précédemment, huile de foie de morue, arsenic, phosphates ; administrer successivement ces trois médicaments, chacun une semaine. Séjour à la montagne, au Mont-Dore.

Traitement symptomatique.

2° Phtisie fébrile avec lésions pulmonaires peu marquées ou sans phénomènes consomptifs : Vie au repos et à l'air libre.

S'il existe des troubles gastriques : lait, képhyr, bouillons, gelée de viande, au jus de citron ou au jus d'orange, purées de viande ou de féculents.

Si les fonctions digestives sont normales : régime plus substantiel, glycérine. Traitement de la fièvre. Essayer d'administrer la créosote à faibles doses pour tâter la tolérance du malade ; passer aux fortes doses, si le malade la tolère bien ; administrer la créosote de préférence en lavements.

3° Phtisie fébrile avec septicémie consomptive : essayer la cure à l'air libre et au repos ; éviter de faire voyager le malade, de l'envoyer dans un sanatorium.

Prescrire le mélange de sirop de morphine et d'éther, et si les souffrances du malade sont trop vives, ne pas hésiter à recourir aux piqûres de morphine.

Diététique, comme dans le cas précédent.

S'il existe de la diarrhée : Voy. *Diarrhée des tuberculeux.*

4° **Phtisie catarrhale ou bronchitique** : User de la créosote, particulièrement en inhalations de vapeur sous pression, des essences volatiles, de la terpine, des préparations sulfureuses. Traitement de la toux.

5° **Phtisie fibreuse** : Inhalations de vapeur créosotée sous pression ou aérothérapie. Iodure de potassium, en surveillant son action. Cure au Mont-Dore.

6° **Phtisie galopante et phtisie aiguë pneumonique** : Abattre la fièvre (antipyrine; 4 à 8 lotions froides vinaigrées). Diminuer la dyspnée et combattre les lésions locales par les grands vésicatoires sur les diverses régions de la poitrine; ventouses sèches, contre la dyspnée, au nombre de 40 à 60, sur les membres inférieurs et sur le tronc. Soutenir les forces du malade avec le vin, l'alcool et le quinquina.

Au premier signe de défaillance cardiaque, cesser l'acide salicylique ou la quinine, et administrer la digitale. Vaporisations antiseptiques dans la chambre du malade.

7° **Tuberculose miliaire aiguë, Granulie** : Pour les formes thoraciques, le traitement est le même que celui des deux formes précédentes.

Pour les formes qui simulent une pyrexie : antipyrine, iodure de sodium à dose faible ou à dose élevée (15 gr. par jour); tannin.

8° **Tuberculose des enfants** : *Formes aiguës* : traitement comme plus haut, mutatis mutandis.

Formes chroniques : Vie au repos et à l'air libre, réaliser ce régime de préférence dans les stations hivernales du littoral méditerranéen. Pas de bains de mer, pas d'eaux chlorurées sodiques fortes.

Quand un enfant présente une tuberculose osseuse, ganglionnaire, testiculaire, la coexistence de lésions tuberculeuses pulmonaires est une contre-indication *absolue* à la balnéation chlorurée sodique (Salins, Salies-de-Béarn, Kreuznach, Wiesbaden, Kissingen, Balaruc, Bourbon-Lancy, Bourbon-l'Archambault, Nauheim).

Suralimentation, frictions générales et lotions froides.

Huile de foie de morue, arsenic, créosote, tannin en solution vineuse.

(A.-B. Marfan.)

PIED BOT PARALYTIQUE.

(Voy. *Paralysie infantile*.)

PIQURES d'abeilles, bourdons, guêpes, etc.

Si les symptômes sont légers : frictionner la place avec un *liniment volatil*, ou avec une ou deux cuillerées d'eau de Cologne additionnée de quelques gouttes d'*ammoniaque* liquide.

Si les symptômes sont alarmants, si l'on craint la pustule maligne : *cautérisation au fer rouge* ou autres caustiques.

Administrer une potion cordiale.

PITYRIASIS.

P. ROSÉ DE GIBERT.
Purgation.

Tous les jours ou tous les deux jours, *bain tiède au son, à l'amidon*, additionné de 100 grammes de *borate de soude*.

Tous les soirs, mettre sur les points malades :

Borate de soude......... 2 gr.
Glycérolé d'amidon....... 50 —
           (Besnier.)

P. VERSICOLOR.

Faire prendre un bain avec 60 grammes de *carbonate de soude*, d'une durée de 1 à 2 heures. Faire ensuite un savonnage rigoureux et mettre :

Acide salicylique........ 5 gr.
Soufre précipité......... 20 —
Vaseline................ 100 —
           (Besnier.)

Appliquer cette pommade pendant 8 à 15 jours.

Ou bien : *bains sulfureux*, pendant 8 jours, et *lotions* avec :

Bichlorure de mercure. 50 centigr.
Eau distillée.......... 250 gr.
           (Besnier.)

Chloral............... 30 gr.
Liqueur de Van Swieten. 100 —
Eau.................. 500 —
           (Martineau.)

Badigeonnages à la *teinture d'iode.*

Frictions au *savon noir*.

PLACENTA PRAEVIA.

Pendant la grossesse.

Contre la rupture prématurée des membranes : simple *expectation*.

En cas d'hémorragie faible : *injections chaudes* (50°), *laudanum* en lavement (XX gouttes, 3 à 5 fois en 24 heures).

En cas d'hémorragie abondante avec membranes intactes : *rupture* large avec le doigt.

Si les membranes sont inaccessibles ou dans le cas de placenta praevia central : *tamponnement vaginal serré*, laissé en place pendant 12 à 24 heures au plus.

Pendant le travail.

1° Si les membranes sont accessibles, les rompre.

En cas de présentation céphalique, la tête fœtale étant bien engagée : *expectation, forceps* au détroit inférieur ou dans l'excavation.

En cas de présentation de l'épaule : *version pelvienne* par manœuvres mixtes, *engager un pied dans le vagin*.

Présentation du siège : *engagement du pied dans le vagin.*

2° Si les membranes sont inaccessibles : *dilater le col*, avec un ballon dilatable. Une fois la dilatation arrivée aux dimensions de la paume de la main : *rompre les membranes*, ou *décoller le placenta*, s'il est central, et rompre les membranes sur un point de sa circonférence ; *pénétrer* dans la cavité ovulaire ; pratiquer la *version podalique*, suivie d'*extraction* immédiate, si la dilatation est suffisante.

Pendant la délivrance.

Pratiquer la *délivrance artificielle*, surtout s'il y a hémorragie.

Prescrire les moyens *hémostatiques* habituels et faire un *tamponnement intra-utérin*, à la gaze iodoformée.   (Auvard.)

PLAQUES MUQUEUSES.

Attouchements avec le *crayon de nitrate d'argent mitigé.*
Cautérisations légères avec la *teinture d'iode* ou avec la solution :

Nitrate d'argent.......	1 gr.
Eau distillée..........	15 à 20 —

PLEURÉSIES.

P. AIGUË SÉRO-FIBRINEUSE.
Contre le point de côté : cataplasme sinapisé, ventouses sèches, scarifiées ou vésicatoire (le prescrire de petites dimensions chez les enfants et restreindre la durée d'application à 2 ou 3 heures au maximum). Ne pas abuser du vésicatoire. Onctions avec baume tranquille. Si la douleur est violente : injection de *morphine.*
Purgation et diète.
Contre la fièvre : *salicylate de soude* (4 à 6 grammes), surtout en cas de pleurésie rhumatismale ; *antipyrine* ; *quinine*, s'il s'agit d'une pleurésie miasmatique.

Salicylate de soude......	12 gr.
Rhum vieux...........	60 —
Sirop diacode..........	50 —
Eau distillée...........	100 —

4 à 6 cuillerées par jour.
En cas de congestion pulmonaire de moyenne intensité :

Poudre de Dower....		
— de scille.....	ãã	3 gr.
Sulfate de quinine...		

(Huchard.)

Pour 30 cachets. Prendre 4 à 5 cachets par jour.
Si la congestion est intense : recouvrir le thorax de *ventouses sèches* et donner l'*ipéca* à doses réfractées.
Après la période fébrile du début : essayer d'obtenir la résorption de l'exsudat par les *révulsifs*, les *diurétiques* et les *diaphorétiques.*

Caféine.........	1 gr.à 1 gr.50 centigr.
Benzoate de soude.......	1 gr.
Sirop de stigmates de maïs.	30 —
Eau de menthe...........	60 —

Par cuillerées à soupe, de 2 en 2 heures.

Baies de genièvre.......	10 gr.

Faire infuser dans :

Eau bouillante..........	200 gr.

Ajouter :

Nitrate de potasse..		
Acétate de potasse..	ãã	2 gr.
Oxymel scillitique.......		30 —
Sirop de cinq racines....		35 —

(Millard.)

A prendre dans la journée.
Si le malade n'est pas trop affaibli et s'il n'existe pas de congestion pulmonaire : *injections de pilocarpine* à 1 centigramme, répétées pendant 2 à 4 jours de suite.
Ou bien faire prendre au malade, tous les matins, un *bain* à 30°, d'une durée de 20 à 30 minutes (contre-indiqué dans les cas d'épanchement abondant avec refoulement du cœur) ; à la sortie du bain, *envelopper* le malade dans un drap et dans une couverture, le porter dans un lit et bien le couvrir. Donner alors 1 gr. 50 centigr. de

salicylate de soude et faire boire au malade immédiatement après un verre d'une boisson chaude. Après une demi-heure, désenvelopper avec précaution le malade, l'essuyer et faire très rapidement une *friction sèche.*

Faire prendre dans la journée une potion d'*iodure de potassium* (3 à 4 gr. par jour).

Tous les 4 à 5 jours, *purgatif drastique :*

Eau-de-vie allemande. } āā 20 à 30 gr.
Sirop de nerprun.... }

(Jaccoud.)

A prendre en une fois.

En cas de dyspnée par épanchement abondant : *thoracentèse.*

Quand l'épanchement a résisté à ces médications pendant plus de 15 à 20 jours, pratiquer la *thoracentèse,* surtout si l'épanchement est abondant.

Ponctionner même les petits épanchements, quand une lésion antérieure ou concomitante du cœur ou de l'appareil respiratoire est déjà cause de dyspnée.

Technique de la thoracentèse :

Se servir d'une aiguille fine, telle que l'aiguille n° 2 de l'appareil Dieulafoy, dont le diamètre est de 1 millim. 2. Le malade étant assis sur son lit, les deux bras portés en avant, enfoncer l'aiguille dans le 8e espace intercostal, sur le prolongement de l'angle inférieur de l'omoplate, en rasant le bord supérieur de la 9e côte.

Lorsque l'aiguille est enfoncée de 2 à 3 centimètres, commencer l'aspiration et la continuer jusqu'à ce qu'on ait retiré un litre de liquide ; le surlendemain, faire une nouvelle ponction, s'il reste encore plusieurs centaines de grammes de liquide, et, s'il en reste plus, n'en retirer encore qu'un litre, pour recommencer deux jours après et ainsi jusqu'à évacuation complète.

Se servir aussi tout simplement d'un *trocart capillaire auquel est adapté un long tube de caoutchouc formant siphon.*

(Duguet.)

Si au cours de l'opération survient une toux quinteuse, suspendre l'écoulement pendant quelques instants ; si la toux continue, cesser l'opération.

Cesser également l'opération, si le malade accuse une douleur constrictive thoracique.

Lorsque l'épanchement est tari, quand la pleurésie paraît entièrement guérie (combattre la cause étiologique : tuberculose, mal de Bright, cardiopathie, etc.). Dans les cas de pleurésie *à frigore,* surveiller le sommet et faire une révulsion continue pendant des semaines et des mois : teinture d'iode, pointes de feu, vésicatoires volants ; instituer le traitement général de la phtisie au début.

(Netter.)

P. HÉMORRAGIQUE.

Aspiration du liquide faite avec les précautions ordinaires.

Si l'épanchement se reforme, répéter la thoracentèse tous les cinq, six ou huit jours ; manœuvrer de telle sorte qu'on ne retire que le trop-plein de la plèvre.

(Dieulafoy.)

P. PURULENTE.

Pleurésie purulente tuberculeuse : traitement palliatif, soutenir le malade, et faire une ponction toutes les fois qu'elle paraîtra nécessaire.

L'empyème simple est insuffisant et dangereux.

Préférer la *résection pluricostale*, jointe au *raclage* de la plèvre.

Pleurésie purulente à streptocoques pyogènes : intervenir le plus tôt possible par la *thoracotomie* et *l'opération de l'empyème*. Choisir la région postérieure de la poitrine, au niveau de la couture de la 9e côte. L'incision de la plèvre faite, introduire de gros drains, et faire un lavage avec une solution antiseptique (sublimé 1 p. 2000 à 4000). Faire suivre ce lavage complet au sublimé, d'un lavage à l'eau bouillie boriquée.

Appliquer ensuite un pansement sec absorbant.

Raccourcir peu à peu les drains; ne les retirer, dans les cas favorables, qu'après 3 ou 4 semaines.

(Walther.)

Ne pas pratiquer trop de lavages antiseptiques, ne les employer que dans les cas où la température reste élevée.

Il est inutile, généralement, de pratiquer la résection d'une ou de plusieurs côtes.

Pleurésie purulente à pneumocoques, pleurésie métapneumonique (présence exclusive du pneumocoque) : commencer par la *thoracentèse*.

Si une ponction est insuffisante pour amener la guérison, en faire une 2e, une 3e et même une 4e.

Si après la 3e ponction, l'épanchement ne présente aucune tendance à la guérison, pratiquer la *pleurotomie*.

(Netter.)

Si l'épanchement est très cloisonné ou manifeste une tendance exceptionnelle à la reproduction, recourir à la *thoracotomie antiseptique*.

Si l'examen bactériologique démontre la présence d'autres microbes à côté du pneumocoque, pratiquer immédiatement *l'opération de l'empyème*.

Pleurésie pneumococcique primitive (pleurésie infantile) : *ponction aspiratrice*.

Pleurésie purulente à staphylocoques : *incision* de la plèvre, *drainage*.

Pleurésie purulente putride : intervention rapide et énergique dès le début, faire *l'opération de l'empyème* (incision large), suivie de *lavages antiseptiques répétés*.

(Netter.)

Traitement des **fistules pleurales** consécutives à l'empyème :

Quand une fistule persiste plus de quatre mois : intervenir par le *curage*, si la fistule ne conduit pas dans une large cavité.

S'il existe une côte nécrosée : *résection costale*.

En cas de large cavité suppurante : *opération d'Estlander*.

(Chaput.)

P. TUBERCULEUSE :
Voy. *Pleurésie aiguë séro-fibrineuse*.

Essayer comme traitement la méthode suivante : une fois l'exsudat séreux formé, *retirer de la plèvre quelques centimètres cubes (3, 4 ou 5) du liquide séreux et l'injecter sous la peau du bras*. Après une dizaine de jours, dans quelques cas, procéder à une nouvelle opération.

(Le second jour après la première injection, on observe une augmentation de la température de 1 à 2°, avec un peu de céphalalgie et de courbature. Les jours suivants, la température baisse, en même temps que le niveau du liquide diminue dans la plèvre. Si la pleurésie est d'origine rhumatismale, l'injection de la sérosité n'est pas suivie d'élévation de la température.

(Gilbert.)

P. TUBERCULEUSE PURULENTE.
Voy. *Pleurésie purulente.*

PLEURODYNIE.

Révulsifs : cataplasmes laudanisés, sangsues, ventouses scarifiées.

Réfrigération avec pulvérisations de chlorure de méthyle.

Liniments narcotiques.

Électrisation avec courants continus.

PNEUMOKONIOSES.

Changement de profession. Traitement des pneumonies chroniques.

PNEUMONIE LOBAIRE.

Il n'existe pas de médication uniforme de la pneumonie ; les principales indications thérapeutiques seront fournies par le pouls, le thermomètre et les symptômes cérébraux.

Dans les formes régulières et bénignes, s'abstenir d'une médication active.

Administrer les *expectorants :*

Kermès...............	30 centigr.
Eau de laurier-cerise...	15 gr.
Eau de tilleul.........	
Eau de laitue.........	ãã 30 gr.
Sirop diacode.........	

Par cuillerées à bouche, dans la journée.

Kermès...............	15 centigr.
Eau de laurier-cerise..	10 gr.
Sirop de tolu.........	30 —
Infusé de polygala à 2 p. 100..........	150 —
Sucre en poudre......	5 —

Par cuillerées à bouche.

Prescrire la *médication alcoolique :* 40 à 100 gr. de bonne eau-de-vie par jour.

Donner la *digitale* à petites doses. Insister sur les *tisanes* et le *régime lacté.*

Contre le point de côté : cataplasmes sinapisés, ventouses scarifiées, baume tranquille, injection de *morphine.*

Contre la fièvre : *quinine,* 1 à 2 gr. par jour, associée à l'*antipyrine.*

Dans les cas d'hyperthermie accompagnée de délire, d'insomnie, avec des lésions pulmonaires unilatérales : *balnéation froide* à 25° ou 15° (Voy., pour la technique des bains froids, les indications données aux articles : *Fièvre typhoïde* et *Fièvres éruptives*).

Contre le délire et l'insomnie: *balnéation froide,* si l'étendue des lésions le permet. Bromure de potassium et chloral :

Hydrate de chloral........	5 gr.
Bromure de sodium......	3 —
Sirop de codéine....	
— de laurier-cerise.........	ãã 15 —
Eau	60 —

1 cuillerée à bouche, toutes les 1/2 heures.

Sirop de chloral.... }
  — de morphine.. } āā 30 gr.
Eau distillée de tilleul. }
Eau distillée de fleurs } āā 10 —
  d'oranger .... }

1 cuillerée à bouche, toutes les 1 à 2 heures.

Hydrate de chloral..... 50 centigr.
Sirop d'orange........ 20 gr.
Eau distillée......... 40 —

A prendre le soir en 3 fois, pour un enfant de 5 ans (augmenter de 0 gr. 10 cent. par année d'âge).

En cas de délire intense :

Uréthane............. 3 gr.
Antipyrine........... 2 —
Bromure de potassium.. 80 centigr.
Extrait de jusquiame.... 10 —
Sirop de digitale........ 30 gr.
Eau de tilleul......... 90 —

Une cuillerée à bouche, toutes les 2 à 3 heures, le restant le soir entre 8 et 10 heures, en une seule fois.

Donner des *boissons abondantes*, pour faciliter l'élimination des toxines, et dans certains cas, pratiquer des *injections sous-cutanées de solution saline à 7 p. 1000.*

Contre la dyspnée : émissions sanguines locales, injections de morphine.

Employer *l'enveloppement du thorax avec des compresses imbibées d'eau froide* fréquemment renouvelées et recouvertes de taffetas gommé (Voy. *Bronchite aiguë*).

Chez les hystériques avec dyspnée hors de proportion avec les signes locaux, prescrire les antispasmodiques, le bromure de potassium.

Quand l'oppression est très forte, l'expectoration difficile, sanglante, le malade robuste et pléthorique : *saignée.*

FORMES GRAVES ADYNAMIQUES.

Balnéation froide (25° à 15°), stimulants diffusibles, alcool, potion de Todd, strychnine, caféine.

Eau-de-vie ou rhum...... 40 gr.
Sirop simple............ 30 —
Teinture de cannelle..... 5 —
Eau distillée........... 75 —

Par cuillerées à bouche.

Extrait de quinquina.... 3 gr.
Teinture de cannelle.... 5 —
Cognac............. 50 —
Sirop simple........... 50 —
Vin rouge............. 100 —

Par cuillerées à bouche, toutes les heures.

Acétate d'ammoniaque... 10 gr.
Teinture de cannelle..... 5 —
Extrait de quinquina.... 3 —
Eau distillée de mélisse.. 120 —
Sirop d'éc. d'or. amères. 30 —

1 cuillerée à bouche, d'heure en heure.

Sulfate de strychnine... 1 centigr.
Eau distillée.......... 10 gr.

Injecter 3 seringues par jour.

Benzoate de soude. }
Caféine .... } āā 2 gr. 50 centigr
Eau distillée........ Q. S. p. 10 c. c.

Injecter 3 à 4 seringues de Pravaz par jour.

En cas de défaillance cardiaque, pouls fréquent faible ou mou : caféine, digitale, injections d'éther, strychnine.

Solution de digitaline au 1000°. 10 gr.

Donner en une ou deux fois XXX gouttes, pendant 3 à 5 jours.

Teinture de noix vomique. } āā 5 gr.
— de digitale...... }

X gouttes, trois à quatre fois par jour.

Sulfate de spartéine....	1 gr.
Eau distillée..........	50 —

Deux à quatre injections, dans la journée.

Feuilles de digitale......	2 gr.
F. infuser dans :
Eau bouillante..........	200 gr.
Passez et ajoutez :
Sirop de framboises.....	50 gr.

A prendre 1 cuillerée à bouche toutes les 2 heures.

Poudre de feuilles de
digitale...........	50 centigr.
Eau chaude..........	120 gr.
Sirop de digitale......	30 —
(Jaccoud.)

Par cuillerée à bouche, toutes les 1 à 2 heures (F. infuser une 1/2 heure).

Associer l'*ergot de seigle* à la digitale, comme tonique cardio-vasculaire. (Barth.)

Chez les enfants :

Cognac................	20 gr.
Extrait de quinquina....	1 —
Julep gommeux........	60 —

Par cuillerées à café, d'heure en heure (enfant de 4 à 5 ans).

Teinture de digitale....	V à X gouttes.
Eau distillée de menthe.	40 gr.
Sirop de tolu........	20 —
(Comby.)

Par cuillerées à dessert de 2 en 2 heures (enfants de 4 à 8 ans).

Contre le collapsus : injections d'éther et de caféine :

Caféine	2 gr.
Benzoate de soude...	2 gr. 50 centigr.
Eau distillée de lau-
rier-cerise........	Q. S. p. 10 c. c.

1 à 2 seringues de Pravaz, trois fois par jour pour adulte ; 1/2 seringue de Pravaz, trois fois par jour, pour enfant de 6 à 12 ans.

S'il survient du méningisme :

A. *Traitement causal :* Boissons abondantes, tisanes, diurétiques, purgatifs, lavements tièdes avec une solution physiologique d'eau salée (7 p. 1000), injections sous-cutanées d'eau salée, saignée.

Tenter la digitale à hautes doses, la digitaline, les inhalations d'oxygène.

B. *Traitement médical symptomatique :* 1° S'il y a congestion de la face, haute température, agitation, pouls fort, administrer les antipyrétiques ; sangsues aux tempes et aux apophyses mastoïdes, pratiquer les bains progressivement refroidis de 32° à 28° ou 25°, de 10 à 15 minutes de durée.

2° S'il existe du délire incohérent, des symptômes d'anémie cérébrale, de la somnolence, de la faiblesse, prescrire les excitants du cœur et du système nerveux : alcool, vins généreux, strychnine 1 à 2 milligr. en injections sous-cutanées, huile camphrée à 1/5, 1/10, éther sulfurique.

3° S'il y a du délire loquace avec insomnie et hallucinations, donner la quinine, l'opium, les bromures et le chloral avec modération ; avoir égard au cœur ; ne pas oublier la digitale et les enveloppements dans le drap mouillé.

Quand la défervescence s'est produite (mais pas avant), activer la résorption de l'exsudat par un *vésicatoire.* (Dujardin-Beaumetz.)

Pour éviter les récidives : *gargarismes antiseptiques* répétés trois fois par jour pendant 10 à 15 jours.

P. ALCOOLIQUE :

Alcool, chloral, digitale, spartéine et strychnine ; pas de balnéation froide.

> Sulfate de strychnine... 2 centigr.
> Sulfate de spartéine.... 1 gr.
> Eau distillée............ 20 —
> (Talamon.)

Injecter progressivement de 2 à 5 seringues de Pravaz, par jour.

P. BILIEUSE :

Vomitif, ipéca ; calomel à dose purgative.

> Émétique .... 10 centigr.
> Sulfate de soude...... 15 gr.
> Eau chaude.......... 250 —
> (Dujardin-Beaumetz.)

A prendre en 3 fois, à un 1/4 d'heure d'intervalle.

P. BRIGHTIQUE.

Ni saignée, ni vésicatoire, ni injection de morphine ; ni balnéation froide.
(Dujardin-Beaumetz.)

P. DES CARDIAQUES.

Pas de balnéation froide, recourir aux injections de caféine.
(Dujardin-Beaumetz.)

P. DIABÉTIQUE.

Pas de potion ou d'aliment sucré, pas d'émission sanguine, ni de vésicatoires ; toniques, caféine.
(Dujardin-Beaumetz.)

P. DANS LA GROSSESSE.

Saignée seulement lorsque la congestion pulmonaire arrive à un degré inquiétant.

Éviter l'émétique, à moins que l'avortement ne soit inévitable.

P. INFECTIEUSE SECONDAIRE.

Alcool, caféine, digitale, quinine ; recourir à la balnéation froide.
(Dujardin-Beaumetz.)

P. MIASMATIQUE.

Alcool, sulfate de quinine.

P. DES VIEILLARDS.

Alcool, caféine, digitale, pas de saignée, pas de balnéation froide.
(Dujardin-Beaumetz.)

P. CATARRHALE.

Voy. *Broncho-pneumonie.*

Chez les enfants, recourir à la *balnéation. froide* ou au *bain tiède progressivement refroidi* à 25, 24, ou même 20 degrés, suivant l'âge du malade.

PNEUMO-PÉRICARDE.

P. par ulcération fistuleuse : traitement causal et traitement palliatif.

P. traumatique : antisepsie aussi hâtive et complète que possible, occlusion de la plaie.

PNEUMO-THORAX.

P. TUBERCULEUX :

Calmer la **dyspnée et la douleur** par l'application de glace, de ventouses sur le thorax, de ventouses scarifiées dans certains cas.

Administrer à l'intérieur l'*extrait thébaïque*, à la dose de 6, 10, 15, 25 centigr. dans les 24 heures :

Extrait thébaïque...... 2 centigr.
Excipient........... Q. S.

Pour 1 pilule, n° 20. A prendre 4 à 10 pilules par jour.

Agir énergiquement et vite par l'injection sous-cutanée de *morphine*, à la dose de 1 à 2 centigr., répétée 2 ou 3 fois dans la journée.

Si la dyspnée s'accroît, si la **cyanose** augmente et si l'**asphyxie** se prononce : pratiquer la *thoracentèse*.

Si les signes d'asphyxie reparaissent, faire une seconde ponction.

Dans les cas où la thoracentèse n'a été que palliative pour un temps très court, recourir à la *pleurotomie*, ou à l'application d'un *petit trocart à demeure*, au travers de la paroi thoracique, que l'on ne retire qu'après plusieurs semaines, quand on suppose la fistule pleuro-pulmonaire guérie.

Si l'épanchement est simplement gazeux: le laisser *évoluer*.

Après quelques semaines, si l'on pense que la perforation est cicatrisée (pneumo-thorax fermé): *ponction évacuatrice*, faite avec la plus grande prudence pour ne pas rouvrir la cicatrice.

Si l'épanchement est séreux ou séro-purulent (cas habituels): *évacuer* le liquide, s'il est gênant par sa quantité ou s'il persiste depuis longtemps, sans augmenter ni diminuer.

La *ponction répétée*, n'évacuant qu'une partie du liquide, est la méthode de choix.

Si l'épanchement est purulent (pyo-pneumo-thorax) : intervenir par la *thoracotomie* et les *lavages antiseptiques*. (Netter.)

P. NON TUBERCULEUX.

Au début, administration de *calmants* (opium), pour combattre la dyspnée et la douleur. Le malade doit éviter tous les efforts, rester dans le *repos absolu*. Combattre la toux par tous les moyens ordinaires (opiacés).

S'il y a congestion pulmonaire : ventouses sèches, sinapismes, inhalations d'oxygène; au besoin, saignée. (Netter.)

POLYPES.

P. MUQUEUX DES FOSSES NASALES.

Injections répétées de quelques gouttes d'une solution de *chlorure de zinc* au 1/20 ou 1/10.

Ligature extemporanée, excision, suivies d'une légère cautérisation avec le chlorure de zinc en solution.

P. MUQUEUX DU RECTUM.

Polype mou à pédicule long et grêle : *torsion et arrachement*.

Polype dur à pédicule de petit volume: *ligature, excision* immédiate au-dessous et *cautérisation du pédicule*.

Polype à gros pédicule : *écrasement linéaire* ou mieux ablation avec l'*anse galvanique*.

P. DE L'URÈTRE CHEZ LA FEMME.

Polype du méat: *ligature* de la base du polype, à l'aide d'un fil de soie; *excision, cautérisation* au galvanocautère.

Polype profond : dilatation de l'urètre suivie d'*excision* à l'aide de ciseaux ou du bistouri, de *cau-*

térisation au galvanocautère; sonde à demeure pendant plusieurs jours; dilater l'urètre les jours suivants.

P. MUQUEUX DU COL UTÉRIN.

Ablation à l'aide d'une pince plate à arrêt; *torsion, extirpation*, au moyen de la curette de Sims. suivie de cautérisation au perchlorure de fer, ou au thermocautère.

POLYURIES.

P. DES ARTÉRIO - SCLÉREUX.

Prescrire les iodures alcalins. Sondages.

Régime approprié de l'artériosclérose.

Voy. *Artério-sclérose, Hypertrophie de la prostate, Néphrite chronique.*

P. AZOTURIQUE.

Voy. *Diabète azoturique.*

P. NERVEUSE.

Bromures, valériane à haute dose. *Antipyrine*, 5 gr. dans les 24 heures.

P. PHOSPHATURIQUE.

Voy. *Diabète phosphaturique.*

POUX.

(Voy. *Phtiriase.*)

PRÉSENTATIONS.

P. DE LA FACE.

a. **P. de la face proprement dite.**

Attendre la dilatation complète; si, à ce moment, la tête est encore mobile au détroit supérieur et la poche intacte ou récemment rompue : *version podalique par manœuvres internes.*

Si la tête est engagée, *aider à la rotation du menton en avant* (indispensable pour la terminaison de l'accouchement), en introduisant le doigt dans la bouche. Recourir au *forceps.*

Si l'accouchement est impossible : *embryotomie.*

b. **P. du front.**

Attendre la dilatation complète; si la tête est mobile au détroit supérieur et la poche des eaux intacte ou récemment rompue :

version podalique par manœuvres internes.

Si la tête est engagée : *essayer de fléchir la tête,* en appuyant sur l'occiput avec la main, introduite dans les organes génitaux, puis appliquer le *forceps.*

P. DU SIÈGE.

Dans les variétés de siège **complet** ou **décomplété** (mode des pieds ou des genoux), tenter, pendant la dilatation, la *version céphalique par manœuvres externes,* ou bien attendre la période d'expulsion pendant laquelle on n'interviendra pas, à moins de complications pour la sortie du tronc, du siège et des membres. *Ne pas opérer de tractions pendant la sortie du tronc;* se contenter de faire une anse au cordon, en tirant sur le bout maternel, et d'exercer des pressions sur l'utérus, pour maintenir la tête fléchie et éviter le relèvement des bras.

En cas de relèvement des bras ou d'asphyxie du fœtus : *extraction manuelle.*

Intervenir toujours pour la sortie de l'ovoïde céphalique ; pratiquer la *manœuvre de Mauriceau* : un ou deux doigts étant introduits dans la bouche et l'autre main étant maintenue à cheval sur le cou du fœtus, ramener le menton en arrière, puis dégager la tête, en relevant le dos du fœtus vers le ventre de la mère.

Dans la variété de siège dé-complété (mode des fesses), faire l'*abaissement préventif d'un pied*, quand la poche des eaux est rompue et que la dilatation est suffisante pour laisser pénétrer la main dans l'utérus, puis se comporter comme dans la variété mode des pieds.

Si l'abaissement du pied est impossible et le siège engagé, recourir au *crochet*, aux *lacs*, ou au *forceps*.

P. DU SOMMET.

S'efforcer de ramener l'occiput en avant, soit avec le doigt, soit avec le forceps.

P. DU TRONC.

a. **P. de l'abdomen.**

Pendant la dilatation.

Si la poche des eaux est intacte, essayer la *version céphalique par manœuvres externes.*

Si la poche des eaux est rompue, tenter la *version pelvienne par manœuvres internes.*

Lorsque la dilatation est complète, faire la *version podalique par manœuvres internes* ; si elle est impossible à exécuter, recourir à l'*embryotomie* (éviscération ou rachiotomie).

b. **P. du thorax.**

Pendant la dilatation, tenter la *version céphalique par manœuvres externes,* si la poche des eaux est intacte.

Lorsque la dilatation est complète : *version podalique par manœuvres internes.*

Si ces opérations sont impossibles, pratiquer l'*embryotomie* : sectionner le cou avec des ciseaux appropriés et extraire successivement le tronc et la tête.

(Auvard.)

PROCIDENCES.

P. DU CORDON OMBILICAL.

Si la poche des eaux est intacte, placer la femme dans la *position génu-pectorale.*

Si la poche des eaux est rompue et la dilatation incomplète, *réduire* le cordon avec la main ou une pince à pansement, en ne saisissant que l'enveloppe du cordon que l'on repousse dans la cavité utérine.

Si la dilatation est complète et s'il s'agit d'une présentation céphalique, appliquer le *forceps.*

En cas de présentation du front ou de la face mobile au détroit supérieur, exécuter la *version podalique interne.*

Dans la présentation du siège, n'intervenir que si l'enfant est en danger de mort ; si la dilatation est incomplète, tenter la réduction du cordon ; si la dilatation est complète, *extraction manuelle.* (Auvard.)

P. DES MEMBRES.

Ne pas intervenir tant que

la poche des eaux est intacte.

Après la rupture de la poche des eaux, *réduire* le membre procident, en le repoussant avec les doigts.

Si la réduction est impossible et si l'accouchement ne peut se terminer spontanément, pratiquer la *version* ou appliquer le *forceps*.

(Auvard.)

PROCTITE.

(Voy. *Rectite.*)

PROLAPSUS DU RECTUM.

(Voy. *Chute du rectum.*)

PROLAPSUS DE L'UTÉRUS.

P. LÉGER.

Traitement chirurgical (hystéropexie abdominale, opération d'Alexander, colpopérinéorraphie) ;

Si la malade refuse l'intervention chirurgicale, instituer le traitement palliatif.

Défendre la station debout prolongée, les travaux rudes et fatigants, les longues marches, la danse, l'équitation et la bicyclette.

Combattre l'inflammation par les bains prolongés, les injections vaginales antiseptiques chaudes (46°) et les tampons glycérinés :

Glycérine .... 150 gr.
Salol................... 10 —

Glycérine neutre........ 15 gr.
Ichtyol................. 200 —

Massage utérin, massage à deux, d'après la méthode de Thure-Brandt.

Traiter la métrite et l'endométrite.

Combattre la constipation par des laxatifs légers ou des lavements émollients.

Contre les douleurs lombaires : repos prolongé dans la station allongée, ventouses sèches, frictions lombaires avec :

Chloroforme............. 10 gr.
Éther .... 15 —
Alcool camphré.......... 90 —

Application d'un *anneau élastique* avec ou sans diaphragme (pessaire de Hodge ou de Gariel à air).

P. UTÉRO-VAGINAL.

Traitement chirurgical.

PROSOPALGIE.

(Voy. *Névralgie faciale.*)

PROSTATITES.

P. AIGUË.

Voy. *Abcès de la prostate.*

P. CHRONIQUE.

Si le canal est rétréci : le *calibrer.*

Instillations dans l'urètre profond de *nitrate d'argent* aux titres de 2, 3, 5 p. 100.

Lavements très *chauds*, à 50°, pendant 10 minutes.

Pratiquer deux fois par jour la

*compression digitale de la pros-
tate*, pendant 10 minutes chaque
fois.

Voy. *Hypertrophie de la prostate.*

P. TUBERCULEUSE.

En général, ne pas intervenir
chirurgicalement dans les abcès
tuberculeux de la prostate. Cependant, si les poumons sont sains ou
à peu près, s'il existe au périnée
des fistules, qui, par leur suppuration, épuisent le malade, pénétrer
dans le foyer et le nettoyer.

Traitement général de la phtisie.

(Tillaux.)

PRURIGO.

Résorcine .... 2 gr. 50 centigr.	Chloral hydraté.. 1 gr. 50 centigr.
Soufre précipité... 5 gr.	Vaseline........ 50 gr.
Acide phénique ..)	
— salicylique.) ãã 50 centigr.	Mêlez : usage externe.
	(Voy. *Eczéma prurigineux*.)

PRURIGO D'HÉBRA.

(Voy. *Lichen agrius*).

PRURIT.

Régime : défendre la charcuterie,
les poissons et les coquillages de
mer, les crustacés, les conserves de
viande et de poisson, le gibier faisandé, les fromages salés et fermentés, les mets épicés, les truffes,
les fraises, etc.

Proscrire l'alcool, les liqueurs,
les vins généreux, le café, le thé
et le tabac.

Permettre les viandes fraîches
rôties ou grillées, blanches de préférence, les légumes verts cuits,
les fruits cuits.

Comme boisson, conseiller une
eau alcaline légère (Vichy, source
Grande-Grille, Vals, Alet), ou le
lait coupé d'eau alcaline.

Dans les cas intenses, prescrire le régime lacté.

Traiter d'une façon appropriée
les diverses maladies et les divers
troubles constitutionnels ; combattre, surtout, l'arthritisme par
les alcalins, les iodures, l'arsenic.

Combattre aussi la constipation
chronique et faire *l'antisepsie
intestinale.*

Rechercher et combattre la cause
du prurit (diabète, néphrite interstitielle, ictère, prurit toxique).

Agir sur le système nerveux par
une médication sédative : *douches*
chaudes ou tièdes et progressivement plus froides ; *bromures*, préparations de *valériane, antispasmodiques.*

Chez les arthritiques, essayer
la *médication thyroïdienne* :

Pastilles de thyroïdine à.. 20 centigr.

Commencer par prendre une
1/2 pastille, augmenter la dose
après quelques jours et la porter
progressivement à 3 pastilles par
jour.

Ou bien :

Thyroïdine purifiée... 10 centigr.
Kaolin.. .... 3 gr.
Vanilline... .... 1 centigr.
Mucilage de gommé
adragante......... Q. S.

Pour 1 pilule, n° 25 ; enfants, 1 à 2 pilules par jour ; adultes, de 3 à 6 par jour.

Thyroïdine purifiée... 5 centigr.
Eau distillée........ 10 gr.
Acide phénique...... 2 milligr.

Une seringue de Pravaz par jour (adultes).

Prescrire intérieurement la *quinine*, surtout dans les cas de prurit revenant par accès, chez un arthritique (75 centigrammes à 1 gr. 50 centigr. par jour).

Chez un goutteux, donner les pilules suivantes :

Chlorhydrate de quinine.. 10 centigr.
Extrait de colchique.)
Poudre de feuilles de } ãã 1 —
digitale ....)
Extrait de gentiane et glycérine............ Q. S.
(Brocq.)

Pour une pilule : 2 pilules par jour aux repas, pendant 10 à 12 jours par mois.

Donner la *teinture de belladone*, à la dose de VI à XII gouttes, ou l'*acide phénique* en pilules, à la dose de 40 à 60 centigr. par jour. (Brocq.)

Acide phénique.......... 2 gr.
Térébenthine de Venise.... 1 —
Magnésie calcinée........ Q. S.

Pour 20 pilules : 4 à 8 par jour.

Essayer l'*antipyrine* et l'*exalgine*, en cachets de 25 centigr.

Pratiquer des injections sous-cutanées de *nitrate de pilocarpine* ou de *sulfate d'atropine*.

Localement : Prescrire des *lotions* aussi *chaudes* qu'il est possible de les supporter (50°), avec de l'eau dans laquelle on a fait bouillir des *têtes de camomille* ou une *tête de pavot* par litre d'eau ou encore avec une *décoction de feuilles de coca* :

Feuilles de coca......... 10 gr.
Eau bouillante.......... 1 litre.

Pour lotions.

Se servir aussi d'eau chaude additionnée de 2 à 3 cuillerées à soupe de *vinaigre ordinaire*, par verre, ou de 1 à 2 cuillerées à soupe du mélange suivant :

Acide phénique.......... 5 gr.
Vinaigre aromatique..... 250 —
(Besnier.)

1 à 2 cuillerées à soupe, dans un bol d'eau chaude, pour lotions.

Prescrire aussi :

Hydrate de chloral...... 5 gr.
Alcool................. 20 —
Eau................... 130 —
(Gaucher.)

Pour lotions.

Hydrate de chloral...... 10 gr.
Eau de laurier-cerise.... 50 —
Eau................... 200 —
(Vidal.)

Pour lotions.

Acide acétique cristallisé. 2 gr.
Eau................... 200 —
(Quinquaud.)

Pour lotions.

Acide mono-chloro-acétique. 15 gr.
Eau................... 100 —
(Quinquaud.)

Pour lotions.

Conseiller les *enveloppements permanents* avec de la tarlatane imbibée d'une des préparations précédentes et recouverte de taffetas gommé.

Prescrire des pommades au *men-*

thol, à *l'acide phénique*, à la *cocaïne*, à *l'acide tartrique* :

Menthol .... 5 à 15 gr.
Oxyde de zinc............ 25 —
Lanoline .... 75 —
Huiles d'amandes douces.. 10 —

Pour onctions.

Acide phénique.......... 1 gr.
Oxyde de zinc...... ⎫
Lanoline .... ⎬ ãã 20 —
Vaseline............ ⎭
                   (Brocq.)

Pour onctions.

Chlorhydrate de cocaïne... 1 gr.
Vaseline........... ⎫ ãã 10 —
Lanoline .... ⎭

Pour onctions.

En cas de prurit intense :

Potasse caustique ..... 4 à 6 gr.
Eau .... 100 —

En applications locales.

En cas de prurit très localisé :

Menthol................. 2 gr.
Alcool .... ⎫ ãã 20 —
Éther sulfurique.... ⎭

Pour pulvérisations locales.

Employer les *emplâtres* à l'oxyde de zinc, à l'ichtyol, à la résorcine, ou à l'huile de foie de morue phéniquée.

P. DE L'ANUS.

Bains d'amidon ou de son, bains alcalins (300 gr. de *carbonate de soude*).

Lotions astringentes fréquentes :

Alun.................. 50 gr.
Eau .... 1000 —

Appliquer la *pommade* suivante :

Chlorhydrate de cocaïne... 1 gr.
Vaseline .... ⎫ ãã 10 —
Lanoline.......... ⎭

Cautérisations avec des solutions de *nitrate d'argent* à 1 p. 10.

En cas de prurit rebelle :
Cautérisations superficielles au thermocautère.

Applications locales de *potasse caustique* en solution à 4 ou 6 p. 100.

Éviter la constipation, combattre la diarrhée, la rectite, la vaginite ; prescrire un lavement huileux, avant d'aller à la garde-robe.

P. SÉNILE.

Bains amidonnés, bains de vapeur, bains chauds prolongés. Tous les soirs, lotions avec de l'eau à 40° additionnée de 2 cuillerées à bouche par litre de :

Acide acétique......... 4 gr.
Vinaigre aromatique..... 200 —
                  (Besnier.)

Saupoudrer ensuite avec :

Salicylate de bismuth.... 10 gr.
Amidon................ 90 —
                  (Besnier.)

Pratiquer des injections sous-cutanées de *pilocarpine*.

Envoyer les malades aux eaux de Néris, Ragatz, Schlangenbad.

P. VULVAIRE.

Combattre la cause : arthritisme, hystérie, diabète, leucorrhée.

Bains généraux et locaux.

Lotions très chaudes (50°). Lotions avec une petite éponge imbibée de :

Sublimé............... 2 gr.
Alcool................ 10 —
Eau de roses.......... 40 —
Eau distillée.......... 450 —
                  (Tarnier.)

Alun................. 50 gr.
Eau.................. 1000 —

Borate de soude........ 10 gr.
Eau chloroformée saturée 500 —

Badigeonnages à la *teinture de benjoin* ou avec un tampon imbibé d'une solution de *cocaïne* à 1/10.

Onctions avec les pommades :

Chlorhydrate de cocaïne... 1 gr.
Lanoline .... } ãã 10 —
Vaseline .... }

Menthol............. 3 gr.
Huile d'olive............ 1 —
Lanoline .... 6 —

Menthol............... 5 à 10 gr.
Oxyde de zinc......... 25 —
Lanoline .... 75 —
Huile d'amandes douces. 10 —

Pour onctions.

Cautérisations au *nitrate d'argent* en solution à 1/20 ou 1/10.

Attouchements avec une *solution phéniquée forte* à 10 p. 100.

Acide phénique cristallisé... 10 gr.
Glycérine neutre......... 125 —

Usage externe.

PSEUDO-PARALYSIE SYPHILITIQUE.

(Voy. *Maladie de Parrot*.)

PSORIASIS.

Traitement hygiénique et diététique de l'arthritisme et de la goutte.

Prescrire les *alcalins*, l'*arsenic* et les *iodures* ou la *médication thyroïdienne*.

Donner l'*arsenic* à doses progressivement croissantes jusqu'à *15 à 25 milligr. d'arséniate de soude par jour* ou *10 à 15 milligr. d'acide arsénieux*. Prendre ce médicament à la fin des repas; s'arrêter dès qu'il survient des phénomènes d'intolérance; après une période de repos de quatre à six jours, recommencer en donnant de petites doses, que l'on augmente graduellement jusqu'à une dose totale moindre que celle qui a déterminé les accidents.

Administrer l'*iodure de potassium à doses massives*, de 5 à 30 gr. par jour, si le malade supporte le médicament. Prendre l'iodure dans du lait ou de l'eau de Vichy (source Célestins).

Localement :

Décaper les plaques psoriasiques par des bains ou des frictions. Les badigeonner énergiquement avec un pinceau trempé dans une solution d'acide chrysophanique dans le chloroforme :

Acide chrysophanique.... 15 gr.
Chloroforme........... 100 —

Les recouvrir ensuite avec :

Gutta-percha .... 10 gr.
Chloroforme........... 80 —
(Besnier.)

Employer les pommades suivantes :

Acide chrysophanique ... 4 gr.
Axonge benzoïnée....... 100 gr.

Savon noir............ 5 gr.
Huile de cade...... } ãã 100 —
Glycérolé d'amidon. }
(Vidal.)

Recouvrir les plaques avec l'un des mélanges suivants :

Acide chrysophanique.. }
— pyrogallique.... } ãã 5 gr.
Eau............. Q. S. p. liq.
Collodion............. 100 —

Acide salicylique..... }
— pyrogallique... } ãã 6 gr.
Alcool et éther ...... Q. S. p. liq.
(Besnier.)

Contre le psoriasis de la tête :
Frictionner le soir avec :

Précipité blanc	10 gr.
Savon noir	40 —
Lanoline anhydre	50 —

Savon mou de potasse.	ãã	20 gr.
Vaseline		
Ichtyol		2 —
Acide salicylique	ãã	1 —
— pyrogallique		

Appliquer chaque jour, et sus-pendre si l'irritation est trop vive.

Faciliter la disparition des poussées psoriasiques par le *traitement au copahu* : Commencer par administrer le baume de copahu à la dose de 3 gr. par jour, puis à celle de 4 gr., et augmenter jusqu'à 8 et 9 gr. dans les 24 heures, pris en doses fractionnées, le matin à jeun et entre les repas.

Eaux minérales de La Bourboule, Saint-Christau, Luchon, Barèges.

PTÉRYGION.

Disséquer très complètement le ptérygion et les tissus sous-jacents jusqu'à la sclérotique et l'exciser.

(Tillaux.)

PTYALISME.

Combattre la cause et administrer l'extrait de belladone, l'atropine :

Granules d'atropine à 1/2 milligramme.

Prendre 2 granules par jour.

PURPURA.

P. HÉMORRAGIQUE INFECTIEUX.

Toniques, alcool, quinine, ergotine, digitale, opium.

Sulfate de quinine.	30 à 50 centigr.

Pour 1 cachet, n° 12, 4 par jour.

Extrait thébaïque	1 centigr.
Excipient	Q. S.

Pour 1 pilule : 6 à 15 par jour.

Alcoolat de cochléaria		15 gr.
Suc de citron	ãã	60 —
Sirop antiscorbutique		
Eau distillée		180 —

1 cuillerée à bouche, toutes les 2 heures.

Extrait de quinquina	25 gr.
Alcoolat de cannelle	60 —
Sirop de pavot blanc	40 à 60 —
Eau distillée	150 —

1 cuillerée à bouche, toutes les 2 heures.

En cas de diarrhée :

Acide gallique	3 gr.
Mucilage	Q. S.

Pour 20 pilules : 1 pilule toutes les 1 à 2 heures.

Prescrire l'*ergotine*, en potion ou en injections sous-cutanées :

Ergotine	2 à 4 gr.
Vin cordial	100 —
Sirop de quinquina	30 —

Par cuillerées dans la journée.

Extrait aqueux de seigle ergoté	2 gr.
Extrait de ratanhia	4 —

Pour 24 pilules : à prendre dans la journée.

Ou bien administrer le *perchlorure de fer* :

Perchlorure de fer ..... 4 gr.
Eau de Rabel.......... 5 —
Sirop d'opium......... 30 —
Eau distillée.......... 120 —

Par cuillerées dans la journée.
En cas de tendance au collapsus :

Perchlorure de fer desséché... 1 gr.
Liqueur d'Hoffmann........ 7 —

XV à XX gouttes, plusieurs fois de suite à quelques minutes d'intervalle.

Faire boire au malade des limonades au suc de citron.

P. RHUMATOÏDE.

Repos au lit. Mettre les membres en élévation ; *enveloppement des membres* avec des compresses imbibées de :

Chlorhydrate d'ammoniaque............ 50 gr.
Eau distillée.......... 1000 —

Mouiller les compresses 2 fois par jour et recouvrir avec du taffetas gommé.

Diète lactée, boissons acidulées, limonade sulfurique, tartrique ou citrique.

Contre la douleur : Prescrire les médicaments analgésiques et nervins : *quinine, antipyrine, exalgine, salicylate de soude, opium.*
Employer les hémostatiques :

perchlorure de fer, tannin, ergot de seigle.

Administrer les toniques : *alcool, quinquina.*

Frictions cutanées avec *eau-de-vie camphrée, vin aromatique.*

Antisepsie intestinale.
Chez les enfants :

Chlorhydrate de quinine............. 30 à 50 centigr.
Beurre de cacao..... 3 gr.

Pour 1 suppositoire : 1 le matin et le soir.

Perchlorure de fer.... } ãã 10 gr.
Teint. de noix vomique. }

(Comby.)

V gouttes, matin et soir, dans un peu d'eau sucrée.

Eau-de-vie.............. 10 gr.
Jus de citron............. 30 —
Eau de mélisse......... 2 —
Sirop de quinquina....... 60 —

(Descroizilles.)

Par cuillerées à café, toutes les 1 à 2 heures.

Ergotine .... 50 centigr. à 1 gr.
Sirop de ratanhia. 30 —
Eau de menthe... 80 —

(Comby.)

Par cuillerées à café, toutes les 1 à 2 heures.

Voy. *Purpura hémorragique infectieux.*

PUSTULE MALIGNE.

(Voy. *Charbon.*)

PYÉLITE.

Régime lacté. Balsamiques. Benzoate de soude, biborate de soude, bicarbonate de soude, salol.

Goudron .... } ãã 5 gr.
Baume de tolu....... }
Benzoate de soude........ 4 gr.

Pour 40 pilules : 8 à 15 par jour.

Borax pulvérisé. .... } ãã 1 gr.
Bicarbonate de soude. }
Acétate de potasse...... 50 centigr.

Pour 1 paquet : 3 par jour, entre les repas.

Benzoate de soude......... 4 à 6 gr.
Sirop de térébenthine. } āā 25 —
— de tolu........ }
Eau distillée. .... 75 —

1 cuillerée à bouche, 3 heures après chaque repas, dans une tasse d'infusion d'ulmaire, de bourgeons de sapin ou de tilleul.

Térébenthine de Ve-
nise .... } āā 6 gr.
Camphre pulvérisé. }

Extrait thébaïque....... 30 centigr.
— de racines d'a-
conit.......... 15 —

Pour 30 pilules : 3 pilules par jour, en même temps qu'une tasse d'infusion d'ulmaire (pyélite douloureuse).

Si le traitement médical échoue et que l'état général du malade s'aggrave : intervenir chirurgicalement par la *néphrotomie* ou la *néphrectomie*.

PYLÉPHLÉBITE.

Le traitement ne peut être que palliatif et symptomatique.

Combattre les manifestations fébriles et septicémiques.

PYO-SALPINX.

Repos. *Glace* en permanence sur le bas-ventre. *Révulsifs*.

Combattre la fièvre par la *quinine*, *l'antipyrine*.

En cas de constipation : Lavements calmants, *lavements émollients* de 300 gr. de liquide.

Potions calmantes, suppositoires :

Extrait de belladone.... 1 centigr.
— d'opium........ 2 —
Beurre de cacao........ 4 gr.

Pour 1 suppositoire : 2 à 3 par jour.

En dehors des poussées aiguës, intervenir chirurgicalement :

Ponction aspiratrice par le vagin, s'il s'agit d'une salpingite enkystée de petit volume.

Hystérectomie vaginale ou *laparotomie*, suivant les indications.

PYROSIS.

(Voy. *Dyspepsie irritative*.)

Alcalins ; poudres absorbantes ; belladone ou atropine à doses assez élevées.

Régime : alimentation très azotée, viandes, œufs, lait, peu de végétaux, pas de féculents. Proscrire le vin, les liqueurs, le tabac. Boissons peu abondantes. Combattre la constipation.

Bicarbonate de soude... 1 gr.
Extrait de noix vomique. 1 centigr.

Pour 1 cachet : 1 à 2 cachets au moment des paroxysmes, 4 à 6 dans les 24 heures.

Teinture de belladone..... } āā 5 gr.
Hydrolat de laurier-cerise. }

V à X gouttes : 4 à 5 fois par jour.

Granules de sulfate d'atropine à 1/2 milligr.

2 à 3 granules par jour ; 1 à jeun le matin et les 2 autres entre les repas.

Carbonate de magnésie..   1 gr.
Poudre de rhubarbe....   25 centigr.
— de racines de
belladone.....   1 —

Pour 1 paquet : à prendre 2 à 3 paquets par jour.

RACHITISME.

Cas légers. L'*hygiène* peut suffire : régler les tetées des enfants au sein, rationner les enfants sevrés, supprimer les abus de liquides et d'aliments trop grossiers.

Conseiller le *lait phosphaté naturel*, le grand air, le séjour à la campagne, au bord de la mer, les *bains salés*.

Chez les enfants plus âgés, prescrire une *alimentation riche en azote et en phosphates* : laits, œufs, soupes, panades, purées de lentilles et haricots, légumes secs, pain de froment avec le son.

Si les lésions sont très accusées : Traitement hygiénique et pharmaceutique.

S'abstenir de prescrire des médicaments chez les enfants qui n'ont pas atteint la première année.

A partir de 15 à 18 mois, donner les préparations phosphatées, l'huile de foie de morue pure ou mitigée, le phosphore (1/2 à 1 milligr. par jour).

Phosphate de chaux......   5 gr.
Carbonate de chaux......   10 —
Sucre de lait............   15 —
(Descroizilles.)

En 30 paquets : 2 à 4 par jour.

Huile de foie de morue....   120 gr.
Eau de chaux........)
Sirop de lacto-phos- } ãã 120 —
phate de chaux....)
(Lewis Smith.)

1 à 3 cuillerées par jour.

Phosphore pur.........   10 centigr.
Huile de foie de morue.   1 litre.

1 à 3 cuillerées à café par jour, suivant l'âge.

Phosphore pur........   1 centigr.
Huile d'am. douces....   100 gr.
(Kassowitz.)

1 cuillerée à café par jour.

Phosphore pur...........   1 centigr.
Huile d'amandes douces..   10 gr.
Poudre de gomme)
arabique......... } ãã 5 —
Sirop simple.......)
Eau distillée............   80 —

1 à 2 cuillerées à café par jour.

Phosphore pur.........   1 centigr.
Huile d'amandes douces.   70 gr.
Sucre blanc en poudre..   30 —
Essence de fraises......   XX gouttes.

1 cuillerée à café par jour.

Huile de foie de morue..   150 gr.
Hypophosphite de chaux.   3 —
— de soude..   1 gr. 50 centigr.
Glycérine et émulsion
aromatique.........   150 gr.

2 cuillerées à bouche par jour.

En cas d'anémie :

Sirop d'iodure de fer....   100 gr.

2 à 3 cuillerées à café par jour.

Donner à l'enfant, tous les jours, un *bain tiède* de 10 minutes, contenant 1 à 2 kilogr. de *sel de cuisine*.

Si, après quelques bains, l'enfant a de l'érythème, de la dermatite eczématiforme, diminuer la dose de sel ou bien la mitiger de la façon suivante :

Sel marin............   1000 gr.
Carbonate de soude ....   100 —
Amidon..............   500 —
(Comby.)

Pour 1 bain.

Remplacer les bains salés simples par les bains des eaux mères de *Salies-de-Béarn*, de *Salins*.

Séjour dans une *station maritime*. *Frictions* stimulantes. *Massage*.

Contre la scoliose, les déviations des membres : *Traitement orthopédique, gymnastique* spéciale et *massage*.

Lorsqu'une difformité est constituée : Intervenir chirurgicalement;

Mais ne jamais recourir au *traitement chirurgical*, tant que le rachitisme est en voie d'évolution.

Contre le genu valgum ou varum rachitique : Redressement manuel jusqu'à 18 et 20 ans, ostéoclasie instrumentale, ostéotomie transversale sus-condylienne.

En cas d'incurvations diaphysaires : Ostéotomie oblique ou cunéiforme, selon qu'il s'agit d'inflexion angulaire ou d'incurvation avec concavité interne, antérieure ou externe.

RAGE.

Atténuer les souffrances des malades à l'aide d'inhalations d'*oxygène*, de *nitrite d'amyle*; prescrire des lavements de *chloral*, des injections de *morphine*, des inhalations de *chloroforme*.

Faire boire beaucoup, mais faire boire les malades au chalumeau, en leur cachant le verre. Obscurité et calme le plus complet.

La méthode Pasteur est *prophylactique* et non curative.

RECTITES.

R. AIGUË :

Lavements émollients (guimauve, son); bains de siège; purgatifs légers; sangsues au pourtour de l'anus.

Contre les douleurs : Lavements laudanisés (XX gouttes de laudanum de Sydenham), suppositoires à la belladone et à l'opium.

R. CHRONIQUE.

Irrigations et lavements astringents.

Extrait de ratanhia.......	1 gr.
Eau..................	125 —

Pour 1/4 de lavement.

Nitrate d'argent...	15 à 25 centigr.
Eau..............	125 gr.

Pour 1/4 de lavement.

Tannin.............	1 gr.
Décoction de ratanhia..	300 —
Laudanum de Sydenham..............	XV gouttes.

Pour 1 lavement.

Pommades ou suppositoires astringents :

Tannin.............	5 à 10 gr.
Eau, Q. S. pour dissoudre.	
Vaseline.............	50 —

Extrait de ratanhia.....	15 gr.
Beurre de cacao........	4 —

Pour 1 suppositoire.

Introduire des mèches de ouate enduites de :

Iodoforme.............	4 gr.
Vaseline.............	20 —

R. BLENNORRAGIQUE.

Au début, traitement de la rectite aiguë, puis celui de la rectite chronique, mais en insistant sur les *lavements au nitrate d'argent* à 25 centigr. pour 100 gr. d'eau et en augmentant à 50 centigr. et jusqu'à 1, 2 et 3 gr. pour 100 gr. de liquide.

Continuer le traitement avec persévérance.   (Potherat.)

R. DYSENTÉRIQUE.

Lavements iodo-iodurés, et au *nitrate d'argent*.

Voy. *Dysenterie*.

RECTOCÈLE.

(Voy. *Chute du rectum*.)

RÉTENTION.

R. DU PLACENTA.

Décoller et ramener la masse placentaire, à l'aide de la main introduite dans le vagin et d'un ou deux doigts introduits dans l'utérus.

En cas d'hémorragie : Injections intra-utérines chaudes (45°) avec la sonde à double courant, pendant 10 à 20 minutes, ou *curettage*.

En cas d'atonie utérine : Seigle ergoté et strychnine.

R. D'URINE.

1° R. chez les prostatiques : Si l'olive exploratrice a pénétré sans rencontrer d'obstacle, sans subir de déviation appréciable, pratiquer le cathétérisme avec une sonde non rigide. La sonde en caoutchouc vulcanisé, *sonde de Nélaton*, est excellente dans les cas simples.

En cas de rétention complète : Ne pas vider complètement la vessie, pratiquer le cathétérisme intermittent progressif, jusqu'à réduction de l'urine retenue à une quantité minime.

Si l'olive a rencontré un obstacle, si surtout elle a été complètement arrêtée, *recourir aux instruments courbes, coudés* ou *bi-coudés*, quelquefois armés de mandrins.

Quand les premières manœuvres ont été mal conduites ou malheureuses, le cathétérisme répété doit être abandonné et il faut employer la *sonde à demeure*. Il en est de même, quand le passage de l'instrument détermine un saignement abondant.

En cas d'impossibilité de passer un instrument : Recourir à la *ponction sus-pubienne* avec l'appareil Dieulafoy et une aiguille fine, ou à la *taille hypogastrique* (méat hypogastrique) ou *cystotomie hypogastrique temporaire*.

2° R. réflexe (traumatismes de la hanche, du bassin) : *Cathétérisme* avec sonde en caoutchouc.

3° R. par rétrécissement urétral.

Si le rétrécissement a été franchi par un explorateur de 3 millim. ou au-dessus (rétrécissement relativement large), employer la *sonde*.

Si le rétrécissement est étroit : Se servir d'une *bougie* n° 3, 4, 5 et 6.

Si la bougie laissée en place ne permet pas l'écoulement de

l'urine : Recourir à l'*urétrotomie interne*.

Si la bougie à demeure rétablit le cours de l'urine, l'indication de l'urétrotomie ne peut se poser d'une façon immédiate, à moins de complications particulières.

S'il s'agit d'un rétrécissement cicatriciel par rupture traumatique de l'urètre : Pratiquer *l'urétrotomie externe*.

(Guyon.)

R. D'URINE DE CAUSE TRAUMATIQUE.

Dans les cas où la miction est difficile et douloureuse, où l'écoulement sanguin par le méat (urétrorragie) persiste en dehors des mictions : Pratiquer le cathétérisme, s'il est facile, en le répétant 4 fois dans les 24 heures; s'il est difficile, laisser une sonde à demeure pendant 2 à 3 jours.

Si la rétention d'urine est complète : *Incision périnéale avec recherche immédiate du bout postérieur* et *application d'une sonde à demeure*, suivie de *suture de l'urètre* (juxta ou para-urétrale).

Ne pas prolonger le séjour de la sonde à demeure au delà de 5 à 8 jours, et le lendemain de son ablation, commencer à passer les Béniqué (cathétérisme dilatateur) pour assurer la canalisation stable de l'urètre.   (Guyon.)

RÉTRÉCISSEMENTS.

R. DE L'AORTE.

Mêmes indications thérapeutiques que pour l'*insuffisance*.

R. DE L'ARTÈRE PULMONAIRE.

Placer le malade dans des conditions hygiéniques favorables et rechercher soigneusement les premières manifestations de la tuberculose pulmonaire.

Le traitement de la lésion locale ne présente rien de particulier.

R. DU BASSIN.

Voy. *Pelviviciations*.

R. MITRAL. (Voy. aussi *Insuffisance aortique*.)

Période de compensation : Repos absolu, alimentation légère, médication tonique et reconstituante (quinquina, ferrugineux, arsenic, strychnine).

Période de compensation rompue : Repos au lit. régime lacté.

1° *Toniques du cœur* : Digitale, strophantus, convallaria, caféine, etc.

2° *Médication diurétique* : caféine, théobromine, scille, sels de potasse, etc.

3° *Médication purgative* : Scammonée, eau-de-vie allemande, etc.

Calomel............	
Poudre de digitale.	ãã 5 à 10 centigr.
Sucre................	50 —

(Eichorst.)

Pour 1 cachet, n° 10. 1 à 2 cachets par jour (contre-indiqué, si les reins sont malades).

Dans les affections mitrales, préférer la *strophantine* à la caféine :

Strophantine de Merck..	1 centigr.
Eau distillée...........	10 gr.
Acide phénique.........	11 gouttes.

1/2 à 1 seringue de Pravaz par jour (1/2 à 1 milligr. de strophantine).

Extrait de muguet...... 10 gr.
Sirop d'éc. d'or. amères.. 200 —
— diacode.......... 30 —

3 cuillerées à bouche par jour.

Poudre de digitale.... ⎱ āā 2 gr.
— de scille...... ⎰

F.s.a. 40 pilules. A prendre 1 à 6 pilules par jour.

Salicylate de soude et de théobromine.......... 3 gr.
Sirop d'éc. d'or. amères... 30 —
Eau distillée.......... 50 —

1 cuillerée à bouche, toutes les 3 heures.

En cas de constipation :

Calomel............ ⎱
Poudre de digitale.... ⎰ āā 5 centigr.
— de scammonée.. ⎰

Pour 1 pilule, n° 25. A prendre 2 pilules par jour.

Eau-de-vie allemande... ⎱ āā 15 gr.
Sirop de nerprun...... ⎰

A prendre en une fois.

En cas de congestions viscérales : Émissions sanguines au début de la maladie (l'état avancé les contre-indique). Révulsifs cutanés, purgatifs, diurétiques.

En cas d'hydropisie : Faire la ponction de l'abdomen pour l'ascite, et, plus rarement, celle de la poitrine pour l'hydrothorax. Ne recourir à ces opérations qu'à la dernière extrémité. Sudorifiques.

En cas d'œdème considérable des jambes : Drainage capillaire. Incisions aseptiques. Pilocarpine administrée avec prudence (contre-indiquée quand il y a congestion pulmonaire).

Administrer la *diurétine* aux doses suivantes :

	5 ans.	10 ans.	Adulte.
Diurétine....	1gr,50	2gr,50	5gr.
Eau distillée.	120 gr.	120 gr.	120 —
Cognac......	X gouttes.	XX gouttes.	10 —
Sucre pulvér.	2gr,50	2gr,50	5 —

(Demme.)

A prendre par cuillerées à bouche, dans la journée.

Donner la *théobromine*, comme suit :

Théobromine.

1er jour..... 3 gr. en six cachets.
2e — ..... 4 —
3e — ..... 5 gr. en dix cachets.

(Huchard.)

Continuer cette dose pendant 3 à 4 jours; puis, pour en prolonger l'action diurétique, administrer consécutivement 1/2 à 1 milligr. de digitale pendant 1 jour, ou conjointement :

Poudre de feuilles de digitale .... 5 centigr.
Théobromine ...... 50 à 75 —

Pour un cachet, n° 6, à prendre dans les 24 heures.

Théobromine.......... 3 à 4 gr.
Sirop de menthe....... 20 —
Eau distillée.......... 100 —

Par cuillerée à soupe, dans les 24 heures.

Chez les enfants :

Extrait de scille... ⎱ āā 2 à 10 centigr.
Poudre de scille... ⎰
Gomme en poudre........ Q. S.

Pour 20 pilules. 1 à 2 pilules à chaque repas.

Infusion de chiendent.... 500 gr.
Nitrate de potasse....... 2 —
Lactose.............. 50 —

A prendre en 4 à 5 fois, dans la journée.

Caféine.............. 1 gr.
Benzoate de soude....... 1 —
Sirop de cinq racines..... 30 —
Eau distillée.......... 70 —

Une cuillerée à soupe, matin et soir.

Poudre de feuilles de digitale.............. 10 centigr.

Faites infuser dans :

Eau bouillante........ 80 gr.
Sirop de groseilles..... 20 —

A prendre par cuillerées à bouche, toutes les 2 heures, pendant 3 jours.

R. SPASMODIQUE DE L'OE-SOPHAGE (Voy. *OEsophagisme*).

R. DE L'URÈTRE.

Cathétérisme dilatateur quotidien avec sondes Béniqué.

Quand on aura épuisé vainement tous les moyens de cathétérisme, qu'on ne pourra pas rendre au canal son calibre normal (7 à 8 millimètres), pratiquer *l'urétrotomie interne* ou *externe*.

Réserver cette dernière opération, complétée par l'excision du tissu cicatriciel, pour les rétrécissements urétraux consécutifs à une rupture traumatique de l'urètre. Voy. *Rétention d'urine*.

RÉTROFLEXION DE L'UTÉRUS.

En cas de rétroflexion mobile : *réduction de la rétroflexion à l'aide de la sonde :* sonde métallique (hystéromètre) introduite jusqu'au fond de l'utérus, le bec regardant en bas et en arrière, suivant la courbure de l'utérus. Faire décrire à la sonde un quart de cercle qui ramène sa concavité en avant et en haut, pendant que, de la main gauche, on déprime la fourchette.

Fixer l'utérus réduit par un pessaire de Hodge à double courbure.

Pour introduire un pessaire de Hodge, coucher la malade sur le côté. Présenter l'instrument enduit de vaseline à la vulve, de manière à le faire cheminer d'abord à plat le long d'une des faces latérales du vagin ; pendant ce temps, écarter d'abord les lèvres ; puis accrocher la fourchette avec le doigt pour la déprimer. Dès que le pessaire a franchi la partie inférieure du vagin et peut facilement être tourné dans la partie supérieure plus vaste, lui faire subir un mouvement de glissement en haut et en arrière, suivant une demi-spirale qui le porte sur la paroi postérieure. On n'a plus qu'à presser avec l'index sur la courbure supérieure pour qu'il aille se loger dans le cul-de-sac postérieur.

La malade peut garder le pessaire deux ou trois mois, pourvu qu'elle se fasse des injections vaginales deux fois par jour. Après ce laps de temps, retirer le pessaire pour se rendre compte de la position de l'utérus.

Si l'utérus demeure réduit en **antéversion**, supprimer le pessaire, sinon le replacer.

Dès le début, traiter la métrite par le *curettage*, suivi d'injections de teinture d'iode.

S'il existe de la métrite catarrhale douloureuse chronique : *amputation du col*, opération de Schrœder.

S'il existe de la péri-métro-salpingite : *injections rectales et vaginales chaudes, bains chauds, application de tampons glycérinés sur le col, révulsifs sur le ventre*.

Préférer le *traitement chirurgical curatif* : opération d'Alexander (raccourcissement des ligaments ronds), hystéropexie abdominale, hystéropexie vaginale; exceptionnellement hystérectomie vaginale.

S'il existe du prolapsus utérin, faire en outre la colporraphie antérieure et la colpopérinéorraphie postérieure.

Si la rétroflexion est adhérente : *Massage* quotidien, d'après la méthode de Thure-Brandt; ou bien introduire dans la cavité utérine, préalablement dilatée à l'aide de laminaire (si nécessaire), une sonde soigneusement garnie de ouate imbibée d'une solution phéniquée à 5 p. 100, après avoir abaissé le col de l'utérus dans le spéculum au moyen de la pince à griffes. Enlever ensuite la pince et le spéculum, redresser l'utérus avec précaution et, autant que les adhérences le permettent, en imprimant doucement à la sonde un mouvement de rotation et en abaissant en même temps le manche de l'instrument. Masser avec l'autre main, à travers la paroi abdominale, les adhérences, en pratiquant avec douceur des frictions circulaires.

Si le traitement massothérapique échoue, et s'il y a un état pathologique des annexes, recourir au *traitement chirurgical* :

Extirpation de la tumeur des annexes ou des annexes anormales; destruction des adhérences par voie abdominale, suivie d'hystéropexie.

RÉTROVERSION DE L'UTÉRUS.

Le traitement de la rétroversion se confond avec celui de la rétroflexion.

Redresser l'utérus avec les doigts ou l'hystéromètre et placer un *pessaire* de Hodge.

Injections vaginales chaudes, pansements vaginaux à la glycérine ichtyolée à 10 p. 100.

En cas de métrite : Curettage, amputation du col, ignipuncture du col, excision des ectropions, opération de Schrœder.

Massage, surtout en cas d'adhérences, pour tâcher de rendre la rétroversion réductible.

Enfin, *traitement chirurgical*; s'il y a rétroversion avec inflammation péri-utérine (salpingite, ovarite) : laparotomie suivie de destruction des adhérences et d'extirpation des annexes malades, fixer l'utérus par l'hystéropexie abdominale.

RHINITE.

(Voy. *Catarrhe naso-pharyngien chronique, Coryza.*)

RHINOSCLÉROME.

Détruire la néoplasie avec l'*électrocautère*, le *raclage*, les applications de *chlorure de zinc*, d'acide *pyrogallique*, ou les injections interstitielles d'*acide salicylique.*

(Brocq.)

RHUMATISME.

R. ARTICULAIRE AIGU (polyarthrite rhumatismale).

Commencer par purger le malade : huile de ricin, sulfate de soude ; citrate de magnésie (15 gr.) chez les enfants.

Donner ensuite le *salicylate de soude*, excepté dans les cas où il existe une néphrite, à la dose quotidienne de 5 à 8 gr. chez l'homme, de 3 à 4 gr. chez la femme.

Continuer à administrer la dose maximum du médicament, tant qu'il existe de la fièvre et des douleurs, puis la diminuer progressivement, mais ne jamais cesser brusquement l'administration du salicylate de soude et le donner encore durant plusieurs jours, à faible dose (3 gr. pour l'adulte, 1 gr. 50 pour les enfants), après la disparition des symptômes. Prescrire en même temps le *régime lacté*.

Salicylate de soude...... 15 gr.
Eau................... 250 —
(Dujardin-Beaumetz.)

(1 cuillerée représente à peu près 1 gr. de sel.) 4 à 8 cuillerées par jour.

Salicylate de soude....... 4 gr.
Cognac................. 5 —
Eau distillée............ 60 —
Sirop de menthe .... 30 —

1 cuillerée à soupe de 2 en 2 heures, enfants au-dessus de 4 ans.

Salicylate de soude..... 3 à 6 gr.
Sirop de fleurs d'oranger. 30 —
Eau de tilleul......... 120 —

Par cuillerées à soupe dans les 24 heures.

Si le salicylate de soude est mal toléré par l'estomac, l'administrer par la voie rectale ou par la voie dermique :

Salicylate de soude..... 4 gr.
Laudanum de Sydenham. XX gouttes.
Eau .... 200 gr.

Pour 1 lavement ; 2 par jour.
Ou bien :

Acide salicylique....)
Lanoline........... } ãã 10 gr.
Térébenthine ....)
Axonge .... 80 —
(Bourget.)

Envelopper les articulations de flanelle, sur laquelle on aura préalablement étendu un peu de cette pommade.

Associer au salicylate de soude les *alcalins*, faire prendre 3 à 10 gr. de bicarbonate de soude par jour : prescrire l'eau de Vichy, comme boisson.

Ne pas prescrire le salicylate de soude chez les *rhumatisantes enceintes*.

S'il survient des bourdonnements d'oreilles pénibles, des troubles cérébraux (céphalalgie, délire), **de la déchéance cardiaque** : Suspendre l'administration du salicylate de soude et le remplacer par la *quinine* ou l'*antipyrine*. Insister sur le régime lacté, si l'on donne le dernier de ces médicaments.

Sulfate de quinine.... 30 centigr.

Pour un cachet, n° 20 ; 4 à 5 par jour.

Antipyrine................ 1 gr.

Pour 1 cachet : 2 par jour.

En cas d'albuminurie : Ne pas prescrire le salicylate de soude. Régime lacté, sulfate de *quinine*, *tisanes*.

Nitrate de potasse......	2 gr.
Oxymel scillitique......	30 —
Sirop de jaborandi.....	40 à 60 —
Eau	500 —

A prendre dans les 24 heures, par tasses.

Azotate de potasse........		2 à 4 gr.
Queues de cerises...		
Chiendent..........	aa	10 —
Pariétaire.........		

Pour 1 paquet, à faire infuser dans 2 litres d'eau bouillante.

Donner le *benzoate de soude*, à la dose de 2 à 4 gr. par jour.

Benzoate de soude....	30 centigr.

Pour 1 cachet : 6 à 12 par jour.

Contre la douleur :

Baume tranquille........		40 gr.
Extrait thébaïque...		
— de jusquiame.	aa	2 —
— de belladone.		
Chloroforme...........		10 —
		(A. Robin.)

Envelopper les articulations de ouate imprégnée de ce mélange et recouverte d'un taffetas imperméable.

Administrer aussi le *salol*, en cachets, à la dose de 4 à 5 gr. ; la *salipyrine*, par prises de 1 gr., à la dose de 3 à 8 gr. ; ou bien en potion :

Salipyrine..............	6 gr.
Glycérine..............	14 —
Sirop de framboises......	30 —
Eau distillée...........	40 —
	(Hennig.)

Agiter avant de s'en servir. 1 cuillerée à bouche tous les quarts d'heure.

Prescrire le *salophène*, à la dose de 3 à 4 gr.

Contre l'hyperpyrexie ou rhumatisme cérébral : *Balnéation froide.*

Employer le bain froid d'emblée à 20° ou 22°, ou bien recourir au bain tiède à 35°, progressivement refroidi jusqu'à 20°, en y ajoutant de l'eau froide.

Faire prendre au malade du vin d'Espagne ou de Hongrie, avant le bain ; pratiquer des affusions froides sur la tête, pendant la durée du bain ; faire sortir le malade de la baignoire dès que les frissons deviennent trop prolongés ou à la moindre menace de syncope.

Réchauffer le malade, une fois sorti du bain, par des frictions avec des serviettes chaudes, et lui administrer des grogs chauds, du vin chaud, etc.

Dès que la température est remontée à 39° ou 39°,5, faire prendre un autre bain froid.

Chez les enfants, donner le salicylate de soude aux doses suivantes, à prendre en *24 heures :*

De 2 à 4 ans..	50 centigr. à 1 gr.
De 5 à 10 ans..	1 à 2 gr.
De 11 à 15 ans..	1 gr. 50 centigr. à 3 gr.
	(Demme.)

Ou bien prescrire le *salol* aux doses suivantes *répétées trois ou quatre fois par jour :*

De 2 à 4 ans....	25 à 35 centigr.
De 5 à 10 ans....	50 à 75 —
De 11 à 15 ans.....	75 centigr. à 1 gr.
	(Demme.)

Contre l'anémie de convalescence : Préparations ferrugineuses, sirop d'iodure de fer.

Massage, pour rendre aux articulations leur souplesse.

Faire prendre des *bains de vapeur* (contre-indiqués en cas de cardiopathie) ou des *bains sulfureux*, quelques semaines après cessation de la période aiguë.

Séjour aux eaux sulfureuses de *Luchon, Barèges, Aix-les-Bains, Bourbonne-les-Bains*.

Les eaux sulfureuses sont contre-indiquées chez les sujets nerveux et excitables ; conseiller une cure à *Néris, Lamalou, Royat. Luxeuil*.

Chez un syphilitique (rhumatisme syphilitique secondaire) : Traitement spécifique ; insister sur l'*iodure de potassium* pour calmer les douleurs.

R. BLENNORRAGIQUE (Voy. *Arthrite blennorragique*).

R. CHRONIQUE.

Soustraire les sujets à l'influence du froid humide ; changer de pays, de climat, ou simplement d'habitation. Conseiller aux malades de s'habiller chaudement, de ne porter que des étoffes de laine en contact avec la peau, et de coucher dans des draps de flanelle.

Alimentation reconstituante : *huile de foie de morue* ; *fer*, chez les anémiques encore jeunes ; *sirop d'iodure de fer. Frictions* sèches, alcooliques, térébenthinées.

Combattre les manifestations douloureuses, aiguës ou subaiguës, par l'*antipyrine*, la *phénacétine*, l'*exalgine* à haute dose, les *opiacés*, quand les médicaments précédents échouent.

Antipyrine. 1 gr. à 1 gr. 50 centigr.

Pour 1 cachet : 3 cachets par jour.

Exalgine........ 30 à 40 centigr.

Pour 1 cachet : 3 par jour.

Instituer une médication altérante, apte à modifier profondément la nutrition des malades ; prescrire les *alcalins*, l'*iode* et l'*arsenic*.

Prescrire le *carbonate de soude*, à la dose de *20 à 40 gr.* par jour, pendant plusieurs semaines.

Contre-indiqué chez les malades anémiques, ne le donner qu'à dose moyenne : 2 à 5 gr. au maximum.

Administrer l'*iode* sous la forme d'iodures alcalins (iodure de potassium, de sodium, de lithium) ou sous celle de teinture d'iode.

Donner l'*iodure de potassium*, à la dose de *1 à 4 gr.* par jour, pris pendant longtemps, ou la *teinture d'iode*, à la dose de XXX *gouttes* par jour chez l'adulte et de VI à X *gouttes* chez les enfants de 5 à 10 ans. Interrompre l'administration de l'iode tous les 15 à 30 jours, pendant 6 à 8 jours.

Faire prendre l'iode *pendant les repas*.

Employer aussi l'iode sous forme de *iodothyroïdine* :

Thyroïdine purifiée... 5 centigr.
Eau distillée......... 10 gr.
Acide phénique....... 2 milligr.

Pour injections hypodermiques : 1 seringue de Pravaz par jour.

Tablettes de thyroïdine à 2 centigr., prendre 1/2 à 2 tablettes progressivement.

Donner 1/2 à 1 lobe de thyroïde frais de mouton par la bouche ou en lavement, pendant 6 à 8 jours de suite, puis interrompre pendant 3 à 4 jours pour reprendre ensuite la médication.

En cas de dyspepsie : Pratiquer des injections intramusculaires profondes avec :

Iode pur.............. 5 gr.
Iodure de potassium..... 10 —
Eau distillée .... 100 —

En augmentant progressivement de 1/3 à 2 seringues de Pravaz par jour, suivant la tolérance du malade ; diminuer progressivement.

En cas d'anémie :

Iodure de potassium.)
Tartrate de potasse } āā 20 gr.
  et de fer........)
Eau distillée de cannelle. 60 —
Sirop de sucre.......... 900 —

(20 gr. de ce sirop contiennent 40 centigr. d'iodure de potassium et de tartrate de fer et de potasse), 2 cuillerées par jour.

Prescrire l'*arsenic* intérieurement ou extérieurement, sous forme de bains arsenicaux, mais seulement pendant les périodes d'accalmie (l'arsenic exaspère et réveille les douleurs).

Donner la *liqueur de Fowler*, à la dose de V à X gouttes, dans le courant de la journée, pendant les 21 premiers jours de chaque mois.

Faire prendre des *bains arsenicaux* et administrer en même temps intérieurement l'arsenic à dose moyenne.

Les bains doivent être tièdes, 33° à 36° ; d'une durée de trois quarts d'heure à 1 heure et demie.

Mettre dans chaque bain *2 à 10 gr. d'arséniate de soude* et y ajouter *100 à 300 gr. de sous-carbonate de soude*, en proportionnant ces doses à l'excitabilité du sujet.

Chez les sujets très débilités, ajouter au bain du *chlorure de sodium* (5 kil.) ou associer l'arséniate de soude au *polysulfure de soude* (100 gr.).

Après chaque bain, faire garder au malade le lit, pendant 1 à 2 heures.

Au début du traitement, donner *un bain tous les deux jours* ; s'ils sont bien supportés, en donner deux, trois, quatre de suite, puis interrompre pendant un certain temps pour reprendre ensuite. Faire prendre une *trentaine de bains*.

Si les bains exaspèrent momentanément les douleurs et s'il y a de l'insomnie, prescrire une *préparation opiacée*, *l'extrait de chanvre indien* et les *liniments calmants* :

Extrait alcoolique de
  chanvre indien...... 2 centigr.
Excipient............. Q. S.

Pour 1 pilule, n° 20 ; 1 à 2 pilules à la fois ; 6 par jour.

Bromure de potassium... 10 gr.
Hydrate de chloral...... 10 —
Extrait de chanvre)
  indien......... { āā 10 centigr.
Extr. de jusquiame.)
Eau distillée.......... 50 gr.

1/2 cuillerée à café, toutes les heures, jusqu'à obtention du sommeil.

Extrait de belladone..)
  — de ciguë......)
  — de jusquiame. } āā 3 gr.
  — thébaïque ....)
Axonge................. 250 —

Pour frictions.

Extrait de belladone.)
  — de jusquiame. } āā 2 gr.
  — thébaïque....)
Onguent populeum...... 30 à 50 —

Pour frictions.

Ou encore administrer la *poudre de semences de ciguë*.

Poudre de semences de ciguë. 2 gr.
Thridace................. 6 —
Réglisse pulvérisée......... Q. S.

Pour 50 pilules : 2 à 3 pilules à la fois ; 8 par jour.

Après les périodes aiguës, quand la fluxion articulaire a diminué : *Massage, exercices rythmés*, plusieurs fois par jour dans le bain.

Les malades se trouveront bien de prendre des *bains chauds simples à 40° et 45°*, tous les 2 jours, pendant des mois.

Dans les formes modérément intenses, conseiller les *bains de vapeur térébenthinés*, les *fumigations de baies de genièvre*, les *bains d'air chaud et sec*, les *bains de sable chaud* (48° à 50°) ou les *bains simples* à 40° et 45°, 2 à 3 fois par semaine (immédiatement après le bain, le malade se mettra au lit pour favoriser la sudation).

Localement, employer les *révulsifs* pendant les poussées aiguës douloureuses, et les *résolutifs* pendant les périodes torpides. (Badigeonnages de teinture d'iode, vésicatoires volants, iguipuncture.)

Prescrire :

Huile d'olive............. } āā 100 gr.
Essence de wintergreen. }

(L'essence de wintergreen contient 90 p. 100 environ de salicylate de méthyle.) Faire des fonctions sur le membre malade, puis le recouvrir d'une épaisse couche d'ouate.

Contre l'atrophie musculaire : *Traitement électrique, courants continus* ou *faradiques*.

Formules diverses.
1° *Pilules de ciguë iodurées.*

Extrait de suc non dépuré de ciguë................ 5 gr.

Iodure de potassium..... 10 gr.
Poudre de guimauve...... Q. S.

Pour 50 pilules toluisées : 2 à 4 par jour.

2° *Sirop de colchique ioduré.*

Teinture de semences de colchique............ } āā 4 gr.
Iodure de potassium.... }
Sirop de cinq racines...... 200 —

3 cuillerées à bouche par jour.

Iodure d'arsenic....... 4 centigr.
— de potassium... 20 gr.
Sirop d'éc. d'oranges amères............ 400 —

2 cuillerées à bouche par jour.

Teinture ammoniacale de gaïac.

1 à 4 gr. en potion.

Eaux thermales :

Rhumatisme chronique avec ou sans gravelle, mais sans complication de goutte, eaux d'une haute thermalité : Aix-en-Savoie.

Chez les *sanguins* : Vichy, Vals, Mont-Dore.

Chez les *scrofuleux* et les *lymphatiques* : La Bourboule.

Chez les *débilités* : Uriage, Saint-Honoré, Louèche, Bagnères-de-Luchon, Barèges, Montmirail, Royat, Saint-Nectaire.

Chez les *névropathes* : Néris, Lamalou.

En cas de déformations articulaires et de rhumatisme musculaire opiniâtre : Bourbonne, Bourbon-Lancy, Bourbon-l'Archambault.

Quand tout phénomène inflammatoire a disparu : Boues de Dax et de Saint-Amand ; Barbotan, Aix-la-Chapelle, Louèche, Toeplitz, Baden-Baden, Wiesbaden.

R. SCARLATIN (Voy. *Scarlatine*).

ROUGEOLE.

Cas réguliers et bénins : Traitement presque nul ; régime lacté, aliments liquides, tisanes, boissons acides, eau coupée de vin ; purgation en cas de constipation.

Aération de la chambre, *bains tièdes* à 32° et 35°.

Au début de la rougeole, comme pendant toute la durée de la maladie, s'efforcer de préserver le malade des infections secondaires, en observant rigoureusement les règles de l'antisepsie : faire de *grands lavages de la bouche et du nez* avec des solutions de permanganate de potasse au 1000° ou d'acide phénique au 200°.

Lavages oculaires avec la solution boriquée et, chez les petites filles, *lavages* de la vulve avec une solution de sublimé au 2000° ou au 1000° et de permanganate de potasse au 1000°.

Chez les enfants de la classe pauvre : *faire couper les cheveux.*

En cas de toux violente, d'oppression, de catarrhe bronchique très accusé : Donner un vomitif :

Poudre d'ipéca... 50 centigr. à 1 gr.

En 3 paquets à prendre à 5 minutes d'intervalle, dans un peu d'eau sucrée.

Révulsifs : ventouses sèches, cataplasmes sinapisés.

Balnéation tiède méthodique. (Voy. *Broncho-pneumonie.*) Enveloppements humides permanents du thorax.

Prescrire une potion calmante :

Extrait de jusquiame... 5 centigr.
— de belladone... 1 —

Sirop de tolu .... 30 gr.
Eau distillée .... 70 —
(Comby.)

1 cuillerée à café d'heure en heure.

Chez les enfants de six à dix ans :

Alcoolature de racines d'aconit... X à XX gouttes.
Extrait thébaïque... 2 à 3 centigr.
Sirop d'éther...... 10 à 20 gr.
Potion gommeuse... 60 —

A prendre par cuillerées à café.

Combattre la **diarrhée intense** à l'aide des préparations de bismuth, du diascordium.

En cas de congestion pulmonaire ou broncho-pneumonie : Voy. ces articles.

Contre la rougeole à forme suffocante : *Ventouses, sinapismes, acétate d'ammoniaque, éther.*

Acétate d'ammoniaque... 4 gr.
Sirop de punch......... 50 —
Julep gommeux......... 100 —
(Comby.)

1 cuillerée à dessert toutes les heures.

Inhalations d'*oxygène*, dans quelques cas rares.

Soutenir les forces du malade par la *médication alcoolique :*

Cognac.............. 15 à 30 gr.
Julep gommeux........ 80 —

1 cuillerée à café d'heure en heure, enfants de 2 à 4 ans.

Favoriser la sortie de l'éruption par les *tisanes chaudes*, ou bien :

Infusion de bourrache... 950 gr.
Sirop de fleurs d'oranger. 50 —
Ammoniaque .... X gouttes.

A boire dans la journée.

Acétate d'ammoniaque... 2 gr.
Alcoolat de cannelle..... 4 —
Julep gommeux......... 100 —
(Comby.)

1 cuillerée à café, d'heure en heure.

Contre la conjonctivite: Compresses d'eau boriquée tiède. (Voy. *Conjonctivites*.)

Dans la rougeole maligne avec hyperthermie, phénomènes ataxiques, adynamie, convulsions et délire : Recourir à la *balnéation tiède* (30°) ou *froide* (20 à 25°).

Si l'entourage s'oppose à la balnéation, employer le *drap mouillé*.

Intérieurement: Digitale, strychnine, injections sous-cutanées de caféine.

Contre le délire et les convul- sions : Boissons abondantes, diurétiques, injections sous-cutanées de solution saline (7 p. 1000). Potion ou lavement au chloral :

Hydrate de chloral... 50 centigr.
Teinture de musc.... XX gouttes.
Eau de tilleul....... 80 gr.
Sirop de fleurs d'o-
ranger........... 20 gr.

1 cuillerée à café toutes les 1/2 à 1 heure (enfants de 5 à 6 ans).

Prescrire l'antipyrine associée au bromure de potassium, en potion.

Pendant la convalescence: soigner la bronchite chronique, l'adénopathie bronchique. Régime tonique, huile de foie de morue.

Séjour au *Mont-Dore*, à *La Bourboule*, à *Challes*.

RUBÉOLE.

Purgatif. Diète relative : lait, bouillon.

Contre la fièvre : sulfate ou chlorhydrate de quinine (25 à 50 centigrammes par jour).

A la fin de la maladie, bains tièdes savonneux. (Comby.)

RUPTURE DE L'UTÉRUS.

1° **Fœtus dans l'utérus** :*Extraction* manuelle ou instrumentale par les voies naturelles, suivie d'un lavage soigné des organes génitaux externes et du vagin, et d'un tamponnement utéro-vaginal à la gaze iodoformée qu'on retire après 36 heures.

En cas d'hémorragie grave, de blessure de la vessie, de procidence d'anses intestinales : *Laparotomie, suture* de la plaie utérine.

2° **Fœtus en partie ou en totalité dans la cavité péritonéale** : *Laparotomie.* (Auvard.)

SALIVATION MERCURIELLE.

(Voy. *Ptyalisme, Stomatite mercurielle*.)

SALPINGITE.

Période aiguë.
Repos absolu. Révulsifs : sangsues, ventouses scarifiées, cataplasmes, compresses de Priessnitz

sur l'abdomen. Vessie de glace. Irrigations vaginales et rectales chaudes (40° à 50°) et prolongées.

Purgatifs légers : rhubarbe, citrate de magnésie, sulfate de soude, 15 gr.

Lavements calmants (laudanum, chloral).

Régime lacté, aliments liquides.

Contre la fièvre : Antipyrine, sulfate de quinine.

Dans les cas urgents, dans les cas de vastes salpingites suppurées avec pelvi-péritonite, que rien n'améliore, pratiquer la *laparotomie*.

Après la période aiguë.

Contre la douleur, la congestion et pour activer la résorption des exsudats : Lavements chauds de 45° et 50°, pris lentement avec un irrigateur, 2 fois par jour.

En cas de salpingite suppurée : *Traitement chirurgical* (laparotomie suivie de l'extirpation uni ou bilatérale des annexes. Hystérectomie vaginale).

Quand la salpingite n'est pas kystique, mais simplement catarrhale ou parenchymateuse :

Faire la *dilatation de la cavité utérine* avec des tiges de laminaire de calibre croissant, qu'on laisse 24 heures en place. Avant de pratiquer cette opération, donner une injection vaginale antiseptique. Si la dilatation cause des douleurs ou des envies de vomir, mettre la malade au repos et faire des injections chaudes.

Une fois la dilatation utérine complète obtenue, pratiquer le *curettage*, surtout si on constate des fongosités saignantes ou un écoulement purulent. Gratter minutieusement les angles de l'utérus. Le grattage fini, injection intra-utérine très chaude (50°) et cautérisation avec la teinture d'iode ou la glycérine créosotée :

Créosote de hêtre.... } āā 10 gr.
Alcool................. }
Glycérine neutre........ 15 —

Enfin, *tamponnement utérin* avec la gaze iodoformée ou salolée.

Répéter les *injections de teinture d'iode*.

Si l'utérus est fixé et immobilisé par la cellulite pelvienne, faire les pansements sans abaisser l'utérus.

Faire les pansements d'abord tous les 2 jours, puis tous les 4 jours, pendant 2 ou 3 semaines. Quand la collection salpingée diminue et que les douleurs disparaissent, laisser l'utérus revenir sur lui-même, mais continuer l'antisepsie utérine, en introduisant dans l'utérus des crayons de salol ou d'iodoforme.

Repos absolu pendant tout le traitement; laxatifs et traitement général tonique.

Eaux thermales de Salins, Salies-de-Béarn, Challes, Luchon, Royat, Néris, Luxeuil.

SARCINES DE L'ESTOMAC.

Perles de créosote : 2 à 6 perles après chaque repas.

Naphtol β en cachets de 25 centigr, 3 à 4 cachets par jour.

SARCOCÈLE.

S. SYPHILITIQUE.
Voy. *Orchite syphilitique.*

S. TUBERCULEUX.
Voy. *Orchite tuberculeuse.*

SCARLATINE.

Hygiène : Aération de la chambre. Donner chaque jour un *bain tiède* (32° à 35°), à l'enfant comme à l'adulte.

Régime lacté absolu pendant la période fébrile. Boissons acides, limonade citrique ou tartrique, café, eau vineuse, tisanes.

Prévenir les infections secondaires avec leurs complications, en instituant une *antisepsie rigoureuse* de la surface cutanée, à l'aide des *bains tièdes*, des muqueuses oculaires, en faisant des *lavages avec la solution boriquée*, et des cavités buccale, nasale et pharyngée, en prescrivant les *grands lavages, répétés trois fois par jour* avec de l'eau bouillie additionnée de quelques gouttes du mélange suivant :

Essence de menthe....	50 centigr.
Thymol	2 gr.
Acide benzoïque.......	4 —
Essence d'eucalyptus..	30 —
Alcool à 90°. Q. S. pour	250 —

Chez les petites filles et les femmes : *Toilette vulvaire et vaginale* ; lavages et injections avec des solutions de sublimé au 2000° ou de permanganate de potasse au 1000°.

Contre l'angine scarlatineuse (érythémateuse ou pseudo-membraneuse) : irrigations boriquées (3 p. 100) ou salicylées (2 p. 1000) et badigeonnages répétés, quatre fois par jour avec :

Acide phénique..........	1 gr.
Glycérine..............	33 gr.
	(Moussous.)

Acide phénique.....	) ãã	1 gr.
Camphre..........	)	
Glycérine		20 —

Résorcine...............	3 gr.
Glycérine	33 —

Prescrire le *chlorate de potasse*, à l'intérieur :

Chlorate de potasse.	75 centigr. à 1 gr.
Sirop de mûres....	30 gr.
Hydrolat de laitue..	60 —
	(Roger.)

A prendre dans la journée, par cuillerée à café (enfants).

Si une angine pseudo-membraneuse apparaît tardivement: Pratiquer l'examen bactériologique des fausses membranes et faire des injections de *sérum antidiphtéritique*, quand le bacille de Löffler est en cause.

Contre la fièvre : Quinine, antipyrine ; ne pas abuser des antithermiques, ils favorisent le collapsus, affaiblissent l'action cardiaque, diminuent la diurèse.

Chez les enfants :

Chlorhydro-sulfate de quinine..........	50 à 80 centigr.
Julep gommeux.....	60 à 80 gr.

A prendre en trois doses (à 1 heure d'intervalle).

Antipyrine...........	1 gr. 80
Eau	45 gr.
Sirop de framboises....	15 —

A prendre en 3 doses, dans la journée.

En cas d'agitation, d'insomnie :

Hydrate de chloral. 50 centigr.
Teinture de musc.. X à XX gouttes.
Sirop de menthe. } ā̄ā 30 gr.
Eau distillée..... }

1 cuillerée à café, d'heure en heure (enfants).

Hydrate de chloral..... 3 à 4 gr.
Bromure de sodium.... 3 —
Sirop de codéine....... 20 —
Eau de laurier-cerise.... 15 —
Eau .... 120 —

A prendre en deux fois, dans un peu de lait chaud (adultes).

Dans la scarlatine maligne et compliquée, contre l'hyperthermie, le délire et la carphologie, employer les *bains froids* à 20° ou 25°, de 5 à 15 minutes de durée; répétés 4 à 10 fois par jour.

(Contre-indiqués en cas de collapsus, faiblesse du cœur, hémorragies.)

A défaut de bains, faire des *lotions froides* avec l'eau pure ou l'eau vinaigrée.

Ou encore donner des *bains tièdes progressivement refroidis.*

Si l'entourage s'oppose à la balnéation, employer le *drap mouillé.*

Prescrire les *boissons abondantes* et les *diurétiques* pour faciliter l'élimination des toxines.

Dans quelques cas, pratiquer des *injections sous-cutanées d'eau salée* à 7 p. 1000, soit à petites doses souvent répétées, soit à doses massives (1/2 litre en une fois et par jour chez un enfant de 8 à 12 ans).

Contre les phénomènes ataxiques et pour favoriser l'éruption : carbonate ou acétate d'am-

moniaque, dans le premier cas associé au musc.

Chez les enfants :

Musc.................. 1 gr.
Carbonate d'ammoniaque. 20 centigr.
Sirop simple............ 40 gr.
Eau distillée........... 80 —
                    (Descroizilles.

4 à 6 cuillerées à café par jour.

Carbonate d'ammoniaque.. 1 gr.
Eau de menthe.......... 5 —
 — de tilleul........... 20 —
Sirop de fleurs d'oranger. 15 —

4 à 6 cuillerées à café par jour.

Contre la tendance au collapsus, le pouls faible : Donner la digitale, le strophantus, la strychnine, pratiquer des injections sous-cutanées de caféine et d'éther.

Teinture de digitale... XV gouttes.
Oxymel scillitique..... 15 gr.
Sirop simple......... 45 —
Eau de laitue....... 90 —
                    (Roger.)

Une cuillerée à café de deux en deux heures (enfants de 10 à 15 ans).

Teinture de strophantus }
 au 20e............. } ā̄ā X gouttes.
Liq. ammoniacale anisée. }
Eau distillée............... 60 gr.
Sirop d'éther.............. 10 —

Par cuillerées à café, toutes les 2 heures (enfants de 10 à 12 ans).

Chez l'adulte :

Teinture de noix vomique.. }
 — alcoolique de digit. } ā̄ā 5 gr.

X gouttes, trois à quatre fois par jour.

En cas d'albuminurie et d'anasarque : Révulsion sur les reins avec la teinture d'iode ou une flanelle imbibée d'essence de térébenthine; administrer la digitale ou la caféine, ou bien prescrire :

Diurétine...... 1 gr. 50 centigr.
Sucre........ 2 gr. 50 —
Cognac............ X gouttes.
Eau ....,.... 100 gr.

(Demme.)

Par cuillerée à café, d'heure en heure, au-dessus de 3 ans.

Alcoolature d'aconit.. X gouttes,
Acide tannique...... 20 centigr.
Julep gommeux..... 100 gr.

(Roger.)

Une cuillerée à dessert toutes les 2 heures (enfants de 5 à 6 ans).

Ou encore, donner, deux fois par jour, un peu d'*eau nitrée*, sucrée avec une cuillerée à bouche du sirop suivant :

Oxymel scillitique........ 30 gr.
Sirop de digitale........, 40 —

Poudre pour *tisane nitrée* :

Sel de nitre........... 3 gr.
Sucre pulvérisé........ 50 —
Essence de citron...... IV gouttes.

Pour 1 litre d'eau. A prendre un 1/2 grand verre, 1 à 2 fois par jour.

Purgatifs : Scammonée, jalap, calomel.

Scammonée........ 50 centigr.

Pour 1 paquet : à prendre dans un peu de lait (enfants de 6 à 10 ans).

Calomel............ 10 centigr.
Scammonée........ 30 —

En 3 paquets : un toutes les 1/2 heures (enfants 5 à 8 ans).

Chez l'adulte. Prescrire l'*eau-de-vie allemande*, à la dose de 20 gr., ou le *sulfate de soude*, à celle de 30 grammes.

Antisepsie intestinale :

Benzonaphtol........ 20 centigr.
Magnésie.......... 25 —
Sucre en poudre..... 1 gr.

(Comby.)

Pour 1 paquet, n° 20. A prendre un paquet toutes les 2 heures, dans du lait (5 paquets par jour) (enfants de 5 à 10 ans).

Voy. *Néphrite aiguë.*

Contre l'hydropisie post-scarlatineuse non albuminurique (due à l'affaiblissement du cœur, à de l'hyposystolie et à des troubles de nutrition des capillaires) : Régime reconstituant, lait, œufs, vins généreux, et injections de *caféine*.

Chez les enfants : 4 à 6 centigr., 4 à 6 fois par jour.

Essayer aussi les injections de *sulfate de strychnine*, qui facilitent l'effet des diurétiques :

Sulfate de strychnine. 1 centigr.
Eau distillée........ 10 gr.

Pour injections hypodermiques.

Chez les *enfants* injecter *1, 2 et même 4 milligr.* par jour, selon l'âge, en plusieurs fois.

Contre l'hématurie et la scarlatine hémorragique : Acide gallique, ergotine.

Acide gallique........... 1 gr.
Sirop de fleurs d'oranger. 30 —
Eau distillée.......... 80 —

(Comby.)

Une cuillerée à café d'heure en heure (enfants).

Au moment de la desquamation : Conseiller les *bains tièdes* répétés, avec savonnage, et les frictions sur la peau avec :

Acide tartrique........ 1 gr.
Essence de menthe...... IV gouttes.
Vaseline............ 40 gr.

(Comby.)

Pour onctions, une fois par jour.

En cas de rhumatisme scarlatin : Séjour prolongé au lit; enveloppement des articulations avec de la ouate.

SCIATIQUE.

Dans la sciatique récente : *repos absolu*, pour prévenir l'impotence du membre, consécutive à la névrite qui succède souvent à la congestion du nerf (Voy. *Névrites*).

Extérieurement : Ventouses scarifiées, au-dessous du pli fessier, dans le creux poplité et au mollet. *Vésicatoires successifs* sur le membre, ou bien *vésicatoires en forme de longue bande*, recouvrant la face postérieure du membre.

Injecter profondément sur le trajet du nerf :

Gaïacol cristallisé.........	4 gr.
Menthol.................	1 —
Chloroforme.............	6 —

1 centimètre cube à la fois; 2 fois par jour.

Pulvérisations de *chlorure de méthyle* employées avec prudence, pour éviter les escarres et les ulcérations.

Employer le *liniment calmant* suivant :

Chloroforme.............	4 gr.
Extrait d'opium..........	1 —
Alcoolat de Fioravanti....	15 —
Baume tranquille........	40 —

Ou le *liniment irritant* ci-dessous :

Camphre.................		3 gr.
Acide acétique.........	ãã	15 —
Essence de térébenthine.		

Intérieurement, si la sciatique est d'**origine rhumatismale**, donner le *salicylate de soude*, 4 à 6 gr. par jour, en potion, associé à l'*aconit* (teinture de racines d'aconit, XXX gouttes).

Dans les autres cas : *Antipyrine, exalgine, quinine.*

Sulfate de quinine..	25 à 30 centigr.
Extrait thébaïque...	1 à 2 —

Pour 1 pilule, 3 par jour.

Antipyrine......		
Salol..........	ãã	50 centigr.

Pour 1 cachet, 4 à 6 par jour.

En cas de douleurs vives : Injections de *morphine*.

Sulfate neutre d'atropine..	1 centigr.
Chlorhydrate de morphine.	10 —
Eau distillée de laurier-cerise.................	20 gr.

Injecter une seringue de Pravaz 2 à 3 fois par jour.

Après la période aiguë : Bains de vapeur, bains simples ou térébenthinés ; électrisation, massage, hydrothérapie, eaux thermales : Luxeuil, Néris, Royat, Vals, Bagnères-de-Bigorre.

Traiter la névrite consécutive :

Sulfate de strychnine.	1 centigr.
Eau distillée........	10 gr.

Injecter 2 à 3 seringues de Pravaz par jour.

Voy. *Névrites*.

Dans la sciatique chronique : Traitement causal (rhumatisme chronique, arthritisme, goutte, diabète, syphilis, alcoolisme, impaludisme, néoplasie).

Élongation du nerf à ciel ouvert ou sous-cutanée (par flexion forcée de la cuisse sur le bassin, la jambe tendue).

Voy. *Névralgies*.

SCLÉRÈME.

Activer la circulation. Bains chauds aromatiques, sinapisés avec 500 gr. de farine de moutarde pour un grand bain. Frictions excitantes.

Stimulants diffusibles. Massage. Électrisation.

Chez les nouveau-nés, prescrire :

Cognac vieux....... } āā 10 gr.
Sirop d'éther....... }
Eau distillée de menthe... 40 —

1 cuillerée à café toutes les 2 heures.
Séjour dans la couveuse, gavage.

SCLÉRITE.

Chez les rhumatisants et les goutteux : eaux de Vichy, Vals ; bains de vapeur, sudations. Régime et hygiène des arthritiques.

Mettre au repos l'organe malade ; comprimer l'œil atteint par un tampon de coton sec, surtout la nuit. Collyre à l'atropine. Massages à travers la paupière. Pointes de feu très serrées et nombreuses, mises avec le thermocautère.

(Trousseau.)

SCLÉROSE DU CERVEAU (porencéphalie, sclérose lobaire, etc.).

Période aiguë.
Vésicatoire à la nuque.
Vessie de *glace* sur la tête. *Purgatif* drastique.

En cas de syphilis héréditaire : frictions quotidiennes avec 2 gr. d'*onguent napolitain* et potion à l'*iodure de potassium* (50 centigr. à 1 gr. par jour, de 2 à 4 ans).

Contre la fièvre et l'agitation : conseiller les *bains tièdes prolongés* ; prescrire le *bromure de potassium* (1/2 à 1 gr. par jour).

Après la période aiguë, conseiller l'*électricité faradique* (courants faibles, séances de 5 à 10 minutes) ou les *courants galvaniques*.

Contre les attaques d'épilepsie : bromure de potassium.

En cas de déformation : *massage* combiné et alterné avec l'électrisation.

Contre les pieds bots paralytiques :
Recourir aux appareils orthopédiques et à la chirurgie orthopédique.

Prescrire les bains de mer ; séjour aux eaux chaudes chlorurées sodiques : Bourbonne, Salies, Dax, Néris, Aix, Bagnères-de-Bigorre.

SCLÉROSE EN PLAQUES.

Révulsion le long de la colonne vertébrale.
Iodures alcalins, à doses faibles mais prolongées ; frictions mercurielles ; nitrate d'argent.

SCOLIOSE.

Exercices physiques en plein air, *gymnastique suédoise*, *massage*.
Traitement orthopédique : *corsets plâtrés* ou *métalliques*.
Électrothérapie.
Bains salés et sulfureux, frictions stimulantes.

Envoyer les maladess à la campagne, aux bains de mer, ou dans une station chlorurée sodique forte.
Intérieurement : huile de foie de morue, fer, arsenic, quinquina, sirop d'iodure de fer.

SCORBUT.

Éviter l'humidité. Alimentation reconstituante, viande fraîche, eau de source, fruits acides, légumes verts.
Acides végétaux : citron, oseille.
Intérieurement : perchlorure de fer, sirop antiscorbutique de raifort.

Perchlorure de fer liquide. 20 gr.

Prendre XXX à XL gouttes par jour, en 2 fois.

Perchlorure de fer....... 5 gr.
Poudre de guimauve..... Q. S.

Pour 100 pilules ; 10 à 15 pilules par jour.
Ou bien prescrire la potion au tartrate ferrico-potassique :

Extrait de gentiane.... 5 gr.
Teinture de gentiane... 15 —
Tartrate ferrico-potassique............... 10 —
Sirop simple......... 70 —
Acide citrique........ 30 centigr.
Eau distillée......... 200 gr.

2 à 3 cuillerées à bouche par jour ; 1/4 d'heure avant les repas.
Ou encore :

Teinture de cochléaria. | āā 100 gr.
— de quina.... |
Sirop antiscorbutique...... 500 —

A prendre 3 cuillerées à bouche par jour.

Prescrire les *bains aromatiques*, les *frictions sèches*.
Contre la gingivite et la stomatite : Badigeonnages et gargarismes astringents.

Extrait de ratanhia....... 1 gr.
Teinture de ratanhia...... 10 —

Pour badigeonner les gencives.

Teinture de myrrhe.... | āā 4 gr.
— de cannelle.... |
— de bois de gaïac. | āā 60 —
— de ratanhia ... |
Alcoolat de cochléaria...... 30 —

1 cuillerée à café, étendue dans 2 cuillerées à bouche d'eau ; pour gargarismes.
Toucher les **ulcérations** avec l'acide chromique au dixième ou avec le jus de citron.
Contre les hémorragies : Perchlorure de fer, ergotine.
Contre les manifestations cardiaques et pulmonaires : Employer l'alcool, la caféine, l'acétate d'ammoniaque.
Dans le cas de pleurésie hémorragique : Thoracentèse.

S. INFANTILE (rachitisme aigu, maladie de Barlow).
Donner à l'enfant une bonne nourrice.

Chez les enfants plus âgés, réglementer l'alimentation.

Faire prendre à l'enfant une ou deux cuillerées de jus de viande par jour.

Ajouter à la quantité quotidienne de lait que l'enfant doit prendre, 3 cuillerées à café de la solution suivante :

Extrait de ratanhia....... 2 gr..
Acide tartrique......... 20 —
Eau bouillie............ 40 —

Prescrire des bains salés quotidiens de cinq minutes de durée :

Sel marin............ 1000 gr.
Carbonate de soude..... 100 —
Amidon............... 500 —

Pour un bain.

SCROFULE.

Envoyer les jeunes scrofuleux à la *campagne*; leur conseiller l'*exercice*, les *jeux* en plein air, la *gymnastique*. Prescrire les *frictions sèches* ou *stimulantes*, les *bains salés*, les *douches froides*. Prescrire aussi une alimentation *abondante, riche en azote et en phosphate*.

Donner aux enfants âgés de moins de 16 mois le *lait phosphaté naturel*, le *lait iodé*.

Chez les enfants plus âgés : activer la nutrition générale, en prescrivant le mélange suivant :

Iodure de sodium... 1 gr. 50 à 2 gr.
Bromure de sodium. 5 gr.
Chlorure de sodium. 10 —
Eau distillée....... 100 —

Une cuillerée à café le matin, dans une tasse de lait.

Conseiller aux scrofuleux adolescents ou adultes de vivre dans un milieu où pénètrent facilement l'air, la lumière et la chaleur; leur prescrire les promenades, la gymnastique, le massage, l'hydrothérapie.

Veiller à ce que l'alimentation soit abondante, et combattre l'anorexie par les stimulants et les amers (quinquina, gentiane, quassia amara, colombo, etc.).

Administrer l'*huile de foie de morue* à hautes doses, 4 à 6 cuillerées à bouche par jour (80 à 120 grammes), suivant l'âge et la tolérance des sujets.

Si l'huile pure est mal acceptée, la mêler à d'autres corps moins répugnants.

Huile de foie de morue..) āā 500 gr.
Eau de chaux.........)
Saccharine ....) āā 2 —
Essence d'am. amères..)

(Monin.)

Corriger le goût de l'huile de foie de morue avec *II gouttes d'essence de menthe poivrée, de cannelle, ou d'éther de fraises pour 100 gr. d'huile*.

Prescrire de préférence l'*huile brune* à l'huile blonde. Associer l'huile de foie de morue à l'*extrait de malt, dans la proportion de 30 à 50 p. 100*.

Si l'huile de foie de morue est mal tolérée, ou en été, quand elle devient indigeste, la remplacer par le *sirop antiscorbutique iodé*, le *sirop iodotannique*, le *sirop d'iodure de fer*, ou *le vin iodotannique phosphaté*. Prendre ces médicaments, à la dose de 1 à 4 *cuillerées à café* pour les enfants, de 4 à 5 *cuillerées à dessert* pour les adolescents.

Se servir aussi des formules suivantes :

Iodure de potassium.....   2 gr.
Teinture d'iode.... } ãã   1 —
Tannin........... }
Sirop de quinquina......   50 —
Julep gommeux........   150 —

(Guibourt.)

3 à 4 cuillerées par jour.

Iode pur..............   1 gr.
Tannin................   8 —
Lactophosphate de chaux..   12 —
Vin de Madère...........   1 litre.

3 verres à madère par jour, après les repas.

Iodure de potassium.. } ãã   2 gr.
Teinture d'iode...... }
Sirop de gentiane.... } ãã   125 —
— de quinquina.. }

(Verneuil.)

1 à 2 cuillerées à café par jour.

Iodure de potassium....   6 gr.
Iode.................   40 centigr.
Teinture de cardamome.   25 gr.
Sirop de salsepareille
composé............   75 —

(Gallois.)

1 à 2 cuillerées à café.

Iodure de potassium.......   15 gr.
Tartrate de fer ammoniacal.   18 —
Sirop de gentiane..... }
— de quinquina... } ãã   300 —
— d'éc. d'or...... }

(Boinet.)

3 cuillerées par jour, dans de la tisane.

Iodure de fer...........   5 gr.
Iodure de potassium....   10 —
Sirop de fleurs d'oranger.   50 —
— de gomme......   450 —

2 cuillerées à bouche par jour.
(Enfants de 3 à 6 ans.)

Donner l'iodure de potassium en pilules :

Iodure de potassium.. }
Extrait de feuilles de } ãã   2 gr.
noyer .... }
Poudre de feuilles de noyer.   Q. S.

Pour 10 pilules : 3 par jour.

Administrer aussi l'*iodure d'arsenic*, de *mercure* et de *soufre* :

Iodure d'arsenic........   5 centigr.
— de fer...... } ãã   5 gr.
— de soufre... }
Extrait de quinquina....   8 —
Rhubarbe en poudre.....   Q. S.

Pour 100 pilules toluisées : 4 à 8 pilules par jour.

Prescrire la *liqueur de Donovan-Ferrari* :

Iodure d'arsenic.......   20 centigr.
Biiodure de mercure...   40 —
Iodure de potassium...   4 gr.
Eau distillée.........   120 —

Avant 1 an : I à V gouttes, 2 fois par jour, dans de l'eau sucrée, avant de teter.

Enfants de 1 an et plus : V à XII gouttes progressivement, 2 fois par jour, aux repas.

Enfants de 3 à 6 ans : V à XX gouttes.

Adolescents : VI à LX gouttes par jour en 3 fois, en augmentant chaque jour d'une à deux gouttes.

Adultes : VI à C gouttes par jour, en 3 fois, aux repas.

Éviter, en même temps que l'on fait usage de cette liqueur, l'usage des substances acides.

User du *phosphate de chaux*, du *biphosphate de chaux*, du *lacto* ou *chlorhydrophosphate de chaux*, de l'*hypophosphite de chaux* :

Biphosphate de chaux....   20 gr.
Alcoolature de citron....   5 —
Eau................   300 —

1 cuillerée à soupe, dans du lait sucré.

Hypophosphite de chaux.   5 gr.
Sirop de fleurs d'oranger.   50 —
— de sucre..........   450 —

1 à 2 cuillerées à bouche par jour.

Lacto ou chlorhydropho-
   phate de chaux........   20 gr.
Sirop de limons........   500 —

1 à 2 cuillerées par jour.

Hypophosphite de chaux. 3 gr.
— de soude. 1 gr. 50 centig.
Huile de foie de
  morue .... }
Glycérine et émul- } āā 150 gr.
  sion aromatique.. }

2 cuillerées à bouche par jour.

Phosphate de soude..... 6 gr.
— de potasse.... 3 —
Vin de Banyuls........ 200 —
Sirop d'éc. d'or. amères. 100 —

1 verre à liqueur à la fin des 2 principaux repas.

Prescrire de préférence les *glycéro-phosphates.*

A la première période de la scrofule (période latente), chez les scrofuleux torpides, prescrire le *traitement maritime*, notamment le séjour sur les bords de la Manche.

A la période active (adolescence), si le sujet est nerveux et excitable, s'il a des bronchites, des ophtalmies, conseiller les *eaux chlorurées sodiques* ou *chloro-carbonatées* de Salins, Salies-de-Béarn, Balaruc, Bourbonne, Bourbon-Lancy, Bourbon - l'Archambault, Lamotte, Uriage.

Envoyer aux eaux *arsenicales de la Bourboule* les malades de la période active, souffrant de bronchite et de catarrhe pulmonaire chronique.

A la période d'état, *eaux sulfureuses* : Luchon, Cauterets, Ax, Bagnols, Amélie, le Vernet, Olette, Eaux-Bonnes, Allevard, Saint-Honoré, Barèges, Euzet, Cambo, Enghien, Gréoulx.

SÉBORRHÉE.

S. HUILEUSE DU CUIR CHEVELU.

Lavages et lotions avec de la *décoction de bois de Panama*; savonnages du cuir chevelu avec du *savon alcalin*; lotions avec une solution de *bicarbonate de soude* à 1 p. 50 ou lotions à l'*ammoniaque diluée*, à l'*alcool*.

Prescrire le mélange suivant :

Borate de soude........ 15 gr.
Éther sulfurique camphré. 30 —
Eau distillée.......... 250 —
             (Hillairet.)

Pour lotions.

Après les lavages, poudrer chaque jour le cuir chevelu avec une poudre inerte :

Sous-nitrate de bismuth.. 5 à 10 gr.
Talc.................. 100 —

Carbonate de magnésie... 10 gr.
Talc.................. 100 —

Le lendemain matin, enlever ces poudres par un savonnage et frictionner le cuir chevelu avec une *solution alcoolique de tannin* ou de *sulfate de quinine*.

S. HUMIDE *avec inflammation eczémateuse, croûteuse du cuir chevelu :*

Soufre .... }
Oxyde de zinc....... } āā 2 gr.
Vaseline.............. 40 —

Pour onctions, tous les soirs.

Lavages quotidiens ; saupoudrer les parties malades avec :

Acide salicylique.......... 2 gr.
Chlorhydrate de pilocarpine.. 1 —
Soufre................... 15 —
Borate de soude. ..:..:... 8 —
Poudre d'amidon.......... 20 —
— de talc............ 60 —

(Brocq.)

S. SÈCHE AVEC ALOPÉCIE.

Faire porter les cheveux coupés courts. Prescrire des nettoyages de la tête deux fois par semaine, avec de la *décoction de bois de Panama* ou de *saponaire*, additionnée d'un peu de *savon au goudron* et *au Panama de Vigier*.

En cas de démangeaisons, faire faire en plus, deux fois par semaine, une lotion du cuir chevelu avec :

Polysulfure de potassium liquide..... X à LX gouttes.

Pour un quart de verre d'eau chaude.

Ou bien avec des solutions de *sublimé* à 1 p. 400 ou à 1 p. 600, enfin conseiller les lotions à l'*ammoniaque*.

Appliquer sur le cuir chevelu l'une des pommades suivantes et faire le lendemain matin un savonnage du cuir chevelu.

Naphtol β........ } āā 30 à 50 centigr.
Résorcine....... }
Soufre précipité...... 2 à 4 gr.
Huile de ricin....... 14 —
Beurre de cacao...... 5 —
Baume du Pérou..... Q. S. p. aromatiser.

(Brocq.)

Soufre précipité..... } āā 10 gr.
Beurre de cacao..... }
Baume de Pérou........ 2 —
Huile de ricin........ 50 —
Teinture de cantharides.. 3 —

En onctions : matin et soir.

Résorcine............... 1 gr.
Eau de Cologne........ 30 —
Glycérine........... } āā 10 —
Alcool........... }
Teinture de cantharides... 1 —
Eau distillée............ 50 —

En frictions quotidiennes.

Chlorhydrate de pilocarpine........... 50 centigr.
Alcool camphré.. }
Rhum .... }
Teinture de cantharides...... } āā 5 gr.
Glycérine ...... }
Essence de santal. }
— de wintergreen. } āā V gouttes.
— de roses.. }
Alcool à 80°........... 80 gr.

(Brocq.)

Une friction tous les jours.

Si les cheveux deviennent trop secs, prescrire :

Teinture de quinine.... }
— de romarin... } āā 10 gr.
— de jaborandi.. }
Huile de ricin........... 15 —

(Brocq.)

Agiter avant de s'en servir.

Combattre l'arthritisme : *Alcalins, arséniate de soude, iodures alcalins, hydrothérapie*, exercices musculaires et régime diététique de la goutte.

SEPTICÉMIE AIGUË.

Administrer le *sulfate de quinine*, à la dose de 1 à 2 gr. par jour, excepté dans les cas accompagnés de déchéance cardiaque. *Alcool* à haute dose. *Diurétiques* et *boissons abon-*

dantes, pour faciliter l'élimination des toxines.

En cas d'hémorragie et d'anémie : *injections intraveineuses d'eau salée* à 7 p. 1000, à 38° à la dose de 1/4 à 1 litre.

Antisepsie rigoureuse du foyer septique. *Incisions* au bistouri ou au thermocautère, *drainage. Amputation*.

Ne pas donner d'antiseptiques toxiques à l'intérieur (acide phénique en potion ou en lavements); *injecter sous la peau*, autour du foyer septique, des *solutions de teinture d'iode* ou *de trichlorure d'iode, d'acide chlorhydrique*, qui sont des antitoxiques supérieurs au sublimé; faire prendre XV à XXV gouttes de *teinture d'iode* par jour, en 5 ou 6 fois, dans de l'eau sucrée.

Purgatif pour dégager le tube intestinal : *eau-de-vie allemande*, 15 gr.

Si la septicémie s'est déclarée dans une plaie des membres : ouvrir largement, gratter à la curette, cautériser au chlorure de zinc à 10 p. 100, ou à la teinture d'iode.

Bourrer la plaie de gaze iodoformée.

Iode pur............ 10 centigr.
Iodure de potassium.... 1 gr.
Eau distillée.......... 10 —

Injecter 5 à 6 seringues de Pravaz par jour.

S. PUERPÉRALE.

Voy. *Fétidité des lochies* et *Fièvre puerpérale*.

SPASMES.

S. DE LA GLOTTE (chez les enfants).

Au moment de l'accès, asperger la figure avec de l'eau froide, frictionner, flageller le corps. Débarrasser le pharynx des mucosités qu'il peut contenir.

En cas de danger imminent : *insufflation avec une sonde*.

En cas d'état convulsif généralisé : *inhalations de chloroforme*.

Dans l'intervalle des accès, faire prendre des *bains de tilleul* ou *de camomille* :

Tilleul avec bractées.... 50 gr.
Eau bouillante........ 1000 —

A verser dans l'eau du bain; prendre un bain tous les jours.

Prescrire le *bromure de potassium* et l'*aconit* :

Eau distillée...... ⟩ ãã 30 gr.
Sirop de fleurs d'or. ⟩
Bromure de potassium.. 1 —
Musc................ 10 centigr.
(Comby.)

3 cuillerées à café par jour.

Employer les *suppositoires à la belladone* :

Extrait de belladone... 5 centigr.
Beurre de cacao....... 2 gr.

Pour 1 suppositoire, n° 12. Un tous les soirs.

Combattre la constipation, la dyspepsie et le nervosisme.

Chez les enfants de 18 à 20 mois, prescrire comme *toniques* : le sirop d'iodure de fer, l'huile de foie de morue, le sirop iodotannique.

S. DE LA VESSIE.

Diluer l'urine par les boissons

abondantes : *tisanes diurétiques, eau de Vichy.*

Cataplasmes ou *compresses de Priessnitz* sur le bas-ventre. *Bains tièdes* prolongés. *Lavements tièdes, lavements au laudanum* (XX gouttes) ou *au chloral* (2 à 4 gr.).

Intérieurement : antispasmodiques, hypnotiques.

Camphre monobromé......	3 gr.
Extrait de quassia........	2 —
Sirop de belladone	Q. S.

(Blocq.)

Pour 30 pilules : 3 à 4 pilules par jour.

Chez les sujets nerveux : traitement général de l'hystérie et de la neurasthénie (Voy. *Neurasthénie*).

Chez les nouveau-nés (infarctus uriques) : boissons.

Chez les adolescents ou les adultes : surveiller l'alimentation, qui ne devra pas être trop azotée (uricémie).

SPERMATORRHÉE.

(Voy. *Neurasthénie génitale.*)

SPINA VENTOSA.

Pansements compressifs ou protecteurs avec l'*emplâtre de Vigo.*
En cas de suppuration : *incision* et pansements à l'*iodoforme. Évidement, résection, extraction d'esquilles.*

STÉNOSE DU COL.

(Voy. *Atrésie du col.*)

STOMATITES.

S. APHTEUSE ou **APHTES.**
Voy. *Aphtes.*

S. CRÉMEUSE ou **MUGUET.**
Voy. *Muguet.*

S. CATARRHALE. — (Érythémateuse, toxique, urémique, diabétique, mercurielle, dentaire, tabagique.)
Traitement causal.

Asepsie de la bouche, lavages avec des solutions antiseptiques : *chlorate de potasse* 3 à 5 p. 100, *thymol, phénol* 1/2 à 1 p. 100, *hydrate de chloral* 1 p. 100 ; *sublimé* 1 p. 1000 à 1 p. 5000.
Gargarismes astringents :

Alcoolature de cochléaria.		
Teinture de ratanhia....	ãã	10 gr.
— de quinquina.		
— de cachou ...	ãã	4 —
— de benjoin...		
Eau de Botot.............		200 —

1 à 2 cuillerées à bouche, dans 1 verre d'eau.

Tannin...................		2 gr.
Alun....................		1 —
Essence de menthe.......		Q. S.
Poudre de cachou...	ãã	15 gr.
— de quinquina.		

Poudre dentifrice à employer avec une brosse à dents très fine.

Badigeonnages avec des *solutions de nitrate d'argent* à 1 p. 100 ou à 1 p. 50.

En cas de stomatite érythémateuse et pultacée, conseiller des gargarismes fréquents à l'*eau de Vichy* et des badigeonnages avec :

Borate de soude....	ãã 15 gr.
Glycérine..........	

(Barié.)

Bains de bouche fréquents avec des *solutions alcalines.*

Toucher les **ulcérations** avec le crayon de *nitrate d'argent mitigé,* avec l'*acide chromique* à 5 ou 10 p. 100, l'*acide chlorhydrique* 5 à 10 p. 100, ou l'*acide salicylique* en collutoire à 10 p. 100.

Combattre les douleurs, par l'interposition entre les muqueuses gingivale et bucco-labiale de petits tampons de ouate hydrophile, imbibés de la solution suivante :

Antipyrine...........	10 à 20 gr.
Chlorhydrate de cocaïne.	2 —
Eau..............	100 —

Contre la salivation exagérée : extrait de belladone, atropine.

Extrait de belladone....	1 centigr.
Excipient.............	Q. S.

Pour 1 pilule : 3 à 4 pilules par jour.

Granules d'atropine à 1/2 milligr. : 2 granules par jour.

S. ULCÉRO-MEMBRANEUSE.

Chlorate de potasse intus et extra (chez l'enfant, 1 à 2 gr., chez l'adulte, 2 à 6 gr. par jour).

Lavages de la cavité buccale, plusieurs fois par jour, avec un *grand verre d'eau tiède,* additionné d'*une cuillerée à café de chlorate de potasse et une cuillerée à bouche de miel rosat,* ou bien encore toucher 4 fois par jour les parties malades avec un pinceau imbibé de :

Chlorate de potasse.......	4 gr.
Miel rosat..............	10 —
Glycérine..............	30 —

Employer le *permanganate de potasse* et la *teinture d'iode.*

Permanganate de potasse.	1 gr.
Eau distillée............	150 —

Toucher au pinceau 4 fois par jour.

Teinture d'iode.......	10 à 20 gr.
Glycérine...........	20 —

Toucher 3 fois par jour, avec un pinceau.

Lavages et *gargarismes* avec des solutions de permanganate de potasse à 1/2 ou 1 p. 1000.

Conseiller aussi de toucher les ulcérations avec un petit tampon de coton hydrophile, imbibé d'une *solution de sublimé* à 1 ou 2 p. 1000.

SUETTE MILIAIRE.

Lait, bouillon, tisanes, limonade. Purgatif énergique contre la constipation opiniâtre.

Deux fois par jour, changement de draps ; ne pas trop couvrir le malade.

Contre la fièvre et l'adynamie : *quinine, lotions froides vinaigrées.*

Contre l'oppression : *ventouses sèches, injections d'atropomorphine.*

Contre l'ataxie et le délire : *balnéation froide (25° à 15°).*

(L. Guinon.)

SUEURS DES PHTISIQUES.

(Voy. *Phtisie*.)

SYCOSIS.

(Voy. *Trichophytie de la barbe*.)

SYMPHYSE.

S. CARDIAQUE.

Voy. *Péricardite chronique, Insuffisance, Myocardite chronique et Rétrécissements*.

S. PLEURALE.

Voy. *Adhérences pleurales*.

SYNCOPE.

Coucher le malade, la tête un peu basse. Excitations cutanées.

Inhalations de *nitrite d'amyle*, d'*éther*.

Injections sous-cutanées d'é-ther.

Electrisation du nerf phrénique avec les courants continus : pôle positif au niveau du nerf au cou, pôle négatif à l'épigastre.

Tractions rythmées de la langue.

En cas d'anémie aiguë traumatique : *injection intraveineuse d'eau salée* (7 p. 1000 à 38° ou 40°), à la dose de 250, 500, 800 gr. à la fois, selon le cas.

SYPHILIS.

S. DES ENFANTS (acquise ou héréditaire).

Employer *l'onguent napolitain* en frictions, à la dose de 1 à 2 gr., suivant l'âge du malade.

	1 an.	2 ans.	15 ans.
Onguent napolitain.	20 gr.	30 gr.	40 gr.
Essence de menthe.	XX à XL gouttes.		

Diviser en 20 boîtes ; une par jour pour chaque friction.

Technique des frictions : prendre un gant de peau, pour ne pas subir soi-même l'absorption mercurielle, et faire pendant cinq minutes une friction avec l'onguent mercuriel. Après la friction, appliquer une feuille d'ouate. Ne jamais pratiquer deux frictions de suite sur la même place.

1er jour, côté gauche du thorax ;

2e jour, côté droit ;

3e jour, côté gauche du ventre ;

4e jour, côté droit ;

5e jour, face interne de la cuisse gauche ;

6e jour, face interne de la cuisse droite ;

7e jour, mollet droit ;

8e jour, mollet gauche ;

9e jour, bras droit ;

10e jour, bras gauche.

Recommencer ensuite cette série.

Faire des frictions, *pendant trois semaines*, puis suspendre huit à dix jours, pour reprendre et ainsi de suite.

En cas de nombreuses pla-

ques muqueuses suintantes : prescrire les *bains de sublimé*, pris tous les jours ou tous les 2 jours.

Sublimé corrosif............	1 gr.
Alcool à 90°............	10 —
Eau....................	100 —

A verser dans l'eau du bain (20 ou 30 litres d'eau, baignoire en bois ou en métal émaillé).

Prescrire le *mercure par la bouche*, même aux enfants très jeunes :

Liqueur de Van Swieten.. 10 gr.

XX à XXX gouttes par jour, en 4 fois, dans le biberon ou une cuillerée à café de lait (enfants de 2 à 6 mois).

Ou bien administrer le *calomel*.

Calomel	de 1 à 3 mois.	5 à 8 milligr.
	de 3 à 6 mois.	1 centigr.
	de 6 à 12 mois.	1 1/2 à 2 —

en poudre, 3 fois par jour, dans un peu de lait.

Au bout de 2 à 3 mois de traitement hydrargyrique, recourir à l'*iodure de potassium* ou au *traitement mixte* (sirop de Gibert) :

Iodure de potassium......	5 gr.
Sirop de fleurs d'oranger.	100 —

Une à trois cuillerées à café par jour, selon l'âge (une cuillerée à café contient 25 centigr. de sel).

Prescrire :

Biiodure de mercure.....		10 centigr.
Iodure de potassium..	) ãã	5 gr.
Eau distillée........	)	
Sirop simple..........		240 —
		(J. Simon.)

(1 cuillerée à café contient 4 milligr. de sel mercuriel et 15 centigr. d'iodure de potassium.)

Chez un enfant de..	1 an....	1/2	cuillerées
	2 ans...	1	à
	3 à 5 ans..	2	café.
	5 à 8 ans.	3	
	8 à 12 ans.	4	

en 4 fois dans les 24 heures.

Sirop de Gibert : 1/2 à 1 cuillerée à café dans du lait par jour, de 1 *à 2 ans* ; 2 cuillerées à café, de 2 *à 3 ans* ; 3 cuillerées à café, de 3 *à 5 ans* ; 4 cuillerées à café, de 6 à 10 *ans* ; 5 cuillerées à café, de 10 *à 15 ans*.

La *teinture d'iode* a été administrée jointe à un sirop, mais l'iodure doit être préféré :

Teinture d'iode.........	1 gr.
Sirop de gentiane........	100 —

Pour *injections mercurielles hypodermiques*, employer l'*huile grise*, à la dose de 1/8e à 1/5e de seringue, ou bien :

Sozoiodolate de mercure............	80 centigr.
Iodure de potassium..	1 gr. 60 —
Eau distillée........	10 —

Une seringue par semaine.

Biiodure de mercure...	4 centigr.
Huile stérilisée.......	10 gr.
	(Panas.)

Un quart à une demi-seringue.

Calomel à la vapeur.	1 gr. 50 centigr.
Huile de vaseline...	15 gr.
	(Balzer.)

Un quart de seringue.

En cas de syphilis héréditaire grave avec gommes multiples, lésions osseuses ou viscérales, insister sur l'usage de l'*iodure de potassium*, à la dose de 1 à 3 gr., suivant l'âge de l'enfant.

Combattre l'anémie, en prescrivant les paquets suivants :

Protoiodure d'hydrargyre. 25 milligr.
Lactate de fer.......... 15 centigr.
Sucre blanc............ 2 gr.

Pour 1 paquet, 2 à 3 par jour (enfants âgés de plus de 18 mois).

Si le foie est attaqué :

Calomel............... 25 milligr.
Lactate de fer......... 25 centigr.
Sucre blanc.......... 45 gr.

Pour 10 paquets, 1 à 4 par jour (enfants de quelques semaines à 2 mois).

Conseiller les *eaux sulfureuses* : Challes, Luchon, Saint-Honoré, Aix-la-Chapelle, Uriage.

S. CHEZ L'ADULTE.

Hygiène rigoureuse. Séjour au grand air. Alimentation reconstituante.

Pas d'alcool, un peu de vin aux repas, proscrire le tabac.

Hygiène morale : réconforter et éclairer les malades ; leur représenter la situation telle qu'elle est, et non pas telle qu'ils se l'imaginent ; leur dire que la syphilis est une maladie, qui, comme tant d'autres, peut guérir, à la condition qu'on la traite, et que traitée, elle laisse ses victimes bien tranquilles ; qu'elle permet le mariage, après un certain temps d'épuration (2 à 4 ans), qu'elle permet de même l'espérance d'une postérité saine et solide, etc.

A. *Direction générale du traitement de la syphilis.*

1° **Chancre syphilitique indubitable :** commencer aussitôt le traitement.

2° **Chancre douteux :** attendre, pour instituer le traitement spécifique, l'apparition des manifestations secondaires (roséole).

3° **Chez tout syphilitique** (période secondaire), employer la *méthode des traitements successifs* ou *traitement chronique intermittent*, qui consiste en une série de cures, mercurielles d'abord, iodurées plus tard, échelonnées au cours des premières années de la maladie et séparées les unes des autres par des stades de repos, d'autant plus prolongés qu'on s'éloigne davantage du début du traitement ou de l'infection.

Schéma d'application : *Premier* traitement mercuriel (10 centigr. de protoioduré quotidiennement, par exemple) de 8 semaines de durée, suivi d'un stade de repos de 4 à 6 semaines environ.

Deuxième traitement mercuriel d'une durée de 6 semaines, suivi de 2 à 3 mois de répit.

Troisième traitement durant le même temps, suivi d'une période de désaccoutumance de 3 mois.

Quatrième traitement mercuriel de 6 semaines.

En tout 4 traitements mercuriels au cours de la *première année* : continuer avec 3 traitements au cours de la *seconde* et avec 2 dans la *troisième*.

Au cours de la troisième année, commencer à administrer *l'iodure de potassium*, lui aussi, par *cures intermittentes*, de 4 à 6 *semaines*, suivant la tolérance gastrique, et à la dose de 3 gr. par jour.

Prescrire 4 cures au cours de la première année de ce traitement (3° année de traitement), en les alternant avec les cures mercurielles ; trois cures l'année suivante (4° année) ; deux au cours de l'année suivante.

Après ce traitement, continuer à donner *l'iodure à perpétuité*, à raison de deux cures de six semaines par an. (Fournier.)

B. *Traitement mercuriel.* — *a. Méthode des frictions mercurielles.* Les frictions mercurielles doivent absolument être prescrites dans les cas suivants :

1º **Syphilis grave**, demandant une médication énergique et rapide (syphilis viscérale, cérébrale, médullaire, ophtalmies, etc.).

2º **Manifestations rebelles ou habituellement réfractaires aux médications d'autre genre**, telle la glossite scléreuse.

3º **Cas où des états morbides de l'estomac ou de l'intestin** contre-indiquent la méthode par ingestion.

4º **Cas où l'indication** est de *céder la voie gastrique à d'autres remèdes.*

5º **Syphilis du jeune âge.**

Dosage : 4 à 8 gr. d'onguent napolitain par friction chez l'*homme* ; 3 à 4 gr. chez la *femme* ; 2 gr. chez l'*enfant.*

Les traitements thermaux aux eaux sulfureuses exagèrent l'aptitude à la tolérance du mercure ; dans ces stations, on peut pratiquer des frictions quotidiennes aux doses de 8 à 15 gr. d'onguent napolitain, pendant 3 à 4 semaines.

Onguent mercuriel double. 30 gr.

A diviser en 7 cartouches : une friction par jour ; dans les cas graves (syphilis cérébrale), 2 par jour.

Pratiquer les frictions, le soir, *au coucher*, en évitant de pratiquer deux fois de suite des frictions sur la même place (Voy. l'ordre à suivre au paragraphe : *Syphilis des enfants*). Frotter *jusqu'à*

siccité, c'est-à-dire jusqu'au moment où la main qui frotte, au lieu de glisser comme sur un verglas, commencera à éprouver une sensation de résistance, de dessèchement ; en général pendant 10 à 15 *minutes*. Protéger la main qui pratique la friction contre l'absorption par un *gant de peau* ou *de caoutchouc.* Placer sur la place enduite de pommade une couche de ouate, recouverte de taffetas gommé.

Prescrire de déterger soigneusement la peau au lever, de la savonner à l'eau chaude, de bien l'essuyer, et de la saupoudrer d'amidon ou de poudre de riz. Faire prendre au moins deux bains émollients chaque semaine.

La *durée du traitement*, le *nombre des frictions*, la *dose totale d'onguent à faire absorber*, sont subordonnés à la nature du résultat thérapeutique à obtenir, au degré de tolérance du malade, aux effets produits.

La durée d'une cure par les frictions mercurielles doit être de *trois ou quatre semaines, cinq semaines au maximum.*

Dans certains cas, il est préférable de ne faire durer une cure par les frictions que 2 ou 3 semaines, pour reprendre après un repos plus ou moins long ; dans les cas où la bouche menace de se prendre à tout instant, prescrire une friction, un jour sur deux, ou bien, une friction trois jours de suite, suivie de 3 ou 4 jours de repos.

Se rappeler que la stomatite causée par les frictions mercurielles a une invasion brusque et qu'elle est la forme maligne des stomatites hydrargyriques. (Fournier.)

b. Balnéation mercurielle : méthode à employer dans le traitement de la syphilis infantile, mais à exclure du traitement de la syphilis des adultes :

Bichlorure de mercure... } ãã 20 gr.
Chlorhydrate de mercure. }
Eau distillée.............. 200 —

A ajouter à l'eau du bain (200 à 300 litres).

Ne jamais dépasser chez l'adulte la dose de *20 gr.* de bichlorure par bain. (Fournier.)

c. Fumigations mercurielles : Méthode incertaine et aveugle, pas applicable d'une façon usuelle et prolongée au traitement de la syphilis. (Fournier.)

d. Méthode des injections mercurielles : Observer les règles de l'antisepsie la plus méticuleuse. Faire toujours l'injection profondément, dans la fossette rétro-trochantérienne (point de Smirnoff), l'ensellure lombaire, de chaque côté de la colonne vertébrale ou dans la région fessière.

Procéder à l'injection en deux temps : ponction avec l'aiguille, ajustage de la seringue sur l'aiguille. Pousser lentement l'injection. Espacer les piqûres de 3 à 4 centimètres.

Des deux méthodes d'injections mercurielles : 1° injections solubles et 2° injections massives ou insolubles, la première seule est à employer, à titre de méthode d'exception, tandis que la seconde est à rejeter complètement.
(Fournier.)

Injections mercurielles solubles : Cette méthode est indiquée dans les cas suivants :

1° **Quand il faut instituer une médication intensive ;**

2° **Quand l'estomac paraît ne pas devoir tolérer le mercure.**

Bichlorure de mercure.. 50 centigr.
Chlorure de sodium..... 1 gr.
Eau distillée............ 100 —
(Lewin.)

Une seringue de Pravaz contient 5 milligr. de bichlorure ; dose quotidienne, 2 seringues de Pravaz.

Biiodure de mercure.. 4 centigr.
Huile stérilisée....... 10 gr.
(Panas.)

Une seringue de Pravaz contient 4 milligr. de biiodure ; dose quotidienne, une à deux seringues de Pravaz.

Peptone ....}
Chlorure d'ammo- } ãã 30 centigr.
nium pur......... }
Sublimé .. .. 20 —
Glycérine .... 5 gr.
Eau .... 15 —
(Delpech.)

Une seringue de Pravaz contient à peu près 1 centigr. de sublimé : dose quotidienne ou biquotidienne, une seringue de Pravaz.

Salicylate de mercure. 1 gr. 35 centigr.
Huile de vaseline sté-
rilisée............. 30 gr.

(1 centimètre cube contient 4 centigr. du sel.) Injecter 2 centimètres cubes par semaine, puis 1 centimètre cube tous les 8 jours. (Contre-indiqué en cas d'albuminurie.)

Recourir aussi aux *injections intraveineuses* au bras, pratiquées très lentement, en se servant d'une seringue de Pravaz et d'une solution de *cyanure de mercure au 100e :* injecter 1 seringue tous les 2 jours et, dans les cas graves, une seringue tous les jours.
(Abadie.)

Injections mercurielles insolubles :

Mercure purifié........... 20 gr.
Teinture de benjoin...... 5 —
Huile de vaseline........ 40 —
(Balzer.)

Une seringue de Pravaz contient 36 centigr. de mercure métallique; dose quotidienne, 1/4 à 1/3 de seringue de Pravaz. (Huile grise.)

Calomel à la vapeur. 1 gr. 50 centigr.
Huile de vaseline.. 15 gr.
(Balzer.)

(Une seringue de Pravaz contient 10 centigr. de calomel). Injecter 1 centimètre cube, tous les 5 à 8 jours.

Calomel à la vapeur.... 50 centigr.
Huile d'olive stérilisée.. 10 c. c.
(Fournier.)

Injecter 1 centimètre cube, par semaine.

Oxyde jaune de mer-
cure .... 1 gr. 50 centigr.
Huile de vaseline... 15 gr.
(Balzer.)

Injecter 1/2 à 1 seringue de Pravaz.

e. Méthode par ingestion : procédé facile, commode, sûr, pratique, à employer chez tous les malades, *sauf* dans les cas particuliers suivants :

1º État morbide préalable des voies digestives, gastralgies, dyspepsie, gastrite, dilatation d'estomac, entérite, etc., ou présentant une intolérance idiopathique de ce système par rapport au mercure.

2º État de débilitation cachectique, tel que le malade ne se rattache plus à la vie que par un reste de puissance digestive.

3º Cas où il est indiqué de laisser libres les voies digestives en faveur d'autres remèdes jugés opportuns.

4º Cas où un danger pressant rend nécessaire une mercurialisation rapide, presque instantanée (syphilis viscérale, cérébrale, ophtalmie); recourir alors aux frictions.

Prescrire le *sublimé* ou le *protoiodure de mercure.*

Avec le sublimé, on a peu d'accidents ptyaliques, mais des inconvénients majeurs d'intolérance gastrique.

Avec le protoiodure, accidents ptyaliques, mais tolérance gastrique plus facilement assurée.

Au point de vue thérapeutique, effets sensiblement égaux, mais faculté de réaliser des effets plus intenses avec le protoiodure, en raison d'une liberté plus étendue d'élévation des doses.

Employer le sublimé chez les sujets dont la bouche, en mauvais état, ne supporterait pas l'action ptyalique du protoiodure ; et le protoiodure chez les sujets dont l'estomac délicat, susceptible, nerveux, ne tolérerait pas le sublimé.

En général, faire usage du protoiodure.

Doses efficaces moyennes de sublimé :

Pour un *homme* adulte, de constitution moyenne : *3 centigr.*

Pour une *femme* adulte, dans les mêmes conditions : *2 centigr.*

Doses efficaces moyennes de protoiodure de mercure :

Pour un *homme* adulte : *10 à 12 centigr.*

Pour une *femme* adulte: *7 à 8 centigr.*   (Fournier.)

Bichlorure d'hydrargyre.. 1 gr.
Alcool à 90°........... 100 —
Eau distillée. .... 900 —

1 cuillerée à soupe contient : 16 milligr. de sublimé.

1 cuillerée à café contient : 4 milligr. de sublimé.

Prescrire : 1 à 2 cuillerées à bouche par jour, ou 5 à 6 cuillerées à café en 2 fois, à prendre dans un verre de lait.

Bichlorure de mercure... 1 centigr.
Extrait thébaïque.. }
  — de gentiane. } āā 5 milligr.
Glycérine............. Q. S.

Pour 1 pilule : 3 par jour, aux repas.

Bichlorure de mercure. } āā 1 centigr.
Extrait thébaïque..:.. }
Mie de pain............. Q. S.

Pour 1 pilule : 3 par jour, au début des repas.

Sublimé corrosif ..... |
Extrait thébaïque..... | āā 1 gr.
  — de gentiane........ 4 —
Poudre de cannelle........ Q. S.

Pour 100 pilules : 2 le matin, une le soir.

Protoiodure de mercure. 5 centigr.
Extrait d'opium........ 1 —
(Fournier.)

Pour 1 pilule : en prendre 2 par jour (homme).

Protoiodure de mercure... 5 gr.
Extrait thébaïque........ 1 —
  — de quinquina..... 10 —

Pour 100 pilules : 2 par jour.

Protoiodure de mercure.. 5 centigr.
Extrait d'opium........ 1 —
Conserve de roses.. } āā Q. S.
Poudre de réglisse. }

Pour 1 pilule : 2 par jour (homme adulte).

Protoiodure de mercure. 5 gr.
Extrait thébaïque....... 1 —
  — de ratanhia ..... 5 à 10 —

Pour 100 pilules : 2 par jour.

C. *Iodure de potassium.* — Administrer l'*iodure de potassium*, par la bouche, en lavements, en injections sous-cutanées ; réserver ces deux dernières méthodes pour des cas exceptionnels et spéciaux (intolérance gastrique, syphilis cérébrale grave avec perte de connaissance, avec relâchement des sphincters). L'iodure est d'autant mieux toléré par l'estomac qu'on le prescrit en solution plus étendue ; proscrire les capsules, les dragées et les cachets d'iodure.

L'iodure est surtout indiqué pour combattre les affections d'ordre tertiaire, tandis que le mercure est réservé au traitement des symptômes d'ordre secondaire.

Toutefois, l'iodure exerce d'heureux effets contre certaines manifestations secondaires.

a. Indications du traitement ioduré. — *Il est indiqué* dans les cas suivants :

1° **Céphalée secondaire** ;

2° **Névralgies secondaires** et les douleurs névralgiformes à localisation vague ;

3° **Périostites, ostéalgies, arthralgies, myalgies** de la période secondaire ;

4° **Tous les cas de syphilis maligne précoce** ;

5° **Tous les cas où des contre-indications au traitement mercuriel ressortent de circonstances diverses,** telles qu'intolérance idiosyncrasique vis-à-vis du mercure, état préalable de débilitation, scrofule grave, tuberculose, cachexie.

Doses efficaces moyennes pour l'iodure de potassium :

Pour un *homme* adulte, de constitution moyenne : *8 gr. par jour.*

Pour une *femme* dans les mêmes conditions : *2 gr. par jour.*

b. Direction du traitement ioduré : traitement à *doses ascen-*

dantes ; ainsi pour un traitement ioduré d'un mois, prescrire une dose de 2 gr. pour la première semaine ; de 3 gr. pour la quinzaine qui suit et de 4 gr. pour les derniers jours du mois. (Fournier.)

    Iodure de potassium.....   30 gr.
    Eau distillée...........   500 —

(1 cuillerée à bouche contient 1 gr. de sel) ; 2 à 4 cuillerées par jour, dans du lait.

    Iodure de potassium.......   25 gr.
    Sirop d'éc. d'or. amères....   500 —

(1 cuillerée à bouche contient 1 gr. de sel.)

    Iodure de potassium.....   25 gr.
    Anisette de Bordeaux.....   150 —
    Sirop simple............   350 —
                        (Fournier.)

(1 cuillerée à bouche contient 1 gr. d'iodure.)

Faire prendre l'iodure dans du lait aux repas, immédiatement avant, ou mieux pendant les repas.

Si, donné de cette façon, il provoque encore quelque révolte de la part de l'estomac, recommander au malade de verser la dose quotidienne d'iodure à absorber dans la ration d'eau qu'il consomme quotidiennement à ses repas, et de se servir à table de ce mélange pour couper son vin.

Chercher à assurer la *tolérance* pour l'iodure, en y associant la teinture de belladone :

    Iodure de potassium..   40 gr.
    Teinture de belladone.   XL gouttes.
    Eau..............   160 gr.
                        (Brocq.)

(Chaque cuillerée à bouche contient environ 1^{gr},25 d'iodure.)

D. *Traitement mixte* (administration en même temps du mercure et de l'iodure, soit associés dans une même préparation pharmaceutique, soit isolément). Administrer de préférence les deux remèdes séparément, pour avoir la liberté de graduer les doses de chacun d'eux.

a. Indications du traitement mixte :

1º **Syphilides tuberculeuses sèches ;**

2º **Syphilides ulcéro-croûteuses ;**

3º **Dans les accidents occupant la lisière des périodes secondaires et tertiaires** : iritis, choroïdite, sarcocèle, péri-onyxis, périostites, etc. ;

4º **Syphilis cérébrale.**

                        (Fournier.)

Sirop de Gibert :

    Biiodure d'hydrargyre...   20 centigr.
    Iodure de potassium.....   10 gr.
    Sirop simple...........   500 —

(1 cuillerée à bouche de ce sirop contient 8 milligr. de biiodure et 40 centigr. d'iodure de potassium). 2 à 3 cuillerées à bouche par jour.

Il est nécessaire, pour arriver à faire prendre au malade une dose efficace moyenne de iodure, de corriger la formule de Gibert, en augmentant la dose de ce sel.

                        (Fournier.)

Prescrire :

    Biiodure de mercure.   20 centigr.
    Iodure de potassium..   20 à 25 gr.
    Sirop simple........   500 —

Prendre 2 à 3 cuillerées à bouche par jour.

    Biiodure de mercure..   15 centigr.
    Iodure de potassium...   15 gr.
    Eau distillée.........   50 —
    Sirop de quinquina....   450 —

(Une cuillerée contient 5 milligr de biiodure et 50 centigr. d'iodure). 2 cuillerées à bouche par jour.

Liqueur de Van Swieten. 200 gr.
Iodure de potassium.... 50 —
Eau..:................. Q.S. p. 1 litre.

Chaque cuillerée à bouche contient 4 milligr. de sublimé et 1 gr. d'iodure.

Doses efficaces pour le biiodure de mercure : 8 à 15 milligr. par jour.

Préférer, dans les cas où le traitement mixte est indiqué, *l'association de l'iodure et du sublimé*; ou *l'association de l'iodure et des frictions.*

Faire prendre : une pilule de sublimé à 1 centigr. et une cuillerée de la préparation iodurée (1 gr.) au début de chacun des repas).

Ou bien alterner ; 3 pilules par jour, une avant·le déjeuner du matin et le dîner du soir ; iodure à midi et au coucher.

Ou encore : iodure aux repas, frictions au coucher. (Fournier.)

A la période tertiaire, faire suivre les cures par l'iodure, après guérison des accidents, par un traitement préventif mercuriel : protoiodure, 5 à 10 centigr., pendant 4 à 6 semaines (il faut accorder plus de confiance au mercure qu'à l'iodure, en tant que médication préventive).

(Fournier.)

Liqueur de Van Swieten. 200 gr.
Iodure de potassium..... 50 —
Eau distillée........... 800 —

Une cuillerée à bouche, au commencement des deux principaux repas.

SYRINGOMYÉLIE.

Administrer l'*iodure de potassium*, le *nitrate d'argent*, le *phosphure de zinc*, les *bromures*.

Employer les *toniques* : fer, arsenic, quinquina.

Hydrothérapie, dans certains cas.

Localement : *révulsifs* le long de la région spinale, mais avec précaution, à cause de la production des troubles trophiques cutanés (pointes de feu superficielles, proscrire le vésicatoire).

Contre l'atrophie musculaire : *électrisation* faradique et galvanique.

Soins de propreté et antisepsie rigoureuse pour toute ulcération cutanée.

S'abstenir d'interventions chirurgicales de tout genre.

(G. Guinon.)

TABÈS.

T. DORSAL.

Voy. *Ataxie locomotrice.*

T. SPASMODIQUE.

Voy. *Maladie de Little.*

TACHYCARDIE.

T. ESSENTIELLE PAROXYSTIQUE.

Contre l'accès: antipyrine, *morphine,* belladone en injections sous-cutanées.

Révulsion ou réfrigération au

niveau de la région précordiale.

Compression du nerf pneumo-gastrique au cou.

Pulvérisations de chlorure de méthyle à la nuque.

Dans l'intervalle des accès: recommander le calme physique et moral, interdire les excitants : thé, café, alcool, tabac.

Toniques du système nerveux : kola, coca, quinquina ; prescrire l'usage prolongé de l'arsenic.

S'il existe de l'hypotension artérielle: ergotine associée à la quinine et à la noix vomique :

Extrait aqueux d'er-
  got de seigle..... $\Big\}$ ãã 4 gr.
Sulfate de quinine... $\Big\}$
Extrait de noix vomique... 10 centigr.
           (Huchard.)

Pour 40 pilules : 2 pilules, deux à trois fois par jour, pendant 15 à 30 jours.

T. SYMPTOMATIQUE.

Au cours de cardiopathies : *Vessie de glace* sur la région précordiale.

Intérieurement, *digitale*, si les reins sont sains; sans cela, *strophantus*.

Chez les artério-scléreux :

Extrait de convallaria... 10 centigr.
Sulfate de spartéine.... 5 —

Pour 1 pilule : 2 à 3 par jour. *Toniques* généraux, *antispasmodiques, valériane* à haute dose.

Chez les dyspeptiques (tachycardie réflexe) : traitement approprié de la dyspepsie.

Dans la sclérose rénale (auto-intoxication).

Diète lactée; régime végétarien, peu de viandes, pas de fromages faits.

Antisepsie intestinale.

Traitement de l'artério-sclérose par les iodures et la trinitrine (X à XII gouttes par jour, en 3 à 4 fois, de la solution au 100e).

Chez un syphilitique : traitement mixte ; insister sur le traitement ioduré.

Dans la tachycardie de la ménopause: administration systématique de purgatifs légers, prescrire les bromures, recommander l'air des montagnes (altitude de 300 à 600 mètres), un régime alimentaire léger, l'exercice, les promenades, les ablutions froides. Voy. *Ménopause.*

TÆNIAS.

La veille du jour où le tænicide doit être administré, soumettre le malade au régime lacté.

Prendre le médicament, le matin à jeun ; 1 à 2 heures après, donner un purgatif (huile de ricin, 15 gr. chez les enfants; 30 à 60 gr., chez l'adulte).

Conseiller au malade d'aller à la garde-robe sur un vase rempli d'eau tiède, et de ne pas tirer sur le ver, au moment de son expulsion.

Prescrire l'*extrait éthéré de fougère mâle* : à la dose de *4 gr*. chez les enfants et de *6 gr*. chez l'adulte.

Extrait éthéré de fougère
  mâle................. 4 à 8 gr.
Gomme arabique pulvé-
  risée................ 8 —
Sirop d'éther......... 40 —
Eau distillée de menthe. 100 —

A prendre en une ou deux fois.

Extrait éthéré de fougère
mâle................ 4 gr.
Calomel............... 40 centigr.
Sucre................ 8 gr.
Gélatine............. Q. S.

(Duchesne.)

Pour faire une gelée, à prendre à jeun.

Huile éthérée de fougère
mâle.................. 3 gr.
Sirop de térébenthine. ⎫ ãã 25 —
Eau distillée......... ⎭
Gomme arabique pulvérisée. 2 —

(Baumel.)

A prendre en 1 seule fois, dans une quantité égale de lait, et donner, 2 heures après, 15 gr. d'huile de ricin.

Extrait éthéré de fougère
mâle................ 8 gr.
Calomel............... 80 centigr.

(Créquy.)

Pour 8 capsules, à prendre en 20 minutes (chez les enfants, 3 à 4 capsules le matin).

On peut encore prescrire l'extrait éthéré de fougère mâle, combiné, comme l'a proposé le Dr Duhourcau (de Cauterets), au chlorrforme et à l'huile de ricin et le donner en 12 capsules, comme il le fait dans le tænifuge qui porte son nom.

Donner la *poudre de fleurs de cousso* : à la dose de *15 gr. chez les enfants*, de *20 gr. chez l'adulte*; 2 heures après l'ingestion du médicament, donner un purgatif.

Cousso en poudre........ 16 gr.
Sucre.................. 32 —

En granules ; à prendre le matin à jeun dans du lait.

Prescrire aussi l'écorce de grenadier, en décoction, à la dose de 50 gr.

Écorce de grenadier..... 50 gr.
Eau bouillante.......... 250 —

Passez et ajoutez :

Extrait de fougère mâle. ⎫ ãã 2 gr.
Gomme pulvérisée..... ⎭
Sirop de menthe........... 30 —

A prendre le matin à jeun ; 2 heures après, un purgatif.

Ne pas donner la *pelletiérine* (retirée du grenadier) aux jeunes enfants. Chez l'adulte, l'administrer comme suit : la veille, prendre un léger purgatif et ne manger au repas du soir que du laitage; le lendemain matin, à jeun, administrer *30 centigr. de sulfate de pelletiérine* et d'*isopelletiérine* dans une solution contenant 50 centigr. à 1 gr. de tannin; donner, 10 minutes après, un grand verre d'eau, puis au bout d'une demi-heure, faire prendre le purgatif suivant :

Eau-de-vie allemande.. ⎫ ãã 20 gr.
Sirop de nerprun..... ⎭

Conseiller au malade de rester couché jusqu'à ce que le purgatif ait eu son effet.

Administrer les semences de courge mondées, à la dose de 30 à 100 gr. en une ou deux fois.

Semences de courges mondées. 60 gr.
Sucre...................... 50 —
Sirop de fleurs d'oranger...... Q. S.

Pour une émulsion, par cuillerées à café (enfants); 2 heures après, 15 gr. d'huile de ricin.

On peut associer les semences de courge mondées et pilées au miel, à la confiture.

Faire prendre aussi le *kamala* en poudre, à la dose de *6 gr.* chez les enfants et de *12 gr.* chez l'adulte.

Poudre de kamala.... 6 à 12 gr.
Pulpe de tamarin..... 30 à 40 —
Suc de citron........ Q. S.

(Du Plessis.)

A prendre en une fois, le matin à jeun.

TAIES DE LA CORNÉE.

Emploi prolongé de la pommade à l'*oxyde jaune* :

Oxyde jaune de mercure. 15 centigr.
Vaseline .... 5 gr.

Instillations d'une goutte de *laudanum*, tous les jours.

Insufflations de *calomel* en poudre, *douches de vapeur*.
Massage à travers la paupière supérieure.
Si les moyens précédents échouent : *tatouage* de la cornée.

TARSALGIE DES ADOLESCENTS.

Repos au lit.
Quand il y a des contractures qui ne disparaissent pas par le repos, anesthésier le malade et remettre le pied en bonne position; l'immobiliser ensuite dans un appareil plâtré, laissé en place deux mois au moins.
Recourir au traitement orthopédique ou chirurgical du pied plat valgus douloureux.

(Tillaux.)

TEIGNE TONDANTE (Trichophytie du cuir chevelu).

Couper les cheveux ras aux ciseaux et les maintenir dans cet état pendant tout le traitement. *Ne pas raser*, pour éviter les auto-inoculations.
Épiler les plaques et le cuir chevelu dans une étendue de 1 cent., autour d'elles.
Enlever en *raclant à la curette* tous les cheveux cassés et les détritus.
Ne pas produire d'écoulement sanguin; faciliter le raclage, en faisant sur les plaques une onction avec un corps gras.
Si le cuir chevelu n'est pas irrité, faire tous les jours des *lavages* au savon, au goudron et des lotions matin et soir avec la liqueur de Van Swieten ou :

Sublimé............... 1 gr.
Glycérine.............. 100 —
Eau................... 400 —
(Brocq.)

(Augmenter ou diminuer la dose de sublimé, suivant la tolérance du cuir chevelu.)
Frictionner les plaques, tous les soirs, avec :

Turbith minéral........ 1 à 2 gr.
Vaseline.............. 10 —
Lanoline .... 30 —
(Brocq.)

Employer aussi les badigeonnages à la *teinture d'iode*.
S'il y a de l'irritation, de l'inflammation du cuir chevelu, épiler autour des plaques, laver la tête tous les matins avec de l'eau chaude boriquée au 200e, additionnée de savon dans la proportion convenable, d'après l'état d'irritation du cuir chevelu, et tous les soirs, frictionner légèrement les points malades avec :

Sulfate de cuivre.. 50 centigr. à 1 gr.
Vaseline.......... 100 —
(Besnier.)

En cas de dermite : lavages à

l'eau de son, onctions à la vaseline boriquée.

Autre traitement : Ne pas faire d'épilation. Laver d'abord la tête avec la liqueur de Van Swieten. Couper les cheveux ras. Faire ensuite sur les plaques un grattage *énergique* avec une curette. Après le raclage, faire sur toute la tête et surtout sur les plaques une lotion avec :

Biiodure de mercure...   15 centigr.
Bichlorure de mercure..   1 gr.

Mêler dans un mortier et ajouter :

Alcool à 90°............   40 gr.
Eau distillée............   250 —
               (Quinquaud.)

Après la lotion, appliquer sur toute la tête et sur toutes les plaques des rondelles de :

Biiodure de mercure..   15 centigr.
Bichlorure de mercure.   1 gr.
Emplâtre simple......   250 —
               (Quinquaud.)

Envelopper la tête avec un linge pendant 48 heures.

Enlever ensuite l'emplâtre, savonner la tête et faire une friction avec la lotion ci-dessus.

Renouveler l'emplâtre et les opérations ci-dessus, tous les 2 jours.
               (Quinquaud.)

Recourir aussi aux frictions à *l'essence de térébenthine* et aux badigeonnages à la *teinture d'iode.*

TÉNESME.

T. UTÉRIN (menstruel).

Chloroforme..........   50 centigr.
Camphre.............   25   —
Éther sulfurique... }
Teinture de myrrhe. } āā   1 gr. 50
Mucilage de gomme arabique..........   8 gr.
Eau camphrée (2 p. 1000)   50 —

A prendre par cuillerées à bouche.

Camphre.............   25 centigr.
Valérianate d'ammoniaque   50   —
Teinture de chanvre indien................   XX gouttes.
Éther sulfurique........   1 gr. 50 cent.
Eau de tilleul..........   120 gr.
Sirop de fleurs d'oranger.   30 —

Par cuillerées à bouche.

Lavements calmants (laudanum XX gouttes ; chloral 2 à 3 gr.).
Voy. *Dysménorrhée.*

T. VÉSICAL.

Camphre........,....   50 centigr. à 1 gr.
Alcool rectifié..............   5 —
Extrait thébaïque..   10 à 20 centigr.
Potion gommeuse........,....   125 gr.

Par cuillerées à bouche, toutes les heures.

Camphre........   2 gr. 50 centigr.
Extrait d'opium.......   50   —
Glycérine............,.   Q. S.

Pour 20 pilules : 1 à 2 à la fois, 6 à 8 par jour.

Camphre monobromé......   3 gr.
Extrait de quassia........   2 —
Sirop de belladone......,..   Q. S.
               (Blocq.)

Pour 30 pilules, 3 à 4 par jour.

TERREURS NOCTURNES DES ENFANTS.

Combattre le neuro-arthritisme par une bonne *hygiène physique* et *morale.*

Combattre la constipation habituelle ; traiter la dyspepsie, la dilatation stomacale, et rechercher les vers intestinaux.

Régler les repas ; conseiller l'abstention complète des boissons alcooliques, du thé, du café.

Bromure de potassium..... 1 gr.
Sirop de chloral......... 30 —
Eau de tilleul........... 90 —
(Descroizilles.)

Par cuillerées à café, dans la soirée.

Bromure de potassium.. 1 gr.
Teinture de jusquiame.. X gouttes.
Eau distillée.......... 30 gr.
Sirop de fleurs d'oranger. 20 —
(Comby.)

A prendre en 3 fois, dans la soirée.

Uréthane................ 50 centigr.
Eau distillée........) āā 30 gr.
Sirop d'éc. d'oranges.)

En 2 ou 3 fois, dans la soirée (4 à 8 ans).

Proscrire les opiacés (qui congestionnent les centres nerveux et constipent) et la belladone (qui peut provoquer des hallucinations terrifiantes).

Hydrothérapie tiède méthodique; éviter les douches froides.

TÉTANIE.

Bains tièdes (32° à 34°) prolongés pendant une heure.

Révulsifs sur la colonne vertébrale.

Inhalations d'éther, de chloroforme.

Frictions avec le baume tranquille ou :

Choroforme........) āā 5 gr.
Laudanum........ ..)
Huile de jusquiame....... 30 —

Pendant l'accès : antispasmodiques (camphre, éther, valérianate d'ammoniaque) et hypnotiques (opium, chanvre indien, chloroforme, chloral, jusquiame).

Chez les enfants de 6 à 10 ans, prescrire :

Camphre..........)
Valérianate d'am- } āā 20 centigr.
moniaque ....)
Teinture de chanvre indien................ V gouttes.
Éther sulfurique........ 1 gr.
Sirop de fleurs d'oranger. 30 —
Eau de tilleul.......... 100 —

Par cuillerées à dessert de 1/2 en 1/2 heure.

Hydrate de chloral.... 20 à 30 centigr.
Teinture de musc ou de jusquiame.......... X gouttes.
Sirop de fleurs d'oranger .... 40 gr.
(Comby.)

Par cuillerées à café, tous les 1/4 d'heure ou toutes les 1/2 heures.

Chez les enfants de 6 à 18 mois : *lavements de chloral*, 20 centigr.

Dans l'intervalle des accès : *bromures, antipyrine, valériane, belladone.*

Hygiène alimentaire : traiter la diarrhée, la dilatation d'estomac, la constipation, donner un anthelminthique.

Éviter les émotions, conseiller une vie régulière.

Chez les accouchées, éviter de donner inutilement du seigle ergoté.

En cas de tétanie sous forme épidémique : dissémination et isolement absolu des malades.

TÉTANOS.

Traitement local : antisepsie rigoureuse de la plaie d'où naît l'infection. Emploi du thermocautère. Neutralisation des toxines par des lavages, enveloppements humides et injections sous-cutanées avec les remèdes antiseptiques qui possèdent des propriétés antitoxiques : phénol, crésol, acide chlorhydrique, teinture d'iode, trichlorure d'iode, etc.

Iode métallique........	10 centigr.
Iodure de potassium....	1 gr.
Eau distillée..........	10 —

Injecter 5 à 10 seringues de Pravaz par jour, dans le tissu sous-cutané et profondément dans les masses musculaires du membre infecté, dans le voisinage de la plaie.

Amputation du doigt, de la main, du pied.

Favoriser l'élimination des toxines, en administrant les diurétiques, les diaphorétiques, et par le lavage de l'organisme (injections sous-cutanées ou intraveineuses d'eau salée à 7 p. 1000).

Faire absorber une grande quantité de liquides : lait, eau, tisanes.

Prescrire la *diurétine*, à la dose de 3 à 4 gr. par jour.

Diurétine..............	3 gr.
Eau...................	120 —
Sirop de digitale........	20 —

Par cuillerées à bouche, dans la journée.

Traitement symptomatique, dirigé contre l'hyperexcitabilité

es centres nerveux : Administrer l'opium, le chloral, le sulfonal, à doses élevées.

Employer les injections de *morphine* (3 à 10 centigr. par jour) associées au *chloral* (5 à 15 gr. dans les 24 heures). Continuer à administrer ces médicaments jusqu'à guérison complète et ne pas suspendre ce traitement sous prétexte que les symptômes s'apaisent.

Contre les accès de suffocations : *courants continus.*

Si les crises convulsives subintrantes faisaient obstacle aux ingestions de chloral ou d'aliments, commencer par des piqûres de morphine et des inhalations de chloroforme.

Lorsque la période des violents accès est terminée, diminuer peu à peu et avec précaution les doses de morphine et de chloral, en y adjoignant le *bromure de potassium* à forte dose (4 à 8 gr. par jour).

Pendant toute la durée du traitement, garder le malade dans l'isolement et le silence, l'immobilité et l'obscurité ; éviter toutes les excitations de sensibilité générale ou spéciale.

Sérothérapie, associée aux médications précédentes ; ne jamais l'employer seule.

THROMBUS DE LA VULVE.

Pendant la grossesse : applications froides et résolutives, expectation.

Intervention seulement en cas de rupture.

Durant le travail : terminer promptement l'accouchement, de préférence par le forceps plutôt que par la version.

En cas d'hémorragie, ouvrir la poche, la vider de ses caillots et pratiquer le tamponnement antiseptique.

Après la délivrance : expectation ; mais si on y est obligé, incision du thrombus, lavage et pansement antiseptiques.

(Charpentier.)

THYROÏDITE AIGUË.

Purgatif salin au début.

Si l'impaludisme est en cause : *quinine.*

Dans les autres cas, **combattre la fièvre** par l'*antipyrine.*

Loco dolenti : larges onctions d'*onguent napolitain belladoné* ; *compresses humides, cataplasmes.*

En cas de suppuration : *incision, lavages antiseptiques, drainage.*

TIC DOULOUREUX DE LA FACE.

Prescrire l'*extrait thébaïque* en pilules, à la dose de 2 centigr. Prendre progressivement de 3 à 12 pilules par jour. Administrer les hautes doses jusqu'à cessation complète des accès ; puis diminuer progressivement.

(Gilles de la Tourette.)

Pratiquer des *injections d'anti-pyrine*, faites en travers, du côté de la face malade, coup sur coup, à la dose d'une seringue de Pravaz :

Antipyrine.............. 4 gr.
Chlorhydrate de cocaïne... 3 centigr.
Eau distillée............ 10 gr.

(Effets consécutifs à l'injection : gros œdème, disparaissant ensuite.)

TIC DE SALAAM (Spasme nutant).

Calmer l'hyperexcitabilité nerveuse par les bains tièdes (32° à 34°) ; *bains de tilleul prolongés* ; prescrire le *bromure de potassium* et les antispasmodiques.

Tilleul avec bractées. 50 à 100 gr.

Faire infuser dans :

Eau bouillante......... 500 gr.

A ajouter à l'eau du bain.

TORTICOLIS.

En cas de carie vertébrale : Voy. *Mal de Pott.*

En cas de torticolis à frigore ou rhumatismal : Salicylate de soude, antipyrine, jaborandi.

Conseiller les frictions excitantes avec le baume de Fioravanti, avec le liniment ammoniacal camphré, ou les applications chaudes.

Antipyrine .... 3 gr.
Eau distillée........... 15 —
Sirop de jaborandi ...... 40 —

A prendre en 3 fois, dans la journée, dans une tasse de tisane chaude.

Ou bien :

Feuilles de jaborandi.... 4 gr.

F. macérer pendant 10 heures dans :

Alcool .... 10 gr.

F. infuser ensuite dans :

Eau bouillante......... 150 gr.

Édulcorer avec :

Sirop simple........... 25 gr.

(A. Robin.)

A prendre le matin à jeun, en une fois (adultes).

En cas de gomme musculaire syphilitique : traitement spécifique.

(Voy. *Myalgie.*)

TOUX NERVEUSE UTÉRINE.

Badigeonnages du larynx avec une solution de *cocaïne* de 5 à 10 p. 100.

Valérianate d'ammonia-
que.................... 25 centigr.
Teinture éthérée de jus-
quiame.............. 1 gr.
Teinture de chanvre in-
dien .... X gouttes.
Sirop de fleurs d'oranger. 20 gr.
Eau.................... 120 —

Par cuillerées à bouche, toutes les 1 à 2 heures.

Camphre monobromé..... 10 centigr.
Valérianate d'ammoniaque. 5 —
Extrait de jusquiame ..... 2 —

Pour 1 pilule : 1 pilule toutes les heures, 6 par jour.

Alcoolature de racines d'aconit. L gouttes
Bromure de potassium........ 5 gr.
Eau distillée................. 150 —

3 à 4 cuillerées à soupe par jour.

Recourir aussi aux pulvérisations de *chlorure de méthyle*, faites au niveau de la nuque.

Injections intralaryngiennes d'*huile mentholée* :

Camphre pulvérisé.. }
Menthol............. } ãã 2 gr.
Huile d'olive........... 50 —

Pour injections, pratiquées avec une seringue laryngienne de la contenance de 5 cm. cubes.

Traitement général de la névrose: *hydrothérapie, électrothérapie.*

TRACHÉITE.

(Voy. *Bronchite, Laryngite.*)

TRACHÉOTOMIE.

T. chez les enfants.

Indication : tirage sus et sous-sternal accentué, durant depuis plusieurs heures.

Préparatifs : se munir d'une table, sans roulettes, solide et bien d'aplomb; la table de cuisine, de forme rectangulaire, est la meilleure et la plus facile à se procurer; y déposer comme matelas une série de draps pliés jusqu'à la hauteur convenable, et recouverts d'une toile imperméable et d'une alèze; comme traversin, se servir d'un drap roulé autour d'une bûche de bois ou d'une bouteille ou d'un traversin ordinaire serré vigoureusement à l'aide d'une bande roulée.

Les instruments nécessaires sont:

1º La canule (modèle Lüer);
2º Des bistouris (droit et boutonné);
3º Un dilatateur à deux branches.

Avoir, en outre, des écarteurs, une sonde cannelée, une pince à fausse membrane, des plumes avec leurs barbes, des plaques d'amadou, de l'eau bouillie, des tampons d'ouate hydrophile, de la tarlatane. Se servir, suivant l'âge de l'enfant, d'une canule d'un calibre plus ou moins grand :

Nº 00 jusqu'à 6 mois ;
— 0 de 6 mois à 2 ans;
— 1 de 2 ans à 4 ans;
— 2 de 4 ans à 6 ans ;
— 3 de 6 ans à 15 ans et au-dessus.

Avoir soin de se munir de deux numéros voisins.

Deux aides suffisent : l'un doit maintenir le corps de l'enfant, enroulé dans des couvertures ; l'autre doit tenir la tête. Avec le chloroforme un seul aide peut suffire.

Précautions antiseptiques :

Avant toute intervention, réaliser l'antisepsie du champ opératoire et la stérilisation des instruments.

Procédés opératoires :

1º Procédé lent ou procédé de Trousseau (consistant à inciser lentement et couche par couche les tissus jusqu'à la trachée ; en pratiquant une hémostase minutieuse) ;

2º Procédé rapide ou procédé de Saint-Germain (permettant d'arriver dans la trachée d'un seul coup de bistouri) ;

3º Procédé mixte, celui que l'on emploie habituellement.

Avant de commencer l'opération, donner le *chloroforme* sans pousser l'anesthésie jusqu'à la résolution musculaire complète.

(La chloroformisation est contre-indiquée dans les cas d'asphyxie et d'intoxication très avancées et lorsqu'il existe de la broncho-pneumonie).

Opération : lorsque l'opération est décidée et que tous les préparatifs sont terminés, enrouler l'enfant, complètement déshabillé, dans un drap ou dans une couverture préalablement chauffés et le coucher sur la table d'opération, la tête reposant sur le traversin. Faire tenir la tête par un aide de façon que le cou soit un peu tendu et à peu près horizontal, faire maintenir immobile le corps de l'enfant, par un autre aide, qui doit saisir à pleines mains les coudes de l'enfant et les maintenir solidement appliqués sur les parties latérales du tronc, en même temps que par ses coudes et ses avant-bras, il immobilise les jambes. Tout d'abord le chirurgien doit palper successivement les divers points de la région antérieure du cou, afin de reconnaître successivement les saillies et les dépressions qui s'y rencontrent (rebord de l'os hyoïde, membrane thyro-hyoïdienne, bord supérieur proéminent du cartilage thyroïde, faces latérales de ce cartilage, sillon crico-thyroïdien, saillie arrondie et dure du cricoïde, enfin dépression sous-cricoïdienne) et ne doit commencer l'opération que quand il a « dans les doigts les divers points de repère ». A ce moment l'opérateur doit fixer le larynx, en le saisissant de la main gauche par ses faces latérales au niveau du cartilage thyroïde, comme s'il voulait l'énucléer.

Le larynx étant ainsi tenu, chercher avec l'index de la même main le cartilage cricoïde et appliquer l'ongle au niveau de son bord inférieur. A partir de ce moment, ne plus bouger la main gauche.

Prendre alors le bistouri et faire exactement sur la ligne médiane, à partir de l'ongle de l'index, une incision de 2 à 3 centimètres d'étendue, comprenant toute la peau. Arriver rapidement sur la trachée, au moyen d'une ou deux incisions semblables, sans se préoccuper de l'hémorragie.

Reconnaître alors la trachée avec l'index gauche et, sur le doigt immobile, avec le bistouri tenu perpendiculairement, ponctionner la trachée et l'inciser d'un seul coup, de façon à avoir une incision exactement parallèle à l'incision cutanée et assez longue pour admettre le doigt.

Si l'incision est trop petite, l'agrandir à la partie inférieure avec le bistouri boutonné.

Remplacer le bistouri, dans l'ouverture trachéale, par l'index gauche, saisir la canule de la main droite et glisser son extrémité le long de l'index, le pavillon regardant directement en bas. Si deux ou trois tentatives d'introduction restent infructueuses, se servir du dilatateur et glisser la canule entre les branches écartées de l'instrument; mais il faut bien se rappeler que le doigt est le guide le plus sûr pour l'introduction de la canule. La canule une fois mise en place, asseoir l'enfant et nouer les cordons.

Lorsque la canule est fixée, nettoyer soigneusement les alentours de la plaie et appliquer au-devant du cou une couverture de tarlatane destinée à tamiser l'air.

Donner alors à boire à l'enfant du café, du malaga ou du cognac étendu d'eau.

Accidents et complications : Si pendant l'opération une grosse veine a été coupée, jeter une pince sur elle.

En cas d'*hémorragie*, après que la canule est introduite, interposer une ou deux plaques d'amadou entre la peau et le pavillon de la canule et serrer les cordons.

En cas d'hémorragies secondaires se produisant lors des changements de canule : toucher les bourgeons charnus avec le crayon de nitrate d'argent.

En cas d'*emphysème sous-cutané*, résultant du défaut de parallélisme des deux plaies cutanée et trachéale : appliquer la plus grosse canule possible.

En cas d'état de *mort apparente*, terminer l'opération le plus rapidement possible et pratiquer la respiration artificielle. Recourir aussi aux tractions rythmées de la langue, selon le procédé préconisé par M. Laborde.

Soins consécutifs : Veiller à ce que la chambre soit fréquemment aérée et à ce que l'atmosphère y soit entretenue en état d'humidité. Faire évaporer ou pulvériser près du malade la solution suivante :

Acide thymique.........	5 gr.
— phénique.........	20 —
Alcool.................	100 —
Eau distillée..........	875 —
	(Hutinel.)

Changer fréquemment la cravate de tarlatane, placée au-devant du cou.

Nettoyer la canule interne toutes les trois heures; enlever immédiatement les fausses membranes qui obstruent la canule.

Enlever la canule externe au bout de vingt-quatre heures, après avoir préparé une seconde canule qui pourra être introduite immédiatement si l'enfant suffoque.

Faire pénétrer la canule, après nettoyage, dans un orifice percé au milieu de plusieurs doubles de gaze salolée, recouverte de taffetas gommé destiné au pansement de la plaie, et à la protection de la partie antérieure du cou.

A chaque pansement suivant, laisser l'enfant sans canule, d'abord pendant quelques minutes seulement, puis progressivement pendant un laps de temps plus long.

Retirer complètement la canule du 6e au 12e jour.

Complications tardives : S'efforcer de les prévenir par une antisepsie rigoureuse. Laver la plaie et la déterger avec soin; toucher ses bords avec une solution faible d'acide phénique à 1 p. 100.

Protéger la peau contre l'action irritante des liquides trachéaux à l'aide d'une légère couche de vaseline.

En cas de diphtérie de la plaie, enlever les fausses membranes et badigeonner la plaie avec du jus de citron, le naphtol camphré, et pratiquer des injections de sérum antidiphtéritique.

T. chez l'adulte :

Les préparatifs opératoires et les précautions antiseptiques sont ceux de toute intervention chirurgicale.

Choisir une canule du n° 3 ou 4.

Prendre les points de repère, comme il a été dit plus haut, placer l'index sur le chaton du cricoïde et dans un premier temps, couper la peau et les tissus sous-jacents sur une étendue de 3 centimètres.

Inciser la trachée, mise à nu, au bistouri.

Introduire la canule en glissant son extrémité le long de l'index gauche et la fixer en serrant les cordons.

Couper aux ciseaux et cautériser au crayon de nitrate d'argent les bourgeons, qui, après un certain temps, forment comme une collerette autour de l'orifice.

TREMBLEMENT NERVEUX, HYSTÉRIQUE.

Insister sur l'*hydrothérapie méthodique* (tiède, puis froide).

Donner le *valérianate d'ammoniaque*, le *bromure de potassium*, faire des injections sous-cutanées de *liqueur de Fowler*, d'*hyoscyamine*.

Recourir à l'*électricité statique*, à la *suggestion*, aux *aimants*.

Acide arsénieux	} ãã	1 gr.
Carbonate de potasse.	}	
Eau de laurier-cerise......		3 —
Eau distillée.............		195 —

(Liqueur de Fowler dédoublée.)
Injecter 1/2 à 1 1/2 seringue de Pravaz par jour; de X à XXX gouttes.

| Sulfate d'hyoscyamine.. | 1 centigr. |
| Eau distillée........... | 10 gr. |

Injecter 1 à 2 seringues de Pravaz par jour.

| Acide arsénieux........ | 1 gr. |
| Eau distillée.......... | 1000 — |

(Liqueur de Boudin.) 1 à 3 seringues par jour.

TRICHOPHYTIE.

T. DE LA BARBE.
Voy. *Sycosis*.

Nettoyer complètement et épiler les régions atteintes et les régions périphériques. Employer ensuite les lotions et pommades parasiticides.

Turbith minéral.........	2 gr.
Camphre...............	1 —
Vaseline...............	30 —
	(Hardy.)

Mettre matin et soir.

T. DU CUIR CHEVELU.
Voy. *Teigne tondante*.

T. CUTANÉE.
Voy. *Herpès circiné*.

TUBERCULOSE.

T. ARTICULAIRE.
Voy. *Arthrite tuberculeuse.*

T. CUTANÉE.
Voy. *Lupus tuberculeux, Ulcérations tuberculeuses.*

T. INTESTINALE.
Voy. *Diarrhée des tuberculeux.*

T. MÉSENTÉRIQUE.
Voy. *Carreau.*

T. PLEURALE.
Voy. *Pleurésie séro-fibrineuse, tuberculeuse, purulente.*

T. PULMONAIRE.
Voy. *Phtisie.*

T. RÉNALE.
Voy. *Hématurie, Pyélite.*

T. TESTICULAIRE.
Voy. *Orchite tuberculeuse.*

T. VERTÉBRALE.
Voy. *Mal de Pott.*

TUMEURS.

T. ADÉNOÏDES DU PHARYNX NASAL.
Voy. *Hypertrophie de l'amygdale pharyngée.*

T. BLANCHES.
Voy. *Arthrite tuberculeuse.*

T. ÉRECTILES.
Voy. *Angiomes.*

TYMPANISME OU TYMPANITE.

(Voy. *Flatulence, Météorisme.*)

T. NERVEUX.
(Avec colique nerveuse, entéralgie).
Si un bouchon volumineux stercoral obstrue l'intestin : *lavements froids,* additionnés de glycérine ou de *séné* ; sans cela, *lavement d'asa fœtida :*

Asa fœtida............	4 gr.
Jaune d'œuf...........	n° I.
Laudanum de Sydenham..	1 gr.
Extrait de valériane.....	2 —
Décocté de guimauve....	100 —

Pour 1 lavement : 2 par jour.
Intérieurement : éther, valérianate d'ammoniaque, valériane, jusquiame, belladone, castoréum, camphre.

Camphre monobromé......	3 gr.
Extrait de quassia.........	2 —
Sirop de belladone........	Q. S.

(Blocq.)
Pour 30 pilules : 3 à 4 par jour.

Camphre monobromé...	3 gr.
Extrait de belladone....	30 centigr.
Extrait et poudre de gentiane	Q. S.

Pour 30 pilules : 3 pilules par jour.

Traitement général du neuro-arthritisme, de la neurasthénie, de l'hystérie.
Hydrothérapie méthodique. Électricité statique. Toniques : kola, coca, arsenic.
Combattre la constipation. Traiter la dyspepsie atonique.

TYPHLITE STERCORALE.

Révulsifs sur la région cæcale (ventouses scarifiées).

Contre la douleur : application d'une couche épaisse d'*onguent napolitain belladoné* et recouvrir d'un cataplasme.

Employer les *purgatifs* :

Huile de ricin........ 40 à 60 gr.

Eau-de-vie allemande.. } ãã 20 gr.
Sirop de nerprun...... }

Instituer l'antisepsie intestinale : Grandes irrigations intestinales à l'*eau naphtolée*, faites 2 fois par jour :

Naphtol β.......... 25 centigr.
Eau.............. 1000 gr.
                        (Bouchard.)

En cas de douleur intense : eau naphtolée ; injection de *morphine*.

Dans le cas où l'on hésiterait au point de vue du diagnostic entre une typhlite stercorale et une appendicite, instituer le traitement de la seconde de ces deux affections.

TYPHUS EXANTHÉMATIQUE.

Emploi systématique des *bains froids* (Voy. *Fièvre typhoïde*).

Traitement pharmaceutique symptomatique : *vin* et *alcool* pour soutenir les forces.

Quinine, lorsque la fièvre est très élevée.

Contre la constipation : *lavements* ; user avec prudence des purgatifs.

Contre les troubles respiratoires : *ventouses sèches*, injections d'*éther*, inhalations d'*oxygène*.

En cas d'adynamie, délire et troubles nerveux graves : *balnéation froide, acétate d'ammoniaque, caféine, éther, camphre* en lavements (50 centigr.).

Antisepsie rigoureuse.

ULCÉRATIONS TUBERCULEUSES.

Comme topique : *iodoforme*.

Détruire les ulcérations par des *caustiques liquides* : acide lactique, acide chromique, chlorure de zinc ; ou par le *feu* : thermocautère, galvanocautère ; ou encore *ablation* de toute la surface infectée (Voy. *Lupus*).

ULCÈRES.

Repos au lit, le membre dans l'élévation.

Déterger, aseptiser la surface ulcérée par des *pulvérisations phéniquées*, pratiquées pendant 4 à 6 jours, si l'ulcère n'est pas compliqué.

Lavages avec la solution suivante :

Créoline.............. 20 gr.
Eau distillée.......... 1000 —

Puis *saupoudrer* l'ulcère avec le mélange :

Salol .... } ãã 25 gr.
Poudre de talc....... }

Ou bien :

Sulfite de zinc.......... 4 gr.
Poudre de talc.......... 20 —

Activer l'épidermisation par les *lotions d'eau très chaude* : deux ou trois fois par jour, plonger le membre où siège l'ulcère dans un bain dont on élèvera progressivement la température jusqu'à ce qu'elle atteigne 50 et 55 degrés, suivant la plus ou moins grande tolérance du malade ; dans les régions où les bains locaux sont difficilement applicables, mettre sur la surface fongueuse des compresses de tarlatane d'eau toujours à la température de 50 à 55° ; les séances devront durer au moins de dix minutes à un quart d'heure.

(Reclus.)

Si l'ulcère est gangreneux ou infecté, faire des lotions avec :

Chlorure de chaux sec à 90°............	} āā	5 gr.
Alcool camphré......		
Eau distillée............		100 —

Recourir aux solutions de *sublimé corrosif* ou de *chlorure de zinc* et aux badigeonnages de *teinture d'iode*.

Pratiquer aussi d'abondants lavages au *permanganate de potasse* à 1 p. 1000.

Détruire les masses fongueuses exubérantes au *thermocautère*. Attouchements au *nitrate d'argent*.

Si l'ulcère est étendu, anfractueux à couche lardacée, recourir au thermocautère (lame rougie).

En cas d'ulcère douloureux, appliquer la pommade suivante :

Extrait d'opium.........	3 gr.
Antipyrine..............	5 —
Iodoforme.............	1 —
Chlorhydrate de cocaïne..	50 centigr.
Vaseline	50 gr.

Une fois l'épidermisation commencée, insister sur la *compression*, et avoir soin de ne pas changer trop souvent de pansement.

En cas d'ulcère de la jambe, surtout d'*ulcère variqueux*, pratiquer la *compression avec la bande élastique*, longue de 3 à 4 mètres, large de 75 mm. Appliquer la bande le matin, *avant de sortir du lit*, la *serrer juste assez pour qu'elle ne glisse pas* et la laisser en place toute la journée. Pour enrouler la bande, faire un tour au-dessus des malléoles, puis un tour en étrier sous le pied et de là remonter sur la jambe en spirales successives jusqu'au genou ou au-dessus, chaque tour couvrant le précédent de 15 à 20 millim. Enlever la bande au coucher, puis essuyer parfaitement la jambe et placer sur l'ulcère un pansement quelconque. Laver et faire sécher la bande pour le lendemain. (H.-A. Martin.)

Conseiller aussi les *lotions ou bains d'eau chaude* à 50°.

(Reclus.)

Si le traitement précédent ne peut être exécuté, appliquer sur la surface de l'ulcère une couche de la pommade suivante, maintenue au moyen d'ouate hydrophile :

Iodoforme................		1 gr.
Acide borique ou salol	} āā	5 gr.
Antipyrine		
Vaseline		40 —

(Reclus.)

Au-dessus *bandage silicaté*, qu'on refait tous les 15 à 20 jours.

Si l'ulcère est étendu et si sa surface est manifestement bourgeonnante, hâter la cicatrisation par des *greffes épidermiques*.

(Reverdin.)

ULCÈRE SIMPLE DE L'ESTOMAC.

Avant tout, *régime diététique* : *régime lacté absolu* ; faire prendre au malade une tasse de lait de 200 gr. toutes les 2 heures, en 3 fois. Additionner le lait de 4 gr. de bicarbonate de soude par litre ou de sous-nitrate de bismuth ou de talc, en cas de diarrhée.

En même temps, prescrire les *alcalins à haute dose* : bicarbonate de soude 10 à 40 gr. par jour.
(Debove.)

En cas de répugnance invincible pour le lait ou de dilatation d'estomac, pratiquer le *gavage à la poudre de viande fortement alcalinisée.* (Debove.)

Arriver par transitions insensibles à l'alimentation solide ; permettre les *jaunes d'œuf* dissous dans le lait, les *crèmes cuites*, la *farine lactée*, les *potages au lait*, les *bouillies au gruau* de blé, de riz, d'orge, d'avoine, de maïs ; enfin les *panades passées*, les *pâtes alimentaires*, les *légumes* et les *fruits.*

En cas d'hématémèse (Voy. en outre cet article), prescrire des lavements nutritifs pendant les 24 à 48 heures qui suivent l'accident.

Viande maigre de bœuf triturée	200 gr.
Pancréas de veau pilé	n° I.

Passez le tout au tamis et ajoutez :

Laudanum de Sydenham	X gouttes.
Eau distillée	200 gr.

Dans le cas où il existe des douleurs, remplacer l'eau simple par l'*eau bromurée.*

Bouillon de bœuf	200 gr.
Jaune d'œuf	n° III.
Peptone sèche	10 gr.
Chlorure de sodium	3 —

Pour 1 lavement, 3 par jour.

Peptone sèche	10 gr.
Jaune d'œuf	n° II.
Lait	100 gr.

Pour 1 lavement : 4 à 6 par jour (enfant).

Peptone sèche	20 gr.
Jaune d'œuf	n° II.
Bouillon	250 gr.
Vin	120 —

(Jaccoud.)

Pour 1 lavement : 4 par jour (adulte).

Ne jamais pratiquer de lavage d'estomac après une hématémèse. Celui-ci ne doit être pratiqué que lorsque les hémorragies ont cessé à la période de cicatrisation ; employer une *solution de perchlorure de fer* de 1 à 2 p. 100.

Contre l'ulcère : Administrer le *nitrate d'argent*, le *perchlorure de fer*, le *sous-nitrate de bismuth*, à haute dose (20 à 80 gr. par jour).

Nitrate d'argent	50 centigr.
Extrait de gentiane	} āā 5 gr.
Poudre de réglisse	}

Pour 50 pilules : 2 par jour.

Perchlorure de fer liquide.	10 gr.

Prendre 3 à 4 fois par jour, X gouttes dans un quart de verre d'eau sucrée.

Contre l'anémie grave, pratiquer des *injections sous-cutanées* ou *intraveineuses de sérum artificiel* (eau salée à 7 p. 1000), 500 à 1000 gr. par jour, en une ou plusieurs fois, selon le cas.

Contre la douleur, administrer l'*opium*, la *jusquiame*, la *belladone*. Ne pas prescrire le chloral, l'eau chloroformée, qui irritent l'estomac. Au début de la maladie, quand il n'y a encore aucune hémorragie, combattre la douleur et les vomissements par le *lavage d'estomac* (20 gr. de bismuth pour 500 gr. d'eau).

Extrait d'opium.....
— de jusquiame } āā 1 à 2 centigr.
— de belladone..... 5 milligr.

Pour 1 pilule : une toutes les 3 heures.

En cas de douleurs intenses : *injections de morphine* (atropomorphine).

Contre les douleurs et les vomissements, recourir aussi à la *cocaïne*, à la *glace* intus et extra.

Chlorhydrate de cocaïne. 50 centigr.
Eau distillée........... 300 gr.
(Dujardin-Beaumetz.)

1 cuillerée à soupe toutes les 2 heures.

Être prudent dans l'emploi des *révulsifs énergiques* appliqués au creux de l'estomac.

Combattre la constipation par les *lavements tièdes* d'eau alcalinisée (1 litre) pris matin et soir, gardés 20 minutes.

En cas de perforation : intervention chirurgicale large et soigneuse, à moins qu'il ne se soit écoulé plus de 6 à 10 heures depuis le moment où s'est déclarée cette complication.

En cas de périgastrite suppurée ou de **sténose du pylore** par cicatrice : intervenir chirurgicalement.

URÉMIE.

(Voy. *Néphrite chronique*.)

Régime lacté absolu. Antisepsie intestinale. Diurétiques : théobromine, diurétine, caféine, tisanes diurétiques.

Théobromine {
1er jour...... 3 gr.
2e jour...... 4 —
3e au 7e jour. 5 —

En 6 cachets ; à prendre dans la journée.

Administrer consécutivement le 8e jour, 1/2 à 1 milligr. de *digitaline*.
(Huchard.)

Diurétine............. 3 à 4 gr.
Eau distillée......... 120 —
Sirop de digitale ou de
cinq racines........ 30 —

A prendre par cuillerées à bouche dans la journée.

Combattre l'intoxication par les *grands lavements d'eau* ou par les *lavements purgatifs,* qui sont surtout indiqués dans les cas d'intolérance gastrique.

Feuilles de séné...... } āā 15 gr.
Sulfate de soude..... }
Eau.................... 500 —

Pour un lavement.

Séné.................. 15 gr.
Faites bouillir dans :
Eau.................... 300 gr.
Ajoutez :
Huile de ricin......... 30 gr.
Jaune d'œuf.......... n° I.

Pour un lavement.

De temps en temps, administrer un *purgatif drastique* :

Eau-de-vie allemande.. } āā 20 gr.
Sirop de nerprun..... }
(Jaccoud.)

A prendre dans du café (adulte).

Scammonée... 50 centigr. à 1 gr.

A prendre en une fois (enfant).

Activer le cœur par la *caféine* et la *digitale* :

Caféine .... 2 gr. 30 centigr.
Benzoate de soude. 3 gr.
Eau distillée.Q.S.p. 10 c. c.

Injecter 2 à 4 seringues de Pravaz par jour.

Poudre de scille......
— de scammonée. } āā 5 centigr.
— de digitale.....

(Lancereaux.)

Pour 1 pilule : 4 à 8 pilules par jour, pendant 5 à 6 jours.

Ne pas abuser des diaphorétiques; la *pilocarpine* est contre-indiquée d'une façon absolue dans tous les cas de *dégénérescence avancée du muscle cardiaque ou de complications pulmonaires* :

Nitrate de pilocarpine...... 5 milligr.
Résine de jalap......
— de scammonée. } āā 5 centigr.
Extrait de scille......

(Huchard.)

Pour 1 pilule : 3 à 6 par jour, pendant 5 à 6 jours (faire prendre des tisanes chaudes).

En cas d'accidents graves et menaçants : Recourir à la *saignée* (150 gr. chez l'enfant; 300 à 400 gr. chez l'adulte).

Injections intraveineuses de 250 à 500 gr. d'eau salée (7 p. 1000) à 38° ou 40°, ou *injections sous-cutanées* jusqu'à 800 à 1500 cm³ par jour.

Contre la dyspnée : Inhalations *d'oxygène*, 3 ballons de 60 litres dans les 24 heures; injecter 2 à 3 centim. cubes d'*éther sulfurique* toutes les 2 heures, ou en faire prendre, par la bouche, 1 à 3 cuillerées à café dans de l'eau sucrée toutes les heures, jusqu'à 100 et 200 cent. cubes dans les 24 heures.

Contre les vomissements : Additionner le lait d'eau de chaux, de kirsch, d'eau-de-vie, donner le lait froid. Administrer avant le repas IV gouttes du mélange suivant :

Acide phénique......
Alcool à 90°.......... } āā 5 gr.
Teinture d'iode........

Faire usage de l'eau chloroformée ou prescrire l'acide lactique :

Acide lactique.......... 2 à 4 gr.
Sirop de menthe........ 30 —
Eau distillée.......... 90 —

(Lécorché et Talamon.)

Par cuillerée à bouche.

Dans certains cas, il est préférable de *faciliter les vomissements* à l'aide des *boissons chaudes*, prises en abondance, ou de pratiquer le *lavage de l'estomac* avec une solution d'acide salicylique au 1000°.

Dans la forme comateuse : Inhalations d'oxygène, saignée, injections de sérum artificiel, injections d'éther.

Dans la forme convulsive : Prescrire la belladone, le bromhydrate de cicutine, l'opium.

Bromhydrate de cicutine. 20 centigr.
Eau de menthe.......... 50 gr.
— distillée.......... 250 —

(Une cuillerée à bouche renferme 1 centigr. de sel). 1 à 2 cuillerées à bouche à la fois : 4 à 8 dans les 24 heures.

Dans la forme délirante : Donner le bromure de potassium (4 gr. par jour) et le chloral (4 à 6 gr. par jour).

Contre les crises suraiguës : Inhalations de chloroforme.

En cas d'anurie : Lavements froids.

URÉTRITE.

(Voy. *Blennorragie*.)

URTICAIRE.

Régime : Défendre la charcuterie, les poissons de mer, les crustacés, les coquillages, le gibier, les fromages salés et fermentés, les épices, les champignons, les asperges, la choucroute, les choux, les framboises, les fraises, l'alcool, le café et le thé.

Combattre la constipation et soigner la dyspepsie.

Lutter contre l'arthritisme et le nervosisme par un traitement approprié et longtemps prolongé.

Chez les paludéens : Donner la *quinine* à hautes doses.

En cas de poussée aiguë : Prescrire un *purgatif drastique*; conseiller le *régime lacté* et instituer l'*antisepsie intestinale*.

Pour calmer le prurit, donner la *belladone*, la *quinine* et l'*ergotine* :

Teinture de belladone.... 10 gr.
(Brocq.)

VI à XV gouttes par jour, en 4 fois.

Chlorhydrate de quinine...... } āā 10 centigr.
Ergotine.......

Extrait aqueux de belladone........... 1 milligr.

Pour une pilule; 6 à 10 par jour.

Localement, conseiller les *lotions* avec de l'*eau aussi chaude que possible*, ou bien avec :

Chloral .... 2 à 3 gr.
Soufre................ 5 —

Eau distillée...... } āā 25 —
Glycérine.........

Lait d'amandes........ 230 —
(Hardy.)

Pulvérisations avec :

Menthol................. 10 gr.
Chloroforme ....
Éther............. } āā 30 —
Alcool camphré.....

Saupoudrer ensuite avec de la poudre d'amidon ou d'oxyde de zinc.

Onctions avec :

Acide tartrique......... 1 gr.
Essence de menthe..... X gouttes.
Vaseline .... 40 gr.
Menthol................. 5 gr.
Huile d'amandes........ 50 —

Acide phénique.......... 1 gr.
Oxyde de zinc......
Vaseline .... } āā 20 —
Lanoline..........
(Brocq.)

Poudrer par-dessus avec de la *poudre d'amidon* ou avec :

Menthol................. 1 gr.
Acide salicylique......... 4 —
Amidon .... 40 —

Prescrire les *bains continus* ou les *bains d'amidon*, additionnés d'un litre de vinaigre. Ne pas essuyer le malade, tamponner doucement avec des linges très fins et poudrer abondamment avec de la poudre d'amidon.

Faire coucher le malade dans des draps fins, dans lesquels on a répandu de la poudre d'amidon en grande quantité.

Contre le prurit intense et l'insomnie : *Narcotiques* ; injections d'*atropine* : 1 à 2 milligr. en 4 fois dans les 24 heures.

Contre l'urticaire chronique : Huile de foie de morue, arsenic, valériane à l'intérieur.

Frictions à l'huile de foie de morue.

Eaux thermales : La Bourboule, Royat, Vichy, Plombières, Néris, Ragatz.

VAGINALITE AIGUË.

(Voy. *Orchite blennorragique*.)

VAGINISME.

Traitement général de la neurasthénie ou de l'hystérie.

Antispasmodiques : bromure de potassium, valériane, valérianate d'ammoniaque.

Hydrothérapie méthodique.

Suppositoires vaginaux :

Extrait de ratanhia	3 gr.
Beurre de cacao	5 —

(Bouchut.)

Pour 1 suppositoire vaginal.

Chlorhydrate de cocaïne	10 centigr.
Beurre de cacao	5 gr.

Pour 1 suppositoire vaginal, l'appliquer une 1/2 heure avant le coït.

En cas de fissures : Badigeonner au *nitrate d'argent* à 1/20.

Si ces médications échouent, recourir à la *dilatation forcée* et à l'*excision de l'hymen* ou des caroncules myrtiformes.

VAGINITE.

Période aiguë : Grands bains, bains de siège, injections antiseptiques chaudes (45°) prises 4 fois par jour avec :

Acide phénique à	1 p. 100
Permanganate de potasse à	1 p. 1000
Résorcine à	3 ou 4 p. 100
Sublimé corrosif à	1 p. 4000

Après injection chaude, introduire un tampon imbibé de :

Salol	15 gr.
Chlorhydrate de cocaïne	1 —
Glycérine à 30°	300 —

Ichtyol	50 gr.
Glycérine neutre	250 —

Si l'introduction du spéculum est possible, pratiquer des badigeonnages du col, des culs-de-sac vaginaux, avec :

Résorcine	⟩ ãã 100 gr.
Eau distillée	⟩

Aussitôt après le badigeonnage résorciné, pratiquer le tamponnement vaginal à la *gaze iodoformée*.

Renouveler ce pansement tous les 4 jours, puis tous les 2 jours.

Après la période aiguë : Prescrire des *injections astringentes*.

Sulfate de cuivre pulvérisé	3 gr.

Pour 1 paquet : 1 paquet pour 1 litre d'eau chaude.

Tannin	150 gr.
Glycérine	200 —

1 cuillerée à bouche par injection. (Le tannin tache le linge.)

Faire en même temps des badigeonnages de la muqueuse vaginale, avec la solution :

    Nitrate d'argent............ 1 gr.
    Eau distillée.............. 30 —

Pour badigeonnages, répétés tous les 2 ou 3 jours.

Introduire dans le vagin un peu de la pâte astringente suivante :

    Tannin................. 50 gr.
    Vaseline........... }
    Amidon .... } ãã 150 —

                        (Terrillon.)

Placer à l'entrée de la vulve un tampon d'ouate hydrophile, pour éviter que le tannin tache le linge.

Insuffler les *poudres astringentes* suivantes :

    Salol................ }
    Jodoforme .... } ãã 10 gr.
    Tannin.............. }

    Salol................ }
    Tannin.............. } ãã 10 gr.
    Alun................ }

Contre la vaginite maculo-granuleuse (gonococcique, chronique) : Cautérisations au *chlorure de zinc* à 50 p. 100. (Sänger.)

VARICELLE.

Purgatif. Diète : lait, bouillon, tisanes.

Saupoudrer les parties malades avec la poudre d'amidon, de talc, d'acide borique.

Si les vésicules s'ulcèrent, faire prendre des bains quotidiens et recouvrir les ulcérations avec une pommade antiseptique :

    Salol.................... 2 gr.
    Vaseline................. 50 —

Ou bien poudrer avec l'une des poudres suivantes :

    Acide salicylique........ 10 gr.
    Poudre de talc...... }
    Poudre d'amidon.... } ãã 50 —

    Salol pulvérisé.......... 20 gr.
    Poudre de riz...... }
    Talc............... } ãã 50 —

Empêcher le grattage.

Pratiquer l'antisepsie des muqueuses.

En cas de stomatite : Toucher la muqueuse buccale avec un pinceau trempé dans une solution de *chlorate de potasse* à 5 p. 100. (Voy. *Stomatite.*)

En cas de conjonctivite : Instiller le *sulfate de zinc* à 1 p. 100 ; enduire les bords libres des paupières de pommade au précipité jaune :

    Précipité jaune......... 20 centigr.
    Vaseline .... 10 gr.

Usage externe.

Toucher la **vésicule conjonctivale ou cornéenne** avec le crayon au nitrate d'argent mitigé ou le sulfate de cuivre.

VARICES.

Éviter de porter des vêtements serrés au tronc ou en un point des membres.

Proscrire le port de jarretières, les remplacer par des jarretelles.

Défendre la station debout prolongée. Conseiller les *ablutions* froides (10° à 12°) ou *chaudes* (45° à 50°). Prescrire un *bandage compressif* : bande de flanelle, bas élastique, bande élastique.

En cas de douleurs tenaces ou d'hémorragies : *Excisions multiples* entre deux ligatures ; *résec-*

tion de la veine saphène à son entrée dans la veine fémorale. (Voy. *Ulcères.*)

Prescrire :

> Extrait sec d'hamamelis
> virginica............ 5 centigr.
> Miel................. Q. S.

Pour 1 pilule ; 2 à 3 par jour, pendant 8 jours.

V. DU VAGIN ET DE LA VULVE.

Pendant la grossesse : Défendre les rapports sexuels.

Compression légère avec un bandage en T.

En cas d'hémorragie : compression avec le doigt ou *tamponnement vaginal*.

Saupoudrer avec le mélange :

> Salol.............. } āā 10 gr.
> Tannin............. }

Pendant le travail : Appliquer une *pince à forcipressure*. *Tamponnement.*

Terminer l'accouchement le plus vite possible.

Après l'accouchement : *Compression* locale.

Appliquer des compresses froides *boriquées.* (Tarnier.)

VARICOCÈLE.

Pas de marches forcées ; défendre la station debout prolongée, la danse, l'équitation, les bains chauds, les excès vénériens.

Lotions froides et astringentes. Combattre la constipation par des lavements.

Prescrire :

> Teinture d'hamamelis vir-
> ginica.................. 20 gr.

A prendre XX gouttes, dans un peu d'eau, 3 fois par jour.

Porter un suspensoir.

Résection du scrotum, ligature et excision des paquets variqueux.

VARIOLE.

1° *Traitement général* (*méthode éthéro-opiacée*) :

Injecter 2 ou 3 fois par jour une seringue de Pravaz d'*éther*, à la partie supérieure de la cuisse ou de la fesse, en plein tissu sous-cutané.

Donner 15 à 20 centigr. d'*extrait thébaïque*, en une potion alcoolisée.

Donner en outre XX gouttes de *perchlorure de fer*, en plusieurs fois dans la journée. (Du Castel.)

> Extrait thébaïque...... 20 centigr.
> Poudre de Dower....... 1 gr.
> Extrait de quinquina... 4 =
> Potion de Todd........ 120 =

1 cuillerée à soupe toutes les 2 heures.

2° *Antisepsie des téguments* : bains au savon noir, bains de sublimé (20 gr. par bain).

Gargarismes fréquents de la bouche et lavages de la conjonctive.

Faire sur la face des pulvérisations avec :

> Sublimé.............. } āā 1 gr.
> Acide tartrique...... }
> Alcool à 90°......... 5 c. c.
> Éther.... Q. S. pour faire 50 =

(Talamon.)

Durée de chaque pulvérisation : *une minute au maximum* ; la faire de façon à blanchir légèrement la surface de la face.

Prolonger plus longtemps le jet

sur les points où les pustules sont confluentes.

Avoir soin, pendant la pulvérisation, de recouvrir les paupières par un tampon d'ouate imbibé d'acide borique.

Un quart d'heure après, recouvrir la face avec une couche de :

Sublimé................. 1 gr.
Glycérolé d'amidon....... 15 —
(Talamon.)

Se servir pour cela d'un tampon d'ouate, avec lequel on frotte vigoureusement la peau.

Pendant le premier jour ou les 3 premiers jours, suivant les cas, faire les pulvérisations et les badigeonnages *trois ou quatre fois par jour*. Après le quatrième jour, ne plus faire que *2 pulvérisations*, mais continuer les badigeonnages aussi nombreux. Les pulvérisations deviennent inutiles le sixième ou septième jour.

Quand les croûtes sont détachées, remplacer le glycérolé ci-dessus par la *vaseline boriquée ou salolée*.

3° *Hydrothérapie*. A la période d'invasion ou en cas d'accidents nerveux graves (dyspnée, somnolence, délire, coma) et d'hyperthermie (40°), employer les *bains froids* de 18° à 22°, d'une durée de 5 à 15 minutes, répétés toutes les fois que la température atteint 39°,5.

Après les bains, appliquer sur les téguments l'une des poudres suivantes :

Acide salicylique......... 10 gr.
Poudre de talc...... }
— d'amidon ... } ãã 50 —
(Hebra.)

Salol pulvérisé.......... 100 gr.
Poudre de riz...... }
Talc............... } ãã 20 —
(Carrieu.)

Pendant la suppuration et la dessiccation : *bains tièdes prolongés*, répétés 2 à 4 fois par jour.

Contre la rachialgie : Liniment calmant :

Chloroforme............ }
Essence de térébenthine. } ãã 10 gr.
Baume de Fioravanti.......... 80 —

Contre la constipation : Purgatifs, lavements.

Contre la diarrhée : Antiseptiques intestinaux.

Contre la fièvre : *Quinine*, 2 gr. par jour (contre-indiquée en cas d'adynamie ou de faiblesse cardiaque).

Contre la congestion pulmonaire : *Ventouses sèches* en très grand nombre ; si la dyspnée est intense et s'il existe de la congestion de l'encéphale : *saignée*.

Employer le *masque abortif* :

Sublimé .... 30 centigr.
Térébenthine de Venise. 1 gr. 50 —
Collodion .... 30 —

Ou bien le mélange abortif suivant doit être appliqué sur la face avant la transformation des vésicules en pustules.

Onguent napolitain... 20 parties.
Savon............... 10 —
Glycérine........... 4 —
(Revilliod.)

Ouvrir les **vésicules cornéennes** et les cautériser au crayon de nitrate d'argent mitigé.

VÉGÉTATIONS.

V. ADÉNOÏDES.

(Voy. *Hypertrophie des amygdales.*)

**V. DE L'OMBILIC CHEZ LES
NOUVEAU-NÉS.**

Recouvrir le matin la végétation
avec une pincée de *tannin*; faire
pénétrer celui-ci au moyen d'un
stylet, jusqu'au fond, dans le sillon circulaire qui entoure la base
du bourgeon; mettre ensuite un
petit bandage.

Le lendemain, enlever avec la
pointe des ciseaux la croûte qui
s'est formée, prescrire un bain
tiède et renouveler le pansement.

Continuer ce traitement pendant
7 à 8 jours.   (Sevestre.)

**V. VÉNÉRIENNES OU SPON-
TANÉES.**

Si les tumeurs sont petites :
Badigeonnages avec des solutions
de *nitrate d'argent* à 1/20, de *nitrate acide de mercure* à 1/20 ou
de *perchlorure de fer*. Ne pas
employer l'acide chromique.

Après chaque cautérisation, saupoudrer avec le mélange suivant :

Tannin.................. 20 gr.
Salol................... 5 —
Sous-nitrate de bismuth... 15 —

Lavages locaux quotidiens à
l'aide d'un tampon de ouate hydrophile, imbibé de l'une des solutions suivantes :

Sulfate de cuivre..... 2 gr.
Eau distillée......... 200 à 300 —

Chlorure de zinc..... 2 gr.
Eau distillée......... 300 à 400 —

Alun................. 5 gr.
Sulfate de zinc....... 1 —
Eau distillée........ 200. —

Si ces moyens échouent, recourir
à *l'excision*, suivie de cautérisation
au thermocautère, au crayon de
nitrate d'argent, au perchlorure de
fer à 5/10.

**Si les tumeurs sont volumi-
neuses :** en pratiquer *l'excision*
aux ciseaux, avec fragmentation
préalable de la tumeur, si nécessaire.

Employer le thermocautère pour
arrêter l'hémorragie.

VERRUES.

Intérieurement : arsenic (3 à
4 milligr. d'arséniate de soude
par jour, chez les adolescents).
Badigeonnages avec :

Bichlorure de mercure.... 1 gr.
Collodion .... 30 —
(Kaposi.)

Acide salicylique.....} āā 1 gr.
Alcool à 90°.........}
Éther................. 2 gr. 50 centigr.
Collodion........... 5 gr.
(Vidal.)

Mettre sur la verrue et y laisser
fondre 2 à 3 petits cristaux d'*acide
trichloracétique*, matin et soir.
Protéger la peau environnante
contre l'action du caustique.

Onctions avec la pommade suivante :

Bichromate de potasse.. 10 centigr.
Axonge .... 15 gr.
(Blashko.)

Préférer *l'excision* de la verrue
avec les ciseaux ou le bistouri, suivie de cautérisation de la base de la
végétation avec le crayon de nitrate
d'argent ou le thermocautère.

VERS INTESTINAUX.

(Voy. Ascarides, Oxyures, Tænias.)

VERTIGE.

Traitement causal : bouchon de cérumen, neurasthénie, hystérie; anémie, chlorose; gastrite, dyspepsie; métrite, déviation utérine; affections valvulaires.

Chez les cardiaques aortiques : Injection de morphine (1/2 centigr.) associée à l'atropine (1/4 de milligr.).

Chez les arthritiques, les goutteux et les artério-scléreux : Régime lacté; purgatifs; *iodure de sodium*, 1 gr. pris pendant des années; *trinitrine*, III à IV gouttes de la solution au centième, matin et soir, ou bien :

Solution alcoolique de
    trinitrine au 100°.. XL gouttes.
Eau distillée........ 10 gr.

Un quart de seringue de Pravaz, 2 à 4 fois par jour.

Dans quelques cas, prescrire :

Teinture de digitale..) $\tilde{a}\tilde{a}$ 10 gr.
—   de scille....)

A prendre X à XX gouttes en 1 ou 2 fois, pendant 6 à 12 jours.

Chez les paludéens : Petites doses de sulfate de quinine, 40 centigr. par jour.

4 à 5 milligr. d'arséniate de soude; bromure à doses assez élevées, 2 à 6 gr. par jour.

Régime reconstituant. Séjour à la montagne, 1500 à 2000 mètres, pendant 2 à 4 mois.

Hydrothérapie : douches froides.

Chez les brightiques : Régime lacté; purgatifs, traitement de la néphrite chronique.

Chez les syphilitiques : Traitement spécifique intense.

VERTIGE DE MÉNIÈRE.

Au moment des paroxysmes, position horizontale.

Instituer le traitement par la *quinine*; 75 centigr. à 1 gr. par jour.

Chez les enfants, 30 centigr. par jour, en 3 prises.

Sulfate de quinine. 25 à 30 centigr.

Pour un cachet : 3 par jour.

(Boire, immédiatement après chaque prise, un verre d'eau).

Prendre la quinine pendant 15 jours, puis suspendre 8 jours, reprendre pendant 15 jours et ainsi de suite jusqu'à la guérison complète.

(Les bourdonnements d'oreilles, les vertiges s'exagèrent pendant les premiers jours de ce traitement; aussi ne faut-il pas cesser la médication quinique, mais persévérer dans son administration.)

VOLVULUS.

(Voy. Occlusion intestinale.)

VOMISSEMENTS.

En cas d'indigestion : Faciliter les vomissements, en faisant boire de l'eau tiède ; administrer l'*ipéca* (50 centigr. à 1 gr. chez les enfants ; 2 à 4 gr. chez l'adulte).

En cas d'empoisonnement : Vomitif, lavage d'estomac (Voy. *Empoisonnements*).

Contre les vomissements nerveux : Lavage d'estomac, gavage ; respecter les vomissements au cours de l'hystérie, accompagnés d'anurie.

Administrer la *cocaïne*, les mélanges d'*acide phénique*, de *teinture d'iode*, de *chloroforme* pour anesthésier la muqueuse gastrique :

Chlorhydrate de cocaïne.   50 centigr.
Eau distillée............   300 gr.
(Dujardin-Beaumetz.)

1 cuillerée à bouche toutes les 2 heures.

Teinture d'iode.........
Acide phénique .... } ãã 5 gr.
Alcool pur............)
(Marfan.)

V à VI gouttes dans un peu d'eau, au début de chacun des 2 principaux repas.

Teinture d'iode...... } ãã 5 gr.
Chloroforme.......... }
(Huchard.)

V gouttes au moment des repas.

Prescrire l'*opium*, le *chloral*, le *menthol*, les *antispasmodiques* :

Extrait d'opium...........   2 centigr.
Chlorhydrate de cocaïne...   1 —

Pour 1 pilule : 1 toutes les 2 heures.

Menthol................   1 gr.
Alcool.................   20 —
Sirop de fleurs d'oranger...   80 —

1 cuillerée à café toutes les heures.

Hydrate de chloral.......   2 à 4 gr.
Jaune d'œuf.............   n° I.
Eau distillée ou lait.......   200 gr.

Pour 1 lavement.

Éther sulfurique.........   2 gr.
Laudanum de Sydenham...   XX gouttes.
Eau distillée de menthe. } ãã 60 gr.
   —   de tilleul . }
Sirop de fleurs d'oranger...   30 —

Par cuillerées à bouche, toutes les heures.

Donner le *bromure de potassium*, le *valérianate d'ammoniaque*.

Glace intus et extra. *Applications très chaudes* à l'épigastre.

Révulsifs au creux de l'estomac (vésicatoires, pointes de feu, marteau de Mayor).

En cas de vomissements par fermentations stomacales (atonie, dilatation gastrique) : Recourir au *lavage d'estomac* ; donner l'acide salicylique, le salicylate de soude, la résorcine, l'acide phénique, la teinture d'iode, le naphtol ou le benzonaphtol.

Acide salicylique.......   30 centigr.

Pour 1 cachet : à prendre après le repas.

Benzonaphtol..........   50 centigr.

Pour 1 cachet : 3 à 6 par jour.

Acide phénique......
Teinture d'iode...... } ãã 5 gr.
Alcool pur..........)

V à VI gouttes, pendant ou après les repas.

Résorcine ....   10 gr.
Eau distillée...........   150 —

1 cuillerée à bouche, dans de l'eau, après les 2 principaux repas.

Salicylate de bismuth
Résorcine......... } $\bar{a}\bar{a}$ 50 centigr.
Benzonaphtol......

Pour 1 cachet : à prendre un cachet après les 2 principaux repas.

Chez les jeunes enfants :

Benzoate de soude.......	5 gr.
Eau distillée............	80 —
Sirop de fleurs d'oranger..	20 —

1 cuillerée à café ou à dessert toutes les 2 heures.

V. INCOERCIBLES DE LA GROSSESSE.

Voy. les médications indiquées au paragraphe précédent.

Respecter les caprices alimentaires de la malade.

Révulsifs locaux. Pulvérisations d'*éther* le long de la colonne vertébrale.

Inhalations d'oxygène, répétées plusieurs fois par jour et continuées pendant plusieurs jours.

(Pinard.)

Si tous ces moyens échouent, recourir à la *cautérisation du col utérin* au thermocautère, ou mieux à la *dilatation du col* par la méthode de Copeman : introduire l'index dans le col, jusqu'au niveau de l'orifice interne, qu'on franchit ; puis promener le doigt circulairement, essayer de dilater le col et de décoller les membranes aussi loin que possible.

Comme dernières ressources : *Avortement* ou *accouchement provoqués*.

VULVITE.

Conseiller les *grands bains* de son, d'amidon, 1 fois par jour.

Prescrire les *lotions* à l'eau boriquée à 4 p. 100, phéniquée à 1 p. 200, répétées plusieurs fois par jour.

Faire mettre sur la vulve des *compresses* trempées dans une solution de sublimé à 1 p. 5000.

Interposer entre les parties malades un tampon imbibé de :

Glycérine..............	100 gr.
Acide phénique........	1 —
Vaseline..............	100 gr.
Acide phénique........	1 —

Après la période aiguë : Toucher, tous les 2 ou 3 jours, les surfaces malades avec un pinceau imbibé d'une solution de *nitrate d'argent* à 1 p. 50.

S'il y a des ulcérations, appliquer quotidiennement de la poudre d'*iodoforme*.

Iodoforme............	2 à 4 gr.
Baume du Pérou......	3 —
Vaseline.............	10 —

(Voy. *Vaginite.*)

VULVO-VAGINITE DES PETITES FILLES.

Lavages 3 fois par jour avec : sublimé à 1 p. 2000 ou 1 p. 4000 ; permanganate de potasse 1 p. 1000 à 1 p. 2000.

Saupoudrer ensuite les lèvres de salol finement pulvérisé ; interposer entre les parties malades un tampon de ouate.

Badigeonner les surfaces malades avec du nitrate d'argent à 1/50.

Bains tièdes fréquents, bains d'amidon.

Contre la vaginite : Faire tous les jours ou tous les 2 jours, avec une petite poire en caoutchouc munie d'une canule fine, une injection intra-vaginale avec une solution de *nitrate d'argent* à 1/50 ou de *sublimé* à 1 p. 2000.

Contre la vulvo-vaginite chro-nique (scrofule, lymphatisme) : Prescrire l'huile de foie de morue, le sirop d'iodure de fer, le séjour au bord de la mer.

XANTHÉLASMA.

Phosphore............. 1 centigr.
Huile de foie de morue.. 100 gr.

2 cuillerées à café par jour, pendant 20 jours.

Le mois suivant, prescrire l'*essence de térébenthine*, à la dose maxima de 8 à 10 gr. par jour.

Onctions à l'*alcoolat de térébenthine*.

Racler les tumeurs avec la *curette*, les *exciser* au bistouri, ou les détruire avec l'*électrocautère*.

ZONA.

Large application de *poudre isolante* (amidon, talc) et *coton hydrophile*.

Salol finement pulvérisé... 20 gr.
Poudre d'amidon.... } ãã 30 —
— de talc......

Protéger la peau contre les irritations extérieures (corset).

Une fois les **vésicules séchées** : *pommades* (vaseline boriquée).

Intérieurement : *antipyrine, exalgine, quinine, aconitine.*

Sulfate de quinine. 25 à 30 centigr.
Extrait d'opium ... 1 —

Pour 1 pilule : 3 à 4 par jour.
Ou bien :

Bromhydrate de quinine. 25 centigr.

Pour 1 cachet, n° 3, à prendre dans la journée à 4 heures d'intervalle l'un de l'autre.

Et *granules d'aconitine cristallisée à un quart* de milligr., n° 2 ; à prendre à 12 heures d'intervalle.

Si les douleurs sont très fortes : Injection de *morphine*; *vésicatoire* au niveau de l'émergence du nerf; pommade à la cocaïne :

Sulfate neutre d'atropine.. 1 centigr.
Chlorhydrate de morphine. 10 —
Eau distillée de laurier-
cerise................ 20 gr.
(Dujardin-Beaumetz.)

Injecter une seringue de Pravaz, 2 à 3 fois par jour.

Chlorhydrate de co-
caïne .... 20 à 30 centigr.
Antipyrine.......... 1 gr. 50 —
Salol .... 1 gr.
Vaseline............ 20 —

Chez les paludéens : *Quinine* à hautes doses.

Chez les syphilitiques : *Traitement spécifique.*
(Voy. *Névrites, Névralgies.*)

SUPPLÉMENT

REIN MOBILE

Éviter la fatigue, les chutes, les efforts.

·Défendre les longues marches, la danse, l'équitation.

Combattre l'entéroptose.·

Réduire le rein dans sa loge : effectuer la *réduction*, soit par la position horizontale avec le siège élevé, soit par des pressions de la main en haut, en arrière et en dehors.

Maintenir la réduction par un appareil contentif : *ceinture à pelote* ou bandage à ressort analogue à un bandage herniaire.

Si, malgré ces appareils, le rein ne peut être maintenu et si les troubles persistent, recourir à la *néphrorraphie* (Tuffier).

Pratiquer cette opération dans les cas de rein mobile douloureux, sans neurasthénie ou avec des symptômes nerveux très atténués.

Ne pas intervenir chirurgicalement dans les cas de rein mobile douloureux, chez des sujets neurasthéniques, à troubles variés, à manifestations symptomatiques multiples : même s'il était prouvé que la neurasthénie est la conséquence du rein mobile (Labadie-Lagrave et Legueu).

En cas d'étranglement : décubitus horizontal, fomentations chaudes; narcotiques.

Ne pas faire des tentatives pour redresser l'uretère, les accidents se dissipent d'eux-mêmes.

Une fois la détente obtenue : néphrorraphie.

En cas d'hydronéphrose intermittente : néphrorraphie.

En cas de pyélonéphrite, de tumeur, de menaces de péritonite ou d'échecs successifs de la fixation : néphrectomie.

TABLE ALPHABÉTIQUE

Abattement dans la coque-luche, 108.
Abcès, 1.
— chaud, 1.
— du foie, 246.
— froid, 1.
— de la glande de Bartholin, 1.
— dans la lymphangite, 285.
— d. le mal de Pott, 287.
— mastoïdien, 2.
— multiples, 2.
— — dans la pelvi-péritonite, 334.
— dans la paramétrite, 331.
— pelviens, 2.
— de la prostate, 2.
— rétro-pharyngien, 2.
— du sein, 2.
Acare. Voy. *Gale.*
Accès spasmodiques dans l'adénopathie trachéo-bronchique, 8.
— — dans la neurasthénie, 310.
Accouchement, 3.
— (dystocie pendant l'), 159.
Acétanilide (emp. par l'), 170.
Acholie d. l'éclampsie, 160.
Acides (emp. par les). 170.
Acné, 4.
— de la face, 4.
— rosacea, 5.
— varioliforme, 6.
— vulgaire, 4.
Aconit (emp. par l'), 170.
Acromégalie, 6.
Acroparesthésie, 6.
Actinomycose, 6.
Adénites, 7.
— aiguë, 7.

Adénite chronique simple, 7.
— scrofulo - tuberculeu-ses externes, 7.
— non suppurée, 7.
Adénopathie trachéo-bronchique, 8.
— — dans la coque-luche, 109.
Adéno-phlegmon puerpéral. Voy. *Abcès pelviens.*
Adhérences pelviennes d. la paramétrite, 332.
— périgénitales chez la femme, 9.
— pleurales, 9.
— sans suppuration d. l'appendicite, 339.
Adipose cardiaque, 123. Voy. *Dégénérescence grais. du myocarde.*
Adynamie dans l'amygdalite, 16.
— d. la diarrhée, 133.
— dans la fièvre typhoïde, 203, 207.
— dans la grippe, 232.
— d. les oreillons, 322.
— d. la pneumonie, 360.
— dans la suette miliaire, 401.
— dans le typhus, 423.
Adynamiques : Congestion pulmonaire, 97.
Affaiblissement du cœur dans l'athrepsie, 44.
— — dans la broncho-pneumonie, 66.
— — dans la fièvre typhoïde, 202, 207.
Age critique, 290.
Agitation dans la broncho-pneumonie, 66.
— dans la coqueluche, 109.
— dans le délire des pyrexies, 124.

Agitation dans la fièvre typhoïde, 202, 206.
— dans la méningite, 289, 290.
— d. le nervosisme, 308.
— d. les oreillons, 322.
— d. la scarlatine, 390.
— dans la sclérose, 393.
Albuminurie, 9.
— alimentaire, 9.
— des chloro-anémiques, 10.
— dans la chlorose, 10.
— dans les convulsions infantiles, 105.
— cyclique intermittente, 10.
— des diabétiques, 10.
— des dilatés, 10.
— des dyspeptiques, 10.
— d. l'éclampsie, 159.
— des enfants débilités, 10.
— des goutteux, 10.
— gravidique, 11.
— des obèses, 10.
— dans l'œdème pulmonaire, 319.
— de Pavy, 10.
— prégoutteuse, 10.
— prétuberculeuse, 10.
— dans le rhumatisme, 382.
— d. la scarlatine, 390.
Albuminuriques, bronchite, 64.
Alcalis (emp. par les), 170.
Alcool (emp. par l'), 171.
Alcoolisme, 11.
— aigu, 11.
— chronique, 11.
Algidité dans la diarrhée cholériforme, 138.
— — verte, 136.
Algies dans l'hystérie, 257.
— viscérales dans la neurasthénie, 311.

Allaitement, 11.
— artificiel, 12.
— mixte, 12.
— naturel, 11.
Alopécie, 13.
— consécutive aux grandes pyrexies ou aux cachexies, 13.
— séborrhéique, 13.
— syphilitique, 14.
Alun (emp. par l'), 171.
Amaigrissement dans la lithiase, 283.
Amblyopie, 14.
— congénitale, 14.
— hystérique, 14.
— d'origine cérébrale, 14.
— toxique, 14.
Aménorrhée, 14.
— de causes génitales, 15.
— dans la chlorose, 80.
— dans la congestion cérébrale, 95.
— douloureuse post-opératoire, 15.
— chez les obèses, 15.
Ammoniaque (emp. par l'), 170.
Amygdalite, 15.
— aiguë, 15.
— chronique, 16.
— chez les enfants, 16.
— lacunaire, 253.
Amyo-asthénie dans la neurasthénie, 310.
Amyotrophie. Voy. *Atrophie musculaire.*
Anaphrodisie, 16.
Anasarque, 17.
— asthénique, 18.
— chez les cardiaques, 17.
— chez les enfants, 18.
— d. la scarlatine, 390.
Anémie, 19.
— aiguë traumatique, 19.
— des aortiques, 271.
— dans la blennorragie, 50.
— dans les bourdonnements d'oreille, 54.

Anémie dans la cachexie paludéenne, 68.
— d. la céphalalgie, 75.
— cérébrale, 19.
— — d. l'insuffisance de l'aorte, 271.
— dans la chlorose, 78.
— chronique, 19.
— de convalescence d. le rhumatisme, 382.
— d. la coqueluche, 169.
— dans les fièvres intermittentes, 198.
— dans la fièvre puerpérale, 200.
— dans la furonculose, 211.
— dans le goitre exophtalmique, 222.
— dans la goutte, 227.
— d. l'hématémèse, 234.
— dans l'hémoglobinurie, 238.
— dans l'hystérie, 257.
— pernicieuse progressive, 20.
— pseudo-leucémique, 21.
— d. le rachitisme, 374.
— dans le rhumatisme, 384.
— saturnine, 229.
— d. la septicémie, 399.
— splénique, 21.
— dans la syncope, 402.
— dans la syphilis, 403.
— dans l'ulcère simple de l'estomac, 425.
Anémiques, croissance, 116.
— masturbation, 288.
— palpitations, 327.
Anesthésie du larynx dans les névrites, 315.
Anévrysme de l'aorte, 21.
Angine de poitrine, 25.
— — dans la dégénérescence graisseuse du myocarde, 124.
Angines, 22.
— aiguë, 22.
— catarrhale aiguë, 22.
— chronique, 25.
— diphtéroïde, 22.

Angine érythémateuse, 23.
— gangreneuse, 23.
— granuleuse, 25.
— herpétique, 23.
— — cataméniale, 24.
— lacunaire caséeuse, 25.
— ménorragique, 24.
— phlegmoneuse, 24.
— pseudo-membraneuse, 389.
— scarlatineuse, 389.
— syphilitique, 24.
Angiomes, 26.
Angoisse (accès d') dans l'artério-sclérose, 32.
— douloureuse dans l'endocardite, 177.
Ankylostome duodénal. Voy. *Tænia.*
Anorexie, 26.
— dans le cancer du col utérin, 69.
— dans la chlorose, 86.
— dans l'hystérie, 257.
— dans la phtisie, 353.
Antéflexion de l'utérus, 27.
— cervicale, 28.
— congénitale, 27.
Antéversion de l'utérus, 28.
— de l'utérus gravide, 28.
Anthrax, 29.
Antimoine (emp. par l'), 171.
Antisepsie, 29.
— externe, 29.
— génitale des accouchées, 29.
— gynécologique, 29.
— intestinale, 30, 201.
— oculaire, 30.
Anurie, 30.
— d. l'amygdalite, 16.
— d. la bronchite, 60.
— dans la broncho-pneumonie, 66.
— d. la diphtérie, 145.
— d. l'éclampsie, 160.
— dans les fièvres paludéennes, 196.
— dans la néphrite, 306.
— dans l'urémie, 427.
Aortiques (affections), 255.
— anémie cérébrale, 19.

Aortiques, bronchite, 63.
Aortite, 31.
— aiguë, 31.
— chronique, 31.
— subaiguë, 270.
Aphonie catarrhale, 180.
Aphrodisie, 31.
Aphtes, 31.
Apoplexie, 32.
— par anémie, 32.
Appendicite, 32, 339.
— aiguë simple, sans perforation, 339.
— familiale, 340.
— perforante, 339.
— à rechute, 340.
Apyrexie dans le méningisme, 289.
Arsenic (emp. par l'), 171.
Arsénieux (acide) (emp. par l'), 171.
Artério-scléreux, dyspnée, 158.
— myocardite, 302.
— palpitations, 327.
— tachycardie, 411.
— vertige, 434.
Artério-sclérose, 32.
— dans l'hypertrophie du cœur, 254.
— dans les maladies d'oreille, 54.
— d. la myocardite, 302.
Artérite, 33.
— aiguë, 33.
— chronique, 34.
Arthralgie, 34.
— d. la croissance, 116.
— dans l'hystérie, 258.
— syphilitiques, 408.
Arthrites, 34.
— blennorragique, 34.
— goutteuse, 34.
— infectieuse, 34.
— sèche déform., 34.
— syphilitique, 35.
— traumatique, 35.
— tuberculeuse, 35.
Arthritiques. Anémie chronique, 19.
— anémiques et lymphatiques, 36.
— angine chron., 25.
— catarrheux, 36.

Arthritiques, dyspepsie, 36.
— entéralgie, 181.
— gastralgie,
— métrite, 293.
— nerveux et irritables, 63.
— prurit, 367.
— séborrhée, 397.
— vertige, 434.
Arthritisme, 36.
— dans la céphalalgie, 75.
— dans l'eczéma, 162.
— dans l'emphysème pulmonaire, 168.
— d. la furonculose, 211.
— dans l'hystérie, 257.
Arthropathies, 37.
— hystérique, 37.
— tabétique, 37.
Arthrotomie ignée, 34.
Ascarides, 37.
— dans les convulsions infantiles, 105.
Ascite, 38.
— dans la cirrhose, 88.
— d. la péritonite, 338.
Aspergillose broncho-pulmonaire, 38.
Asphyxie, 38.
— par acide carbonique, 39.
— dans le croup, 117.
— d. la diphtérie, 147.
— par le gaz des fosses d'aisance et des égouts, 40.
— dans la laryngite, 277, 278.
— des nouveau-nés, 39.
— par oxyde de carbone, 39.
— dans le pneumothorax, 363.
— par strangulation, 39.
— par submersion, 38.
Asthénie cardiaque, 124.
— dans l'anurie, 30.
— d. la bronchite, 60.
— dans l'embolie pulmonaire, 167.
— d. l'endocardite, 177.
— dans la fièvre typhoïde, 203.

Asthénie dans la maladie d'Addison, 287.
— d. la myocardite, 302.
— d. la néphrite, 306.
— dans la neurasthénie, 310.
— dans l'œdème pulmonaire, 319.
— d. la péricardite, 335.
Asthénopie accommodative, 40.
Asthme, 40.
— cardiaque, 42.
— (crises d') dans la bronchite, 63.
— dans l'emphysème pulmonaire, 168.
— des foins, 42.
— nerveux, 42.
— d'origine gastro-intestinale, 43.
Asystolie, 43.
— dans la grippe, 232.
Ataxie dans la fièvre typhoïde, 207.
— locomotrice, 44.
— d. les oreillons, 322.
— dans la suette miliaire, 401.
Athérome de l'aorte dans l'hypertrophie du cœur, 255.
Athrepsie, 44.
Atonie intestinale dans la chlorose, 79, 80.
— — dans la neurasthénie, 311.
— du sphincter dans l'incontinence d'urine, 266.
— utérine d. la rétention du placenta, 376.
Atrésie du col, 45.
— — dans la dysménorrhée, 152.
Atrophie musculaire, 46.
— — progressive, 46.
— — dans le rhumatisme, 385.
— — dans la syringomyélie, 410.
Atropine (emp. par l'), 171.
Auto-intoxication dans l'hématémèse, 234.

25.

Auto-intoxication dans l'ictère, 212.

Avortement, 46.
— provoqué, 46.
— spontané, 46.

Azotique (acide) (emp. par l'), 174.

Azoturie d. le diabète, 129.
— sans polyurie, 47.

B

Bains, 47.
— médicamenteux, 48.
— de mer, 48.

Balanite, 49.

Bartholinite, 1.

Bec-de-lièvre, 49.

Belladone (emp. par la), 171.

Benzine (emp. par la), 172.

Bichromate de potasse (emp. par le), 172.

Blennorragie, 49.
— chronique, 51.
— chez la femme, 51.
— chez l'homme, 49.

Blépharite chronique, 53.

Blessure de la vessie d. la rupture de l'utérus, 387.

Bothriocéphale. V. *Tænia*.

Bouchons cérumineux, 110.

Boulimie, 53.

Bourdonnements d'oreille, 54.
— dans l'insuffisance de l'aorte, 271.
— dans le rhumatisme, 381.

Bourgeonnement des tissus dans le phlegmon, 342.

Brachycardie, 54.

Brightiques, vertige, 434.

Bromidrose, 54.

Bronchectasie. Voy. *Dilatation bronchique*.

Bronchiques (complications) dans la goutte, 225.

Bronchite, 55.
— aiguë des adultes, 55.
— — des enfants, 57.
— — des vieillards, 59.
— des albuminuriques, 64.

Bronchite asthmatique, 63.
— capillaire, 55, 59.
— des cardiaques, 63.
— chronique, 60.
— d. la coqueluche, 109.
— dans l'emphysème pulmonaire, 167.
— fétide, 64.
— malarienne, 64.
— muco-purulente, 63.
— dans l'œdème pulmonaire, 319.
— pseudo-membraneuse, 64.

Broncho-pneumonie dans la coqueluche, 109.
— des enfants, 65.
— dans la rougeole, 386.

Brûlures, 67.

Bubon, 68.

Bursite prépatellaire, 68.

C

Cachectique (état) dans le cancer de l'estomac, 72.

Cachectiques, congestion pulmonaire, 97.
— palpitations, 327.

Cachexies, 68.
— des chloro-anémiques, 68.
— paludéenne, 68, 198.
— scrofuleuse, 68.

Calculs biliaires d. la congestion du foie, 96.
— dans les uretères dans l'anurie, 30.
— vésicaux dans la cystite, 119.

Camphre (emp. par le), 172.

Cancer, 69.
— du col utérin, 69.
— du corps de l'utérus, 70.
— de l'estomac, 70.
— du sein, 72.
— vaginal, 72.
— de la vessie, 73.
— vulvaire, 72.

Cancéreux, hématurie, 238.

Cantharides (emp. par les), 172.

Carbonique (acide) (emp. par l'), 172.

Cardiaques, anémie chronique, 19.
— bronchite, 63.
— congestion cérébrale, 95.
— — du foie, 96.
— — pulmonaire, 97.
— — dans le scorbut, 394.
— (troubles) dans les névrites, 325.
— vertige, 434.

Cardiopathie dans les bourdonnements d'oreille, 54.
— dans la tachycardie, 411.

Carie vertébrale dans le torticolis, 417.

Catarrhe, 73.
— bronchique, 62.
— dans la dilatation bronchique, 140.
— intestinal dans la goutte, 228.
— naso - pharyngien chronique, 73.
— utérin, 74.

Caustiques (emp. par les), 172.

Cellulite pelvienne, 74, 388.

Céphalalgie, 75.
— dans l'angine phlegmoneuse, 24.
— continuelle des neurasthéniques, 75.
— dans le coryza, 112.
— d. la croissance, 116.
— dans la fièvre typhoïde, 202, 207.
— persistante, 75.
— dans le rhumatisme, 381.

Céphalée dans l'angine herpétique, 23.
— dans l'artério-sclérose, 32.
— dans la neurasthénie, 311.
— syphilitique, 408.

Céphalématome, 76.

Cérébraux (troubles) dans le rhumatisme, 381.

Chalazion, 76.

Champignons (emp. par les), 172.
Chancre, 76.
— dévorant ou phagédénique, 76.
— induré, 76.
— mou, 77.
— ganglionnaire, 68.
— syphilitique, 404.
Charbon, 77.
Chéloïde, 78.
Chémosis, 100.
Cheveux secs, 13.
Chloasma utérin, 78.
Chloral (emp. par le), 172.
Chlorate de potasse (emp. par le), 172.
Chlore (emp. par le), 172.
Chlorhydrique (acide)(emp. par l'), 172.
Chloro-anémie, 81.
— d. l'aménorrhée, 14.
— tuberculeuse, 352.
Chloro-anémiques, métrite, 293.
— névralgies, 313.
Chloroforme (emp. p. le), 172.
Chlorose, 78.
— dans l'anorexie, 27.
— dans la dysménorrhée, 151.
— dyspeptique, 79, 153.
— éréthique, 82.
— d. la leucorrhée, 280.
— avec névralgies, 81.
— névropathique, 82.
— de surmenage, 79.
Chlorotiques, blépharite, 53.
— dyspepsie, 155.
Choléra, 83.
— infantile. Voy. Diarrhée cholériforme.
Cholestéatomes, 326.
Chorée, 84.
— chronique, 86.
— fausse électrique, 86.
— des femmes enceintes, 86.
— molle, 86.
— de Sydenham, 84.
Choroïdite syphilitique, 409.
Chromique (acide) (emp. par l'), 172.

Chute du rectum, 86.
— de l'utérus. Voy. Prolapsus utérin.
Cicutine (emp. par la), 173.
Ciguë (emp. par la), 173.
Cirrhoses, 87.
— alcoolique, 87.
— chez l'enfant, 89.
— biliaire, 89.
— calculeuse, 89.
— pigmentaire paludéenne, 89.
— syphilitique, 89.
— veineuse, 87.
Clapiers dans le phlegmon diffus, 342.
Cocaïne (emp. par la), 173.
Coccygodynie, 90.
Colchique (emp. p. le), 173.
Coliques, 90.
— d. la dyspepsie, 158.
— hépatiques, 90.
— intestinales, 91.
— néphrétiques, 92.
— de plomb, 92.
— post-partum, 92.
— salpingiennes, 92.
— venteuse, 93.
Colite muco-membraneuse, 93.
Collapsus, 93.
— dans l'avortement spontané, 47.
— dans le choléra, 83.
— dans la diarrhée cholériforme, 138.
— d. la diphtérie, 145.
— dans la fièvre typhoïde, 207.
— dans l'hémorragie intestinale, 243.
— d. la myocardite, 301.
— dans la pneumonie lobaire, 361.
— d. la scarlatine, 390.
Collection d'abcès ouverte, 1.
Coma, 94.
— dans le coup de soleil, 114.
— diabétique, 94.
— d. l'éclampsie, 160.
— urémique, 94, 427.
Comédons, 5, 94.

Commotion cérébrale, 94.
Congestions, 94.
— dans l'angine herpétique, 24.
— dans les bourdonnements d'oreille, 54.
— bronchique, 65.
— dans la rougeole, 386.
— broncho-pulmonaire dans la phtisie, 351.
— cérébrale, 94.
— — dans l'hypersystolie, 253.
— dans la cystite, 119.
— du foie, 95.
— — d. l'ictère, 260.
— dans les hémorroïdes, 245.
— hépatique dans le diabète, 129.
— — dans la dyspepsie, 156.
— — d. la goutte, 228.
— de la moelle, 96.
— pelvienne, 98.
— pulmonaire, 96.
— — dans la bronchite, 60.
— — dans l'emphysème, 168.
— — dans l'hypersystolie, 253.
— — dans la pleurésie, 356.
— — dans le pneumothorax, 363.
— — dans la rougeole, 386.
— — dans la variole, 432.
— rénale dans l'anurie, 30.
— utéro-ovarienne, 97.
— du visage dans l'amygdalite, 16.
— viscérales dans le rétrécissement mitral, 378.
Conjonctivites, 98.
— blennorragique, 98.
— catarrhale, 98.
— — des nouveau-nés, 98.

Conjonctivite chronique des enfants, 100.
— granuleuse, 99.
— purulente, 99.
— d. la rougeole, 387.
— d. la varicelle, 430.
Constipation, 100.
— après accouchement, 4.
— dans la cachexie des chloro - anémiques, 68.
— dans le cancer du col utérin, 69.
— d. la céphalalgie, 75.
— d. la chlorose, 79,80.
— dans la chute du rectum, 87.
— dans les coliques intestinales et dans la colique de plomb, 92.
— dans la congestion du foie, 96.
— dans la congestion utéro-ovarienne, 97.
— dans les convulsions infantiles, 104.
— dans la cystite, 118.
— dans la dégénérescence graisseuse du myocarde, 123.
— dans la dilatation de l'estomac, 143.
— d. la diphtérie, 145.
— dans la dysménorrhée, 152.
— dans la dyspepsie, 152, 157.
— dans la dyspnée, 158.
— dans l'embarras gastrique, 166.
— dans l'engorgement utérin, 180.
— d. l'entéralgie, 181.
— dans les éruptions bromiques et iodiques, 186.
— dans la fièvre éphémère, 193.
— dans les fièvres intermittentes, 197.
— dans la fièvre typhoïde, 206.
— dans la gastrite, 218.

Constipation dans la goutte, 225, 228.
— dans la gravelle, 231.
— d. l'hématocèle, 235.
— dans les hémorroïdes, 245.
— dans l'hypertrophie de la prostate, 255.
— d. l'ictère, 260, 262.
— dans l'insomnie, 267.
— d. la méningite, 290.
— dans la pelvi-péritonite, 333.
— d. la péritonite, 338.
— d. le pyosalpinx, 373.
— dans le rétrécissement mitral, 378.
— dans la variole, 432.
Contractures dans l'hystérie, 258.
— d. la tarsalgie, 413.
Contusions, 104.
Convalescence dans l'endocardite, 178.
— dans la fièvre puerpérale, 200.
— dans la fièvre typhoïde, 204.
— de la grippe, 233.
— de la myocardite, 302.
— d. la rougeole, 387.
Convalescents, anémie cérébrale, 20.
Convulsions pendant l'accouchement, 105.
— d. l'éclampsie, 159.
— chez les enfants, 104.
— avec fièvre dans la coqueluche, 109.
— d. l'hémiplégie, 238.
— d. la rougeole, 387.
— dans le tétanos, 416.
— dans l'urémie, 427.
Coqueluche, 105.
Corps étrangers, 109.
— dans l'estomac, 109.
— dans les fosses nasales, 110.
— d. l'œsophage, 110.
— dans l'oreille, 110.
— dans l'urètre, 110.
— dans le vagin, 111.
— dans la vessie, 111.

Corps étrangers dans les voies aériennes, 111.
Corps fibreux. Voy. *Fibromes utérins*.
Corps vitré (altérations du) dans les mouches volantes, 299.
Cors, 111.
Coryza, 111.
— aigu, 111.
— chronique, 112.
Coup de soleil, 114.
Couperose, 5. Voy. *Acné rosacée*.
Coxalgie hystérique, 114.
Crampes de la grossesse, 114.
Craniomalacie, 115.
Craniotabès, 115.
Créosote (emp. par la), 173.
Crêtes de coq. Voy. *Végétations vénériennes*.
Crevasses des mains, 116.
— du sein, 115.
Crises douloureuses dans l'insuffisance de l'aorte, 269.
— dyspnéiques dans l'insuffisance de l'aorte, 270.
— nerveuses dans l'atrésie du col, 45.
— spasmodiques dans la coqueluche, 109.
Croissance, 116.
Croton (emp. par le), 173.
Croup, 116.
Croûtes de l'herpès, 247.
Cuir chevelu encrassé, 13.
Cuivre (emp. par le), 173.
Cutanées (affections) dans la chlorose, 80.
Cyanhydrique (acide) (emp. par l'), 173.
Cyanose, 117.
— d. la bronchite, 64.
— par congestion bronchique, 66.
— dans la congestion pulmonaire, 97.
— dans la dilatation du myocarde, 144.
— dans la péricardite, 336.

Cyanose dans le pneumo-
thorax, 363.
Cystalgie dans le cancer
de la vessie, 73.
Cystite, 118.
— aiguë, 118.
— blennorragique,
119.
— cantharidienne, 119.
— dans la cellulite pel-
vienne, 74.
— chronique, 119.
— du col dans la blen-
norragie, 50.
— douloureuse, 119.
— hémorragique, 119.
— rebelle, 120.
— tuberculeuse, 121.

D

Dacryadénite, 121.
— aiguë, 121.
— chronique, 121.
Dacryocystite, 122.
— aiguë, 212.
— chronique, 122.
Dartres. Voy. *Eczémas,
Pityriasis, Séborrhée*.
Débilitation cardiaque, 123.
Déchéance cardiaque dans
le rhumatisme, 381.
Déchirures, 122.
— du col, 122.
— du périnée, 122.
— de l'utérus, 122.
Décollement du placenta,
243.
— — dans la mort du
fœtus, 299.
Défaillance du cœur dans
la dilatation bron-
chique, 140.
— dans l'hémorragie
cérébrale, 242.
— d. la pneumonie, 360.
Dégénérescence, 123.
— graisseuse de l'aorte,
123.
— — du myocarde,
123.
Délire, 124.
— dans la broncho-
pneumonie, 66.
— d. la coqueluche, 109.

Délire dans la fièvre ty-
phoïde, 202.
— dans la grippe, 233.
— d. la méningite, 289.
— dans la pneumonie,
359.
— post-opératoire ou
traumatique, 124.
— d. les pyrexies, 124.
— dans le rhumatisme,
381.
— dans la rougeole, 387.
— dans la suette mi-
liaire, 401.
— dans le typhus, 423.
— dans l'urémie, 427.
Delirium tremens, 11, 125.
Délivrance, placenta præ-
via, 355.
Démangeaisons dans l'ec-
zéma, 162.
— dans l'ictère, 201.
— d. la séborrhée, 398.
Dengue, 125.
Dentifrices, 125.
Dentition, 126.
— difficile dans les
convulsions infan-
tiles, 105.
Dépression dans la mor-
phinomanie, 298.
— cardiaque dans l'en-
docardite, 178.
Dermalgie, 126.
Dermatite contusiforme.
Voy. *Érythème
noueux*.
Dermite dans la trichophytie, 413.
Desquamation dans l'ec-
zéma, 162.
— dans l'otite, 324.
— d. la scarlatine, 391.
Déviations articulaires, 37.
— des membres dans
le rachitisme, 375.
— de l'orifice utérin,
159.
— de l'utérus dans la
dysménorrhée, 152.
— — dans la métrite,
296.
Diabète, 126.
— azoturique, 126.

Diabète phosphaturique,
127.
— sucré, 127.
— — arthritique, 128.
— — nerveux, 130.
— — pancréatique,
131.
— — chez un syphili-
tique, 131.
— — d. la goutte, 227.
Diarrhées de l'adulte, 131.
— aiguë, 131.
— chronique, 133.
— dans la chlorose, 80.
— dans le choléra, 83.
— dans la dilatation de
l'estomac, 143.
— d. la dyspepsie, 158.
— fétide, 133, 135.
— dans la fièvre ty-
phoïde, 202, 206.
— dans les fièvres palu-
déennes, 197.
— d. la flatulence, 208.
— dans l'ictère, 259.
— infectieuse, 133.
— palustre, 133.
— des pays chauds, 134.
— dans le purpura, 371.
— dans la variole, 432.
Diarrhées de l'enfant, 134.
— aiguë, 134.
— dans l'athrepsie, 45.
— cholériforme, 135.
— chronique, 139.
— de dentition, 135.
— lientérique, 134.
— d'origine alimen-
taire, 134.
— du sevrage, 135.
— simple, 134.
— syphilitique tertiaire,
140.
— des tuberculeux, 140.
— verte infectieuse,
135.
Digestifs (troubles) dans la
chlorose, 82.
— — dans l'insom-
nie, 267.
— — d. l'insuffisance
de l'aorte, 270.
— — dans la leucé-
mie, 279.

Digitale (emp. par la), 173.
Digitaline (emp. par la), 173.
Dilatations, 140.
— bronchique, 140.
— du cœur dans l'emphysème pulmonaire, 168.
— — dans la myocardite, 301.
— de l'estomac, 140.
— du myocarde, 143.
— ventriculaire dans la myocardite, 302.
Dilatés, gastrite, 218.
Diphtérie, 144.
— hypertoxique, 147.
— laryngée, 116. Voy. Croup.
Diplopie, 148.
Douleurs abdominales dans les fièvres intermittentes, 196.
— d. l'acromégalie, 6.
— dans l'adénite scrofulo-tuberculeuse, 7.
— d. l'amygdalite, 16.
— dans l'angine diphtéroïde, 22.
— dans l'angine herpétique, 24.
— dans l'angine de poitrine, 26.
— dans l'antéversion de l'utérus, 28.
— dans l'anthrax, 29.
— dans l'aortite, 31.
— articulaires dans la dengue, 125.
— d. l'atrésie du col, 45.
— dans le cancer du col utérin, 69.
— dans le cancer de l'estomac, 71.
— dans le cancer du sein, 72.
— dans le cancer vaginal, 73.
— dans la colique de plomb, 92.
— dans la cystite, 118.
— dans la dysménorrhée, 150, 152.
— dysménorrhéiques

dans l'antéflexion de l'utérus, 27.
Douleurs dans la dyspepsie, 154.
— épigastriques dans la goutte, 225.
— — dans la grippe, 232.
— dans les fibromes utérins, 191.
— dans la fièvre puerpérale, 200.
— fulgurantes dans l'ataxie locom., 44.
— dans la galactorrhée, 211.
— d. la gangrène, 213.
— dans la gastrite, 218.
— d. la gingivite, 219.
— d. le glaucome, 220.
— dans la goutte, 225.
— dans l'hématémèse, 234.
— d. l'hématocèle, 235.
— dans les hémorroïdes, 245.
— d. l'hémothorax, 237.
— dans l'hydrorrhée, 251.
— d. la laryngite, 278.
— lombaires dans le prolapsus de l'utérus, 366.
— dans le lumbago, 284.
— dans la mastodynie, 288.
— d. la myalgie, 300.
— dans la myélite, 301.
— dans la myocardite, 302.
— névralgiques dans le diabète, 129.
— d. les oreillons, 322.
— osseuses dans la croissance, 116.
— ostéocopes, 148.
— dans la paramétrite, 336.
— dans la phtisie, 353.
— dans le pneumothorax, 362.
— d. le purpura, 372.
— dans le rhumatisme, 382.

Douleurs dans la salpingite, 388.
— d. la scarlatine, 392.
— d. la stomatite, 401.
— thoraciques dans la gangrène pulmonaire, 215.
— — dans la phtisie, 351.
— dans la typhlite stercorale, 423.
— dans l'ulcère de l'estomac, 425.
— dans les varices, 430.
— vulvaires après accouchement, 4.
— dans le zona, 437.
Durillons, 111.
Dysenterie, 148.
Dysménorrhée, 150.
— dans l'atrésie du col, 45.
— dans la chlorose, 80.
— congestive, 150.
— des jeunes filles chlorotiques, 151.
— membraneuse, 152, 293.
— nerveuse, 150.
— ovarienne, 152.
— utérine, 152.
Dyspepsies, 152.
— atonique, 157.
— dans la chlorose, 80, 152.
— dans le diabète, 130.
— dans l'eczéma, 163.
— des enfants, 157.
— flatulente, 156.
— avec gastralgie, 153.
— gastriques atoniques, 152.
— — irritatives, 153.
— dans la goutte, 228.
— hépatique, 156.
— sans hyperchlorhydrie, 155.
— intestinale, 156.
— — à forme gazeuse, 156.
— nervo-motrice atonique, 152.
— des nourrissons, 157,

Dyspepsie dans le rhumatisme, 383.
— de la seconde enfance, 157.
— avec vomissements, 153.
Dyspeptiques, palpitations, 328.
— tachycardie, 411.
Dysphagie dans l'amygdalite, 16.
— dans la laryngite, 278.
Dyspnée, 158.
— dans l'artério-sclérose, 33.
— dans l'asystolie, 43.
— dans la bronchite, 60, 64.
— dans la broncho-pneumonie, 66.
— dans le coma diabétique, 94.
— dans la congestion pulmonaire, 97.
— dans la coqueluche, 108.
— dans la dilatation du myocarde, 144.
— dans l'embolie pulmonaire, 167.
— dans l'emphysème pulmonaire, 167.
— par encombrement bronchique, 66.
— dans l'endocardite, 177.
— dans la gravelle, 230.
— dans l'hématothorax, 237.
— dans l'hémoptysie, 242.
— par intoxication alimentaire chronique, 158.
— irritative, 157.
— d. la laryngite, 278.
— dans la néphrite, 304, 306.
— dans la péricardite, 336.
— dans la phtisie, 351.
— dans la pleurésie, 357.

Dyspnée dans la pneumonie, 360.
— dans le pneumothorax, 362.
— dans l'urémie, 427.
Dystocie, 158.
— péri-utérine, 158.
— utérine, 159.
— vulvo-vagino-périnéale, 159.

E

Eau-forte (emp. par l'), 174.
Éclampsie, 159.
— gravidique, 159.
— infantile, 160.
Ectasie du cœur dans l'endocardite, 177.
Ecthyma, 160.
Ectopie rénale. Voy. Rein mobile, 438.
Ectropion des lèvres du col utérin, 161.
Eczéma, 161.
— aigu, 161.
— de l'anus, 165.
— chronique, 162.
— craquelé, 162.
— avec démangeaisons, 165.
— impétigineux, 164.
— — de la face, 165.
— des paupières, 165.
— séborrhéique des plis articulaires et du thorax, 163.
— — des régions velues, 164.
— — de la tête, 164.
— squameux psoriasiforme, 164.
Éléphantiasis endémique, 165.
Embarras gastrique, 166.
— — dans la dengue, 125.
— — dans l'herpès 247.
Embolie pulmonaire, 167.
Émétique (emp. par l'), 171.
Émotion violente produisant l'aménorrhée, 15.

Empâtement péri-utérin d. la dysménorrhée, 152.
Emphysème d. l'asthme, 42.
— pulmonaire, 167.
Empoisonnements, 169.
— urineux, 176.
Empyème. Voy. Pleurésie purulente.
— des sinus maxillaires, 176.
Enconibrement bronchique, 65.
— — dans la coqueluche, 108.
— cardiaque dans la dilatation du myocarde, 144.
Endocardite, 177.
Endométrite, 292.
— aiguë, 178.
— — gonorrhéique, 179.
— chronique. Voy. Métrite.
— puerpérale septique, 179.
Engelures, 180.
— ulcérées, 180.
Engorgement du col de l'utérus, 98.
— ganglionnaire dans la diphtérie, 147.
— intestinal, de la rate et du foie dans la cachexie paludéenne, 68.
— utérin (passif), 180.
Enrouement, 180.
Entéralgie, 181.
— dans la cachexie paludéenne, 68.
Entérite. Voy. Diarrhée.
— muco-membraneuse. Voy. Colite membraneuse.
Entérorragie. Voy. Hémorragie intestinale.
Entorse, 182.
— du genou, 182.
— du pied, 182.
Épanchement dans la caisse, 325.
— dans l'hydarthrose, 249.

Épanchement dans la péricardite, 336.
— dans la péritonite, 338.
— dans la pleurésie, 357.
— dans le pneumothorax, 363.
Éphélides, 182.
Épididymite blennorragique. Voy. *Orchite.*
Épilepsie congestive, 184.
— essentielle, 183.
— jacksonienne, 185.
— menstruelle, 185.
— d'origine réflexe, 185.
— réflexe, 184.
— dans la sclérose, 393.
— sénile, 185.
— syphilitique, 185.
Épistaxis, 185.
— d. la coqueluche, 109.
Épithélioma, 186.
Épreintes dans la dysenterie, 149.
Érections douloureuses, 186.
— douloureuses dans la blennorragie, 50.
— incomplètes, 312.
Éréthisme cardiaque dans l'aortite, 31.
— — dans l'insuffisance de l'aorte, 270.
— — dans la péricardite, 335.
— nerveux dans l'endocardite, 177.
Ergot de seigle (emp. par l'), 173.
Éruption dans la scarlatine, 390.
— bromique, 186.
— iodique, 186.
— sudorale, 297.
Érysipèle, 186.
Érythème, 187.
— dans le cancer du vagin, 73.
— induré des jeunes filles scrofuleuses, 187.

Érythème infantile, 188.
— noueux, 188.
Éther (emp. par l'), 173.
Étourdissements dans l'insuffisance de l'aorte, 271.
Étroitesse de l'orifice vulvo-vaginal, 159.
Exanthème menstruel, 188.
Excitabilité nerveuse. Voy. *Nervosisme.*
Excitation cérébrale dans la méningite, 290.
— circulatoire dans le goitre exophtalmique, 222.
— génitale dans l'hystérie, 258.
— nerveuse dans l'acroparesthésie, 6.
— — dans la ménopause, 290.
— — dans la neurasthénie, 310.
Excoriations aux lèvres et aux narines dans le coryza, 112.
— du mamelon, 189.
Exophtalmie, 189.
Expectoration difficile dans la bronchite, 56.
— — d. la phtisie, 350.
Exsudats dans la paramétrite, 332.

F

Faiblesse du cœur dans l'aortite, 31.
— — dans l'artériosclérose, 33.
— congénitale, 189.
— du pouls dans la péricardite, 335.
Faux croup. Voy. *Laryngite striduleuse.*
Favus, 189.
— du corps, 191.
— des ongles, 191.
Fermentations stomacales dans le cancer de l'estomac, 71.
— — dans la gastralgie, 217.
— — d. la phtisie, 353.
Fétidité des lochies, 191.

Fibromes utérins, 190.
Fièvre d. la bronchite, 56.
— dans la broncho-pneumonie, 65.
— d. la coqueluche, 108.
— dans la cystite, 118.
— dans la dengue, 125.
— dans les diarrhées de l'adulte, 132.
— d. la diphtérie, 145.
— d. l'endocardite, 177.
— d. l'endométrite, 179.
— éphémère, 193.
— ganglionnaire des enfants, 195.
— dans la goutte, 225.
— hectique dans la phtisie, 350.
— d. l'ictère, 260, 262.
— d. la méningite, 290.
— dans la myélite, 301.
— d. les oreillons, 322.
— dans la pelvi-péritonite, 333.
— d. la phlébite, 344.
— dans la phtisie, 349.
— d. la pleurésie, 356.
— d. la pneumonie, 359.
— puerpérale, 198.
— d. le pyo-salpinx, 373.
— dans la rubéole, 387.
— d. la salpingite, 388.
— d. la scarlatine, 389.
— d. la sclérose, 393.
— dans la suette miliaire, 404.
— typhoïde, 201.
— — chez l'enfant, 205.
— — d. la myélite, 300.
— d. la thyroïdite, 447.
— dans la variole, 432.
Fièvres, 193.
— continues palustres, 195.
— de croissance, 193.
— éruptives, 193.
— — dans l'œdème pulmonaire, 319.
— intermittentes, 195.
— — bilieuses, 196.
— — hépatiques, 198.
— paludéennes graves, 196.

Fièvres pernicieuses, 195.
Fissure à l'anus, 207.
Fistules dans la blennor-
ragie, 52.
— pleurales. 358.
— thoraciques. Voy.
Pleurésie purulente.
Flatulence, 208.
Flatuosités, 208.
Flexion de l'utérus dans la
dysménorrhée, 152.
Flueurs blanches. Voy.
*Leucorrhée, Métrite,
Vaginite chronique.*
Fluxion. Voy. *Ostéo-périos-
tite maxillaire.*
Folie menstruelle, 210.
Folliculite, 210.
Foyer purulent dans la
glossite, 220.
Furoncle, 210.
— du conduit auditif,
324.
— des lèvres, 210.
Furonculose, 210.

G

Galactorrhée, 211.
Gale, 212.
— dans l'ecthyma, 160.
Gangrène, 213.
— par artério-sclérose,
213.
— buccale. Voy. *No-
ma.*
— diabétique, 213.
— pulmonaire, 214.
— sénile, 215.
— symétrique des ex-
trémités, 215.
— de la vulve, 215.
Gastralgie, 216.
— associée à la fer-
mentation stomacale,
217.
— dans la chlorose, 80.
— dans la dilatation de
l'estomac, 142, 143.
— dans la dyspepsie,
154, 158.
— dans la flatulence,
208.
— liée à l'hyperchlor-
hydrie, 217.

Gastralgie par ingestion de
substances toxiques,
218.
— des tabétiques, 218.
— ulcéreuse, 218.
— avec vomissements,
217.
Gastrectasie dans la dys-
pepsie, 155.
Gastriques (troubles) dans
le goitre exophtal-
mique, 222.
— — d. la phtisie, 352.
Gastrite, 218.
— aiguë, 218.
— chronique, 218.
— dans la diarrhée
cholériforme, 138.
— dans les empoison-
nements, 170.
Gaz d'éclairage (emp. par
le), 173.
— intestinaux, 209.
Gerçures des mains, 219.
— du sein. Voy. *Cre-
vasses, Excoriations
du sein.*
Genu valgum dans le ra-
chitisme, 375.
— varum : rachitique,
375.
Gingivite, 219.
— chronique, 219.
— des femmes encein-
tes, 219.
— fongueuse, 219.
— hypertrophique, 219.
— dans le scorbut,
394.
— ulcéreuse. 219.
Glaucome, 220.
— aigu, 220.
— chronique, 220.
Glossite, 220.
— aiguë, 220.
— chronique dentaire,
220.
— gommeuse, 220.
— scléreuse, 220.
— syphilitique, 220.
Glossodynie, 221.
Goitre, 221.
— exophtalmique, 222.
Gommes, 223.

Gommes musculaires dans
le torticolis, 417.
— scrofulo-tuberculeu-
ses, 223.
— syphilitiques, 223.
Gourme. Voy. *Eczéma,
Impétigo, Phtiriase.*
Goutte, 224.
— aiguë, 228.
— chronique, 226.
— dans l'eczéma, 163.
— d. la gravelle, 230.
— à répétitions, 226.
— saturnine, 229.
Goutteux, angine chroni-
que, 25.
— glycosurique, 229.
— obèse, 229.
— prurit, 368.
— sclérite, 393.
— vertige, 437.
Granulie, 354. Voy. *Phtisie.*
Gravelle, 229.
— alcaline, 230.
— ammoniacale, 230.
— oxalique, 231.
— — dans l'hémo-
globinurie, 238.
— urique, 229.
— — dans l'hémoglo-
binurie, 238.
Grippe, 231.
— à forme cardiaque,
232.
— à forme fébrile, 231.
— à forme gastro-in-
testinale, 232.
Grossesse, placenta præ-
via, 355.
— (dystocie pendant
la), 158.
— extra-utérine, 234.
— de la nourrice pen-
dant l'allaitement,
12.

H

Haleine fétide, 125.
Hémarthrose, 182, 234.
Hématémèse, 239.
— dans l'ulcère simple
de l'estomac, 425.
Hématocèle, 235.

Hématocèle extra-périto-
néale, 235.
— pelvienne, intra-pé-
ritonéale, 235.
— vaginale traumati-
que, 235.
— de la vulve, 235.
Hématocolpos, 236.
Hématome, 104, 236.
Hématomètre, 236.
Hématométrie, 236.
Hématomyélie, 236.
Hémato-salpinx, 237.
Hémato-thorax, 237.
Hématurie, 237.
— au cours d'une blen-
norragie, 238.
— dans le cancer de la
vessie, 73.
— d. la néphrite, 305.
— d. la scarlatine, 391.
Héméralopie, 238.
Hémiplégie, 238.
— consécutive à l'hé-
morragie cérébrale,
242.
— spasmodique, 238.
Hémoglobinurie, 238.
— paroxystique à fri-
gore, 239.
Hémopéricarde, 239.
Hémophilie, 239.
Hémoptysie, 240.
— cardiaque, 241.
— dans la congestion
pulmonaire, 97.
— dans l'embolie pul-
monaire, 167.
— fébrile, 241.
— menstruelle, 241.
— dans la phtisie, 350.
Hémorragies, 242.
— dans l'avortement
provoqué, 46.
— dans l'avortement
spontané, 47.
— dans le cancer du
col utérin, 69.
— dans le cancer de
l'estomac, 71.
— capillaire, 242.
— cérébrale, 242.
— de la délivrance,
242.

Hémorragie dans les fi-
bromes utérins, 192.
— gastrique, 243.
— — dans les em-
poisonnements, 170.
— gravidique, 243.
— d'un gros vaisseau,
242.
— dans les hémor-
roïdes, 245.
— intestinale, 243.
— — dans la fièvre
typhoïde, 203.
— puerpérale, 244.
— rénale, 244.
— dans la rétention du
placenta, 376.
— dans la rupture de
l'utérus, 387.
— dans le scorbut, 394.
— secondaire dans la
fièvre puerpérale,
200.
— d. la septicémie, 399.
— urétrale dans l'hé-
maturie, 237.
— utérine, 244.
— d. les varices, 430.
— vésicale, 244.
— — dans l'hématu-
rie, 237.
Hémorroïdes, 244.
Hépatite suppurée, 246.
Hernies, 246.
— étranglée, 246.
— inguinale, 246.
— ombilicale, 246.
Herpès, 247.
— circiné, 247.
— facial, 247.
— génital, 247.
— humide, 247.
— iris, 248.
— péri-buccal, 247.
— sec, 247.
— ulcéré, 247.
— zoster, 248.
Herpétiques, angine chro-
nique, 25.
— métrite, 293.
Herpétisme dans la cépha-
lalgie, 75.
— dans l'eczéma, 163.
— d. la leucorrhée, 280.

Hoquet, 248.
— dans la goutte, 225.
— dans la péritonite,
337.
Hydarthrose, 249.
— dans l'arthrite, 34.
Hydramnios, 249.
Hydrocèle, 250.
Hydrocéphalie, 250.
Hydrochlorique (emp. par
l'acide), 173.
Hydrohématocèle, 235.
Hydronéphrose, 251.
Hydropéricarde, 251.
Hydropisies. Voy. Ana-
sarque.
— d. la néphrite, 306.
— dans le rétrécisse-
ment mitral, 378.
— d. la scarlatine, 391.
Hydrorrhée, 251.
Hydrothorax, 251.
Hygroma, 252.
Hyoscyamine (emp. par l'),
174.
Hyperchlorhydrie, 153, 216.
— dans le cancer de
l'estomac, 71.
— avec diarrhée, 133.
— dans la neurasthé-
nie, 311.
— dans la phtisie, 352.
Hyperesthésie de l'œso-
phage. Voy. Œsopha-
gisme.
Hyperexcitabilité du centre
éjaculateur dans la neu-
rasthénie, 312.
— nerveuse dans le tic
de Salaam, 417.
Hyperhémie de la caisse
du tympan, 252.
— catarrhale dans les
bourdonnements d'o-
reille, 54.
— dans la congestion
pulmonaire, 96.
Hyperhidrose, 252.
Hypermétropie, 253.
Hyperpyrexie dans le rhu-
matisme, 382.
Hypersystolie, 253.
Hypertension artérielle
dans la myocardite, 302.

Hyperthermie dans la bronchite, 60.
— dans la broncho-pneumonie, 66.
— dans le délire des pyrexies, 124.
— dans les fièvres éruptives, 193.
— dans la fièvre puerpérale, 200.
— dans la méningite, 289, 290.
— d. les oreillons, 322.
— d. la pneumonie, 359.
Hypertrichose, 253.
Hypertrophies, 253.
— des amygdales, 253.
— de l'amygdale pharyngée, 254.
— du cœur, 254.
— des follicules dans la blennorragie, 52.
— de la prostate, 255.
— de la rate, 256.
Hypoazoturie, 256.
Hypochlorhydrie, 152.
— dans le cancer de l'estomac, 71.
— dans la neurasthénie, 311.
— dans la phtisie, 352.
Hypopepsie dans la chlorose, 79.
Hypopyon, 256.
— dans la kératite, 273.
Hypotension artérielle dans la tachycardie, 411.
Hystérie, 256.
— dans l'angine de poitrine, 26.
— dans la dysménorrhée, 152.
Hystériques, dyspepsie, 156, 157.
— entéralgie, 181.
— gastralgie, 217.
— pneumonie, 360.

I

Ictères, 259.
— bénin, 259.
— catarrhal, 259.
— émotif, 259.
— grave, 261.

Ictère hématurique, 262.
— infectieux, 259.
— des nouveau-nés, 262.
— récidivant chronique, 261.
— syphilitique, 262.
Ichtyose, 263.
Ictus laryngé, 263.
Idiotie, 263.
Ileus. Voy. Occlusion intestinale.
Impaludisme. Voy. Fièvre intermittente.
— dans l'angine de poitrine, 26.
— dans les convulsions infantiles, 105.
— dans les fièvres intermittentes, 263.
— dans la thyroïdite, 417.
Imperforation de l'anus, 263.
— de l'hymen. Voy. Hématocolpos.
Impétigo, 264.
— du conduit auditif, 324.
— généralisé, 264.
— scrofuleux, 264.
Impuissance sexuelle, 16, 312.
— — cérébrale ou psychique, 312.
Inanition dans le cancer de l'estomac, 72.
Incontinence d'urine, 265.
— — essentielle chez les enfants, 265.
Incurvations diaphysaires dans le rachitisme, 375.
Indigestion, 266, 435.
— dans les convulsions infantiles, 104.
Inertie stomacale dans la phtisie, 352.
Infarctus hémorragique du poumon, 267.
— uriques. Voy. Lithiase rénale.
Infectieuse (maladie) dans l'insuffisance de l'aorte, 271.

Infectieuse (maladie), dans la myélite, 301.
Infection dans la gangrène, 213.
— générale dans la phlébite, 341.
— secondaire dans les fièvres éruptives, 194.
Infiltration d'urine, 267.
Inflammation broncho-pulmonaire dans l'emphysème, 167.
— — dans la phtisie, 351.
— du cuir chevelu, 413.
— dans le lichen, 282.
Influenza. Voy. Grippe.
Inoculation septique dans la gangrène, 214.
Insolation, 114.
Insomnie, 267.
— dans l'acromégalie, 6.
— dans la bronchite, 56, 58.
— dans la broncho-pneumonie, 67.
— dans la congestion cérébrale, 95.
— d. la coqueluche, 108.
— dans le délire des pyrexies, 124.
— par la dentition, 126.
— dans le diabète, 129.
— dans la diarrhée de dentition, 135.
— d. le glaucome, 220.
— dans le goitre exophtalmique, 222.
— dans l'hypersystolie, 253.
— dans l'hystérie, 257.
— dans la méningite, 289, 290.
— dans la morphinomanie, 298.
— d. le nervosisme, 308.
— dans la neurasthénie, 310.
— d. les oreillons, 322.
— d. la péricardite, 335.
— d. la pneumonie, 359.
— d. la scarlatine, 390.
— dans l'urticaire, 428.

Insuffisances, 269.
— de l'aorte, 269.
— de l'artère pulmonaire, 271.
— cardiaque dans la néphrite, 306.
— mitrale, 271.
— myocardique, 271.
— rénale dans l'œdème pulmonaire, 319.
Intertrigo dans l'érythème, 188.
Intoxication d. l'anthrax, 29.
— d. la diphtérie, 145.
— dans l'érysipèle, 187.
— dans les fièvres éruptives, 194.
— dans la fièvre puerpérale, 200.
— dans la fièvre typhoïde, 205.
Invagination intestinale, 272.
Iode (emp. par l'), 174.
Iritis, 272.
— syphilitique, 272, 409.
Irritabilité d. la métrite, 293.
— de l'utérus gravide, 272.
— vésicale dans l'incontinence d'urine, 265.
Irritation du cuir chevelu, 413.
— d'estomac dans la morphinomanie, 298.
Ischémie bulbaire, 54.

J

Jaborandi (emp. par le), 174.
Jaunisse dans les fièvres paludéennes, 196.
Jusquiame (emp. par la), 174.

K

Kératites, 273.
— interstitielle syphilitique, 273.
— suppurée, 273.
— ulcéreuse, 273.
— vasculaire, 273.

Kystes, 273.
— du foie, 273.
— de la glande vulvo-vaginale, 274.
— à grains riziformes, 274.
— hydatiques, 273, 275.
— de l'ovaire, 274.
— du poumon, 275.
— sébacés, 275.
— synoviaux, 275.
— du vagin, 275.

L

Laryngites, 275.
— aiguë, 275.
— chronique, 276.
— granuleuse, 276.
— œdémateuse, 276.
— striduleuse, 276.
— syphilitique, 277.
— tuberculeuse, 277.
Laurier-cerise (eau de) (emp. par l'), 174.
Laxité articulaire, 37.
Lèpre, 279.
Leucémie, 279.
Leucocythémie, 279.
Leucoplasie buccale, 279.
Leucorrhée, 280.
Lichen, 281.
— agrius, 281.
— simple, 281.
Lithiase, 282.
— biliaire, 282.
— — d. l'eczéma, 133.
— rénale dans l'eczéma, 163.
— urinaire, 283.
Lochies fétides. Voy. *Fétidité des lochies, Fièvre puerpérale.*
— —, dans l'avortement spontané, 47.
Lombrics. Voy. *Ascarides.*
Loupes, 275.
Lumbago, 284.
— dans la myalgie, 300.
Lupus, 284.
— érythémateux, 284.
— vulgaire tuberculeux, 284.
Lymphadénie, 285.
— ganglionnaire, 285.

Lymphadénie leucémique, 285.
— liénale, 285.
— testiculaire, 285.
Lymphadénome, 285.
Lymphangite aiguë, 285.
— gangreneuse, 285.
Lymphatiques, anémie cérébrale, 19.
— angine chronique, 25.
— blépharite, 53.
— pharyngite, 340.
Lymphatisme, 286.
— dans la cachexie des chloroses, des anémiques, 68.
— à forme torpide, 9.

M

Macroglossie, 286.
Mal de Bright. Voy. *Néphrite.*
— de mer, 286.
— perforant, dans le diabète, 130.
— de Pott, 286.
Maladie d'Addison, 287.
— de Barlow, 394.
— de Basedow. Voy. *Goitre exophtalmique.*
— de Beard. Voy. *Neurasthénie.*
— de Biermer, 20.
— bleue, 117.
— de Friedreich, 287.
— de Little, 287.
— de Parkinson, 329. Voy. *Paralysie agitante.*
— de Parrot, 287.
— de Raynaud, 215. Voy. *Gangrène symétrique.*
— de Reichmann, 154. Voy. *Dyspepsie.*
— de Stokes-Adam, 54. Voy. *Brachycardie.*
— de Thomsen, 288.
— de Werlhof. Voy. *Purpura.*
— de Winckel, 202. Voy. *Ictère.*

Malaria dans l'anémie splénique, 21.

Mammite. Voy. *Abcès du sein*.

Manie, 210.

Mastite infectieuse. Voy. *Abcès du sein*.

Mastodynie, 288.

Masturbation, 288.

Melæna, 288.

— des nouveau-nés, 288.

Méningisme, 289.

— dans la pneumonie lobaire, 361.

Méningite, 289.

— aiguë, 289.

— cérébro-spinale, 289.

— tuberculeuse, 289.

Ménopause, 290.

Ménorragies. Voy. *Avortement, Cancer, Fibromes, Hémorragies, Métrite*.

— dans la chlorose, 80.

— dans la dysménorrhée, 152.

Menstruation défectueuse et douloureuse, 291.

— réapparaissant pendant l'allaitement, 12.

Mentagre. Voy. *Folliculite*.

Mercure (emp. par les sels de), 174.

Météorisme, 208. Voy. *Flatulence, Tympanite*.

— dans la fièvre typhoïde, 202.

— d. la péritonite, 338.

Métrites, 291.

— aiguë, 291.

— — blennorragique, 292.

— — exfoliatrice, 293.

— — puerpérale, 293.

— dans l'antéflexion de l'utérus, 27.

— dans l'antéversion de l'utérus, 28.

Métrite catarrhale dans la rétroflexion de l'utérus, 379.

— chronique catarrhale, 293.

— du col, 294.

— du corps, 295.

— douloureuse, 296.

— hémorragique, 296.

— dans la rétroversion de l'utérus, 380.

— torpide, 293.

Métrorragies. Voy. *Avortement, Cancer, Fibrome, Hémorragies, Métrite*.

Microcéphalie dans l'idiotie, 263.

Miction difficile et douloureuse, 377.

Migraine, 296.

— angiospasmodique, 297.

— dans l'hystérie, 257.

— ophtalmique, 297.

Miliaire, 297.

Mitrales (affections), 254.

Mitraux, bronchite, 63.

Molluscum contagiosum, 6. Voy. *Acné varioliforme*.

Morphine (emp. par la), 174.

Morphinomanie, 297.

Morsures, 298.

— des chiens enragés, 298.

— de serpents venimeux, 298.

— de vipères, 298.

Mort du fœtus dans la grossesse, 299.

Mouches volantes, 299.

Muguet, 299.

Muqueuse buccale (herpès iris de la), 248.

— oculaire (herpès iris de la), 248.

Muscarine (emp. par la), 174.

Myalgie, 300.

— syphilitique, 408.

Mycosis fongoïde. Voy. *Lymphadénie*.

Myélite, 300.

Myélite aiguë, 300.

— chronique, 301.

— à marche envahissante, 301.

Myocardite, 301.

— aiguë, 301.

— chronique, 302.

— dans le diabète, 130.

Myosite scléreuse ou ossifiante, 302.

Myringite, 302.

— aiguë, 302.

— chronique, 303.

Myxœdème, 303.

N

Nævus. Voy. *Angiome*.

Nausées d. la diarrhée, 133.

Néphrites, 303.

— aiguë, 303.

— chronique, 306.

— dans le diabète, 130.

— dans la goutte, 227.

— saturnine, 229.

— scarlatineuse, 304.

— syphilitique, 307.

Nerveux, spasmes de la vessie, 400.

Nerveux (troubles) dans la morphinomanie, 298.

— — dans le typhus, 423.

Nervosisme, 307.

— dans la chlorose, 81.

— dans les convulsions infantiles, 105.

— dans le goitre exophtalmique, 222.

— dans l'hystérie, 257.

— dans l'insomnie, 268.

Neurasthénie, 308.

— abdominale, 311.

— dans l'angine de poitrine, 26.

— dans la chlorose, 78.

— génitale, 311.

Neurasthéniques, palpitations, 328.

Neuro-arthritiques, eczéma, 162.

Névralgie, 313.

— par anémie cérébrale, 314.

— dans la chlorose, 81.

Névralgie congestive intermittente des arthri-
tiques, 314.
— faciale, 314.
— — épileptiforme, 314.
— frontale et supra-
orbitale, 314.
— intercostale, 314.
— d. la ménopause, 290.
— naso-frontale, 314.
— plantaire, 314.
— rebelle, 313, 315.
— rebelle aux antipé-
riodiques, 314.
— syphilitique, 408.
— testiculaire, 314.
— utérine, 315.
— — dans la chlo-
rose, 82.
Névralgique (élément) dans
la grippe, 231.
Névrites, 315.
Névropathes, dysménor-
rhée, 151.
— dyspepsie, 156, 157.
— entéralgie, 181.
— gastralgie, 217.
— gastrite, 218.
— insomnie, 269.
— névralgies, 313.
Névropathie dans les bourdonnements d'oreille, 54.
— dans la leucorrhée,
280.
Nicotine (emp. par la), 174.
Nitrate d'argent (emp. par
le), 174.
— de potasse (emp. par
le), 174.
Nitrique (acide) (emp. par
l'), 174.
Nitro-glycérine (emp. par
la), 174.
Noix vomique (emp. par
la), 174.
Noma, 315.
Nourrisson ne prospérant
pas, 12.
Noyés, 38.

O

Obésité, 316.
Occlusion intestinale, 317.

Odontalgie, 318.
Œdèmes, 318.
— dans la congestion
pulmonaire, 97.
— dans le diabète, 130.
— de la glotte, 318.
— des jambes dans le
rétrécissement mi-
tral, 378.
— dans la laryngite,
278.
— dans la phlébite, 341.
— phlegmoneux dans
la glossite, 220.
— pulmonaire, 318.
Œsophagisme, 319.
Oligurie des cardiaques,
320.
— dans le diabète, 130.
Onanisme. Voy. *Mastur-
bation.*
Ongle incarné, 320.
Ophtalmie des nouveau-
nés, 320.
Opium (emp. par l'), 174.
Oppression dans la pneu-
monie, 360.
— dans la rougeole,
386.
— dans la suette mi-
liaire, 401.
Orchites, 321.
— aiguë, 321.
— syphilitique, 321.
— tuberculeuse, 321.
Oreillons, 322.
Orgelet, 323.
Ostéalgies syphilitiques,
408.
Ostéomalacie, 323.
Ostéomyélite aiguë, 323.
Ostéopériostite des maxillaires, 324.
Otalgie, 324.
Otites, 324.
— eczémateuse, 324.
— externe, 324.
— impétigineuse, 324.
— moyenne aiguë, 325.
— — catarrhale, 325.
— — chronique, 325.
— sous-périostique, 324.
Otorrhée, 325.
Ovarite chronique, 326.

Oxalique (acide) (emp. par
l'), 174.
Oxyde de carbone (emp.
par l'), 172.
Oxyures, 326.
— dans la masturba-
tion, 288.
Ozène, 327.
— caséeux, 327.
— dans le coryza, 113.
— syphilitique, 327.

P

Palpitations, 327.
— dans l'artério-sclé-
rose, 33.
— dans la croissance,
116, 328.
— dans le goitre exoph-
talmique, 222.
— dans l'hypersystolie,
253.
— dans l'hypertrophie
du cœur, 254.
— dans l'insuffisance de
l'aorte, 270.
— dans la neurasthé-
nie, 311.
— réflexes, 328.
Paludéens, anémie céré-
brale, 19.
— hémoglobinurie, 239.
— névralgies, 313.
— urticaire, 428.
— vertige, 437.
— zona, 437.
Paludisme. Voy. *Fièvre
intermittente,* 328.
Panaris, 328.
— nerveux, 329.
— périostique, 328.
— sous-cutané, 328.
— superficiel, 328.
Pannus dans la kératite,
273.
Paralysies, 329.
— agitante, 329.
— alcoolique, 329.
— diphtérique, 329.
— faciale, 329.
— à frigore, 329.
— générale progres-
sive, 329.
— dans l'hystérie, 258.

Paralysie infantile aiguë, 330.
— musculaire dans la diplopie, 148.
— pseudo-hypertrophique, 331.
— radiculaire obstétricale, 331.
— saturnine, 331.
— du voile du palais d. les névrites, 315.
Paramétrite, 331.
Paraphimosis, 332.
Parésie du centre éjaculateur, 312.
— du centre de l'érection, 312.
Paroxysmes dans la cyanose, 118.
— douloureux dans l'hystérie, 257.
— nocturnes dans l'acroparesthésie, 6.
Pelade, 332.
Pelviviciations, 334.
Pelvipéritonite, 333.
Pemphigus, 335.
— bulleux, 335.
— chronique, 335.
— syphilitique, 335.
Perchlorure de fer (emp. par le), 175.
Perforation dans la fièvre typhoïde, 203.
— de l'œil dans l'ophtalmie des nouveau-nés, 321.
— dans l'ulcère de l'estomac, 426.
Péricardite, 335.
— aiguë, 335.
— chronique, 336.
— rhumatismale, 335.
Périfolliculite décalvante, 210.
Périgastrite dans l'ulcère de l'estomac, 426.
Périmétrite, Périmétro-salpingite. Voy. *Abcès pelviens, Paramétrite, Pelvipéritonite, Salpingite.*
— dans l'antéflexion de l'utérus, 27.

Périmétrite d. la rétroflexion de l'utérus, 379.
— torpide, 293.
Périostites, 336.
— aiguë infectieuse, 336.
— albumineuse, 336.
— syphilitique, 408, 409.
— typhique, 336.
Péritonites, 337.
— aiguë, 337.
— chronique, 338.
— circonscrite, 339.
— diffuse, 338, 339.
— enkystée partielle, 338.
— dans la fièvre puerpérale, 200.
— dans la fièvre typhoïde, 203.
— localisée, 339.
— partielle, 338.
— purulente, 338.
— — dans la fièvre puerpérale, 200.
— suraiguë, 338.
— tuberculeuse, 338.
Pérityphlite aiguë, 339.
— chronique, 339.
Perlèche, 340.
Perte de connaissance dans les fièvres intermittentes, 195.
Peste bubonique, 340.
Phagédénisme, 68.
Pharyngite chronique granuleuse, 340.
Phénique (acide) (emp. par l'), 175.
Phénol (emp. par le), 175.
Phimosis, 341.
— dans la masturbation, 288.
Phlébite, 341.
Phlegmatia alba dolens, 341.
Phlegmon diffus, 342.
— profond, 342.
Phosphore (emp. par le), 175.
Phtiriase, 342.
— du corps, 342.
— dans l'ecthyma, 160.

Phtiriase des paupières, 342.
— du pubis, 342.
— de la tête, 342.
Phtisie, 342.
— aiguë pneumonique, 354.
— avec apyrexie habituelle, 353.
— bronchitique, 355.
— catarrhale, 354.
— fébrile, 353.
— galopante, 354.
— laryngée, 278.
— avec pouls rapide, 352.
Phtisiques, palpitations, 327.
Pied bot paralytique, 330. Voy. *Paralysie infantile.*
— — d. la sclérose, 393.
Pilocarpine (emp. par la), 174.
Piqûres d'abeilles, de bourdons, de guêpes, 354.
Pityriasis, 355.
— rosé de Gibert, 355.
— versicolor, 355.
Placenta prævia, 355.
Plaies des membres avec septicémie, 399.
— vaginales infectées, 199.
Plaques muqueuses, 356.
— — suintantes, 403.
Pléthore abdominale, 98.
— — d. la goutte, 228.
Pléthoriques, congestion cérébrale, 95.
Pleurésies, 356.
— aiguë séro-fibrineuse, 356.
— fibreuse, 354.
— — à pneumocoques, 358.
— — pyogènes, 358.
— hémorragique, 357.
— — purulente, 359.
— métapneumonique, 358.
— pneumococcique, 358.
— purulente, 357, 359.

Pleurésie purulente à staphylocoques, 358.
— — dans la gan-
grène pulmo-
naire, 215.
— — putride, 358.
— — à streptocoques,
358.
— — tuberculeuse ,
357.
— dans le scorbut, 394.
— tuberculeuse, 358.
— — purulente, 359.
Pleurodynies, 359.
Pleuro-pulmonaires (acci-
dents) dans la grippe, 232.
Plomb (emp. par le), 175.
Pneumokonioses, 359.
Pneumonie alcoolique, 362.
— bilieuse, 362.
— brightique, 362.
— des cardiaques, 362.
— catarrhale, 362.
— diabétique, 362.
— d. la grossesse, 362.
— infectieuse secon-
daire, 362.
— lombaire, 359.
— miasmatique, 362.
— des vieillards, 362.
Pneumo-péricarde, 362.
Pneumothorax, 362.
— non tuberculeux, 362.
— tuberculeux, 362.
Poche des eaux, 365.
Point de côté dans la pleurésie, 356.
— — dans la pneu-
monie, 359.
Polimyélite antérieure aiguë, 330.
Pollutions nocturnes, 311.
Polyarthrite rhumatismale,
381.
Polydypsie dans le diabète,
129.
Polypes, 363.
— muqueux du col uté-
rin, 364.
— — des fosses na-
sales, 363.
— — du rectum, 363.
— de l'urètre chez la
femme, 363.

Polyphagie dans le diabète,
127.
Polyurie, 364.
— des artério-scléreux,
364.
— azoturique, 364.
— dans le diabète, 129.
— nerveuse, 364.
— phosphaturique, 364.
Porencéphalie, 393.
Potasse (emp. par la), 172.
Pouls faible dans la scarlatine, 390.
Poux. Voy. Phtiriase, 364.
Présentations, 364.
— de l'abdomen, 365.
— de la face, 364.
— du front, 364.
— du siège, 364.
— du sommet, 365.
— du thorax, 365.
— du tronc, 365.
Procidences, 365.
— d'anses intestinales
dans la rupture de
l'utérus, 387.
— du cordon ombilical,
365.
— des membres, 365.
Proctite. Voy. Rectite.
Prolapsus du rectum, 86.
Voy. Chute du rec-
tum.
— utéro-vaginal, 366.
— de l'utérus, 366.
— — dans la rétro-
flexion de l'utérus,
380.
Prosopalgie. Voy. Névral-
gie faciale.
Prostatiques, hématurie,
237.
— incontinence d'urine,
265.
— rétention d'urine,
376.
Prostatites, 366.
— aiguë, 366.
— chronique, 366.
— tuberculeuse, 366.
Prostration dans le dia-
bète, 129.
— dans la fièvre ty-
phoïde, 203.

Prostration dans la grippe,
232.
Prurigo, 367.
— congénital, 281.
— d'Hébra, 367.
Prurit, 367.
— de l'anus, 369.
— d. la blépharite, 53.
— cutané dans l'ictère,
260.
— d. le lichen, 281, 282.
— sénile, 369.
— dans l'urticaire, 428.
— vulvaire, 369.
Prussique (acide) (emp. par
l'), 173, 175.
Pseudo-paralysie syphili-
tique, 287. Voy. Mala-
die de Parrot.
Psoriasis, 370.
— de la tête, 371.
Psychiques (troubles) dans
la ménopause, 290.
Ptérygion, 371.
Ptyalisme, 371.
Pulmonaires (manifesta-
tions) d. le scorbut, 394.
Purgatifs, 100.
Purpura hémorragique
infectieux, 371.
— rhumatoïde, 372.
Pustule maligne, 77. Voy.
Charbon.
Putridité dans la dilatation
de l'estomac, 142.
Pyélite, 372.
Pyléphlébite, 373.
Pyosalpinx, 373.
Pyrosis, 373.
Pyurie dans la cystite, 119.

Q

Quintes de toux, 59.

R

Rachialgie dans la variole,
432.
Rachitisme, 374.
— aigu, 394.
— dans l'anémie splé-
nique, 21.
Rage, 375.
Rectites, 375.
— aiguë, 375.

Rectite blennorragique, 375.
— chronique, 375.
— dysentérique, 376.
Rectocèle. Voy. *Chute du rectum.*
Refroidissement produisant l'aménorrhée, 15.
— suivi de diarrhée, 133.
Règles douloureuses dans l'antéversion de l'utérus, 28.
— (retard ou défectuosité des), 291.
Rein mobile, 438.
Respiratoires (troubles) dans le typhus, 423.
Retard des règles, 291.
Rétention, 376.
— des membranes d. la mort du fœtus, 299.
— placentaire, 242, 376.
— — d. l'avortement spontané, 47.
— d'urine, 376.
— — après accouchement, 4.
— — dans la blennorragie, 50.
— — de cause traumatique, 377.
— — dans la cystite, 118, 119.
— — dans l'hypertrophie de la prostate, 255.
Rétractions fibro-tendineuses, 37.
Rétrécis, incontinence d'urine, 265.
Rétrécissements, 377.
— de l'aorte, 377.
— de l'artère pulmonaire, 377.
— — dans l'hypertrophie du cœur, 255.
— du bassin, 377.
— mitral, 377.
— spasmodique de l'œsophage, 379.
— de l'urètre, 379.
— — dans la cystite, 119.

Rétrécissement de l'urètre dans la rétention d'urine, 376.
Rétroflexion de l'utérus, 379.
— adhérente, 380.
Rétroversion de l'utérus, 380.
Rhinite. Voy. *Catarrhe naso-pharyngien, Coryza.*
— atrophiante fétide dans le coryza, 113.
Rhinosclérome, 380.
Rhumatisants, anémie cérébrale, 20.
— angine chronique, 25.
— névralgies, 313.
— sclérite, 393.
Rhumatisme, 381.
— articulaire aigu, 381.
— blennorragique, 383.
— cérébral, 382.
— chronique, 383.
— — d. l'eczéma, 163.
— musculaire, 300.
— dans la myélite, 300.
— scarlatin, 385, 391.
— syphilitique secondaire, 383.
Rigidité du col, 159.
— de l'orifice vulvo-vaginal, 159.
Rougeole, 386.
— à forme suffocante, 386.
— maligne, 387.
Rubéole, 387.
Rue (emp. par la), 175.
Rupture de la poche des eaux dans la mort du fœtus, 299.
— traumatique de l'urètre, 377.
— de l'utérus, 387.

S

Sabine (emp. par la), 175.
Saignée dans la congestion pulmonaire, 97.
Salivation exagérée, 401.
— mercurielle. Voy. *Ptyalisme, Stomatite mercurielle.*

Salpêtre (emp. par le), 174.
Salpingite, 387.
— non kystique, 388.
— suppurée, 388.
Santonine (emp. par la), 175.
Sarcines de l'estomac, 388.
Sarcocèle, 389.
— syphilitique, 389.
— tuberculeux, 389.
Scarlatine, 389.
— compliquée, 390.
— hémorragique, 391.
— maligne, 390.
Sciatique, 392.
— chronique, 392.
— rhumatismale, 392.
Sclérème, 393.
Sclérite, 393.
Sclérogène (méthode), 34.
Sclérose du cerveau, 393.
— hépatique, 88.
— lobaire, 393.
— en plaques, 393.
— rénale dans la tachycardie, 411.
Scoliose, 394.
— d. la croissance, 116.
— d. le rachitisme, 375.
Scorbut, 394.
— infantile, 394.
Scrofule, 395.
— dans la cachexie des chloro-anémiques, 68.
— dans le coryza, 112.
— dans l'eczéma, 163.
— dans la leucorrhée, 280.
Scrofuleux, blépharite, 53.
— bronchite, 92.
— chéloïde, 78.
— hypertrophie des amygdales, 253.
— métrite, 293.
— otite, 324.
— paralysie faciale, 329.
— pharyngite, 340.
Scrofulo-tuberculose dans l'hystérie, 257.
Séborrhée, 397.
— huileuse du cuir chevelu, 397.
— humide, 13, 397.

Séborrhée sèche avec alo-
pécie, 398.
Sécrétion lactée insuffisante
pendant l'allaitement, 12.
Sel d'oseille (emp. par le),
175.
Selles fétides, 267.
Sensibilité (troubles de la)
ans l'hystérie, 257.
— bronchique, 61.
Septicémie aiguë, 398.
— consomptive dans la
phtisie, 353.
— d. la phlébite, 341.
— puerpérale, 399.
Sérumthérapie, 147.
Sevrage, 12.
Soif persistante dans la
fièvre typhoïde, 203.
Soude (emp. par la), 172.
Spasmes, 399.
— de la glotte, 399.
— nutant, 417.
— de la vessie, 399.
Spermatorrhée, 312. Voy.
Neurasthénie génitale.
Spina ventosa, 400.
Stase veineuse dans la dilatation du myocarde, 144.
Stéatose cardiaque, 124.
Sténose du col, 45. Voy.
Atrésie du col.
— du pylore dans l'ul-
cère de l'estomac,
426.
Stomatite, 400.
— aphteuse, 400.
— catarrhale, 400.
— crémeuse, 400.
— dentaire, 400.
— diabétique, 400.
— érythémateuse, 400,
401.
— mercurielle, 400.
— pultacée, 401.
— dans le scorbut, 394.
— tabagique, 400.
— toxique, 400.
— ulcéro - membraneu-
se, 401.
— urémique, 400.
— d. la varicelle, 430.
Strychnine (emp. par la),
175.

Subinvolution utérine après
accouchement, 4.
Sublimé corrosif (emp. par
le), 175.
Suette miliaire, 401.
Sueurs dans le goitre exophtalmique, 232.
— des phtisiques, 350.
Voy. Phtisie.
Suffocation dans la bron-
chite capillaire, 59.
— dans la glossite, 220.
— dans le tétanos, 416.
Suintement d. l'eczéma, 161.
Sulfate de cuivre (emp. par
le), 175.
— de zinc (emp. par
le), 176.
Sulfurique (acide) (emp.
par l'), 176.
Suppuration d'un abcès, 1.
— d'abcès pelvien, 2.
— d'abcès de la pros-
tate, 2.
— d'abcès du sein, 3.
— dans l'adénite, 7.
— dans l'adénite scro-
fulo-tuberculeuse, 8.
— d. l'amygdalite, 16.
— dans l'angine phleg-
moneuse, 24.
— dans l'arthrite, 34.
— dans le bubon, 68.
— dans la cellulite pel-
vienne, 74.
— circonscrite dans
l'appendicite, 339.
— dans la dacryadénite,
121.
— dans l'hydronéphro-
se, 251.
— d. les oreillons, 323.
— dans l'ostéomyélite,
323.
— dans le spina ven-
tosa, 400.
— d. la thyroïdite, 417.
Surcharge graisseuse, 123.
Surmenage dans la crois-
sance, 116.
Sycosis. Voy. Trichophy-
tie de la barbe.
Symphyse cardiaque, 402.
— pleurale, 402.

Syncope, 19, 402.
— dans la coqueluche,
109.
— d. l'hématémèse, 234.
— dans l'insuffisance
de l'aorte, 271.
Syphilide tuberculeuse, 409.
— ulcéro - croûteuse,
409.
Syphilis, 402.
— acquise, 402.
— chez l'adulte, 404.
— dans l'anémie splé-
nique, 21.
— dans l'angine de poi-
trine, 26.
— cérébrale, 409.
— — dans les convul-
sions infantiles,
105.
— dans la cirrhose, 89.
— dans le coryza, 112.
— dans le diabète, 131.
— des enfants, 402.
— du foie, 404.
— héréditaire, 402.
— — dans la sclé-
rose, 393.
— dans l'ictère, 262.
— maligne précoce, 408.
— dans la myélite, 301.
— secondaire, 404.
— tertiaire, 410.
Syphilitiques, 20.
— diabète, 131.
— épilepsie, 185.
— hémoglobinurie, 239.
— névralgies, 313.
— paralysie faciale, 329.
— rhumatisme, 383.
— tachycardie, 411.
— vertige, 434.
— zona, 437.
Syringomyélie, 410.

T

Tabac (emp. par le), 176.
Tabes, 440.
— dorsal, 440.
— — spasmodique,
287.
— spasmodique, 440.
Tabétiques, gastralgie, 218.
Tachycardie, 440.

Tachycardie essentielle paroxystique, 410.
— de la ménopause, 411.
— symptomatique, 411.
Tænias, 411.
— dans les convulsions,
  105.
Taies de la cornée, 413.
Tarsalgie des adolescents,
  413.
Tartre stibié (emp. par le),
  171.
Tartrique (acide) (emp. par
  l'), 176.
Teigne tondante, 413.
Ténesme, 414.
— dans la cystite, 118.
— d. la dysenterie, 149.
— menstruel, 414.
— utérin, 414.
— vésical, 414.
— — dans le cancer
    de la vessie, 73.
Térébenthine (emp. par la),
  176.
Terreurs nocturnes des enfants, 414.
Tétanie, 415.
— épidémique, 415.
Tétanos, 415.
Tetées, 11.
Thoracentèse, 357.
Thrombus de la vulve, 416.
Thyroïde (corps), absence
  du, 263.
Thyroïdite aiguë, 417.
Tic douloureux de la face,
  417.
— de Salaam, 417.
Torticolis, 417.
— à frigore, 417.
— dans la myalgie, 300.
— rhumatismal, 417.
Toux d. la bronchite, 56,58.
— dans l'emphysème
  pulmonaire, 168.
— gastrique dans la
  phtisie, 353.
— d. l'hémoptysie, 240.
— d. la laryngite, 276.
— nerveuse et utérine,
  418.
— dans la phtisie, 350.
— quinteuse, 65.

Toux d. la rougeole, 386.
— spasmodique dans la
  bronchite, 61.
Trachéite. Voy. *Bronchite,
  Laryngite.*
Trachéo-bronchite dans la
  grippe, 231.
Trachéotomie, 418.
Tractions rythmées de la
  langue, 39.
Tranchées après accouche-
  ment, 4.
Travail de l'accouchement,
  placenta prævia, 355.
Tremblement dans le goitre
  exophtalmique, 222.
— hystérique, 421.
— nerveux, 421.
Trichophytie, 421.
— de la barbe, 421.
— du cuir chevelu, 413,
  421.
— cutanée, 247, 421.
Tuberculeux, hématurie,
  238.
Tuberculose, 422.
— articulaire, 422.
— cutanée, 422.
— des enfants, 354.
— intestinale, 422.
— avec méningite, 289.
— mésentérique, 422.
— miliaire, 354.
— pleurale, 422.
— pulmonaire, 422.
— rénale, 422.
— testiculaire, 422.
— vertébrale, 422.
Tuméfaction rétro-utérine
  ou abdominale dans la
  pelvi-péritonite, 334.
Tumeurs, 422.
— adénoïdes du pha-
  rynx nasal, 422.
— blanches, 422.
— érectiles, 422.
— de l'ovaire, 158.
Tympanisme, 208, 422.
— dans les coliques in-
  testinales, 91.
— d. la dyspepsie, 158.
— dans la fièvre puer-
  pérale, 200.
— nerveux, 422.

Tympanite, 422.
Typhlite stercorale, 423.
Typhus exanthématique,
  423.

U

Ulcérations du col dans la
  métrite, 294.
— cornéennes dans la
  conjonctivite, 99.
— dans la glossite, 220.
— dans les hémorroï-
  des, 245.
— dans l'herpès, 247.
— du sein, 72.
— d. la stomatite, 401.
— sublinguale dans la
  coqueluche, 109.
— tuberculeuses, 423.
— dans la vulvite, 436.
Ulcères, 423.
— de la cornée, 321.
— douloureux, 424.
— gangreneux, 424.
— infectés, 424.
— de la jambe, 424.
— simple de l'estomac,
  425.
Urémie, 426.
— dans les convulsions
  infantiles, 105.
— dans la néphrite,
  304, 306.
Urétrite. Voy. *Blennorragie.*
— dans la blennorra-
  gie, 52.
— postérieure dans la
  blennorragie, 50.
Urétro-cystite, 119.
Urétrorragie, 377.
Urticaire, 428.

V

Vaginalite aiguë. Voy. *Orchite blennorragique.*
Vaginisme, 429.
Vaginite, 429, 436.
— chronique, 52.
— maculo-granuleuse,
  430.
— dans la métrite, 292.
Valvulaire (affection), 254.
Varicelle, 430.

Varices, 430.
— du vagin, 431.
— de la vulve, 431.
Varicocèle, 431.
Variole, 431.
Végétations, 433.
— adénoïdes, 74, 433.
— de l'ombilic, 433.
— vénériennes, 434.
Vératrine (emp. par la), 176.
Verrues, 433.
Vers intestinaux. Voy. *Ascarides, Oxyures, Tœnias.*
Vert-de-gris (emp. par le), 176.
Vertige, 434.
— dans la diplopie, 148.
— dans l'insuffisance de l'aorte, 271.
— de Ménière, 434.
Vésiculation dans l'eczéma, 161.
— dans l'herpès, 247.
— dans l'otite, 324.
Vésicule biliaire (distension de la) dans l'ictère, 260.
Vitriol (emp. par le), 176.

Volvulus, 434. Voy. *Occlusion intestinale.*
Vomissements, 435.
— dans le cancer de l'estomac, 71.
— dans le choléra, 83.
— d. la coqueluche, 108.
— d. la diarrhée, 133.
— — cho16riforme, 137.
— d. la dysenterie, 149.
— dans l'embarras gastrique, 166.
— dans les empoisonnements, 170.
— d. l'endométrite, 179.
— par fermentations stomacales, 435.
— dans la fièvre puerpérale, 200.
— d. la gastralgie, 217.
— dans la gastrite, 218.
— dans la goutte, 225.
— dans la grippe, 232.
— dans l'hématémèse, 234.
— dans l'hystérie, 257.
— incoercibles dans l'anémie pernicieuse, 20.
Vomissements incoercibles de la grossesse, 436.
— dans la maladie d'Addison, 287.
— dans la néphrite, 304, 306.
— nerveux, 435.
— dans la pelvi-péritonite, 333.
— dans la péritonite, 337.
— dans la phtisie, 353.
— dans l'ulcère simple de l'estomac, 426.
— dans l'urémie, 427.
Vulvite, 436.
Vulvo-vaginite, 51.
— des petites filles, 436.

X

Xanthélasma, 437.

Z

Zinc (sels de) (emp. par les), 176.
Zona, 437.

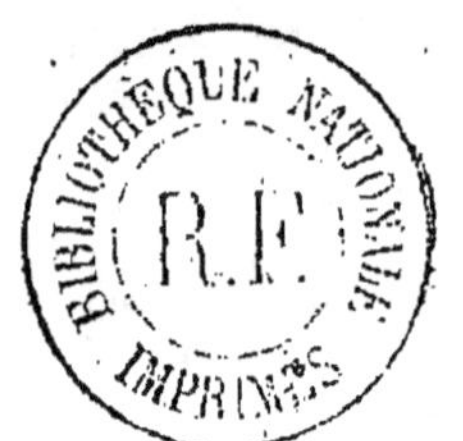

FIN DE LA TABLE ALPHABÉTIQUE.

9563-97. — CORBEIL. Imprimerie ÉD. CRÉTÉ.

RÉPERTOIRE

DES

SPÉCIALITÉS PHARMACEUTIQUES

NOUVELLES ET USUELLES [1]

ALIMENTATION

Peptone Cornélis. — Représente dix fois son poids de viande de bœuf maigre, débarrassée des matières grasses et des parties tendineuses.

INDICATIONS. — Malades affaiblis. Suralimentation.

Kola Food. — Farine de noix de kola fraîche.

INDICATIONS. — Débilités. Épuisés. Surmenés.

Musculine Guichon. — Tablettes glacées d'un aspect et d'un goût agréables.

INDICATIONS. — Malades dont l'estomac est fatigué.

ANÉMIE

Tablettes Renard. — Glycérophosphates et kola. Très agréables au goût. Dose : 6 à 8 par jour.

Pilules d'iodure de fer Vézu au beurre de cacao. — Chaque pilule contient 4 centigrammes d'iodure de fer. Dose : 6 par jour aux repas.

Huile de foie de morue ferrugineuse Vézu. — Médicament approuvé par l'Académie de médecine de Paris. Chaque cuillerée à soupe contient 10 centigrammes de sel de fer en combinaison organique.

Dose : 2 cuillerées par jour.

---

(1) Pour les spécialités non mentionnées dans ce répertoire, consulter le *Formulaire des spécialités pharmaceutiques* de GAUTIER et RENAULT, publié dans la collection des Formulaires J.-B. Baillière.

Pilules de Blaud. — C'est une des plus simples, des meilleures, des plus économiques préparations ferrugineuses.

Sirop iodotannique phosphaté Cartaz. — Agréable succédané de l'huile de foie de morue.

Pilules toni-ferrugineuses Le Goff. — Anémie. Chlorose.

Capsules ovariques Vigier. — Dose 2 à 6 capsules par jour.

ANTISEPSIE

Thymo-Naphto-Salol saponiné (ou Thymo-Cruzel). — Composition. — Il contient en solution glycéro-alcoolique :

Thymol	0 gr. 50
Naphtol	0 — 25
Salol	0 — 50

par cuillerée à soupe, le tout combiné de manière à former par son mélange avec l'eau une émulsion parfaite sans aucune préparation.

Mode d'action. — Basé sur la loi des antiseptiques multiples énoncée par M. le professeur Bouchard : « Lorsqu'on associe plusieurs antiseptiques, leur pouvoir actif s'additionne, le mélange est plus antiseptique que chacune des substances qui le composent, prise en particulier ; de plus, le pouvoir toxique du mélange ne s'accroît pas proportionnellement à son pouvoir antiseptique. » Le *Thymo-Naphto-Salol* ou *Thymo-Cruzel* constitue donc un antiseptique très puissant, ni toxique, ni fortement caustique, d'une odeur très agréable, d'un emploi facile et d'un maniement sans danger.

Indications thérapeutiques. — Le *Thymo-Cruzel* s'emploie à la dose d'une cuillerée à café à une cuillerée à soupe par litre d'eau dans les opérations de grande et de petite chirurgie :

Accouchements, injections vaginales, pansements des plaies, gargarismes, dentifrices, pulvérisations, lotions, désinfection des chambres de malade, etc.

Il n'attaque pas les instruments et ne tache pas le linge.

Son maniement facile et son pouvoir puissant le recommandent à l'attention des praticiens.

Boricine Meissonnier. — Maladies des yeux, des oreilles, du larynx. Brûlures.

Crésyl Jeyes. — Ni toxique, ni corrosif. Pansements antiseptiques.

Savons antiseptiques Vigier. — Hygiéniques et médicamenteux.

Coaltar Lebeuf. — Soins de la bouche et du cuir chevelu. Maladies des femmes.

ARTHRITISME

Poudre Lartigue antigoutteuse. — Composition. — Cette poudre est préparée avec des sels de lithine de l'acide benzoïque et du bicarbonate de soude.

Indications. — Elle est indiquée dans toutes les affections, arthritiques ou non, justiciables du traitement alcalin.

Doses et mode d'emploi. — On la fait prendre à la dose de une ou plusieurs mesures de 0^{gr},50 (mesure contenue dans la boîte) à chaque repas.

ASTHME

Papier et Cigares Barral anti-asthmatiques. — Composition. — Préparés avec les médicaments suivants : sel de nitre et extraits de belladone, de digitale, de stramonium, de cannabis indica, de lobelia inflata, de phellandrie.

Indications. — Ces préparations se prescrivent dans toute les formes d'asthme, non seulement pendant les accès qu'elles suppriment rapidement, mais aussi dans l'intervalle de ceux-ci. L'emploi longtemps continué du Papier ou des Cigares Barral constitue même un traitement très efficace en vue de prévenir le retour des accès.

Contre les douleurs dentaires, les névralgies de la face, les vapeurs du *Papier* en combustion, ou la fumée des *Cigares*, présentent une efficacité prononcée.

Doses et mode d'emploi. — On fait brûler une *feuille* ou une demi-feuille de *Papier* sur la petite grille argentée contenue dans la boîte, et on laisse la fumée du papier se mêler à l'air. C'est cet air, ainsi saturé de la fumée médicamenteuse, que doit respirer le malade. Il ne doit aspirer directement la fumée qu'en cas de douleurs dentaires ou névralgiques.

Les *Cigares* brûlent tout seuls, on n'a qu'à en aspirer la

fumée. En raison de leur action directe, ils sont moins chargés de principes médicamenteux qeu le Papier.

BLENNORRAGIE

Capsules Raquin. — Composition. — Les Capsules Raquin sont des pilules recouvertes d'une enveloppe de gluten. Cette invention a valu à M. Raquin un rapport approbatif, très élogieux, de l'Académie de Médecine. Les principaux avantages de la Capsule glutineuse de Raquin résident dans les deux faits suivants : 1° l'enveloppe de gluten masque complètement la saveur et l'odeur des médicaments ; 2° en raison de son insolubilité dans le suc gastrique, l'enveloppe de gluten reste intacte dans l'estomac et prévient ainsi le contact des médicaments avec la muqueuse stomacale.

Le D\u02b3 Fumouze-Albespeyres (1) a démontré par des expériences physiologiques le processus de la digestion des Capsules Raquin ; il a fait. voir, par des expériences *in vitro*, que la capsule ne se dissolvait que dans l'intestin grêle à la faveur des sucs alcalins de cette portion du tube digestif.

Indications. — On peut dire d'une manière générale qu'il y a un avantage considérable pour les malades à leur administrer, sous forme de Capsules Raquin, tous les médicaments comportant ce mode d'enrobage, car c'est le seul moyen d'éviter les phénomènes d'irritation de l'estomac, inévitables à la suite de l'administration des médicaments sous forme de pilules ou sous forme de capsules à enveloppe soluble dans l'estomac.

Doses et mode d'emploi. — Les principales Capsules Raquin sont préparées aux médicaments suivants : copahivate de soude, copahu, copahu-sous-nitrate de bismuth, copahu-extrait de cubèbe, copahu-cubèbe-ratanhia, copahu-cubèbe-ratanhia-fer, copahu-fer, copahu-goudron, copahu-extrait de matico, copahu-essence de santal, cubèbe, goudron, ichtyol, rétinol, salol, salol copahivaté, salol-santal, essence de santal, térébenthine au citron, bichlorure d'hydrargyre (0,01), protoiodure d'hydrargyre (0,05).

Les Capsules Raquin hydrargyriques s'administrent à la dose de 1 à 3 par jour ; les autres, à la dose de 3 à 15 par jour, autant que possible au moment des repas ou quelques heures après.

(1) Fumouze, *De l'enrobage des substances médicamenteuses par le gluten.*

BRONCHITE

Sirop et pâte Berthé. — A la codéine pure lauro-cérasée. Toux, grippe.

Sirop A. Picot, à l'eucalyptus globulus. — Remède souverain contre les rhumes, bronchites, affections des voies respiratoires.

Émulsion Marchais. — A la créosote de hêtre. Diminue l'expectoration, la toux et la fièvre.

Élixir de terpine Vigier. — Doses : 2 à 4 cuillerées par jour.

CHLOROSE

(Voy. *Anémie.*)

CONSTIPATION

Topiques Chaumel à la glycérine solidifiée. — Les *Suppositoires Chaumel* sont les topiques de la *cavité rectale.* Les suppositoires Chaumel pour *enfants* n'ont que le quart du volume de ces mêmes suppositoires pour *adultes.*

Les *Suppositoires Chaumel simples* (à la glycérine), présentent une efficacité incontestable contre toutes les formes de la constipation.

Ces mêmes suppositoires à tel ou tel médicament constituent un mode d'administration fort utile des agents médicamenteux employés comme topiques rectaux ou comme médicaments généraux destinés à être absorbés par la muqueuse rectale.

Les suppositoires Chaumel s'introduisent à toute heure ; il suffit de les mouiller légèrement avant l'introduction. S'il s'agit d'un suppositoire médicamenteux, il faut le faire introduire lorsque le malade est couché ; souvent même il est nécessaire de débarrasser préalablement l'intestin par l'introduction d'un suppositoire Chaumel simple.

Pilules savonneuses Boissy. — Laxatifs agréables. S'émulsionnent dans l'intestin, purgent doucement sans coliques.

COQUELUCHE

Sirop Dumée. — Composition. — A base d'alcoolature de Rosella, ou *Rossolis*, nommé aussi *Drosera rotundifolia L.,* herbe à la rosée, de la famille des Droséracées.

INDICATIONS. — La coqueluche est pour les jeunes enfants une affection longue et pernicieuse, qui dure parfois plusieurs mois ; elle fatigue les enfants au point qu'il leur est quelquefois difficile de recouvrer la santé, car une maladie plus grave se greffe sur leur organisme affaibli et les emporte.

MODE D'ACTION. — Le *Sirop Dumée* contre la coqueluche, donné dès le début de la maladie, paralyse ses effets funestes et en abrège la durée.

DOSES ET MODE D'EMPLOI. — Pour les enfants de 5 à 10 ans, faire prendre 5 à 6 cuillerées du sirop ; — Au-dessous de cet âge, commencer par 2 à 3 cuillerées à café par jour.

DENTITION

Sirop Delabarre. — COMPOSITION. — Ce sirop a été préconisé par le Dr Delabarre, médecin dentiste des hôpitaux de Paris.

Il est préparé avec de l'extrait titré de safran et du suc de tamarin, et il n'entre par conséquent dans sa composition ni bromure, ni opium, ni cocaïne, ni aucun toxique.

INDICATIONS. — Le Sirop Delabarre s'emploie en frictions sur les gencives, toutes les fois que l'enfant est sur le point de percer des dents et éprouve ce chatouillement particulier, *le prurit de la dentition*, décrit par le Dr Delabarre, prurit qui est la cause de tous les accidents de dentition.

Sous l'influence de ce sirop, les enfants éprouvent un bien-être remarquable ; ils sont calmés rapidement ; tous les accidents sympathiques de la dentition disparaissent, et l'éruption des dents se fait sans souffrance.

DOSES ET MODE D'EMPLOI. — Après avoir débouché le flacon, on verse 1 goutte de sirop sur un doigt, et, avec ce doigt humecté de sirop, on exerce une douce friction sur les parties des gencives où se prépare l'éruption des nouvelles dents. Ces frictions doivent être répétées aussi souvent que cela est nécessaire.

DIABÈTE

Antidiabétique Rabot. — Vin reconstituant, tonique, stimulant.

Antidiabétique concentré Duhourcau. — Élixir à base de glycérine, coca, boldo, kola, bromure, lithine.

Capsules surrénales Vigier. — Dose : 2 à 4 capsules par jour.

DYSMÉNORRHÉE

Sirop Berthé. — Le Sirop Berthé à la Codéine pure, lauro-cérasée, exerce une action toute particulière sur les éléments nerveux des organes génitaux de la femme.

INDICATIONS. — Son emploi est indiqué dans toutes les formes de dysménorrhée, quelle que soit la cause des douleurs précédant ou accompagnant les règles.

DOSES ET MODE D'EMPLOI. — La dose est de 1 cuillerée à bouche le matin et le soir (lorsque la malade se couche).

GOUTTE

Pilules Lartigue antigoutteuses. — COMPOSITION. — Médicament spécial, le plus ancien de tous ceux qu'on emploie aujourd'hui contre la goutte.

Elles sont préparées avec de l'extrait de colchique *titré*, débarrassé, par un procédé particulier, des principes irritants du colchique. Chaque pilule contient 0,05 d'extrait de colchique titré et de petites doses d'extrait de digitale et de sulfate de quinine. Ces pilules sont dorées.

INDICATIONS. — On les prescrit aussi bien contre la goutte aiguë et chronique que contre toutes les formes larvées de cette affection.

DOSES ET MODE D'EMPLOI. — Pour guérir un accès, il faut faire prendre 2 à 6 pilules en deux fois, en un jour, avant les repas.

Pour prévenir le retour des accès, on prescrit une pilule par semaine pendant une année, et on y fait joindre l'emploi de la Poudre Lartigue à base de lithine.

Cachets antigoutteux Rabot (Voy. *Rhumatisme*).

GYNÉCOLOGIE

Topiques Chaumel à la glycérine solidifiée. — COMPOSITION. — Ces topiques sont préparés avec de la glycérine, à laquelle on peut incorporer tous les médicaments.

Les topiques pour la *cavité vaginale* sont désignés sous le nom d'*Ovules Chaumel*, et se présentent sous la forme d'un ovoïde de la grosseur d'un œuf de pigeon.

Les topiques pour la *cavité utérine* sont disposés sous forme de *Crayons Chaumel*, dont la longueur est de 6 centimètres.

Ces topiques, préparés dans des conditions d'*asepsie* rigoureuse, se distinguent des autres par leur *fusibilité complète*, la *facilité de leur introduction* et par leur *propriétés osmotiques et décongestives* résultant du pouvoir hygrométrique considérable de la glycérine.

Ils sont préparés d'avance à tous les médicaments usuels et se préparent, sur ordonnance, à tous médicaments et à toutes formules.

INDICATIONS. — Les *Ovules* et les *Crayons Chaumel* permettent d'introduire dans les cavités vaginale et utérine tous les médicaments topiques devant *agir localement* et tous les médicaments devant *être absorbés* par les muqueuses vaginale et utérine.

Ils ont donc leurs indications multiples dans toutes les branches de la gynécologie.

DOSES ET MODE D'EMPLOI. — Lorsqu'on prescrit les *Ovules Chaumel*, il faut recommander à la malade de se garnir comme à l'époque des règles et de n'appliquer l'ovule qu'après s'être couchée.

En ce qui concerne le *Crayon Chaumel*, il suffit de dire qu'ils s'introduisent comme les autres crayons, après application du spéculum et à l'aide d'une pince, puis en faisant le tamponnement de la cavité vaginale. Leur fusion totale se fait en quelques heures.

HERNIES

Bandages herniaires Wickham. — Contention absolue amenant la guérison.

HYGIÉNE DE LA BOUCHE ET DES DENTS

Eau dentifrice antiseptique A. Cartaz.

INSOMNIE

Sirop et Pâte Berthé. — COMPOSITION. — Ces préparations sont à base de codéine et d'essence de laurier-cerise. Le Sirop contient 15 milligrammes de codéine cristallisée pure, par cuillerée à bouche, et la pâte un demi-milligramme de codéine par morceau de Pâte. En raison de ce dosage modéré, adopté par M. Berthé à la suite d'expérimentations rigoureuses, le Sirop et la Pâte Berthé peuvent être employés par les médecins, avec une entière sécurité, dans la médecine des femmes et des enfants.

Indications. — Le Sirop et la Pâte Berthé sont employés dans tous les cas où il s'agit de calmer une douleur légère ou des souffrances indéterminées mais persistantes, une excitation nerveuse, etc. Contre l'insomnie dans le jeune âge, le Sirop Berthé possède une efficacité absolue ; il n'est pas moins actif dans la plupart des cas d'insomnie, surtout fréquents chez les femmes, dus à une surexcitation du système nerveux, à l'anémie, etc.

Contre les rhumes, les bronchites et la toux, les préparations de Berthé sont aussi chaque jour de plus en plus employées, car non seulement elles calment les phénomènes inflammatoires, mais elles font disparaître très rapidement ces sensations de chatouillement si désagréables qui provoquent les quintes de toux, et elles procurent en outre un sommeil paisible.

Enfin, suivant la pratique d'Aran, le Sirop Berthé est un calmant précieux dans toutes les affections douloureuses de l'estomac et de l'utérus.

Doses et mode d'emploi. — Le Sirop Berthé s'administre de la manière suivante : 1° enfants au-dessous de trois ans, plusieurs cuillerées à café par jour d'une potion préparée dans la famille avec une cuillerée à café de Sirop Berthé et deux cuillerées à bouche d'eau ; 2° enfants de trois à sept ans, une à trois cuillerées à café de Sirop Berthé ; 3° de sept à quatorze ans, une à cinq cuillerées à café de Sirop ; 4° au-dessus de quatorze ans, trois à douze cuillerées à café ou une à quatre cuillerées à dessert ou encore une à trois cuillerées à bouche de Sirop Berthé.

Pour la Pâte Berthé, on en prescrit autant de morceaux par jour que l'enfant a d'années ; la dose habituelle pour les adultes varie de 8 à 16 ou 20 morceaux par jour.

NEURASTHÉNIE

Produits bromurés Henry Mure. — 2 grammes de sel par cuillerée à potage.

Se prennent purs ou dans une tasse de thé diurétique.

PALUDISME

Élixir de Boldo-Verne. — 4 cuillerées à café par jour.

PEAU (MALADIES DE LA)

Pommade antiherpétique « la Souveraine ». — Toutes les maladies de peau et en particulier l'herpès.

RACHITISME

Tablettes Renard. — Glycérophosphates et kola. Très agréables au goût.

RÉVULSION

Sinapisme Rigollot. — Facilité d'application. Propreté. Révulsif sûr, prompt et énergique.

Papier d'Albespeyres pour l'entretien des vésicatoires à demeure. — Composition. — Ce papier, préparé avec de la cantharide titrée, possède quatre degrés de force désignés par les numéros 1 faible, 1, 2 et 3.

C'est la seule préparation de ce genre employée dans les hôpitaux militaires de l'armée française.

Indications. — Les exutoires constituent, suivant les paroles du professeur Fonssagrives, une des plus précieuses ressources de la thérapeutique, à la condition de ne pas en abuser. Rigal (1) a parfaitement caractérisé les avantages de cette médication, à laquelle il attribue une triple action révulsive, spoliative, excitative. Dans toutes les *affections chroniques*, l'établissement d'un vésicatoire au bras peut avoir ses indications. En pareil cas, le meilleur pansement est celui qu'on fait avec le Papier d'Albespeyres.

On peut appliquer les vésicatoires à demeure sur toutes les régions du corps. Dans certains cas, on les établit sur la région de la peau correspondant exactement à l'organe malade (*phtisie, affections des viscères abdominaux, névralgies*), ou dans le voisinage de cet organe (vésicatoire à la nuque : *maladies du cerveau, aliénation mentale* ; vésicatoire sur la tempe : *affections des yeux*). Mais en général, même dans les cas particuliers qui viennent d'être indiqués, il convient de choisir, pour l'établissement d'un vésicatoire permanent, les régions les moins incommodes, les moins accessibles à la vue. Aussi devra-t-on presque toujours l'appliquer sur la partie supérieure et externe du bras gauche, ou du bras droit chez les gauchers, au-dessous de l'empreinte deltoïdienne.

D'après les expériences de Liebreich, l'efficacité de cette médication tiendrait à l'action antimicrobienne de la cantharidine, absorbée à doses infinitésimales.

---

(1) Rigal, article Exutoires du *Nouveau Dictionnaire de Médecine* de Jaccoud.

Doses et mode d'emploi. — On fait deux pansements par jour avec une feuille de Papier d'Albespeyres, coupée de la dimension du vésicatoire au bras, qui est généralement celle d'une pièce de cinq francs. La dose, c'est-à-dire la force du papier, doit être subordonnée à la suppuration de la plaie ; le n° 2 est le plus employé.

Vésicatoire d'Albespeyres. — Composition. — Le Vésicatoire d'Albespeyres est préparé par des procédés mécaniques spéciaux, et il contient de la cantharide titrée incorporée à la masse emplastique.

Ce vésicatoire, après avoir été comparé à tous les autres, a été le seul choisi par le Conseil de santé des armées, et il est aujourd'hui le seul employé dans les hôpitaux militaires de l'armée française.

Il prend toujours et agit très régulièrement en quatre heures chez les enfants, et six à dix heures chez les adultes.

Il adhère très bien à la peau, et après la formation de la phlyctène, il s'en détache très facilement, sans laisser aucun débris de masse emplastique sur l'épiderme.

Mode d'action. — Toutes les fois qu'un médecin prescrit un vésicatoire, il ne doit pas oublier que le Vésicatoire d'Albespeyres est un agent vésicant sur l'efficacité duquel il peut compter avec certitude.

Il y a lieu également de rappeler que le Vésicatoire d'Albespeyres est un révulsif tout à fait spécial, dont l'action est tout à fait différente de celle des agents caustiques ou des pointes de feu, par exemple.

Dans tous les cas, le vésicatoire présente une modalité particulière dans ses effets dépendant de la cantharidine, qui lui communique une efficacité spéciale contre toutes les affections inflammatoires de nature infectieuse.

Doses et mode d'emploi. — On doit nettoyer la peau, appliquer le Vésicatoire d'Albespeyres par le côté noir et le fixer par un lien quelconque. La dose, c'est-à-dire la grandeur du vésicatoire, ne peut faire l'objet d'aucune observation générale, vu la diversité pour ainsi dire infinie des indications thérapeutiques, relatives à l'emploi du vésicatoire.

RHUMATISME

Cachets antigoutteux antirhumatismaux Rabot. — A base de benzoate de quinine et de caféine Rabot.

TÆNIAS

Tænifuge Vézu. — Remède recommandé pour l'expulsion des tænias.

Tænifuge français du Docteur Duhourcau. — A l'extrait chloroformo-huileux de fougère mâle des Pyrénées.

VOIES URINAIRES (MALADIES DES)

Capsules Raquin. — Aux principaux médicaments (Copahu, Copahivate de soude, Cubèbe, Ichtyol, Salol, Salol-Santal, Santal-Naphtol, Goudron, Térébenthine, etc.).

Ces capsules, à enveloppe de gluten, sont insolubles dans l'estomac, d'où l'absence de tout phénomène d'irritation du côté de cet organe.

Doses et mode d'emploi. — 3 à 15 capsules par jour, en trois fois, le matin, dans l'après-midi et au commencement du dîner.

Topiques Chaumel à la glycérine solidifiée. — Composition. — Les Bougies Chaumel, d'une longueur de 16 centimètres, sont préparées avec de la glycérine à laquelle on peut incorporer tous les médicaments.

Leurs qualités sont : asepsie rigoureuse, fusibilité complète, facilité de leur introduction, propriétés osmotiques et décongestives.

Indications. — Elles constituent la médication locale la plus parfaite des affections de l'urètre.

Doses et mode d'emploi. — Les *Bougies Chaumel* s'introduisent très facilement, à la condition de les mouiller légèrement dans de l'eau tiède. Il faut recommander aux malades d'introduire la bougie quand ils sont couchés et de la maintenir par un capuchon fixé à un suspensoir.

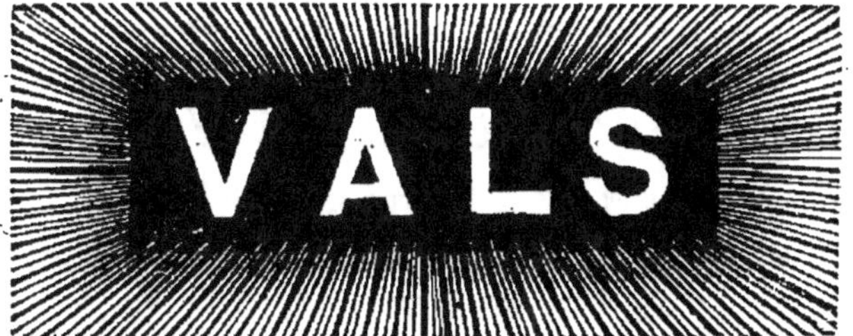

VALS

Médecine opératoire et Anatomie topographique, Pathologie externe et Obstétrique.

Précis d'opérations de chirurgie, par le professeur J. CHAUVEL, 3ᵉ *édition*. 1891, 1 vol. in-18 de LXXV-818 p., avec 356 fig., cart.. 9 fr.

Précis de médecine opératoire, par le Dr Ed. LEBEC. 1885, 1 vol. in-18 de 468 p., avec 410 fig............................ 6 fr.

Nouveaux éléments de médecine opératoire, par le professeur H. CHRÉTIEN. 1881, 1 vol. in-18 de 528 p., avec 184 fig......../.. 6 fr.

La pratique des opérations nouvelles en chirurgie, par le Dr GUILLEMAIN. 1895, 1 vol. in-18 jésus de 350 p., cart......... 5 fr.

Précis d'anatomie topographique, par N. RUDINGER. Édition française par P. DELBET. Introduction par le professeur LE DENTU. 1893, 1 vol. gr. in-8, 252 p. et 68 fig. noires et col., cart................... 8 fr.

Nouveaux éléments d'anatomie chirurgicale, par B. ANGER, chirurgien des hôpitaux. 1 vol. gr. in-8 de 1 056 p., avec 1 069 fig. 20 fr.

Nouveaux éléments de pathologie et de clinique chirurgicales, par Fr. GROSS, professeur de clinique chirurgicale, J. ROHMER et A. VAUTRIN, professeurs agrégés à la Faculté de médecine de Nancy, 1892, 3 vol. in-8 de chacun 1 000 pages................... 36 fr.

Précis de thérapeutique chirurgicale et de petite chirurgie, par le Dr DECAYE. 5ᵉ *édition*, 1893, 1 vol. in-18 de 636 p., cart... 8 fr.

La pratique de l'asepsie et de l'antisepsie en chirurgie, par le Dr Ed. SCHWARTZ, professeur agrégé à la Faculté de médecine de Paris. 1893, 1 vol. in-18 jésus de 380 p., avec 31 fig. cart............. 6 fr.

La pratique journalière et la chirurgie antiseptique, par E. NICAISE, 1896, 1 vol. in-16 de 300 p. avec fig., cart.......... 4 fr.

Encyclopédie internationale de chirurgie, par DUPLAY, GOSSELIN, VERNEUIL, professeurs à la Faculté de médecine de Paris; BOUILLY, P. SEGOND, NICAISE, Ed. SCHWARTZ, G. MARCHANT, PICQUE, chirurgiens des hôpitaux de Paris; OLLIER, PONCET, professeurs à la Faculté de médecine de Lyon, etc. 1888, 7 vol. gr. in-8, comprenant ensemble 6 680 p., à 2 colonnes, avec 2 758 figures............................ 100 fr.

Traité pratique des accouchements, par le Dr A. CHARPENTIER, professeur agrégé à la Faculté de médecine de Paris. 2ᵉ *édition*. 1889, 2 vol. gr. in-8 de 1 100 p., avec 752 fig. et 1 pl............... 30 fr.

Traité pratique de l'art des accouchements, par NAEGELE et GRENSER. 2ᵉ *édition*, 1880, 1 vol. in-8 de 800 p. avec 207 fig.... 12 fr

Guide pratique de l'accoucheur, par les Drs PÉNARD et ABELIN. 8ᵉ *édition*, 1896, 1 vol. in-18 de 712 p., avec 207 fig. cart........ 6 fr.

Précis de médecine opératoire obstétricale, par le Dr REMY. 1893, 1 vol. in-16 de 460 pages, avec 185 fig., cart............. 6 fr.

Traité pratique de gynécologie, par les Drs S. BONNET et P. PETIT. 1894, 1 vol. in-8 de 804 p., avec 297 fig. dont 90 col.......... 15 fr.

La pratique des maladies des femmes, par T. EMMET. Préface par le prof. TRÉLAT. 1887, 1 vol. gr. in-8 de 860 p. avec 220 fig.... 15 fr.

Herzen.   5e cahier.

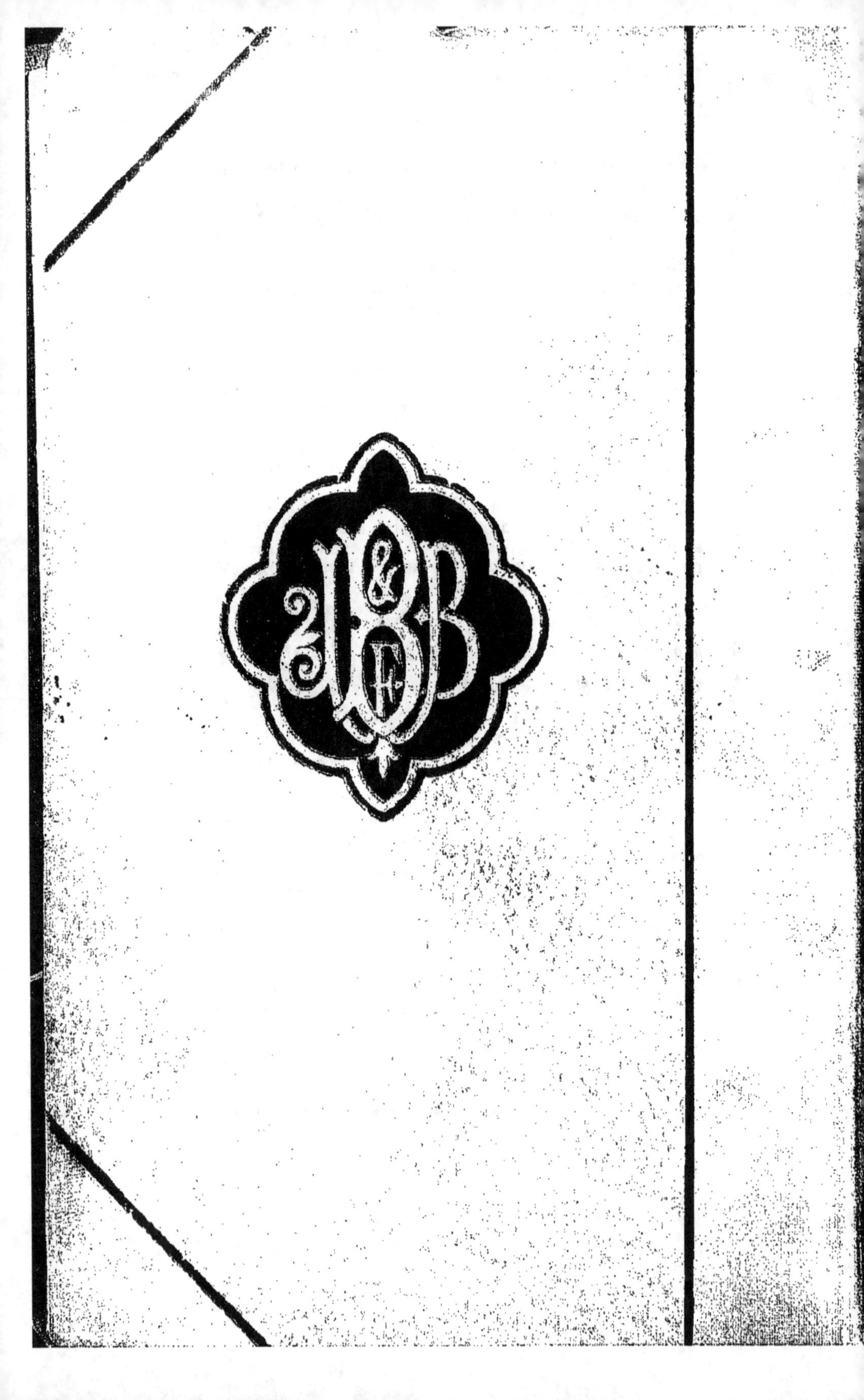